U0395732

肾内科疾病
综合治疗

主编 张 璐 等

上海科学普及出版社

图书在版编目（CIP）数据

肾内科疾病综合治疗／张璐等主编. —上海：上海科学普及出版社，2024.6
ISBN 978-7-5427-8760-6

Ⅰ.①肾… Ⅱ.①张… Ⅲ.①肾疾病–诊疗 Ⅳ.①R692

中国国家版本馆CIP数据核字（2024）第110633号

统　　筹　张善涛
责任编辑　黄　鑫
整体设计　宗　宁

肾内科疾病综合治疗

主编　张　璐　等

上海科学普及出版社出版发行

（上海中山北路832号　邮政编码200070）

http://www.pspsh.com

各地新华书店经销　山东麦德森文化传媒有限公司印刷

开本　787×1092　1/16　印张　22.75　插页　2　字数　582 000

2024年7月第1版　　2024年7月第1次印刷

ISBN 978-7-5427-8760-6　定价：198.00元

本书如有缺页、错装或坏损等严重质量问题

请向工厂联系调换

联系电话：0531-82601513

编委会

◎ **主　编**

张　璐　宋书建　刘晓莉　闫永凤

张国军　张　蕊　张言斐

◎ **副主编**

汤　娜　司　芳　宁　超　徐　毅

甘月红　张　倩

◎ **编　委**（按姓氏笔画排序）

甘月红（南昌市人民医院/南昌市第三医院）

宁　超（德兴市中医院）

司　芳（滕州市姜屯中心卫生院）

刘晓莉（枣庄市山亭区人民医院）

闫永凤（无棣县人民医院）

汤　娜（华中科技大学协和江北医院）

李　辉（德州市立医院）

宋书建（山东省曹县人民医院）

张　倩（河南中医药大学第三附属医院）

张　蕊（北京市第一中西医结合医院）

张　璐（山东第二医科大学附属医院）

张言斐（潍坊医学院附属医院）

张国军（滨州市滨城区滨北街道社区卫生服务中心）

徐　毅（达州市中西医结合医院）

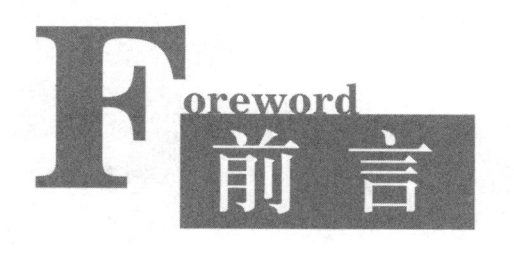

前言

　　肾脏作为人体的重要器官，承担着过滤血液、排除废物、维持电解质平衡及分泌激素等多重责任，其健康与否直接关系到个体的生命质量和整体健康水平。肾内科作为现代医学领域的重要分支，旨在为患者提供全面、细致、高效的肾脏疾病诊疗服务。随着人口老龄化趋势的加剧，慢性肾脏疾病的发病率逐年上升，给医疗系统带来了沉重的负担。同时，肾脏疾病的病因复杂多样，既有遗传因素的影响，也有环境和生活方式的影响，这就要求肾内科医师在诊疗过程中要综合考虑各种因素，制订个性化的治疗方案。

　　近年来，随着医学科技的飞速发展，肾内科疾病的诊疗手段也不断更新和完善。新的诊断技术如基因检测等，为疾病的早期发现和精准诊断提供了有力支持。同时，新的治疗方法如免疫治疗、细胞治疗等也为肾脏疾病的治疗开辟了新的途径。然而，我们也要清醒地认识到，肾内科疾病的诊疗仍面临诸多挑战和困难。如何进一步提高诊疗水平，降低肾脏疾病的发病率和死亡率，仍是我们需要不断努力和探索的方向。为了应对这些挑战，我们特组织相关专家共同编写本书。

　　本书以临床实际需要为主导，以突出实用性为宗旨，不仅重点阐述了肾内科临床常见疾病的鉴别诊断与治疗，还以简练的语言介绍了疾病的病因、发病机制、临床表现、辅助检查等方面的内容，将理论和实践紧密结合，并融入了当前肾内科医学发展的新理论、新方法和新诊疗技术。本书表述简明扼要、浅显易懂，兼具科学性和专业性，适合广大一线肾内科医师使用，也适合相关专业医学生阅读参考。

　　本书由编者精心规划，认真编写，投入了大量的时间和精力，力求内容科学准确。但由于医学发展迅速，内容不断更新，再加上编者的编写水平有限，书中难免存在不足和疏漏之处，恳请广大读者批评指正。

《肾内科疾病综合治疗》编委会

2024 年 3 月

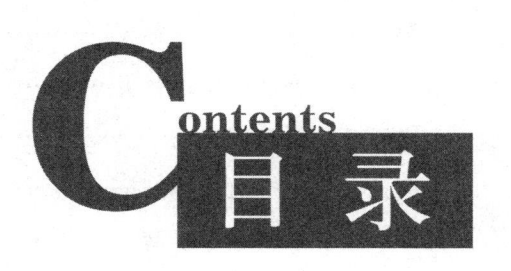

第一章　肾病概述 ·· （1）

　第一节　肾病病因与病理 ·· （1）

　第二节　肾病相关凝血障碍的效应机制 ···································· （13）

第二章　肾内科疾病的常见症状 ··· （15）

　第一节　排尿异常 ·· （15）

　第二节　血尿 ··· （16）

　第三节　白细胞尿 ·· （18）

　第四节　蛋白尿 ·· （19）

　第五节　尿色异常 ·· （22）

　第六节　尿量异常 ·· （23）

　第七节　腰痛 ··· （25）

第三章　肾内科疾病的血液透析治疗 ·· （27）

　第一节　血液透析装置 ·· （27）

　第二节　血液透析滤过 ·· （34）

　第三节　免疫吸附 ·· （38）

　第四节　分子吸附再循环系统 ··· （41）

　第五节　连续性肾脏替代疗法 ··· （44）

第四章　肾小管疾病 ··· （53）

　第一节　肾小管性酸中毒 ·· （53）

　第二节　肾小管性佝偻病 ·· （56）

　第三节　肾性尿崩症 ··· （59）

　第四节　特发性高钙尿症 ·· （62）

第五章　肾间质疾病 ……………………………………………… （65）

　第一节　急性间质性肾炎 …………………………………………… （65）

　第二节　慢性间质性肾炎 …………………………………………… （69）

　第三节　反流性肾病 ………………………………………………… （71）

　第四节　低钾血症肾病 ……………………………………………… （74）

第六章　原发性肾小球疾病 ……………………………………… （77）

　第一节　IgA 肾病 …………………………………………………… （77）

　第二节　膜性肾病 …………………………………………………… （86）

　第三节　急性肾小球肾炎 …………………………………………… （88）

　第四节　慢性肾小球肾炎 …………………………………………… （94）

　第五节　隐匿性肾小球肾炎 ……………………………………… （100）

　第六节　原发性肾病综合征 ……………………………………… （103）

　第七节　局灶节段性肾小球硬化 ………………………………… （116）

第七章　感染性肾病 ……………………………………………… （127）

　第一节　急性肾盂肾炎 …………………………………………… （127）

　第二节　慢性肾盂肾炎 …………………………………………… （132）

　第三节　肾结核 …………………………………………………… （135）

第八章　囊肿性肾病 ……………………………………………… （141）

　第一节　单纯性肾囊肿 …………………………………………… （141）

　第二节　多囊肾 …………………………………………………… （144）

　第三节　肾髓质囊肿性疾病 ……………………………………… （147）

第九章　代谢性疾病相关性肾病 ………………………………… （155）

　第一节　糖尿病肾病 ……………………………………………… （155）

　第二节　高尿酸血症肾病 ………………………………………… （174）

　第三节　脂蛋白肾病 ……………………………………………… （176）

　第四节　代谢综合征肾损害 ……………………………………… （181）

第十章　自身免疫性疾病相关性肾病 …………………………… （187）

　第一节　狼疮性肾炎 ……………………………………………… （187）

　第二节　过敏性紫癜性肾炎 ……………………………………… （200）

　第三节　IgG$_4$ 相关性肾病 ……………………………………… （203）

　第四节　类风湿关节炎相关性肾病 ……………………………… （206）

第五节　强直性脊柱炎相关性肾病 ………………………………………………（209）

第六节　自身免疫性甲状腺疾病相关性肾病 ……………………………………（213）

第七节　干燥综合征肾损害 ………………………………………………………（217）

第十一章　肾衰竭 ……………………………………………………………………（221）

第一节　急性肾衰竭 ………………………………………………………………（221）

第二节　慢性肾衰竭 ………………………………………………………………（229）

第十二章　肾脏肿瘤 …………………………………………………………………（251）

第一节　良性肾肿瘤 ………………………………………………………………（251）

第二节　肾细胞癌 …………………………………………………………………（258）

第十三章　肾内科疾病的护理 ………………………………………………………（287）

第一节　急性肾小球肾炎 …………………………………………………………（287）

第二节　急进性肾小球肾炎 ………………………………………………………（292）

第三节　慢性肾小球肾炎 …………………………………………………………（296）

第四节　隐匿性肾小球肾炎 ………………………………………………………（302）

第五节　急性间质性肾炎 …………………………………………………………（306）

第六节　慢性间质性肾炎 …………………………………………………………（308）

第七节　急性肾盂肾炎 ……………………………………………………………（310）

第八节　IgA 肾病 …………………………………………………………………（313）

第九节　糖尿病肾病 ………………………………………………………………（320）

第十节　高尿酸血症肾病 …………………………………………………………（326）

第十一节　高脂血症肾病 …………………………………………………………（329）

第十二节　肥胖相关性肾病 ………………………………………………………（331）

第十三节　痛风性肾病 ……………………………………………………………（334）

第十四节　肾小管性酸中毒 ………………………………………………………（337）

第十四章　血液透析室护理 …………………………………………………………（341）

第一节　血液透析技术与护理 ……………………………………………………（341）

第二节　血浆置换技术与护理 ……………………………………………………（349）

第三节　血液灌流技术与护理 ……………………………………………………（351）

参考文献 ………………………………………………………………………………（355）

第一章

肾 病 概 述

第一节 肾病病因与病理

肾病是一种常见病和多发病,病谱较广,病变部位及组织、病因、病理改变、病程长短及预后、临床特点不尽相同。如遗传因素、免疫失调、氧化应激、脂质代谢损害、理化损伤、感染损伤、炎症介质、凝血与纤溶、尿路梗阻等病理机制单独或几个共同作用。临床十分复杂,但它们在发病过程中,特别是在慢性进展期中存在一些共同机制。

肾病临床分为原发性肾病、继发性肾病、感染性肾病、物理化学肾损伤、遗传性及先天异常肾病、梗阻性肾病、妊娠肾病、肾脏肿瘤等。其中原发性肾病占肾脏病发病率的首位,但近年来继发性肾脏病的发病率也出现了明显上升的趋势。

一、肾小球疾病的发病因素

肾小球疾病指一组临床有相似的蛋白尿、血尿、水肿、高血压等表现的病症,但发病原因、病理机制、病理改变、病程长短和预后等差异较大,同时主要累及双肾肾小球的疾病。肾小球疾病是肾科的常见多发病。临床常被分为原发性、继发性、家族遗传性三大类别。近年来由于肾脏活体组织检查的广泛开展,免疫荧光、免疫化学、电子显微镜的应用,以及实验性肾炎模型的成功复制,对肾小球疾病的发病原因和病理机制有了更深刻的认识。

致病因素是指导致人体正常生理状态遭到破坏而发生疾病的因素,即是病因。肾脏疾病的病因指能够引起各种肾脏疾病的常见原因。肾小球疾病的发生是以人体免疫系统失调,遗传缺陷,神经、内分泌紊乱,精神心理因素失常等内因为主,以感染、环境异常等外部条件为辅助而引起的一类肾脏疾病。

(一)免疫系统功能紊乱

由于B淋巴细胞功能的亢进,伴自发产生大量多克隆、免疫球蛋白和自身抗体,以及抑制性T细胞减少,NK细胞的细胞毒作用下降。由于免疫系统的功能紊乱而失衡,以致肾小球肾炎的发生,这是肾小球病发生的始发及重要的直接因素。

(二)遗传和免疫遗传因素

根据家族史调查和临床患者统计分析,孪生子患病的研究发现,免疫性疾病的发病因素有轻微的家族聚集趋向,和孪生子同时共同患病的现象,如紫癜性肾炎,慢性肾小球肾炎(系膜增生性)。大量研究也证明,免疫性疾病与人类白细胞抗原的某些表型相关联。

(三)性激素的异常

在某类免疫性疾病发病中,性别差异比较明显。如系统性红斑狼疮肾炎的男女发病比例为1:9,男性患者雌激素水平高于正常男性,女性患者雌激素水平同样高于正常女性。患者雌激素与雄激素比值显著高于正常人。病情缓解后,两种激素比值明显降低。女性患者多在青壮年(20~40岁)年龄段发病,尤其是在育龄期。随着年龄的增大,女性和男性患病比例也逐渐缩小,老年期为2:1,同时,孕妇口服雌激素类避孕药可诱发加重免疫病的病情,因此分析雌激素可能促进免疫疾病的发生。

(四)感染因素

微生物的感染一直被怀疑是引起免疫性肾炎病发生的一个重要因素或诱因。随着免疫学,免疫病理学和分子生物等基础医学的发展和相应检测手段的提高,现对致肾炎抗原的认识已远非局限于致肾炎溶血性链球菌株。目前已认识到有多种外源性微生物,如细菌类、病毒、原虫、支原体等种类,这是肾炎致病的外感因素。

(五)环境因素

如四季气候异常的变化,过于寒冷或过于炎热,接触各种射线、花粉花絮、某些化学物质,如矽尘、氯化乙烯、染发剂、石棉等。服用某些药物,食用一些容易引起变态反应的食品等。在免疫性疾病发生发展中,可使一部分肾炎反复发作或加重。

(六)精神心理因素

当精神过度紧张恐惧,心理压力过大,及各种因素对精神刺激等生理失常的情况下,此为中医所讲七情失常、过度等,均可诱发肾病的突然发作或加重。

二、免疫失常而致免疫复合物性肾炎可疑的抗原抗体类别

随着免疫学、免疫病理学和分子生物学等基础医学的发展和检测技术的提高,现对致肾炎抗原已有广泛的认识,除致肾炎链球菌株外,目前已认识多种可疑致肾炎抗原抗体,可分以下两大类。

(一)外源性抗原类

1.药物食物抗原

辛辣类,海鲜,鸡蛋等,易引起IgA肾病,药物类抗原疫苗,异种血清,抗生素类。

2.细菌类抗原

致肾炎链球菌,葡萄球菌,肺炎链球菌,类白喉菌,梅毒螺旋体,溶血性链球菌,伤寒沙门菌,白念珠菌,肺炎支原体等。

3.寄生虫抗原

原虫,血吸虫,弓形体等。

4.病毒类抗原

乙型肝炎病毒、麻疹病毒、登革热病毒、巨细胞病毒、EB病毒、逆转录病毒相关抗原。

(二)内源性抗原类

(1)细胞核、胞质和膜抗原:如抗核抗体等、嗜中性粒细胞胞质抗原、β_2-微球蛋白。

(2)红细胞抗原。

（3）免疫球蛋白和补体：如 C_{19} 免疫球蛋白。

（4）甲状腺抗原。

（5）肾小管抗原。

（6）肿瘤抗原。

三、肾脏病与机体内环境失常的病理机制

在临床中，无论原发性肾小球疾病和继发性肾小球疾病的发生、发展、变化，都与人体的内环境异常变化密不可分。而在内环境的异常变化中，免疫系统、内分泌系统、神经系统、肾脏，它们之间的病理变化又是相互影响的。

神经系统和内分泌系统对免疫系统的调节和影响至关重要，当条件反射刺激可对免疫应答进行不利的调节而引起免疫抑制。当人受到突然的恐吓及悲伤之后，自然杀伤细胞的活性受到抑制。这些抑制至少是恶性肿瘤和免疫功能低下高发病率的部分原因。这进一步说明了精神心理因素对免疫系统的影响。下丘脑松果体功能低下后，可引起免疫功能的深度抑制，机体效价下降，淋巴系统各器官中，淋巴细胞数量减少。交感神经及副交感神经有免疫增强和免疫抑制作用。应激可使免疫功能亦受到影响。当各种强烈刺激作用于机体后，引起一种非特异性、神经内分泌的反应，垂体-肾上腺皮质激素分泌增多，各种功能代谢异常变化，免疫功能也异常变化。

常见的应激源有：①外部条件造成的有低温，高温，中毒感染，外伤，手术，疼痛，缺氧，过劳等。②内在因素造成的有情绪、心理性应激，如恐惧、喜怒、焦虑、忧伤、兴奋等。以上应激是刺激了交感神经和下丘脑-垂体肾上腺皮质轴，使儿茶酚胺（肾上腺素、多巴胺）和糖皮质激素类固醇的分泌增多，这些物质对免疫功能有抑制作用。多种免疫细胞和免疫因子参与中枢神经系统的正常发育、修补、损伤，以及反应性神经胶质增生，多种细胞因子能诱导下丘脑，合成和释放促皮质激素释放因子，诱导肾上腺合成释放皮质酮，而血清皮质酮的增多反过来又可抑制细胞因子的合成及分泌。胸腺功能低下时，同时可见甲状腺、肾上腺和性腺发育不良，垂体细胞减少，所有内分泌腺的功能减退。

综上所述，免疫细胞不仅是免疫系统的效应细胞，而且还能够识别不同的"非感知性刺激"，并从而分泌不同的"免疫递质（细胞因子）"。这些"免疫递质"除可作用于免疫系统本身外，还可以作用于内分泌系统及神经系统，它们三系统之间形成了一个完整的相互依存，相互抑制，相互协调的网络环路，进而使机体内环境的稳定正常，平衡协调状态得以更好地维持。

肾脏是一个强大的滤过器，它每天可将 180 L 的血浆滤过。它可以将机体的代谢废物、水液选择而恒定地滤出体外。同时它又是许多激素作用的靶器官，这些激素通过它们对肾脏各部位和出入球小动脉与平滑肌的作用，直接和间接影响肾小球滤过的压力、滤过面积及滤过系数。肾小球不仅是激素作用的靶体，又是许多激素的合成场所。这些激素包括肾素、前列腺素、血栓素等。肾脏的神经支配是由交感神经支配，肾脏神经活力又常受激素的状态而调节，肾脏的滤过功能由很多因素进行调节，如神经、内分泌、体液因子，它是以自我调节为主的。当机体受到某种如精神，心脑，外伤，感染，体液失衡等致病因素刺激情况下，肾小球均可在短时间内保持肾脏本身的内环境稳定。通过保滤过的恒定，仍可代偿性使机体水液维持相对恒定。肾脏对稀释浓缩及电解质、微量元素的调节是由免疫系统、内分泌系统、神经系统通过直接和间接作用进行调节的。反过来中医所讲机体内的阴阳的平衡正常，和西医学所讲的免疫内环境的平衡与否，对感染性、非感染性疾病的防御监测、自我稳定是相一致的，中西医的认识是相似的。

当致病因素而致肾单位的病理改变时,这种病理改变大多是免疫系统失衡而造成的。其一系列的病理变化是由原位免疫复合物的病理损伤或循环免疫复合物在肾小球内沉积而致,进而补体系统被激活,使肾小球内产生炎症与凝血;肾小球毛细血管内微血栓形成及纤维蛋白的沉积,促进病变发展;进而导致肾小球硬化,肾功能变化减退。肾脏病变的恶化,影响了机体内分泌、神经系统的病理变化,进而使机体内环境恶化及平衡失调等病理现象,反过来又进一步影响肾脏调节水液代谢,排出废物,生成尿液,调节血压,分泌激素,调节酸碱平衡等作用。

近年来,由于免疫学对免疫球蛋白、淋巴系统、淋巴因子、神经系统、内分泌系统不断深入研究,进一步阐明了在机体内环境中,免疫功能、内分泌功能、神经系统功能与各种肾病发病机制有着紧密的联系。

四、肾小球疾病免疫发病机制

免疫学和免疫病学是西医学的基础知识,这在内科学和免疫病学的书籍中都有详细的论述。从事中医工作者也需要现代化的中医师,特别是从事临床肾病的中医师,更要对免疫学深入学习理解,因为免疫系统失调与肾脏疾病有直接和紧密的关系。

(一)免疫性疾病的发病机制

当免疫组织、免疫细胞、免疫因子的任何一方,或任何一个环节出现功能失调,或过亢、下降、缺陷等,都会产生免疫性疾病。因此,人体的免疫系统是否平衡、稳定、健全,这在防治免疫性疾病、变态反应性疾病、感染性疾病、器官移植、恶性肿瘤、艾滋病等方面都具有直接而重要的意义。

免疫性疾病,特别是自身免疫性疾病,主要是因为自身免疫调节机制受到损伤时,所引起的器官、组织病理改变和临床症状的一类病证。在正常情况下,免疫系统对自身成分不产生免疫应答,但当自身免疫耐受性遭到破坏,免疫调节受到损伤时,免疫系统将自身组织当成异己而产生免疫反应,就发生了自身免疫性疾病。

免疫性疾病在内科范围内大约有 30 种疾病,同时还涉及皮肤科、五官科、眼科等其他科疾病。自身免疫性疾病分为原发性和继发性两大类。自身免疫性疾病大多为原发性。原发性自身免疫性疾病与遗传因素关系密切,一般都是慢性疾病,甚至是终身性疾病。继发性免疫病与药物、外伤、感染等因素有关,与遗传无关,一般都能治愈,如药物性狼疮等。

自身免疫性疾病有一被广泛采用的判定标准:①血清中有高水平的免疫球蛋白,高于 15 g/L。②血清中有高效价的自身抗体,如系统红斑狼疮有抗双链 DNA 抗体。③组织损伤部位有变性的免疫球蛋白沉积。④病损部位有大量的淋巴细胞和浆细胞浸润。⑤应用肾上腺皮质激素和免疫抑制剂有效。⑥常有其他自身免疫性疾病同时存在。

(二)肾小球肾炎免疫发病机制

肾小球肾炎是免疫介导性疾病。免疫机制的失常是肾小球发病始发机制。其一,体液免疫失常,引起肾病因素中以循环免疫复合物和原位免疫复合物,在肾小球肾炎发病机制中的作用已得到共识。其二,细胞免疫在某些类型肾炎中的重要作用也得到了肯定。其三,在此基础上炎症介质,如补体、凝血因子、细胞因子等炎症介质,活性氧等参与下,最后导致肾小球损伤而产生病理变化。其四,遗传和免疫遗传因素在肾小球肾炎的易感性,疾病轻重的差异性,治疗反应上的重要性已受到广泛关注。其五,自身免疫机制参与或导致多种肾炎发病的证据引起了广泛注视。自身免疫已成为肾炎免疫学发病机制研究中的重要课题。其六,在肾小球肾炎的免疫损伤中,肾小球系膜并非单纯的无辜受害者,而是一个主要参与者。肾小球固有细胞具有多种免疫球蛋白和炎症介质受体,并能合成分泌细胞外基质,多种白细胞介素和多肽生长因子等。肾小球的自身分泌旁分泌在肾小球疾病发病机制中具有重要意义。

1.免疫复合物沉积于肾小球内介导形成肾炎的病理机制

体液循环免疫复合物介导的肾小球肾炎即免疫反应性肾炎,它们发病机制已得到充分肯定。在某些条件下,外源性抗原或内源性抗原可刺激免疫系统产生相应的抗体。当相应的抗体与相应抗原结合形成了免疫复合物,不同的致病免疫复合沉积物,可以形成不同的病理反应。他们决定了沉积物形成的部位,决定了肾小球肾炎的发生及肾小球肾炎的性质。循环免疫复合物而致肾炎包括:循环免疫复合物滞留沉积而致肾炎;原位免疫复合物形成而损伤肾小球而致肾炎两种类型。

(1)循环免疫复合物滞留沉积:在正常的免疫生理情况下,抗原与抗体的结合在体内保持着动态平衡,在免疫系统中发挥着重要的调节作用。当免疫系统异常情况时,循环中的抗原与抗体(主要为IgG)相互作用,形成的循环免疫复合物(磁场)。在逃避了单核吞噬细胞系统清除后,或肾小球系膜清除功能降低,补体功能缺陷等原因时,免疫复合物随血流而被肾小球捕捉滞留沉积于肾脏。继之激活有关介质系统,引起肾小球损害。此是引起肾小球损伤中最常见的免疫复合物(IC)形成而致肾小球炎的病理反应。IC分为可溶性、难溶性及不溶性三种。可溶性IC主要为抗原量多于抗体量,难溶性及不溶性IC主要是抗体量持续多于抗原量而形成。抗原量过多的小分子量可溶性IC,可被肾脏清除而不易造成肾小球损害。反之,大分子抗体量过多的不溶性或难溶性IC在系膜区内皮下滞留沉积,不容易被肾清除,而致使肾小球损伤。循环免疫复合物引起肾小球内沉积主要是位于肾小球基底膜内皮下及系膜区。这两个部位往往同时发生IC沉积。其沉积的部位与免疫复合物的大小,抗原抗体和免疫复合物的电荷、抗体的种类和肾小球的亲和力有密切关系。循环IC致病机制是人类肾小球肾炎中最常见的发病原因和发病机制,占有关免疫性肾炎的大部分,涉及该机制的有原发性肾小球肾炎、过敏性紫癜性等继发性肾病等。

(2)肾性原位抗原形成的免疫复合物:原位免疫复合物指血液循环中游离抗体(或抗原)与肾小球固有抗原或已经种植于肾小球外源抗原(或抗体)相结合,在肾脏局部形成的免疫复合物,并导致的肾小球肾炎。肾小球上皮细胞侧免疫复合物的形成,主要与原位免疫复合物发病机制有关。膜性肾病一般被认为是一种典型的原位IC发病机制。原位免疫复合物的形成,或循环免疫复合物沉积所致的肾小球免疫复合物,如果被肾小球系膜所清除,病变则多可恢复。若肾小球内的IC持续存在,或继续不断地沉积滞留,或机体针对肾小球内的免疫复合物中的免疫球蛋白产生自身抗体,则可导致病变持续和发展。

2.细胞免疫异常而致肾小球损害的病理机制

细胞免疫是指体内的致敏T细胞与固定肾小球抗原相互作用,引起单核细胞浸润为主的局灶性炎症反应,或导致一系列淋巴因子释放、吸引、激活其他各种吞噬细胞引起肾小球病变。与迟发性变态反应极为相似。

近年来,致敏T细胞在机体免疫应答反应中起着关键作用,已受到医界同仁广泛重视。T细胞既能发挥效应细胞作用,又具有免疫应答调节作用。T细胞对抗原识别具有精确的特异性。除抑制性T细胞外,绝大多数T细胞不能识别游离抗原,而只能识别存在于细胞膜表面的抗原。并且证明在识别细胞表面非己抗原的同时,还必须识别自体的组织相容性抗原(自体的MHC分子,即膜攻击复合物)。T细胞识别抗原依赖于MHC的局限性,故不同于B细胞对游离抗原的直接识别方式。这种对抗原识别方式的不同,提示 T 细胞和 B 细胞识别抗原受体是不相同的。由于分子生物学技术的发展,对 T 细胞受体的认识取得了突破性进展。

在临床某些肾小球疾病中,肾间质内往往有大量 T 细胞浸润。T 细胞的广泛浸润对肾小球疾病的预后和进展起很重要作用,已受到国内外肾脏病学者广泛重视。急性肾炎、特发性新月体性肾炎(无明显的免疫球蛋白沉积)、各种脉管炎中,细胞免疫机制的作用更为突出。人类肾炎中微小病变性肾病,肾小球内发现缺乏免疫球蛋白沉积的体液免疫参与,而主要表现出 T 细胞功能异常。多数微小病变性肾病患者,对肾上腺皮质激素和细胞毒性药物的治疗反应良好。大量的研究结果表明,细胞免疫在微小病变性肾病发病机制中具有重要作用。

当 T 细胞活动增强产生对肾小球基底膜有毒性的淋巴毒素,可造成基底膜通透性增高而产生蛋白尿。如果细胞免疫缺损,如抑制性 T 细胞的不足,在某些肾小球肾炎发病中起重要作用。在活动性红斑狼疮患者中,抑制性 T 细胞数量减少或功能低下时,易造成 B 淋巴细胞增殖而大量合成及产生自身抗体,从而引起肾脏损害或全身性病变。

单核细胞在肾小球中的浸润和聚集,通过吞噬功能及释放溶酶体等物质,引起肾小球损伤,还可以释放某些生长因子刺激肾小球内皮细胞增生。

五、炎症细胞、炎症介质致肾小球损伤的机制

医学界对肾小球疾病的炎症细胞、炎症介质和它们间相互作用的研究逐步深入,认为多数肾小球疾病皆为免疫介导性炎症。实验研究显示,始发的免疫反应而引起的炎症反应才可以导致肾小球损伤。肾小球炎症损伤的全过程,是由免疫反应后激活了炎症细胞,然后炎症细胞又释放产生了炎症介质。反过来,炎症介质又可趋化、激活炎症细胞,相互作用等关系而致肾小球损伤,形成了一个十分复杂的网络关系。炎症介导系统可分成炎症细胞和炎症介质两大类。

(一)炎症细胞在肾小球损伤中的反应机制

以前在肾小球损伤方面仅着重研究体液循环中的炎症效应细胞。如中性粒细胞、嗜酸性粒细胞、单核吞噬细胞及血小板等。由于科学技术的发展,发现肾小球的固有细胞,包括脏层上皮细胞、内皮细胞、肾小球系膜细胞,都具有多种免疫球蛋白和炎症介质受体。在某些特定条件下,同样有炎症细胞的作用。肾小球固有细胞在免疫介导炎症过程中,并非是单纯被动无辜的受害者,而是一个直接主动参与者。

1.中性粒细胞反应机制

当中性粒细胞黏附及企图吞噬免疫反应物引起细胞活化,从而释放出一系列炎症介质,这些介质包括血管活性胺(组胺)、血管活性脂、促凝血物质、活性氮、活性氧、蛋白酶,尤其是后两种在肾炎病理反应中具有重要作用。对肾小球基底膜中的胶原Ⅳ具有降解作用而损伤肾小球基底膜。

2.单核-巨噬细胞反应机制

该细胞既是免疫调节细胞又是炎症效应细胞。当单核-巨噬细胞活化后,能产生一系列炎症介质,如蛋白酶、活性氮、补体等,从而损伤肾小球引起肾炎。在 T 细胞介导肾小球肾炎中,单核-巨噬细胞是主要的炎症效应细胞。

3.血小板反应机制

血小板除具有凝血作用外,又同中性粒细胞和单核-巨噬细胞一样,同是炎症效应细胞。当血小板活化后,并释放出许多重要炎症介质。炎症介质包括 5-羟色胺、组胺、血栓素、多肽生长

因子、蛋白酶、活性氧、补体等。这些介质均参与肾小球的损伤过程,并加重肾小球肾炎的发展。血小板在中性粒细胞介导的肾炎发病中具有很重要的作用。

4.肾小球系膜细胞反应机制

当肾小球系膜细胞被活化后,既能收缩、增殖,又能发生代谢改变,进而合成并分泌多种炎症介质和基质成分,促进肾小球炎症和硬化。已知系膜细胞活化后分泌介质有多肽白细胞因子、集落刺激因子、内皮素、生物活性脂、中性蛋白酶、胶原酶、凝血及纤溶因子、活性氧、活性氮、基质成分等。肾小球系膜细胞在肾炎炎症中处于中心地位。

5.肾小球脏层上皮细胞反应机制

当肾小球脏层上皮细胞受到刺激后能发生增殖,并合成及释放多种炎症介质和基质,包括生物活性脂、中性蛋白酶、基质成分、纤溶因子,以上这些介质和基质参与了肾小球肾炎的发生和肾小球的硬化。

(二)炎症介质在肾小球损伤中的反应机制

在肾小球炎症介质中,以往着重研究了补体、凝血纤溶因子、血管活性胺、白三烯和激肽等炎症介质在肾小球损伤中的作用。近年来,又有一系列具有重要致炎作用的炎症介质被认识,并已证实在肾小球肾炎发病机制中的重要作用。

(三)炎症细胞与炎症介质的相互作用对肾病的效应机制

在肾炎发生发展中,炎症细胞及炎症介质具有多种效应,而且它们之间是相互影响、相互作用的。在体内构成了十分复杂的效应网络。在正常生理情况下,它们在各环节中,始终是保持平衡的,当这种平衡被打破后,会导致肾小球炎症改变,如刺激增生,抑制增生,刺激增强分泌,抑制分泌等机制中。

六、非免疫性作用而致肾小球疾病的进展与恶化机制

免疫介导性肾炎,在肾小球致病中起主要效应和启始作用。但在肾小球开始发病及慢性进展的全过程中,存在着非免疫因素作用的参与,甚至成为肾病持续进展恶化的重要因素。

在肾小球疾病治疗过程中,即使初始的免疫失调致病因素已经被去除或发病机制已停止,但残余的肾单位仍被进行性损害,肾单位仍在恶化,最终导致终末期肾小球病变,直至硬化。这种非免疫介导的进行性肾小球损伤和硬化机制是由于体内多种因素的共同失调而引起的。这种肾小球硬化就是肾小球组织结构萎缩和细胞外基质的堆积,应引起我们广泛的关心、注意及深入研究总结。

(一)高血流动力学在进行性肾小球损伤中的作用

当各种不同致病因素引发肾小球病变时,而渐致肾小球、肾单位减少。而残余肾单位为了适应体内全部肾单位生理功能的需要,进行了肾单位内血流动力学的调整变化。这是一种自我调节的结果。这种调整变化表现在单个肾单位,肾小球滤过率增高(高滤过),血浆流量增高(高灌注),毛细血管跨膜压增高(高血压),即"三高学说",或高血流动力学说。产生这种"三高"的机制,主要是由于残余肾小球入球小动脉扩张更为显著。

肾病综合征,如微小病变所引起长期大量蛋白尿,造成肾小球高滤过,可致局灶节段肾小球硬化。糖尿病肾病患者持续性高血糖造成肾小球高滤过,可诱发加速肾小球损伤,致肾小球弥漫性硬化。

肾小球上皮细胞是一种高度分化的终末细胞。人体出生后在生理情况下,它不能再增殖。

当肾小球处于高血流动力学的情况下,可发生局部毛细血管袢的扩张,及至整个肾小球的扩张和肥大。但肾小球上皮细胞不能增殖,与肾小球容积增加和毛细血管扩张很不适应。上皮细胞足突拉长、变薄和融合,甚至与肾小球基底膜分离,形成局部裸露的肾小球基底膜。裸露的肾小球基底膜外毛细血管跨膜压骤增,大大增加大分子物质滤过,引起大量蛋白尿。严重的上皮细胞损伤肾小球基底膜裸露及毛细血管扩张,可引起肾小球毛细袢的塌陷,球囊粗糙。肾小球毛细血管内可见微血栓形成,导致局灶节段肾小球硬化发生,最终发展为弥漫性肾小球硬化。

针对剩余肾单位血流动力学的改变,为降低肾小球高滤过、高灌注、高跨膜压的防治措施,如应用血管紧张素转化酶抑制剂及低蛋白饮食,有效地延缓减轻肾小球的损伤和硬化。这也进一步佐证了"三高学说"在非免疫机制介导肾小球病进展硬化机制的学说。

(二)细胞因子在肾小球进展硬化中的作用

影响肾脏细胞合成、分泌的细胞因子参与肾小球的肥大、增殖和硬化过程。

1.多种细胞因子对肾小球细胞及系膜细胞的作用

细胞因子可促使肾小球细胞增殖和分泌细胞外基质,肾小球细胞多种多肽生长因子,如胰岛素样生长因子、血小板源性生长因子、表皮生长因子、白细胞介素和内皮细胞等有强烈的增殖反应,并合成分泌更多的细胞外基质。上述因子有类似有关分裂原的作用。研究结果表明,系膜细胞的增殖和系膜基质的增多,在肾小球硬化过程中起着重要作用。

2.细胞因子有直接促进肾小球硬化的作用

经研究显示体内部分细胞具有分泌、产生、转化生长因子(TGF-B)的能力。而且极大部分细胞具有 TGF-B 受体。TGF-B 具有调节蛋白聚糖和其他细胞外基质的产生和降解能力,增加细胞对细胞外基质的黏附,并有调节多种细胞因子的作用而直接参与肾小球硬化过程。

3.细胞因子直接介导肾脏血流动力学的改变

除前列腺素、血管紧张素等肾脏局部分泌的血管活性物质外,某些细胞因子,如胰岛素样生长因子(IGF-I)、内皮细胞源性血管舒张因子(FDRF)等,增加肾脏血流量(RPF)和肾小球滤过率(GFR),而 EGF 内皮素(ET)等则呈相反作用。

4.细胞因子与肾小球细胞、因子间的网络作用

细胞因子通过自分泌、旁分泌,调节肾脏细胞的生长、肥大、增殖、合成和分泌细胞外基质,在肾小球硬化发展过程中起重要作用。IL-1 等细胞因子促进细胞间的黏附因子(ICAM-I)和血管细胞黏附因子(VCAM-I)的表达,进一步诱发肾小球巨噬细胞浸润、T 细胞活化和间质小管病变。如肾脏局部分泌的血管紧张素 II、前列腺素 E 等血管活性物质,均为强烈的肾小球系膜细胞和肾小管细胞的有关分裂原,在肾脏代偿性肥大中起一定作用。细胞因子与肾脏细胞、细胞因子与细胞间的相互作用,可以呈连锁、协同、放大等复杂的生物学效应,在肾脏疾病进展中变化极为重要。

(三)内分泌激素在肾小球增生、肥大、硬化作用中的机制

人类肢端肥大症、糖尿病肾病早期、生长激素增多,均可呈现肾脏代偿性增大,肾脏的血流量和 GFR 增加。同时生长激素在肾小球代偿性肥大、硬化中起重要作用。如甲状旁腺激素,甲状腺素,垂体促肾脏生长因子,肾上腺激素,雄激素等在肾脏代偿性肥大作用也得到证实。

综上所述,肾小球内动力学的改变,肾脏局部生长因子、内分泌激素的产生,相应受体反应异常而导致的进行性肾小球损伤和硬化。这些机制并非孤立地发挥作用,前者可能通过后者发挥作用,后者有时可起加重前者的作用,而肾脏局部细胞因子和全身性内分泌激素共同又是一个复

杂的网络系统。故肾小球疾病的进行性损伤硬化是多种因素造成的。

（四）肾小管间质病变与进行性肾小球损伤产生机制

在肾小球疾病发生发展过程中，无论是原发性肾小球疾病或继发性肾小球肾病，还是实验性肾炎模型的研究结果显示：肾小管的间质病变较肾小球病变，在进行性肾小球损伤、硬化变性和肾功能恶化病理机制的关系中更为密切。

肾小管间质病变与肾小球炎症进展中相互影响的机制有以下几种情况。

1.肾小管间质病变与肾小球硬化关系

在进行性硬化的肾小球内和纤维细胞性新月体内，有比较多的间质胶原，提示肾小管间质参与了肾小球进行性损伤。

2.在肾小球疾病发展中肾小管间质病变产生的机制

在肾小球疾病的发生发展中，常常伴有肾小管间质病变。反过来肾小管间质病变又对肾小球病变的进展恶化及预后有极为重要的影响，甚至是决定性作用。也有些学者认为，肾小球疾病其本身也可被看作是肾间质病变。经分析大致有以下几种机制。

由于肾小球致病后而导致肾小管供血不足，使肾间质炎症细胞浸润导致肾小管萎缩和肾小管间质纤维化。另外，引起肾小球病变的免疫反应，可累及或导致肾小管间质中有与肾小球内性质相同的免疫复合物沉积。肾小管基底膜（TBM）和间质血管有 IgG、C_3 和小牛血清蛋白（C-BSA）沉积，与肾小球内免疫复合物相同。肾小球和肾小管间质，可因性质不同或相似的循环免疫复合物沉积，或局部形成而致不同部位病变的可能。

另外，当肾小球病变发生了高滤过、高灌注、高跨膜压时，发生大量蛋白尿而血流动力学改变时，肾小管间质内有 C_3、C_5 的沉积，并产生了肾小管间质病变，是导致残余肾、进行性损伤硬化的重要机制之一。

综上所述，肾小管间质病变导致肾脏功能受损的机制有三：其一，肾小管间质纤维化使肾小管间质毛细血管狭窄，血管血流阻力增加，引起肾小球血流量下降；其二，肾小管特别是近端肾小管萎缩，必然损伤肾小管功能，影响肾小球滤过率；其三，肾小管间质病变直接引起肾小球硬化或纤维化，新月体病变。

（五）脂质代谢异常促使肾小球进行性损伤的机制

脂质代谢异常与进行性肾小球硬化的关系，已引起从事肾病学者的普遍重视。

肾小球硬化与动脉硬化发病机制及其高脂血症之间的关系有很多相同之处。经一系列动物实验研究结果证实，高脂血症与局灶性肾小球硬化及肾功能的损伤有密切关系。高脂血症是诱发和加重肾小球损伤的重要因素之一。

无论是食入过多的高胆固醇食物，或者是内源性高脂血症，特别是高胆固醇、低密度脂蛋白，可使组织内饱和脂肪酸增多，多聚不饱和脂肪酸减少，从而改变两者比例，导致一系列肾小球变化。脂质对系膜细胞有直接损伤作用，也可呈现 LDL 剂量依赖性的致死作用，在一定 LDL 剂量内，它可刺激系膜细胞增殖。

总之，高脂血症，特别是高胆固醇、低密度脂蛋白的代谢异常增高，对肾小球的损伤应引起高度重视。在治疗肾小球肾炎发现异常要及时纠正。

（六）细胞外基质与肾小球硬化关系

细胞外基质的大量积聚是肾小球硬化的重要标记。在肾小球硬化发病机制中具有重要意义。这种肾小球细胞外基底膜主要由Ⅳ胶原、层粘连蛋白、纤连蛋白等成分组成。

七、肾小球滤过膜损害的病理机制

肾小球滤过膜的损伤可由多种因素而致成,如免疫损伤、感染、血管病变、毒素等病因的作用损伤而对蛋白质的通透性增高,从而引起蛋白尿(肾小球性蛋白尿)。这是肾小球疾病临床最重要的表现之一。尿蛋白量的多少与病变的严重程度并无平行关系。在慢性肾小球肾炎进展到晚期时,尿蛋白含量反而减少。

当血清蛋白通过肾小球毛细血管壁进入肾小球囊腔时,要通过三层结构,即肾小球毛细血管内皮细胞层、基底膜层和肾小球囊的脏层上皮细胞层(足突细胞)。其上覆盖有一层薄膜,此膜富含糖胺多糖并带阴电荷。在正常情况下,分子量大于 460 KD 的物质不能通过滤过膜,分子量小于 40 KD 的物质则可自由通过滤过膜。血清中含一些小分子量蛋白质,如 β_2-微球蛋白、溶菌酶、轻链二聚体或称本-周蛋白等也能自由通过滤过膜。但这些滤过的小分子量蛋白质,又都在近曲小管被重吸收。当肾小管损伤时,这些小分子蛋白的重吸收发生障碍,尿中便出现这些小分子量蛋白质,被称为肾小管性蛋白尿。

肾小球性蛋白尿发生机制:一是正常滤过膜通透屏障的破坏;二是电荷屏障的破坏,后者破坏时主要丢失清蛋白。因肾小球滤过膜富含带阴电荷的糖胺多糖,在正常情况下,带阴电荷的分子如清蛋白因糖胺多糖的静电排斥作用,滤过极少。如电荷屏障被破坏,清蛋白就可以被滤出。当肾小球滤过膜的基底膜受损时,则尿中出现清蛋白和球蛋白等大分子量蛋白质。

八、肾小球滤过率降低的机制

肾小球滤过率指单位时间内两肾的超滤液量。正常成人每分钟滤过约 125 mL。GFR 降低是肾功能障碍的重要发病环节。当肾小球滤过率降低时,可导致患者肾性氮质血症;少尿,夜尿增多;水、电解质紊乱,酸中毒,尿毒症;水肿,胸腔积液、腹水等临床表现。肾小球滤过率(GFR)降低原因很多,最主要有两种:其一,肾小球有效滤过压降低,有效滤过压＝肾小球毛细血管血压－(肾小体囊内压＋血浆胶体渗透压)。在正常情况下,毛细血管血压大于两种对抗力量之和。因此,保持了滤过作用的进行。当休克、失血等病理情况出现时,动脉血压急剧下降,肾小球毛细血管压也随即下降。因此,肾小球有效滤过压下降。另外一种情况,在肾尿路梗阻时,囊内压升高到一定程度,可使肾小球有效滤过压降低,或接近于零,此时肾小球滤过作用几乎可以完全停止。其二,由于肾小球的硬化、肾单位的丧失是慢性肾衰竭的主要病理特点之一。肾小球进行性损伤、肾单位进行性破坏、健康而有生理功能的肾单位逐步减少,尽管残存肾单位可以发挥代偿性过度滤过,但肾单位的丧失是在逐步不断增加的,这是肾小球滤过率降低的主要原因。此外,肾单位的丧失又可导致促红细胞生成素和 1,25-$(OH)_2D_3$ 的减少,临床表现为贫血和骨病。

九、肾小管损害的机制

肾小管的损伤在慢性进行性肾功能障碍中是常见的,与肾小球损害同时存在,但两者损害程度不同。引起肾小管损害的原因及机制,大多是体内的代谢产物,如细菌、毒物、药物、内源性毒物(如多发性骨髓瘤、本-周蛋白等)。此外,有些激素如甲状旁腺素、抗利尿激素、醛固酮等对肾小管的功能有重要影响。当这些激素的分泌发生变化时,必然会使肾小管功能发生改变。这些肾毒性物质可引起严重的近曲小管坏死。从而导致急性少尿性肾衰竭。以肾小管损害为主的肾脏功能障碍,早期往往仅有肾小管功能障碍,而没有肾小球的功能障碍。但在后期则可继发肾小球功能障碍。肾小管功能的损害在不同段位可有不同的临床表现。

如近曲小管功能损害主要影响重吸收功能,可导致肾性糖尿、磷酸盐尿、氨基酸尿、肾小管性蛋白尿,以及因碳酸氢盐重吸收障碍所引起近端肾小管性酸中毒;如果髓袢功能障碍,髓袢与尿液浓缩密切相关,髓袢功能障碍时,尿液浓缩发生障碍临床表现为多尿、低渗尿和等渗尿;如果远曲肾小管功能障碍,可导致酸碱平衡紊乱和钠钾代谢障碍。因远曲小管能排出 H^+、K^+ 和 NH_4^+ 与 Na^+ 交换,并保留碱储备而使尿液酸化;如果集合管段损害,集合管特别是在尿液浓缩过程中起重要作用。集合管功能障碍也是泌尿功能障碍的重要原因,如抗利尿激素能增加远曲小管和集合管对水的重吸收,为机体保存水和使尿浓缩。集合管的某些遗传或后天性损害,可使之对抗利尿激素的敏感而发生多尿,以及肾性尿崩症;集合管在功能上和近曲小管有密切关系。肾小管各端的共能作用是相互协调配合的。肾小管的分泌和重吸收、浓缩功能对维持身体内环境的稳定起着重要的调节作用,其中包括水、电解质,渗透压,酸碱平衡,血压等。因此,肾小管功能的障碍,将导致内环境的紊乱,反过来严重的水、电解质、酸碱等紊乱也可引起肾小管损害。所以在肾小球疾病的治疗时,随时要注意防止合并肾小管的损伤及功能障碍。

十、肾脏产生生物活性物质的功能紊乱而致肾小球疾病的负效应机制

在正常的生理情况下,肾脏可产生和分泌肾素、激肽释放酶、前列腺素、促红细胞生长素、$1,25\text{-}(OH)_2D_3$ 等近十种激素和生物活性物质。

如肾脏病变时,可通过管球反馈调节机制,激活肾素-血管紧张素系统,使血浆肾素和血管紧张素水平均升高。血管紧张素 II 可使肾内小动脉收缩,而使肾血流量减少。因激肽释放酶、前列腺素可扩张肾血管,在肾脏功能受损时,可使激肽释放酶、前列腺素合成发生障碍,而导致肾脏缺血,血压升高。

当肾脏器质性损害时,特别是在肾功能恶化状态下,由于 $\text{I}a$ 羟化酶生成障碍,可使 $1,25\text{-}(OH)_2D_3$ 的生成减少,甲状旁腺分泌增多,在慢性肾功能障碍时,高血磷也抑制了 $1,25\text{-}(OH)_2D_3$ 的患者可出现骨骼生长发育障碍,发现肾性佝偻病、骨营养不良和骨质疏松症。当肾实质、肾单位减少时,促红细胞生成素分泌减少,因而出现肾性贫血。当肾脏受到损害时,促红细胞生成素的分泌不受缺氧的调节,因而产生减少,使贫血进一步加重。

十一、蛋白质代谢失常对肾病的影响

肾小球疾病患者的蛋白质代谢紊乱是一项很重要而常见的问题,而蛋白质代谢紊乱反过来对肾脏疾病及全身各系统组织的影响又是很严重的。即使是肾功能正常的患者,因蛋白质代谢紊乱,也可以出现致死的合并症。在肾脏疾病中,产生蛋白质代谢紊乱的根本原因在于肾小球毛细血管基底膜对血浆蛋白的通透性增加,关键因素是严重的蛋白尿,导致蛋白丢失过多而引起低蛋白血症。随之可发生血容量改变、高脂血症、水肿、静脉血栓形成等一系列生理病理改变,出现相应的临床症状、体征、合并症。而大量蛋白尿又是使肾小球原有病理改变加重的因素。在临床中影响较大的是肾病综合征及肾衰竭两种病理过程。

在肾病综合征时,临床表现的主要是低蛋白血症,主要是因为尿中排出大量蛋白,有时可达 20 g/d 或更多,其尿中的蛋白成分主要是清蛋白,因而造成低蛋白血症,此时的肾脏病患者常认为处于半饥饿状态,即营养不良特别是蛋白质营养不良。血清蛋白的绝对值减少 1 g,相当于组织蛋白减少 30 g。一般情况下病程长,每天尿中丢失蛋白多,血中蛋白降低更明显。但临床也常

见到明显蛋白尿患者,血清蛋白的水平并不很低,主要与发病前的饮食状况、机体肌肉健壮程度、每天摄入量及肝脏功能是否正常等有关。另外,血清蛋白降低,与蛋白质分解代谢增加也有关系。当肾病综合征患者大量丢失清蛋白时,被肾小管重吸收的相当多数量的清蛋白被分解,当肾小球损伤越重,丢失蛋白越多的情况下,而被肾小管重吸收的蛋白分解增加越多。

十二、维生素类代谢失常对肾脏疾病的影响

维生素类是维持机体生命活动过程中所必需的一类有机物质。虽然机体对这类物质的需要量很小,但由于体内不能合成,人体必须从食物中摄取。已知许多维生素都参与辅酶的合成,故对调节机体的物质代谢起着十分重要的作用。在肾脏病尤其在肾功能不全及进行透析治疗时,大部分维生素是缺乏的。在维生素类缺乏的情况下,可加重肾病的发展及其他脏器组织病理改变。维生素缺乏原因有摄入不足、限制食品的种类、吸收不良、消耗丢失过多等因素。

(一)脂溶性维生素类代谢失常对肾脏病的影响

1.维生素 A

维生素 A 缺乏可导致免疫功能低下,对肿瘤免疫监视差,并易发生感染。当肾衰竭时,维生素 A 在体内蓄积。维生素 A 在肾衰竭患者体中蓄积是由于肾脏排泄功能减退,即使血液透析患者也不易排出,所以临床上应予重视。在该情况下,不应再补充维生素 A。维生素 A 在体内蓄积过多可引起食欲下降,皮肤色素沉着,皮肤干燥及脱发,还可引起钙和骨代谢异常,加重慢性肾脏病-骨矿物质代谢紊乱,表现为成骨细胞活性降低,骨质疏松,骨皮质及骨小梁增厚变粗,密度增高,互相融合,骨膜溶解,直接造成骨的破坏和吸收。

2.维生素 E

维生素 E 的生理功能不仅与生殖功能有关,还有免疫增强作用,使抗体合成诱导淋巴细胞增殖转化,并刺激白介素-2 和干扰素产生。因此,维生素 E 能增强人体对感染的抵抗,阻遏肿瘤发生。在慢性肾衰竭时,因摄入不足,吸收不良,或消耗过多而致维生素 E 缺乏。维生素 E 缺乏是慢性肾衰竭时发生肾性贫血的原因之一。如果在慢性肾衰竭患者发生维生素 E 缺乏时,应适当补充维生素 E 300 mg/d,以使维生素 E 维持在正常水平。

(二)水溶性维生素类失常对肾脏病的影响

1.维生素 B_6

维生素 B_6 对机体的蛋白质代谢和脂类代谢具有重大作用。在利用代谢后,大部分经肾尿排出体外。维生素 B_6 为血红蛋白生成的必需辅酶。维生素 B_6 缺乏时还会出现消化功能障碍。胰腺腺泡细胞分泌胰酶下降,使消化吸收营养不良加重,临床表现如食欲下降、恶心、呕吐、腹泻等。当维生素 B_6 缺乏易出现高脂血症,其机制维生素 B_6 可抑制血清总胆固醇升高,能促进亚油酸转变为花生四烯酸,而后者可促进胆固醇氧化胆酸,从而使血中胆固醇降低。而在慢性肾衰竭患者中,易发生维生素 B_6 缺乏,其原因主要是天门冬氨酸转氨酶、谷草转氨酶等活性均下降,因维生素 B_6 是这些酶的辅酶。因尿毒症毒素对以上酶活性有抑制,所以 70% 以上尿毒症患者有维生素 B_6 缺乏症,故应注意对尿毒症患者的维生素 B_6 的补充。

2.维生素 C

维生素 C 是一个重要的水溶性维生素。维生素 C 的生理功能十分广泛,它在生理作用中具有重要影响,有促进肠道铁的吸收、促进胆固醇代谢、增强肝功能、增强机体抵抗力、增强心肌收缩力、抗过敏等作用。但近年临床报道,长期大量服用维生素 C 可产生继发性高草酸盐尿症,沉

积于身体各器官,引起炎症、纤维化、心脏传导阻滞、间质性肾炎、肾结石、肾钙化、关节炎及软骨钙化等。对有肾功能不全者,可加速肾功能快速恶化。慢性肾衰竭患者,继发性高草酸血症,应引起重视。所以,在肾脏疾病发生时,补充维生素 C 应谨慎掌握剂量。在肾衰竭透析时,因为草酸盐不易从透析膜通过。此时,如需补充维生素 C 时,加补维生素 B_6 对于降低患者的草酸含量有一定的效果。

3.维生素 B_{12} 及叶酸

维生素 B_{12} 在胃肠道吸收过程中需要一种糖蛋白,称为内因子。维生素 B_{12} 只有和这种糖蛋白结合后,才能透过肠壁被吸收,进入血液后大部分被肝脏贮存。主要从尿中排出,也有部分从胆汁排出。维生素 B_{12} 与叶酸的生理作用是相互关联的。体内在慢性肾衰竭患者行血液透析时,若使用常规透析器,因 B_{12} 分子量大,不易被透出,在水溶性维生素中,它是唯一不能被透出体外的,故体内 B_{12} 水平常偏高。因此,在不应用促红细胞生成素时,慢性患者与透析患者,无须补充维生素 B_{12},而只需补充叶酸。

在慢性肾衰竭和透析患者中约 10％存在叶酸缺乏。患者每透析一次要缺叶酸 37.3 μg,血透患者血清和红细胞内叶酸含量常下降。在患者接受促红细胞生成素治疗时,如果需要对叶酸的增加补充时,5 mg 叶酸的每天足够满足治疗需要。临床特别要注意过量补充叶酸时,可以出现乏力、易怒、头痛、失眠、恶心、呕吐等症状。

（张　璐）

第二节　肾病相关凝血障碍的效应机制

在肾小球的发病过程中,由于免疫学、生物化学及分子生物学等先进技术的发展已证实,免疫损伤在肾小球疾病发生、发展中起着主要作用,而凝血-抗凝-纤溶障碍对加重肾小球疾病的发展、恶化起着非常重要的效应。在肾脏病理中,也常常见到纤溶蛋白沉积和血小板聚集。在临床中,无论是哪一种肾小球疾病,或多或少都有血液凝固情况存在,只是程度不同的差别。其中血液的高凝状态在肾小球疾病进程中发挥着重要作用。临床中以肾病综合征为主要表现的原发性肾小球肾炎、慢性肾小球肾炎、伴有肾小球滤过功能下降的原发性或继发性肾小球疾病,血液高凝状态比较明显。其中微小病变和膜性肾病发生静脉血栓常见。所以在临床中,抗凝、降纤的治疗应引起足够的重视。尽量防治或减轻肾脏的损伤。凝血障碍对肾脏的损害有以下几个环节和几种负效应机制。

一、肾小球血管内皮损伤后而致血栓形成

肾小球血管的免疫损伤是肾小球疾病的主要发病机制,由于原位免疫复合物和循环免疫复合物沉积滞留于肾小球内,补体系统被激活,产生多种生物活性物质,如炎症细胞产生的细胞因子,导致肾小球壁组织损伤,内皮细胞损伤断裂,胶原纤维组织及基底膜暴露,立即激活内源性及外源性凝血系统过程。由于血管内皮损伤后,胶原纤维暴露,而激活某些凝血因子从而启动内源性凝血系统,使血浆中纤维蛋白原转化为纤维蛋白,大量纤维蛋白沉积于肾小球内形成坚固的肾小球毛细血管内血栓。

二、血流变学异常改变而加重肾小球病变凝血损伤的机制

血流浓缩、血细胞比容增高,使血浓度增高,血流缓慢,可导致被激活的凝血因子和生成的凝血酶在局部凝固而形成血栓。当低蛋白症、高脂血症、高纤维蛋白血症引起血浆胶体渗透压降低及血管内脱水;利尿剂引起低血容量;血液浓缩引起血液黏稠度增高;肾病综合征患者本身的病理特点,即是血液处于高凝状态,以上各种情况均可引起血流动力学改变,从而加速肾的血栓形成。

三、凝血因子增加促血栓形成

当肾病综合征时,可以激发肝脏代偿性合成蛋白增加,在清蛋白合成增加的情况下,肝脏合成的纤维蛋白原、凝血因子 V、Ⅶ、Ⅷ、Ⅹ 也增多。这些因子分子量大,其在肝脏合成又增多,而在尿中丢失的也少,从而加速促进血栓形成。

四、抗凝物质的减少而易形成血栓

在凝血因子增多时,纤溶酶抑制物 a_2-PI 及 a_2-m 合成也增加,AT-Ⅲ与蛋白 C 的分子量与清蛋白相近似,当大量蛋白由尿中丢失时,AT-Ⅲ与蛋白 C 也经滤过膜漏出,虽然它们均在肝内合成,但合成不足以抵偿其丢失的量,故血中的 AT-Ⅲ与蛋白 C 多呈降低的水平。

五、纤溶酶质量降低而易形成纤维蛋白沉积

在肾病综合征时,或其他肾病时,因分子量较小的纤溶酶原容易从肾小球漏出而丢失过多,而在血浆中浓度下降,以致纤溶酶生成不足。加之血浆中纤维蛋白原增高和低蛋白血症,也可抑制纤溶酶原与纤维蛋白的结合,以致纤维蛋白降解率下降而加重血栓形成。

六、长期使用激素和利尿剂,可促使血栓形成

长期应用以上药物可刺激血小板增生释放,增加凝血因子的活性,通过封闭单核-巨噬细胞以阻止清除活化的凝血因子,同时又降低了肝素的释放,在应用皮质激素治疗时,血浆 a_2-PI 水平增高,这使纤溶活性降低,故在此治疗过程中,降纤、促纤疗法以增强纤溶活性,有利于促进纤溶蛋白的溶解,防止疾病的进展和恶化。另外,在肾病综合征时,因高度水肿应用利尿剂可加重血液浓缩而促使血栓形成,在临床中是常见的。如果血栓反复存在,必将导致加快肾功能减退及肾小球硬化。

(张　璐)

第二章

肾内科疾病的常见症状

第一节 排尿异常

一、尿路刺激症状

尿路刺激症状包括尿急、尿频、尿痛和尿不尽的感觉。

(一)尿急

尿急指有尿意不能控制需立即排尿,见于急性膀胱炎、尿道炎、前列腺炎、泌尿系统结石、膀胱癌、神经源性膀胱等。

(二)尿频

正常成年人白天平均排尿 4～6 次,夜间 0～2 次,如多于此频率则为尿频,临床见于以下情况。

(1)尿频发生而每次尿量正常,全天总尿量增多,见于糖尿病、尿崩症、急性肾衰竭多尿期等。

(2)尿频而每次尿量减少或仅有尿意而无尿排出见于以下几种情况。①膀胱尿道受刺激:如泌尿道炎症、结石、结核等。②膀胱容量减少:见于膀胱占位病变、挛缩、膀胱附近器官压迫等。③下尿路梗阻:见于前列腺增生、尿道狭窄等。④神经源性膀胱。⑤精神紧张、焦虑或恐惧等引起。

(三)尿痛

指患者排尿时膀胱区及尿道疼痛或烧灼感,见于泌尿系统炎症、结石、异物、膀胱癌等。

二、尿失禁

尿失禁是指尿液不由自主地从尿道流出,是由于膀胱括约肌损伤或神经功能障碍而丧失排尿自控能力。

(一)真性尿失禁

由于膀胱逼尿肌持续性张力增加,尿道括约肌过度松弛,尿液不自主地流出。

(1)膀胱及尿道病变,如炎症、结石、结核、肿瘤等。

（2）上尿道梗阻，如输尿管结石等。

（3）尿道括约肌松弛，如分娩、外伤、前列腺切除术后、骨盆骨折后等。

（4）神经病变，见于大脑发育不全、脑血管病变、昏迷、神经源性膀胱等。

（二）假性尿失禁

由于膀胱过度膨胀压力增加，使尿液溢出，见于：①下尿路梗阻、尿道狭窄、前列腺肥大及肿瘤等。②神经源性膀胱，如脊髓损伤等。

（三）压力性尿失禁

由于尿道括约肌松弛，腹内压骤然升高所致，见于妊娠、巨大子宫、手术致括约肌损伤、经产妇和绝经期妇女。

（四）先天性尿失禁或尿瘘尿失禁

见于先天性或后天性尿路畸形，如尿道上裂、尿道下裂、脐尿管未闭、输尿管开口异位、膀胱外翻、输尿管、膀胱或尿道与阴道或子宫之间形成的瘘管导致的尿失禁。

三、尿潴留

尿液潴留于膀胱内而不能排出称为尿潴留。

（一）急性尿潴留

发病突然，膀胱胀满但尿液排不出。尿液完全不能排出称为完全性尿潴留，如排尿后膀胱内仍残留有尿液称为不完全性尿潴留，见于以下几种情况。

1.机械性梗阻

前列腺增生、尿道损伤、结石、肿瘤、异物、妊娠子宫等。

2.动力性梗阻

麻醉手术后、神经系统损伤、炎症、肿瘤及应用松弛平滑肌药物后。

3.其他原因

低血钾、高热、昏迷、不习惯卧床排尿及局部疼痛影响用力排尿者。

（二）慢性尿潴留

起病缓慢，膀胱胀痛不明显，常有少量排尿，包括：①尿道梗阻性疾病，如前列腺增生、前列腺癌、膀胱癌、尿道狭窄等。②膀胱输尿管反流。③神经源性膀胱。

四、尿流异常

尿流异常指排尿时尿流细小、迟缓、分叉，尿滴沥等。主要由尿道膀胱炎症、前列腺炎、结石、肿瘤、畸形等引起，神经精神性疾病偶可引起尿流异常。

（刘晓莉）

第二节　血　尿

血尿是指尿液中出现异常数量的红细胞。中段尿离心沉淀后（10 mL尿，1 500转/分，5分钟）沉渣镜检，若高倍视野下红细胞＞3个则为血尿，正常人12小时尿沉渣计数红细胞＜50万。只在显微镜下见到红细胞称为"镜下血尿",肉眼即可见到血色(尿中含血量超过 1 mL/L)称为"肉眼血尿"。引起血尿的常见病因有以下几种。

一、泌尿生殖系统疾病

(一)感染性炎症

常见的有以下几种。

1.细菌

肾盂肾炎、膀胱炎及尿路感染,肾、膀胱结核。

2.病毒

各种急性病毒感染,如流感病毒、肝炎病毒、流行性出血热、腮腺炎、风疹或柯萨奇病毒等。

3.寄生虫

血吸虫、疟疾及血丝虫等。

4.其他

如梅毒螺旋体、钩端螺旋体、真菌与滴虫等。

(二)非感染性炎症

主要为免疫反应炎症,如急/慢性肾炎综合征、急进性肾炎、急/慢性肾小球肾炎、狼疮肾炎、间质性肾炎、肺-肾综合征、IgA 肾病及肾移植排斥反应等。

(三)结石

肾、输尿管、膀胱、尿道以及前列腺结石。

(四)肿瘤

肾、输尿管、膀胱及尿道的良性或恶性肿瘤,以及转移性肿瘤、前列腺肥大及肿瘤等。

(五)损伤

外伤、介入性器械检查、手术或导尿等。

(六)血管疾病

肾皮质坏死、肾梗死、肾动脉硬化、肾动脉瘘、肾血管瘤、肾静脉血栓形成、动脉炎等。

(七)遗传性疾病

薄基底膜肾小球病、遗传性肾炎、先天性多囊肾病、海绵肾等。

(八)化学药品或药物

磺胺、盐酸氯胍、山道年、酚酞、利福平、乌洛托品,某些重金属如汞、砷等。

(九)其他

肾下垂、游走肾、膀胱或尿道息肉、憩室、尿道肉阜、膀胱内子宫内膜异位症、膀胱或尿道内异物、溶血性尿毒症综合征或肾乳头坏死等。

二、全身性疾病

严重的全身感染、风湿病、血液病及中毒等均可引起血尿。

(1)感染:伤寒、猩红热、流行性出血热、钩端螺旋体病与丝虫病及败血症等。

(2)免疫性疾病:过敏性紫癜、系统性红斑狼疮、结节性多动脉炎、皮肌炎及混合性结缔组织病等。

(3)血液系统疾病:血小板减少性紫癜、再生障碍性贫血、白血病、血友病、血栓性血小板减少性紫癜、多发性骨髓瘤及其他凝血功能异常的疾病。

（4）心血管系统疾病：恶性高血压、动脉硬化症与充血性心力衰竭等。

（5）代谢性内分泌疾病：痛风、糖尿病、甲状旁腺功能亢进、淀粉样变与弥漫性血管角质瘤等。

（6）过敏中毒：抗凝剂、磺胺、卡那霉素、杆菌肽、保泰松、汞、砷、噻替哌、环孢素、天花粉、喜树碱、放射线、鱼胆、蛇毒、牛奶或输血反应等。

（7）维生素 C、维生素 K 缺乏等。

三、尿路邻近器官疾病

常见有急性阑尾炎、盆腔炎或脓肿、输卵管及附件炎或脓肿、子宫或阴道炎症以及直肠、结肠、子宫颈或卵巢肿瘤等。

四、其他

还有几种比较特殊的血尿类型。

（一）运动性血尿

运动性血尿指仅在运动后出现的血尿，一般多出现在剧烈运动后，如长跑、拳击等。

（二）直立性血尿

直立性血尿指血尿出现在身体直立时，平卧时消失。常见的原因是胡桃夹现象，多见于较为瘦高的青少年，男性多见，病因是由于左肾静脉受到腹主动脉和肠系膜上动脉的压挤，使左肾血流回流受阻，肾盂内静脉曲张渗血导致血尿，尿红细胞为均一性。患者预后良好，成年后大多血尿逐渐减轻。彩色多普勒 B 超可以帮助诊断。

（三）特发性高尿钙症

特发性高尿钙症是以尿钙排泄增多而血钙正常为特征的疾病，主要见于儿童，其病因不明确，临床主要表现为反复发作性肉眼血尿或镜下血尿。

（刘晓莉）

第三节 白 细 胞 尿

尿液中含较多白细胞称白细胞尿。清洁中段尿（10 mL，1 500 转/分，5 分钟）离心沉淀镜检高倍视野下白细胞＞5 个或 12 小时尿白细胞计数＞100 万者为异常。如白细胞已变性破坏则称为脓尿。如清洁外阴后无菌条件下留取中段尿液涂片时每个高倍视野均可见细菌或培养菌落计数＞10^5 则称为菌尿。由于各实验室检测方法不同，正常值可有差异。

白细胞尿大多由泌尿系统的感染性疾病引起，但泌尿系统非感染性疾病及泌尿系统邻近组织的感染性疾病也能导致。下述为常见的病原体。①细菌：如大肠埃希菌、副大肠埃希菌、变形杆菌、阴沟杆菌、结核杆菌、淋球菌、葡萄球菌等；②病毒：如流感病毒、肝炎病毒、EB 病毒及巨细胞病毒等；③真菌：如白色念珠菌、隐球菌、曲菌、放线菌等；④寄生虫：如滴虫、弓形虫、阿米巴原虫、包虫等；⑤其他：如衣原体、支原体、梅毒螺旋体等。而非感染性疾病主要有过敏性间质性肾炎、肾小球肾炎、结缔组织病、剧烈运动及发热等。引起白细胞尿的常见病因有以下几种。

一、泌尿生殖系统疾病

(一)肾脏疾病

肾盂肾炎、肾盂积脓、肾脓肿、肾乳头坏死、肾结核、肾结石感染、肾肿瘤、某些肾小球疾病、肾小管间质疾病、狼疮肾炎、血管炎肾损害等。

(二)输尿管疾病

输尿管炎症、结石、肿瘤等。

(三)膀胱疾病

膀胱炎症、结核、肿瘤、异物等。

(四)尿道疾病

尿道炎症、结石、肿瘤、异物、狭窄、尿道旁腺炎或脓肿。

(五)前列腺疾病

前列腺炎症、脓肿、肿瘤等。

(六)精囊疾病

精囊炎症、脓肿、结核等。

二、泌尿生殖系统邻近组织和器官疾病

肾周炎症或肾周脓肿、输尿管周围炎或脓肿、阑尾脓肿、输卵管卵巢炎症或脓肿、结肠或盆腔脓肿、腹膜炎、肠道炎症等。

诊断注意以下情况。

(1)留取尿标本选择中段清洁尿,避免操作不规范造成污染或白带污染。

(2)白细胞尿伴有尿路刺激症状,应及时做细菌学检查涂片找细菌或中段尿细菌培养。

(3)抗生素治疗无效的白细胞尿,应怀疑泌尿系统结核而做相关检查。

(刘晓莉)

第四节 蛋 白 尿

健康成人 24 小时尿蛋白排泄量为(80±24)mg,总量<150 mg,青少年可略高,但 24 小时内不超过 300 mg,用常规的加热醋酸法或磺柳酸法不能检出。当尿中蛋白排泄量超过上述界限而被检出时,即称为蛋白尿。

蛋白尿的分类方法有很多,如根据尿蛋白的分子量大小可分为选择性蛋白尿(中、小分子为主)和非选择性蛋白尿(含有大分子蛋白质),根据性质还可分为生理性蛋白尿(包括功能性和体位性)和病理性蛋白尿,根据蛋白尿的持续时间还可分为一过性蛋白尿和持续性蛋白尿,但最常用的是按发生机制分类。

一、按发生机制分类

(一)肾小球性蛋白尿

肾小球具有分子筛效应,肾小球借助于滤过膜静电屏障和筛孔,能有效地限制大分子物质通过。由于炎症、免疫等因素,使肾小球滤过膜损伤以致孔径增大,或由于肾小球毛细血管网的各层,特别是足突细胞层的唾液酸蛋白减少或消失,以致滤过膜负电荷消失,肾小球滤过膜通透性增高,使肾小球滤液中的蛋白质增多,超过肾小管重吸收能力,由此所引起的蛋白尿,称为肾小球性蛋白尿。此种蛋白尿圆盘电泳图形中以清蛋白为主,占 70%～80%,微球蛋白正常或轻度增加。尿蛋白排出量较多,24 小时尿中常＞2 g。根据肾小球病变滤过膜损伤程度的不同,漏出的蛋白质分子量也有变化。首先小微孔孔径扩大,中等分子量的蛋白质滤出增加,故尿内清蛋白最多,其后,随着病变的进展,基膜病变不断严重,大微孔增大增多,大分子蛋白质滤出增加,尿内大分子球蛋白如免疫球蛋白显著增加。肾小球性蛋白尿见于各类肾小球疾病、肾淤血、肾血管病变、糖尿病肾病、淀粉样变肾病、肾缺血缺氧等。

(二)肾小管性蛋白尿

由于肾小管的炎症、中毒等引起肾小管损害,而肾小球滤过膜尚正常,以致肾小球滤过的小分子量蛋白质不能被近曲小管充分回吸收而产生的蛋白尿,称肾小管性蛋白尿。此种蛋白尿以小分子量蛋白质为主(11 000～40 000),其成分为激素、酶、轻链、肽类等,尿圆盘电泳中以 β_2 微球蛋白、溶菌酶增高为主,清蛋白正常或轻度增多。尿蛋白排出量 24 小时尿中常＜1.5 g,见于各种肾小管疾病、家族性肾小管功能缺陷、重金属(如汞、镉、砷、铋)或有机溶剂(苯、四氯化碳)以及抗菌药物(庆大霉素、卡那霉素、磺胺、多黏菌素等)引起的中毒性肾病、镇痛剂肾病、急慢性间质性肾炎、范科尼综合征、巴尔干肾病、肝豆状核变性、系统性红斑狼疮性肾损害。

(三)溢出性蛋白尿

肾小球滤过及肾小管重吸收均正常,但由于血液中有大量异常的蛋白质如免疫球蛋白的轻链或急性溶血时游离血红蛋白增加,这些小分子蛋白质可经肾小球滤出,超过了肾小管的重吸收能力,因而产生蛋白尿,称为溢出性蛋白尿。分子量＜45 000,成分为不完全异常蛋白质,包括血红蛋白尿、肌红蛋白尿、免疫球蛋白单克隆轻链碎片(分子量 22 000 或 44 000)。临床常见有尿本周蛋白,其临床意义如下。

1.具有诊断意义

本周蛋白尿是多发性骨髓瘤(50%～70%)、原发性巨球蛋白血症(16%～25%)、原发性淀粉样变性(92%)、良性单克隆免疫球蛋白血症(20%)、轻链沉积病(50%)等单克隆性免疫球蛋白疾病的重要特征。

2.可推测预后

尿本周蛋白阳性患者亦多有尿毒症表现,表明预后亦越差。

3.可作为产生细胞数(如肿瘤细胞)的指标

本周蛋白产生水平的异常,常可反映产生本周蛋白的基因单克隆细胞数。Matsuura 等研究发现某些单克隆本周蛋白可不经细胞膜上的抗原表达而直接进入胞核并最终导致细胞死亡(细胞 DNA 裂解),本周蛋白的酰胺酶活性是其细胞毒性的根本原因。本周蛋白的本质为构成免疫球蛋白的两种多肽链中的一种轻(L)链。通常本周蛋白是二聚体,分子量约 45 000,L 链分为 κ 型和 λ 型。轻链测定及 κ/λ 比值,尤其是 λ 链的增高对诊断多发性骨髓瘤有较高的价值。

Guan 等研究了 L 轻链病（λ 链）致近曲小管损伤机制，认为 L 轻链具有活性 Na^+-K^+-ATP 酶是造成 L 轻链致临床常见的多发性近端肾小管功能障碍综合征的重要机制。

血红蛋白尿常出现于阵发性睡眠性血红蛋白尿症等因细胞膜缺陷引起的溶血性贫血。肌红蛋白是一种低分子（分子量 16 000～17 500）亚铁血红素蛋白。临床上广泛应用于急性心肌梗死的诊断，血、尿肌红蛋白测定对肾功能评价亦有报道。挤压伤时肌肉细胞破坏大量肌红蛋白分解释放可引起的肌红蛋白尿。尿肌红蛋白测定结果与尿 β_2 微球蛋白呈直线相关，与 β_2 微球蛋白测定结果分析，可进一步提高肾功能损害早期诊断的敏感性和特异性，且不受饮食因素影响，一天内浓度较稳定。值得注意的是，尿肌红蛋白水平受肌肉损伤（特别是心肌梗死）等影响而升高，但这时尿 β_2 微球蛋白常不升高。可见，肌红蛋白和 β_2 微球蛋白来源不同，对肾脏、心脏功能诊断存在互补作用。这些蛋白尿开始时不伴有肾小球及肾小管病变，但可以在肾小管形成管型而发生阻塞，以致引起急性肾衰竭。

（四）组织蛋白尿

在尿液形成过程中，肾小管代谢产生的蛋白质和肾组织破坏、分解的蛋白质，以及由于炎症或药物刺激泌尿系统分泌的蛋白质，进入尿液中形成的蛋白尿，称为组织蛋白尿。正常情况下，肾小管袢和远曲小管上皮细胞分泌一种血清中没有的大分子蛋白即塔-霍二氏蛋白，易成为管型的基质和结石的核心。肾小管、间质炎症或肿瘤时，含蛋白质的分泌物进入尿中。尿路上皮细胞所分泌的尿黏蛋白、分泌型 IgA、溶菌酶等均属于组织蛋白质。

二、按蛋白尿性质分类

功能性蛋白尿是一种暂时出现的良性的、轻度的蛋白尿，无肾脏器质性改变，尿蛋白量较少，24 小时尿蛋白总量 <1 g。一般在 0.5 g 以下，以清蛋白为主。主要见于剧烈运动后、发热、寒冷、高温作业、精神紧张、交感神经兴奋时以及充血性心力衰竭性蛋白尿等，发病机制主要为肾小球血流动力学改变或伴有肾小球滤过膜通透性增加，在解除诱因后此类蛋白尿可完全消失。

（一）直立性蛋白尿

直立性蛋白尿又称体位性蛋白尿，是指尿蛋白在直立位时出现而平卧时消失而称之。多见于青春期，30 岁以后少见。其发生机制目前认为是由于直立位时受解剖因素的影响，导致肾静脉或淋巴回流受阻，肾血流减慢，蛋白质滤过增多所致，本病多见于瘦长身材的年轻人。左肾静脉受压综合征（胡桃夹现象）可能是直立性蛋白尿的原因之一，但是不能排除肾小球结构轻度损伤的可能，本病预后良好，绝大多数在数年后可完全消失，约 20% 可呈固定而反复发作，但长期随访提示其中 80% 仍可缓慢消失。

（二）病理性蛋白尿

病理性蛋白尿是由于全身或泌尿系统疾病而产生的蛋白尿，可分为肾小球性、肾小管性、溢出性、肾组织性蛋白尿等四种。蛋白尿往往呈持续性，多数蛋白尿患者发病同时伴有其他症状，例如伴有血尿、水肿、肾功能损害、血压升高以及其他系统性疾病损害症状，怀疑为肾实质性疾病时，可行肾活检明确诊断。

（三）微量蛋白尿

微量蛋白尿是指清蛋白排泄率为 20～200 $\mu g/min$ 或 24 小时清蛋白排泄为 30～300 mg，且用常规方法不能检出的蛋白尿。可表现为一过性也可为持续性，目前主要用于糖尿病肾损害的早期诊断。微量蛋白尿常见于高血糖及肾小球高滤过状态时，多与肾血流动力学改变有关。

（刘晓莉）

第五节 尿色异常

正常尿液呈淡黄色,尿色来源于尿色素、尿胆素及尿红素,当尿液色泽与正常尿色显著差异时,称为尿色异常。尿色深浅与尿量、尿 pH 有关。尿量多时,尿色浅或无色;尿量少时,尿色深而黄。酸性尿色深,碱性尿色浅。现介绍以下几种尿色异常。

一、红色尿

多见于:①血尿;②血红蛋白尿(在碱性尿中呈红葡萄酒色,酸性尿中呈酱油色),如血型不合、先天性溶血、自身免疫性溶血性贫血、阵发性睡眠性血红蛋白尿、疟疾等各种原因所致溶血性疾病;③肌红蛋白尿,如创伤、挤压综合征、肌炎、皮肌炎及动脉闭塞性疾病等造成肌肉组织损伤所致;④卟啉病及其他继发性尿卟啉增多性疾病;⑤食物色素,如进食甜菜及某些含色素食品等;⑥药物色素,如服用酚酞、酚红、刚果红以及大黄、番泻叶、美鼠李皮(在碱性尿中)等。

二、橘红色

服用利福平。

三、粉红色

苯妥英钠、丹蒽醌、酚酞(后两者出现在碱性尿中)。

四、黄色或橙黄色

常见原因是尿液浓缩,正常代谢的尿色素增加或药物所致。常见于:①饮水少;②食用胡萝卜;③服用核黄素,呋喃妥因,山道年等;④病理性尿色素增加见于发热,失水等。

五、黄褐色、黄绿色至棕绿色尿

常见原因为尿胆素、胆红素或胆绿素增多或药物色素所致。常见于:①服用大黄、番泻叶等并且尿液为酸性时;②肝细胞性、阻塞性或溶血性黄疸。

六、棕色至棕黑色尿

常见于:①尿路出血且尿液呈酸性时的正铁血红蛋白血症;②尿黑酸尿;③黑素瘤及伴有黑色素沉着的疾病,如慢性肾上腺皮质功能减退症、胃肠息肉等;④酚中毒、尿中氢醌与儿茶酚增多;⑤含色素药物如左旋多巴、甲酚、焦性没食子酸、苯肼等。

七、蓝色或黯绿色

常见原因为:①食物色素;②铜绿假单胞菌尿路感染;③药物或试剂,如丙泊酚、亚甲蓝、靛胭脂、木馏油、间苯二酚、苯酚、氨苯蝶啶、硼酸等;④尿蓝母、靛蓝生成过多,如小肠梗阻、霍乱或腹膜炎引起肠蠕动紊乱,慢性胃炎、胃癌等胃酸分泌减少而致肠内蛋白质腐败分解增加,先天性肾性中性氨基酸尿,蓝尿布综合征等。阻塞性黄疸所致胆绿素在尿中增多时尿液可呈黯绿色。

八、紫色

紫色尿袋综合征、血卟啉病。

九、乳白色尿

常见于:①乳糜尿;②尿路感染所致脓尿;③骨折、磷中毒、一氧化碳中毒或肾病综合征时的脂肪尿;④含大量磷酸盐、尿酸盐或碳酸盐结晶尿。

十、浅淡或无色

常见原因是尿液稀释或正常尿色素减少,如大量饮水、尿崩症、糖尿病等。

(刘晓莉)

第六节　尿 量 异 常

一、少尿与无尿

少尿是指全天尿量少于 400 mL 或每小时尿量少于 17 mL,无尿是指全天尿量在 50～100 mL 或在 12 小时内完全无尿。

尿液的生成与肾小球滤过率和肾小管、集合管的重吸收及排泌有关。正常情况下在原尿量与重吸收之间调节使每天尿量能够保持在 500～2 500 mL 的正常范围,保持机体的体液平衡。影响肾小球滤过率的因素有肾血流量,肾小球滤过膜的通透性和面积,肾小球内压力以及血浆胶体渗透压。而影响肾小管、集合管重吸收功能的因素包括肾小管功能的完整性;肾小管液中溶质浓度以及抗利尿激素与醛固酮的作用等。上述任何因素发生改变均会导致产生尿量的异常。

临床上分为肾前性、肾性及肾后性 3 类。

(一)肾前性少尿

肾前性少尿见于各种肾前因素导致循环血容量和肾血流量减少,肾小球滤过率降低,流经肾小管的原尿量减少,速度减慢,肾小管对水重吸收增加,同时伴有醛固酮和抗利尿激素分泌增多,使肾小管重吸收进一步增加,导致少尿或无尿,肾实质无器质性病变。

肾前性少尿常见于下列情况。

(1)有效循环血容量不足:严重脱水、休克、低电压,严重创伤、烧伤、挤压综合征、呕吐、腹泻、消化道出血、肾病综合征、肝功能衰竭、心力衰竭、重度低蛋白血症等。

(2)肾动脉狭窄、肾血管栓塞,使用血管紧张素转化酶抑制剂及使用非甾体抗炎药、环氧化酶-2 制剂等。

(3)心脏射血不足:急性心肌梗死、肺动脉高压、瓣膜病、急性过敏、麻醉、扩血管药物过量等。

(二)肾性少尿

肾性少尿见于各种肾脏实质性疾病。

1.肾小球疾病或微血管病变

急进性肾小球肾炎、重症狼疮肾炎、妊娠高血压综合征、溶血性尿毒症综合征、恶性高血压、血栓性血小板减少性紫癜等。

2.肾脏大血管病变

肾动脉血栓形成或栓塞、深静脉血栓形成、肾脏大血管受压等。

3.肾小管间质疾病

急性肾小管坏死、急性间质性肾炎等。

4.其他

肾移植后急性排斥反应,慢性肾脏疾病在某些诱因作用下急性发作等均可导致少尿。

(三)肾后性少尿

1.尿路梗阻所致

肾盂或输尿管结石、肿瘤、血块或坏死的肾组织堵塞尿路。

2.尿路外受压

见于腹腔肿瘤扩散、转移或腹膜后纤维化导致粘连而压迫输尿管、前列腺病变、尿道病变以及肾下垂、肾扭转等。

若上述检查仍不能明确诊断者,可考虑行肾活检,以尽快明确诊断,尽早治疗。

二、多尿

多尿是指全天尿量多于 2 500 mL。多尿分为生理性多尿和病理性多尿。

(一)生理性多尿

健康人大量饮水、应用利尿剂后、饮用咖啡过多以及大量输入生理盐水、葡萄糖后引起暂时性多尿,属生理性范围。

(二)病理性多尿

1.内分泌功能障碍

见于内分泌、代谢疾病,如下丘脑-神经垂体损害,抗利尿激素分泌减少,导致远曲小管和集合管对水重吸收减少,导致大量排尿从而产生尿崩症;原发性醛固酮增多症,一方面由于肾小管增加钠的重吸收,导致血浆渗透压升高,刺激口渴中枢,导致多饮多尿,另一方面由于低血钾,损害肾小管上皮细胞功能,使尿浓缩功能降低,产生多尿;原发性甲状旁腺功能亢进症,因高血钙损害肾小管的浓缩功能导致口渴多饮产生多尿;糖尿病,肾小球滤过糖增加超过了肾糖阈,肾小管腔内液体渗透压增高,限制了水分的重吸收,因而出现多尿。

2.肾脏疾病

见于慢性肾盂肾炎、慢性间质性肾炎、失钾性肾炎、高钙尿症、多囊肾、肾小管性酸中毒、肾性尿崩症、失盐性肾病、范科尼综合征;急性肾衰多尿期;肾移植术后早期;慢性肾小球肾炎肾功能不全时,肾小管浓缩功能障碍出现多尿;急性肾衰竭恢复期,除溶质性利尿因素外,由于肾小管功能尚未完全恢复,重吸收功能较差,导致多尿。此外,肾小动脉硬化、药物(如青霉胺等)、重金属(如金、汞等)对肾小管的损害均可引起多尿。

3.溶质性利尿

当血液中有过多的溶质需经肾脏排出时,由于小管液中渗透压升高而引起多尿。溶质性利尿见于糖尿病。大量输注葡萄糖、甘露醇、右旋糖酐产生的利尿作用,亦属溶质性利尿,常用的利尿剂也是通过增加尿中钠排泄而取得利尿效果。

4.精神神经疾病

见于癔症性多饮多尿、脑肿瘤等。

（刘晓莉）

第七节 腰 痛

肾实质无感觉神经纤维分布,因此肾实质损害时无疼痛感觉,但肾被膜、肾盂、输尿管有来自胸10至腰1段的感觉神经纤维分布,因此当肾被膜受刺激或肾盂、输尿管病变时,或者肾脏病变侵犯周围组织时,可产生肾区疼痛。

一、肾绞痛

肾绞痛是由于各种原因导致肾盂、输尿管发生急性阻塞,导致阻塞部位以上急性积水,内压增高,诱发肾盂、输尿管痉挛,而造成剧烈疼痛。肾绞痛临床表现为突然发生的间歇性或持续性且阵发加剧的侧腹痛。患者常痛苦不堪,辗转不安,甚至打滚,可伴恶心、呕吐、面色苍白、大汗淋漓,甚至休克,发作后常有不同程度的血尿,常见的肾绞痛原因包括:①肾输尿管结石、血块或肿瘤坏死组织等堵塞尿路;②肾下垂或游走肾,因肾蒂血管或输尿管扭曲而造成尿路梗阻;③肾梗死,由于肾动静脉血管急性血栓形成或栓塞,致肾缺血而引起肾区剧痛。

二、肾区钝痛

肾区钝痛是肾脏病变对肾被膜或肾盂的牵拉,或病变侵犯局部神经所致。为慢性持续性的隐痛,或内部沉重痛,病变范围表现为一侧或两侧,常局限于腰部脊肋角处,并可有轻度叩击痛,站立或劳累后加重,一般不伴有明显的全身症状。为肾脏病变引起的肾肿胀对肾被膜的牵拉或病变侵犯局部神经所致。见于非感染性肾脏病,如多囊肾、肾囊肿、肾肿瘤及肾盂积水等。

三、肾区胀痛

肾区胀痛为持续性较剧烈的疼痛,可见于一侧或两侧,部分患者疼痛在腰部活动时加重,常伴有明显的全身症状和肾区叩击痛。多见于肾区感染性疾病或肾缺血、破裂,如肾脓肿、肾周脓肿、急性肾盂肾炎、肾梗死、肾静脉血栓形成、肾破裂、肾肿瘤出血或坏死等。

四、肾区叩痛

肾区叩痛是指用左手掌平贴于患者腰部肾区,用右拳轻叩左手掌背而引起的疼痛,正常人肾区无叩痛。肾区叩痛常见于肾脏及肾脏周围组织炎症,如肾盂肾炎、肾脓肿、肾周脓肿、肾脏结石或肿瘤及肾盂积水等。

诊断注意与肾外病变鉴别。①皮肤:带状疱疹;②肌肉、腰椎病变;③腹膜后肿瘤;④胰腺病变;⑤主动脉夹层动脉瘤;⑥肾绞痛需与各种急腹症相鉴别。

（刘晓莉）

第三章

肾内科疾病的血液透析治疗

第一节　血液透析装置

一、透析室的设立和管理

（一）空间

血液透析室要按实际需要合理布局，清洁区、污染区等功能区域应划分清晰。

血液透析室主要分为普通透析治疗区、隔离透析治疗区、水处理间、治疗室、临时存放耗材的库房、污物处理区和候诊区、接诊区、医务人员办公区等。透析室如需自行配制 A、B 浓缩液，应设置配液间；如需开展透析器复用，应设立复用间。透析治疗区域应达到《医院消毒卫生标准》（GB15982-1995）中规定的Ⅲ类环境的要求，并且应根据透析机的数量保证合理的使用面积，如床间距≥0.8 m。透析治疗间通道应保证治疗车、轮椅、床、担架等顺利通行，以保证日常工作的顺利进行，不能因为通道不畅延误抢救时机。

（二）设备

血液透析室主要设备包括血液透析机、透析用水处理设备、抢救监护设备（心电监护仪、除颤仪、简易呼吸器）等。

根据情况决定是否配备浓缩液配制设备及中心供液设备。每一个透析单元（一台血液透析机与一张透析床/椅）应有电源插座组、反渗水供给接口、透析废液排水接口。透析单元应配备供氧装置、中心负压接口或配备可移动负压抽吸装置；可配备网络接口、耳机或呼叫系统等；如果采用的是中心供液系统，还应有浓缩液供液接口或透析液接口。

血液透析室应具备双路供电系统，并保证足够的功率，以避免因电力故障造成设备损坏，甚至体外循环凝血等危险。另外每台血液透析机也应装备能供应血泵有效运转至少 20 分钟的蓄电池，以确保电力中断后能将体外循环的血液回输至患者体内。

血液透析机和水处理设备的安装条件及环境应考虑相对湿度、温度、电压、供水压力、废水排放等。抢救监护设备放置在方便获得的位置。靠蓄电池工作的设备，如除颤仪，应经常检查并保持电池的电力充足，以备紧急需要。

(三)人员

血液透析室的人员主要由持有执业证书的医师、护士和医学工程技术人员组成。

1.医师

血液透析室应由副高级以上职称、有透析专业知识和工作经验的医师担任负责人,安排医疗、教学和科研工作;组织业务学习、技术考核等;定期查房,解决临床疑难问题,负责实施透析室的规范化管理及新技术的开展。经过透析专业培训的主治医师的日常工作包括患者透析方案的制订、调整,急、慢性并发症的处理等,定期查房,根据患者的病情变化及时调整透析方案和治疗药物,记录并保管好病历资料及负责透析登记工作等。

2.护士

透析室配备护士长(或护理组长)和护士。护士的配备应根据透析机和患者数量及透析环境等合理安排。护士执行透析医嘱;熟练掌握血液透析机的操作及各种透析通路的操作及护理;在患者进行透析治疗时看护患者,观察机器并做好透析记录。

3.技师

10～20台透析机需要有专职医学工程技术人员一名;要与医师、护士密切合作,参与整体的团队医疗工作。其需要负责透析用水和透析液相关指标的检测;负责透析机、水处理及相关设备的日常维护保养及消毒、浓缩液的配制、制订设备常规的操作规程、确保透析设备正常运转及各项技术参数准确可靠并建立设备档案做好维护保养记录等。

(四)制度

1.感染控制监测制度

感染控制监测包括新患者应进行感染相关指标(乙肝、丙肝、艾滋病、梅毒等)筛查,维持性血液透析患者至少每年检测1次上述感染相关指标。对乙肝患者应当分区、分机器进行隔离透析等,具体内容可参照血液净化标准操作规程。

2.病历档案管理制度

加强实施血液透析患者资料的计算机管理,做好透析患者资料的登记及上报工作。透析病历包括首次病历、透析记录、化验记录、用药记录等。

3.透析设备管理制度

对每一台透析设备进行编号并建立档案;内容包括设备出厂信息、运转情况、维护维修记录等。

4.其他

诸如透析器复用、各种治疗操作常规、签署知情同意书、工作人员继续教育等,可参照各级医院及卫生行政部门相关规定。

二、血液管路

血液管路指体外循环时血液流动的通道(图3-1),由动脉血液管路和静脉血液管路组成。首先通过动脉穿刺针将患者血液引入体外循环的动脉管路,血液最先进入动脉壶,在此处可以监测动脉压。血泵提供体外循环动力以适当的血流速将血液输送至透析器的血液侧入口。血液流经透析器从透析器的血液侧出口流入连接的静脉血液管路,再流入静脉壶。在静脉壶监测体外循环静脉管路中的压力。然后血液流经气泡探测器,再经静脉穿刺针返回到患者体内。

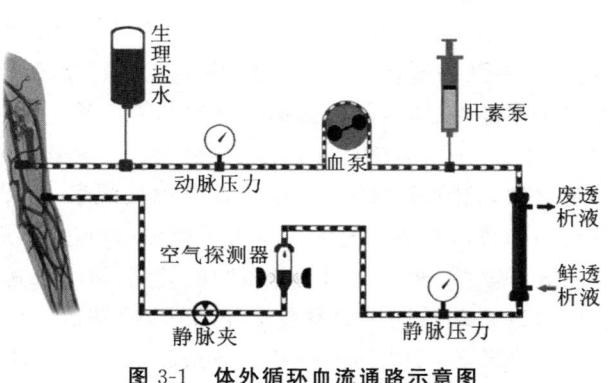

图 3-1　体外循环血流通路示意图

三、透析液管路

透析液管路(俗称水路系统)指透析浓缩液经稀释配比后流动的通道。尽管血液透析机厂家很多,设计思路和实现手段各不相同,但是原理基本相似。

透析用水连接血液透析机进水减压阀,调整进水压力,经过热交换器进行热能转换,再经加热器加温后,与 A、B 浓缩液按比例混合稀释,成为电解质接近人体血浆的透析液,由除气泵产生负压,在除气装置中进行水气分离,防止透析液中气体过多,附着在透析器膜表面,使有效膜面积减少,引起超滤误差及干预其他传感器的灵敏度。经除气后的透析液,一般以 500 mL/min(或特殊设定)的流速,进入透析机容量平衡装置的新鲜透析液通道,并由温度、电导度传感器检测透析液温度、电导度是否在设定范围,将合格的透析液输送至透析器新鲜透析液入口端,由流量泵产生负压,将透析废液自透析器透析液出口端引出,进入漏血探测器,检测废液中是否有血液漏出,判断透析器是否破膜。然后,同样以 500 mL/min(或特殊设定)的流速返回平衡装置的废液通道,大部分品牌的透析机都是由超滤泵控制患者的脱水量,最终这两部分废液全部汇入热交换器,通过透析机废液管道排放。

四、现代透析机的监测装置

(一)动脉压

动脉压指体外循环时动脉管路与血泵之间的压力,反映了动脉穿刺点提供血流量的能力。开始治疗时体外循环管路的动脉端传感器保护罩应与血液透析机上的动脉压检测装置接口紧密连接。如果连接不紧密,当血泵启动后动脉压力为负压时,空气可进入体外循环管路中;当动脉压力为正压时,血液可沿压力监测管路上行到传感器保护罩,导致监测失准、污染和设备损坏。

动脉压力的测量范围一般在 -37.3 kPa(-280 mmHg)到 $+26.7$ kPa($+200$ mmHg)左右,各品牌血液透析机略有差别。正常透析治疗过程中,动脉压力通常为负值,其大小取决于血泵的转速、动静脉瘘口血流量、动脉针的内径及在血管内的位置等。当血液被引入体外循环系统后,安装在空气探测器下方的光学探测器测到信号由亮变暗(即体外循环管路中的预冲盐水被血液替代时),机器即自动缩小警报范围功能,报警窗口的宽度将以检测到的实际动脉压为中点 ± 2.7 kPa(± 20 mmHg)左右(各品牌机器可能略有差别)。治疗过程中一旦检测到动脉压超过上限或下限时即触发报警,同时血泵停转,保证患者安全。

动脉压力可用于计算有效血流速。设备显示的血流速实际上是血泵旋转的速度(mL/min),只与泵头直径（mm）、血泵转速（r/min）和泵管直径（mm）有关，并不是体外管路中血液流动的速度（实际血流速或有效血流速）。有效血流速与动脉管路压力有关，正常治疗过程中，动脉压力通常为负值，负值越大说明通路出血越不好，实际血流速与泵速的差值越大。有些血液透析机可以通过动脉压值计算出有效血流速。

通路功能不良时，可观察到动脉管路颤动，并在动脉壶中可观察到"抽吸现象"，动脉负压值变得很大，甚至超过设备允许的最低负值。有的单位为了保证透析过程"顺利进行"，就先将泵速调下来，获得一个允许的动脉压读数，然后夹闭动脉压力的管路，再将泵速调整到期望的范围，或者根本不使用动脉压监测（将设备动脉压接口暴露于空气中，使其监测到的动脉压力为0）。这些做法都是十分危险的，可能会导致：①当体外循环出血或动脉针脱落时将没有报警；②发生血管内溶血。

（二）静脉压

静脉压监测点是在静脉壶上，接近于整个体外循环的末端，开始治疗后，体外循环管路中的静脉端传感器保护罩应与透析机静脉压检测装置接口紧密连接，一方面防止空气进入体外循环管路，维持静脉壶内正常液面，另一方面可以避免因静脉压力突然变化时，血液进入静脉压力检测装置造成污染和机器损坏，正常情况下静脉压应是正值。一般血液透析机静脉压的测量范围是-6.7 kPa（-50 mmHg）到$+66.7$ kPa（$+500$ mmHg）左右，各品牌机器略有差别。

同动脉压测量原理一样，当安装在空气探测器下方的光学探测器检测到信号由亮变暗时，报警窗口的宽度自动缩小以实际静脉压为中点±2.7 kPa（20 mmHg）左右。同时国家医药标准YY0054-2010规定：治疗模式下静脉压自动设置的下限应≥1.3 kPa（10 mmHg），以避免当静脉血路管或针脱落时，无法触发声光警报提示操作者。静脉压测量值的大小主要取决于血泵的速度及回流血液在体外循环中的阻力。

（三）空气监测

防止空气进入体外循环是血液透析机重要的监测内容。有些透析机采用静脉壶监测，另有些透析机采用静脉管监测。静脉壶监测又称液面监测，而静脉管监测时由于静脉管路比较细，监测精度更高一些。一般透析机的空气探测大多采用超声装置，将体外循环管路中的静脉壶或静脉管放置在超声探测器中，使超声探测器紧贴在静脉壶或静脉管的两侧，一侧是谐振发射器，发射一定频率的超声波，由另一侧谐振器接收，接收到的信号幅度大小依赖谐振器之间的介质，随着血液中气泡含量的增加，超声信号幅度降低。在血流量为200 mL/min时，流经静脉壶或静脉管的气泡或累积泡沫在$0.03\sim0.05$ mL/min时即可触发机器报警，同时静脉壶下方的静脉夹自动夹闭，血泵停转，以避免空气进入回血管路造成空气栓塞。

（四）破膜监测

在治疗过程中，透析器膜可能会发生破裂导致血液漏到膜外透析液中。为避免治疗中破膜导致的失血或污染，在透析废液管路中安装有漏血探测器。漏血探测器由一只双色发光管交替发出红光和绿光穿过测量容器，由另一只光电元件将收到的光通量转换成与光通量成对数的电压，如果测量容器中透析废液混有血液，红色光通量几乎不受影响，绿色光通量减弱进而触发血液透析机漏血报警。漏血报警发生时血液透析机将自动停止血液和透析液进出透析器、关闭超滤，使透析器处于隔离状态。此时需要按照操作规程更换新透析器。当透析液流速为500 mL/min时，血细胞比容为25%时，通常漏血<0.35 mL/min即可触发报警。当漏血传感器被气泡、结晶、蛋白等污染时，红色光通量和绿色光通量会发生等幅衰减，此时机器一般不会触发漏血报警，

自动识别为漏血传感器污染。当污染达到一定程度时,自动识别的灵敏度降低。一旦发生漏血,报警是否发生和报警速度取决于跨膜压、透析器膜破裂的程度、透析液流速(双面作用:漏血量小透析液流速快可能监测不到漏血;漏血量大透析液流速快可快速被监测装置监测到)、透析器与漏血装置之间水路的容积(容积大则漏血到达监测装置慢)和超滤速率等。单纯超滤状态下,因透析液侧的液体流速慢,探测到漏血会有延迟。

(五)透析液电导度

透析机显示的电导度是测量透析液导电能力的一个参数(单位为 mS/cm)。它反映透析液中阳离子浓度的总和。透析液中含有大量电解质,有一定的导电能力。因此,透析机普遍通过安装在透析液通路中的电导度传感器测量并计算出透析液的钠离子浓度(单位为 mmol/L 或 mEq/L)。换句话说,透析机显示的电导度值间接反映出透析液离子的浓度。而透析液是由透析浓缩液与透析用水,通过透析机按比例配制而成。有些品牌的透析机采用开环控制,即 A、B 浓缩液根据血液透析机设定的处方定容量吸入,按比例稀释后将实测的电导度值直接显示在操作面板上,过高或过低的电导度值需要医护人员参与修正;另外有些品牌的透析机则采用闭环控制,根据实测电导度值与设定处方比较,血液透析机在一定范围内自动修正 A、B 液泵速,对浓缩液配制误差进行补偿。无论采用开环或闭环控制,触发电导度警报一般以处方值为中心 ± 不超过 5%。报警的同时透析液旁路排放,离子浓度不合格的透析液不会流入透析器,以保证血液透析治疗的安全。

(六)透析液温度

透析液在进入透析器之前需要加温。一般透析液温度设定范围在 35～39 ℃,可以调整。温度控制原理非常简单,几乎所有厂家的血液透析机都使用电加热棒加热,有的直接加热反渗水,或者直接加热透析液。至少有两个温度传感器,一个温度传感器安装在加热装置出口位置,控制加热棒工作以保持透析液恒定在操作者设定的温度范围;另一个温度传感器安装在透析液进入透析器前的位置,对透析液在配比输送过程中的温度变化进行实时监测,并显示温度实际值,当透析液温度发生异常时,触发报警。报警的温度下限一般为 34 ℃,上限为 40 ℃,控制精度 ±0.5 ℃以内。报警的同时透析液旁路排放,温度不合格的透析液不会流入透析器,以保证血液透析治疗的安全。

(七)透析充分性监测

在线透析充分性监测是指在患者进行血液透析治疗过程中即时测量尿素清除率,在引血前后打开监测装置,输入装置菜单中相应参数即可开始。尿素分子和钠离子的大小相似且无蛋白结合,透析器的尿素和钠清除率几乎相等,可以用钠清除率代替尿素清除率。透析液中含有大量的钠离子,很容易通过电导度传感器测量到。因此在透析液进入透析器前和出透析器后的位置各加装一个电导度传感器,通过控制使透析液电导度在进入透析器前有一个脉动变化,例如:透析液中电导度升高时,钠离子会向透析器血液侧弥散,测量出口处透析液中电导度会降低,相反进入透析器前透析液电导度降低时,血液中的钠离子会向透析液侧弥散,测量出口处电导度会升高。测量透析液流入和流出透析器时的电导度变化曲线,结合血液和透析液,即可计算出尿素清除率(图 3-2),间隔 20～30 分钟重复测量,获得一系列尿素清除率,根据 Kt/Vurea 的定义计算出每个时间段的 Kt/Vurea,将这些值相加即为当时达到的 Kt/Vurea。测量周期可以根据情况设定。测量期间,血液透析机面板电导度报警界限将打开,从而屏蔽电导度报警。医师可根据测量结果,对透析剂量立即做出调整,也可通过显示的数据对有关治疗中,诸如穿刺针位置不合适及瘘口再循环等问题进行估计和修正,从而保证透析治疗的效果。

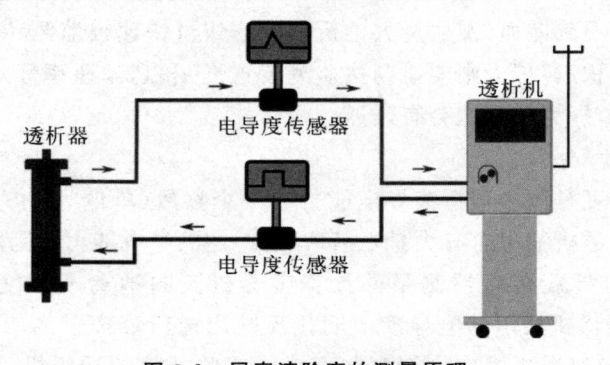

图 3-2　尿素清除率的测量原理

另一种尿素清除率监测方法是通过连续监测透析液实现的。当透析开始时,透析液尿素浓度最高,随着透析的进行,透析液的尿素浓度逐渐下降。把透析过程中任一时间点透析液尿素浓度与初始浓度进行比较,计算尿素下降率,再用 Daugirdas 公式计算 Kt/Vurea。这样可以了解开始透析后一段时间达到的 Kt/Vurea 值。根据尿素可以吸收特定波长的紫外光的特性,可以在透明的透析液管线上安装紫外光发射器和接收器,随着透析的进程,发射同样强度的紫外光,接收器接收到的信号将逐渐增强,根据信号增强的百分比来估计尿素下降率。

(八)血压监测

在线血压监测是在血液透析机上加装了一台电子血压计,治疗过程中随时可以监测患者血压的变化情况,可以即时监测和定时监测,还可以根据患者的情况设置警报界限。一旦超出界限值,即刻发出警报提示。有些品牌的透析机还有控制功能,例如低血压发生时,自动降低超滤率等。

(九)血容量监测

为了减少透析过程中的并发症,现代血液透析机除了必要的透析参数的监测外,还增加了对患者的生理参数的监测与控制。在线血容量监测是即时监测血液透析过程中患者的相对血容量的变化,即相对于透析开始时的血容量下降的百分比。透析治疗过程中,患者红细胞数量和总体积几乎不变,改变的只是血浆中水的含量,通过监测红细胞体积的上升程度,换算出相对血容量变化。容量型低血压发生与其对应的相对血容量是一致的,通过对患者治疗的观察,医师可以找到不同患者可耐受的血容量下降阈值,从而避免透析过程中低血压的发生。同时,通过血容量监测也有利于更好地评估患者的干体重。目前血液透析机上安装的血容量监测装置使用的测量方法为超声波测量法和光学测量法。超声波在血液中的传播速度与血液的密度成正比关系,通过比较透析过程中超声波传播速度变化量来计算相对血容量变化。光学测量法在血液中可以较容易地测量血红蛋白的吸光度,并利用比尔定律来计算出血液浓度。利用三个半导体发光二极管发出三种不同波长的可见光,通过测量光的衰减(吸光度)和干涉来计算血细胞比容、血容量、血氧饱和度等。把透析开始时测得的患者血液浓度作为基准,根据透析过程中测得的即时血液浓度与基准比较后的变化情况,就可计算出相对血容量。无论使用哪种方法测量,大部分品牌的血液透析机都需要使用专用的动脉管路或专用耗材。只有个别品牌的机器不需要专用管路和耗材。

五、透析机的常见故障

(一)超滤失准

在血液透析治疗过程中,超滤准确性是决定治疗效果的重要参数。经过数十年的发展,容量控制型血液透析机基本取代了压力控制型血液透析机。从工程技术上已经完全满足了对精度的要求。超滤误差一般可以控制在1‰以内,平衡误差一般可以控制在1‰以内。然而事实上超滤失准依然普遍发生,总结起来不外乎是操作失误和设备故障方面的问题。本文只讨论设备故障问题。

1.水路密闭系统(透析液通路)泄漏

任何品牌的血液透析机的容量控制设计都是在密闭条件下的,血液透析机在使用过程中由于连接部位管路老化、弹性降低、密封圈磨损、电磁阀关闭不严等都会影响水路系统密闭性能,导致超滤失准。应针对不同品牌机型做出具体分析。这种问题一般通过日常的预防性维护可基本避免。

2.超滤泵与平衡装置故障、超滤泵工作不正常直接关系到超滤失准

尽管超滤泵是非常精密的仪器,但是长时间使用和疏于维护也会失准。在使用中超滤泵损坏极少,大部分是精度下降、使用环境(进出口压力)变化导致超滤出现偏差。平衡装置的故障表现在进出液(新鲜透析液与废液)的容量误差过大。为减少此类故障的发生,需要遵循血液透析机厂家的建议,在安全使用期限内对超滤泵及平衡装置进行校准,防患于未然。

3.透析液除气不良

当除气泵效率降低,透析液中有气体时会影响容量控制装置的进出液量,最终导致超滤失准。应及时查找除气不良的原因,必要时更换除气泵。

(二)电导度漂移

(1)电导度测量显示误差:当透析液的实际浓度超出治疗设定的浓度范围,电导度显示值却依然正常,透析机未发生报警,因此透析液也不会旁路。此故障会导致患者严重的电解质失衡。常见原因:电导度传感器结垢导致测量信号错误(传感器敏感系数会随附着层增加而变化)、传感器连接件接触不良、传感器工作点漂移等。为避免此类问题发生,应使用高质量的浓缩液,血液透析机适时进行清洗除钙以避免结垢,每天观察电导度的变化情况并及时调校电导度传感器和显示值。工程技术人员也应配备相应的调校工具。

(2)电导度间歇式警报可能的原因:A、B液吸液管连接不良,吸液管路漏气、堵塞,透析机内透析液管路有些较轻微碳酸钙沉积,影响透析液流量等。此类问题较常见,应加强日常维护,及时更换密封圈,使用枸橼酸、醋酸及时除钙防止结晶。

(3)多台血液透析机同时电导度报警:这种情况的发生大部分是由于浓缩液供给错误,如果也伴随温度警报,应考虑反渗水供水不足。

(4)硬件故障:A、B浓缩液泵吸液不准或损坏,除气泵、流量泵损坏,配比系统问题等都会影响电导度,需要找出原因进行校准或更换相应零配件。

(三)漏血假报警

1.血液透析机消毒清洗除钙不足

由透析器出来的废液污染了血液透析机的漏血探测器使之触发误报警,一般常规用高温热消毒加上间断使用次氯酸钠消毒,可以避免上述故障发生。如果有必要,可以取下漏血探测器进

行人工清洁或擦拭。

2.其他的干扰

有些血液透析机在单超治疗模式时或透析液除气不足时发生假漏血报警,可能是因为含有气体的废液干扰了漏血探测器的灵敏度触发误报警,结束单超模式即可解除,但应查找除气不足的原因。

3.灵敏度偏移

在治疗过程中经常出现假漏血报警,需要在治疗结束进行有效消毒,并参照血液透析机维修手册对漏血探测器灵敏度进行校准。

(四)血泵泵管不匹配

1.血泵泵管直径与血泵泵头的间距不匹配

一般常规使用的泵管内径为 8 mm,也有一些针对儿童或特殊情况下使用的不同内径的泵管。不同内径的泵管对应不同的泵管壁厚,如果管壁过厚或泵头间距过小,会导致挤压过度,造成红细胞破坏,可能导致溶血;管壁过薄或泵头间距过大,则不能有效驱动血液流动,导致体外循环血流不足,引起透析不充分或凝血事件。因为血泵无法识别泵管直径,因此当更换使用不同型号泵管时,应核对是否匹配,否则需要通过人工调整间距,或在血液透析机血泵模组上更改相应泵管数据后方能使用。

2.血泵泵管弹性不足

由于泵管的材料问题导致的不良事件不容易被发现。血泵工作时由泵头滚轮挤压泵管带动血液流动,由于泵管的弹性不足,导致实际血流量与血泵显示的数值不符,这个偏差对动静脉压力的测量虽然有影响,但却是稳定的,所以在不足以引起动静脉压报警时,不容易被发现。细心的医护人员会发现,有些患者回血时透析器不干净,以致增加肝素的用量。还有的发现预冲管路的时间有所延长;透析开始时动脉端出血很好,然而血泵开启后血液不能顺利引出;静脉压很低,反复报警等。碰到此类问题后,应核对泵管尺寸,并观察泵头挤压泵管后是否有血液回流现象,适当增加血流速情况会有所改善。也可做模拟实验,用盐水代替血液模拟透析,以观察泵管出水情况与血泵显示的速率是否相符。当然还要考虑到盐水的放置高度和液体黏稠度的干扰。

(张　蕊)

第二节　血液透析滤过

1978 年 Leber 提出血液透析滤过技术,是血液透析、血液滤过技术的联合,能通过弥散、对流方法清除溶质,结果是两种技术相互影响的结果,通过弥散主要清除小分子物质,通过对流主要清除中分子物质,在临床上能收到短时高效的效果。近年来血液透析术取得了长足的进步,已成为慢性肾功能不全患者的常规治疗方法。目前全球有 120 多万尿毒症患者依靠透析疗法维持生命,这个数字尚在持续增长中。

与生理肾脏所发挥的功能相比,一些血液透析术目前还存在不足:溶质清除效率较低,溶质清除的选择性较差,尤其对大分子毒素的清除;仅能部分模拟肾脏功能,缺乏肾脏内分泌功能,透析膜生物不相容性可导致炎症介质激活等。近年来, 新的透析技术不断用于临床,联机血液透析滤过尤为引人注目,极大地提高了各种分子量毒素的清除能力,简化了血液透析滤过技术,经济可行,能减少透析液细菌污染,为超净水透析,技术相对简单,效率较高,逐渐成为常规血液净化方法之一,仅次于血液透析居第二位。2014 年中国血液透析用血管通路专家共识在网上发表,介绍了临床目标、质量改进等,对临床有较大的应用价值、详细内容可从网上获取。

一、血液透析滤过的原理

血液透析滤过(HDF)综合了血液透析(HD)和血液滤过(HF)的优点,即通过弥散,高效清除小分子量物质,又通过对流,高效清除中分子量物质,用于临床后,方法并不难。血液透析滤过需要高流量透析器或滤过器、容量控制的血液透析机(除水范围≥4 500 mL/h)、置换液,为了提高效率,减少治疗时间,需要血流量为 250～300 mL/min,透析液流量为 500 mL/min,治疗时间为 4 小时,置换液量在 10 000 mL 以上。置换液可用通常的透析液处方,置换液电解质含量与细胞外液相似,关键是低成本、高流量的透析液和置换液。目前主要采用冷滤过技术,基本原理是:高质量的透析液首先通过第一个超滤器以清除内毒素,一部分直接进入高通量透析器的透析室,进行弥散交流,另一部分在通过第二个内毒素超滤器后,直接作为置换液注射入血。注射入血的阶段,可在通过超滤器前(前稀释模式),也可在通过超滤器后(后稀释模式),等量的血浆的水从超滤器中被超滤出,以维持机体出入液量平衡。

二、影响血液透析滤过清除率的因素

血液透析滤过清除溶质有三种方式,对流、弥散、吸附,以前两者为主。弥散主要清除小分子溶质,清除率主要与透析膜两侧的小分子溶质浓度梯度成正相关,此外还与透析器面积、小分子溶质相对分子量、透析膜的弥散通透性、血流量、透析液流量相关。

对流是清除中/大分子量物质最主要的方式,而对流清除率,主要取决于超滤率及溶质筛选系数。筛选系数与某一特定中/大分子量溶质浓度相关,大于或小于此浓度,溶质筛选系数均降低。前稀释模式时血液稀释,中/大分子量溶质清除率降低,筛选系数可提高,一般可将置换液前稀释输入透析滤器,液体流量增加、血液稀释,能使滤器中血液处于良好的流变学及压力状态,可提高置换液交换量,使滤器保持较好的通透性,有利于提高对流清除率;但同时存在的血液稀释作用,又会降低清除率,可以用增加液体交换量来弥补。在后稀释模式时,如超滤率过高,血液较浓缩,中/大分子量溶质的筛选系数可降低。溶质筛选系数还与透析膜的电生化、结构、膜孔径、形状有关。为了增大溶质对流清除率,需增加超滤率,即增加置换液交换量,但当增加到一定程度后,由于溶质筛选系数显著降低,总溶质排除率反而下降。大多数认为,应将血浆水超滤滤过分数保持在理想水平 0.30,滤器后血细胞比容应保持在低于 50% 为宜。

血液稀释作用的大小主要取决于置换液流量与血流量的比例,比例越小,稀释作用影响越小;比例越大,稀释作用影响越大,当比例增加至一定程度后,稀释作用可抵消置换液流量增加所带来的效益, 清除率达到平台。在允许范围内尽量增加血液流量,降低血液稀释的负面作用,则可以保持合理的溶质清除率和筛选系数。在置换液交换量小于血流量 30% 的情况下,使用后稀释有助于提高溶质清除率,也能节省置换液数量。为了综合前、后稀释两种模式的优点,有人提出后稀释混合性输入的模式,但恰当的混合比例还需更多研究来确定。最近一种新的反馈系统问世,能使透析功能自动调整前后稀释比例,并在安全范围内达最高水平,保证最大超滤率及最合适的血浆滤过分数,β_2 微球蛋白清除率明显提高。

血液透析滤过最大的优点在于能明显提高对中分子量蛋白的清除,而清除率则取决于置换液交换量,一般能清除 β_2 微球蛋白、肌球蛋白、终末糖基化产物、终末蛋白氧化产物、同型半胱氨酸、瘦素等尿毒症毒素。

三、血液透析滤过对水质的要求

透析患者每次透析时会接触大量液体(每周 300～500 L),而血液透析滤过中相当部分的置换液直接注射入患者血液中,因此对于血液透析滤过的水质要求极严格。血液透析滤过对水质的控制通常包括两个方面:一是透析用水的质量控制,二是置换液的质量控制。

血液透析滤过用的水需达到超纯水程度,细菌数<10 CFU/mL,内毒素含量<0.03 CFU/mL。水处理通常需采用二级反渗装置,一级反渗装置要使水质达标,二级反渗装置要使水质进一步纯化,同时保证在一级反渗装置出现故障后,系统能继续运行。

微生物水平(包括内毒素测定及细菌培养)、硝酸盐水平须每月检测 1 次,化学剂残留、氯离子水平应每天监测 1 次;全面化学检测包括各种微量元素水平,应每 12 个月进行 1 次,应使水质达到国际公认的安全标准。经反渗装置处理后的水,到达透析机与透析液混合后,还需进一步净化处理,要通过两个内毒素滤器后,才能成为直接输入血液的置换液。

四、血液透析滤过器件的维护与管理

(一)内毒素滤器的维护与更换

一般来说,内毒素滤器的效率,取决于以下几个因素:一是膜的特性和质量,有报道,即使是同一种材料,也可因不同厂家和批号,而具有不同的滤过能力。二是使用的条件,包括透析用水前期处理质量、滤器使用时间的长短、透析液内毒素含量等。目前临床上以聚砜膜和聚酰胺膜最为常用,高质量的过滤器,经含高浓度内毒素的液体灌流 7 天以上,仍能保持效率。在常规临床应用条件下,应根据生产厂家的推荐、透析用水的质量、使用时间的长短、日常消毒维护情况等,决定透析膜的替换时间间隔。一般使用 2～3 个月或治疗 300～900 小时更换一个透析膜。

(二)严格的管理制度和监测制度

任何开展联机血液透析滤过的医疗单位,均应制订严格的操作和设备维护的规章制度,重点是保证水处理设备的正常工作,防止血液透析滤过机内再污染和细菌增殖。消毒、滤器替换均要有专人负责,应强调定期监测水质和置换液的微生物学质量,应保证透析 A、B 浓缩液的质量,能达到国家行业标准。由于取样、培养基、培养方法等方面的特殊性,微生物学检测应由有经验的专业人员进行,必要时可进行高敏感的单核细胞激活试验。任何异常的临床反应(如寒战、发热、败血症等)均应立即引起高度重视,并对整个设备进行全面的仔细检查。

五、血液透析滤过的临床应用

血液透析滤过是目前清除溶质最好的透析方式,但它的使用,能否降低一些中/大分子毒素相关的透析并发症如透析相关淀粉样变、肾性骨病的发生率,进而提高患者生存率及生活质量,还需大量的循证医学证实。

(一)对小分子物质的清除能力

对小分子物质(以尿素为代表)的清除能力,为评价透析效率最重要的指标。研究显示,联机血液透析滤过,对小分子毒素的溶质清除能力,优于血液透析或常规血液透析滤过。由于联机血

液透析滤过的置换液是从透析液中分流而出,过高的置换液速率虽可增加溶质对流清除率,但同时可能导致弥散清除率的减少。研究证实,前稀释模式小分子物质弥散清除率减少约10％,而后稀释模式弥散清除率则基本维持。

(二)对中/大分子量毒素的清除能力

血液透析滤过由于对流清除能力更大,可清除中/大分子量毒素,该技术是迄今为止所有治疗方法中,对中/大分子量毒素清除效率最高的方式。

尿毒症毒素主要包括:①小分子量(<0.5 kD)水溶性化合物毒素,如尿素,易被弥散透析清除;②与蛋白结合的溶质毒素,如酚类化合物,能结合清蛋白;③中分子量毒素,分子量0.5~12 kD,大部分是肽类,包括肾上腺髓质素、心钠肽、β_2微球蛋白、β-内啡肽、胆囊收缩素、Clara细胞蛋白、补体D、胱抑素C、脱颗粒抑制蛋白1、δ-睡眠生成肽、内皮素1、K轻链、λ轻链、透明质酸、白介素1β/6/18、瘦素、甲硫氨酸脑啡肽、神经肽Y、甲状旁腺激素、视黄醇结合蛋白、肿瘤坏死因子α、抵抗素、成纤维细胞生长因子、血管紧张素Ⅱ等。中分子量毒素能抑制红细胞生成、抑制白细胞功能、促进血小板聚集,导致细胞免疫功能障碍,与尿毒症症状的产生相关。清除中分子量毒素,能改善尿毒症患者的生存率,减少β_2微球蛋白相关淀粉样变等的风险等。常规的血液透析较难清除中分子量毒素。联机血液透析滤过能有效清除大分子毒素,如终末糖基化产物(AGEs)、终末氧化蛋白产物等。目前仅有联机血液透析滤过可有效清除上述毒素。

(三)对炎症细胞因子的清除能力

维持血液透析滤过,能改善终末期尿毒症患者的预后,但随着存活期的延长,患者血浆中的炎症细胞因子增加,可逐渐出现慢性并发症如心脑血管事件、免疫力低下等,影响患者透析的效果与生活质量。炎症细胞因子分子量为10~45 kD,多为多肽,包括白介素-1β、肿瘤坏死因子α、白介素-6/8、转化生长因子-β等。炎症细胞因子的清除,主要是通过对流和吸附,与透析膜和透析液有关,联机血液透析滤过清除炎症细胞因子的机制及改善,尚有待进一步研究。

(四)对酸碱平衡的调节

血液透析滤过更符合生理要求,常应用加碳酸氢盐的置换液,透析滤过开始后,患者血清碳酸氢盐水平迅速上升,在3~4个小时达平台水平,接近透析液的碳酸氢盐水平;治疗6个月后,血清碳酸氢盐水平进一步上升;此时常需降低透析液的碳酸氢盐水平,以防止发生代谢性碱中毒。维持适当的透析液碳酸氢盐水平时,患者透析后血pH可维持在较合适的范围内(较轻度的代谢性碱中毒)。

(五)对钙磷代谢的调节

血钙磷水平取决于透析液钙磷水平,取决于钙磷螯合剂、钙三醇即25(OH)D_3的使用情况。联机血液透析滤过中,引发患者血清游离钙离子变化的主要因素,是透析液钙离子水平、透析液与透析前血液的钙离子水平梯度;超滤率对血钙水平常无明显影响。

(六)对微量元素水平的调节

如果水处理设备运行正常、维护良好,特别是应用反渗膜,联机血液透析滤过的透析液和置换液的微量元素(如Al、As、Cd、Cr、Cu、Hg、Pb、Se、Zn)和阴离子水平(F^-、NO_2^-、POF_4^{3-}、SO_4^{2-})均在国际标准范围内。治疗12个月后,血浆Al、Cd、Cr、Se、Zn水平保持稳定,而Cu、Pb水平趋向正常。

(七)对骨代谢的影响

血液透析滤过对骨代谢影响的研究较少。一些研究结果表明,联机血液透析滤过对骨代谢的影响优于普通血液透析。

(八)对血流动力学稳定性的影响

血液透析滤过对血流动力学稳定性的影响优于常规血液透析,适用于心血管系统欠稳定的高危患者和老年尿毒症患者,症状性低血压的发生率明显降低,所需用的生理盐水、高张液体量也大大降低。血液透析滤过使血流动力学稳定的机制包括:①联机血液透析滤过,能等渗地清除血液中的钠离子和氢离子,不影响患者细胞外液中的钠离子水平,能保持患者细胞外液的高渗状态,可促使组织间液和细胞内液较易外流,有利于血管再灌注和维持外周血管阻力;②相对低温的置换液,能促使患者外周血管收缩,减少低血压;③含钠离子水平相对较高的置换液,直接回输入静脉回路中;④血管活性物质抑制剂被对流作用清除;⑤生物相容性较佳,导致血管活性物质释放较少。总之,在联机血液透析滤过治疗时,组织间液和细胞内液较易外流,有利于血管再灌注和维持外周血管阻力,心脏射血分数常保持不变,有利于透析期间血压的控制。

(九)对肾性贫血的影响

血液透析滤过可升高血红蛋白水平,减少红细胞生成素的需要量,有利于节约治疗费用,铁代谢指标如铁蛋白水平、转铁蛋白饱和度常无明显变化;联机血液透析滤过,对于未接受红细胞生成素治疗的尿毒症患者,也有升高血细胞比容、血红蛋白水平的作用,可改善贫血;机制可能和透析剂质量提高、超净水减少机体炎症反应,对中/大分子量毒素清除率提高等有关。

(十)对透析患者营养状态的影响

血液透析滤过治疗时,常采用超滤率和通透性较高的血滤器,但治疗前后血浆清蛋白水平常无明显变化;或水平有轻微下降,但随后即恢复正常。患者治疗期间食欲常改善,透析后干体重能持续缓慢增长,治疗 9 个月后干体重常显著高于治疗前。血液透析滤过患者的营养状态有所改善。

六、血液透析滤过的安全性

血液透析滤过已经受了时间考验,有报道,在总共 4 284 次血液透析滤过中,共输注 102 900 L置换液,未观察到有明显的致热原反应,未发现置换液中细菌生长,致热原的试验结果均<0.01 EU/mL。血液透析滤过产生的透析液对单核细胞的刺激作用,和市售的袋装置换液相似,长期治疗后患者血浆炎症细胞因子水平常无明显改变。治疗的安全性较高,即制即用,能保证细菌无足够时间繁殖。

(张 蕊)

第三节 免疫吸附

蛋白 A 免疫吸附是一种最近几年发展起来的新型血液净化方式,是由亲和层析技术发展而来的,是生物亲和分离在血液净化领域的应用。蛋白 A 免疫吸附技术可以治疗传统方法难以奏效的疾病,已经在世界各地进行了大量临床试验,其有效性和安全性已经得到了证实。

一、原理

蛋白 A 免疫吸附是利用基因重组蛋白 AFc 区段的生物亲和吸附反应原理,将生物活性物质基因重组蛋白 A 用共价耦合的方式固定在特定的载体上(一般为琼脂凝胶)制成吸附柱,当血浆流经吸附柱时,选择性或特异性地有效吸附和去除血液中的过量抗体(主要是 IgG)和免疫复合物,清除患者血液中的致病因子,从而达到净化血液、缓解病情的目的。

二、工作过程

蛋白 A 免疫吸附技术利用膜式血浆分离器将血液分离后,血液从回路侧回入体内;血浆则从端盖的一头通过吸附柱进行处理。吸附柱中的蛋白 A 与血浆中致病性抗体(特别是 IgG 类抗体)及其免疫复合物结合,当吸附柱上的抗体饱和时,将吸附柱的 pH 降至 2.3~2.5,蛋白 A 与所结合抗体解离,抗体被洗脱清除,当 pH 恢复至 7.0 时,蛋白 A 又恢复吸附能力,这样可不断循环吸附特异性致病性抗体,将通过吸附的血浆回输人体,从而达到治疗疾病的目的。

三、临床应用

蛋白 A 免疫吸附疗法临床应用广泛,且疗效确切,主要用于治疗自身免疫系统疾病和神经系统疾病,去除体内某些特定的物质。其适应证如下。

(一)自身免疫性疾病

(1)系统性红斑狼疮(SLE):是最常见的结缔组织病,用吸附柱能大量清除抗 DNA 抗体、抗磷脂抗体等。

(2)类风湿关节炎(RA)或重度风湿性关节炎。

(二)器官移植

(1)移植前:高群体反应抗体(panel reactive antibody,PRA)和交叉配型试验(CDC);移植失败后再次移植。

(2)移植后:急性体液免疫性排斥,强化 IA 联合抗排斥药物,可使排斥反应逆转。

(三)血液系统疾病

(1)血栓性血小板减少性紫癜(TTP)、特发性血小板减少性紫癜(ITP)。

(2)伴有免疫复合物的过敏性紫癜。

(四)肾脏病

(1)抗 GBM 抗体综合征。

(2)新月体肾炎。

(五)皮肤病

(1)天疱疮、类天疱疮。

(2)皮肌炎。

(3)结节性多动脉炎。

(六)其他

(1)扩张性心肌病(DCM)。

(2)透析相关性 β_2 微球蛋白淀粉样变。

(3)伴有抗精子抗体的不孕症。

四、操作及流程

(一)物品准备

(1)配套机器及循环管路、血浆分离器、吸附柱;废液袋、pH 计或精密 pH 试纸等。检查各种物品的外包装及有效期。

(2)药物准备:抗凝剂、洗脱液、平衡液、保存液、生理盐水、葡萄糖酸钙、地塞米松等。

(3)监护抢救物品:氧气设备、心电监护、血压表、定时器等。

(二)患者准备及评估

(1)向患者解释免疫吸附的方法和意义,指导患者调整心理状态,消除紧张、焦虑情绪,从而对治疗充满信心,积极配合医务人员做好治疗的准备。

(2)术前做好相关检查:血型、凝血全套、免疫全套、抗体、血电解质、肾功能、肝功能等。

(3)吸附治疗当天测量体温、脉搏、呼吸、血压及体重,必要时可连接心电监护系统和供氧设备。

(4)建立血管通路:免疫吸附前应评估患者的血管通路。由于免疫吸附治疗时血液流量要求在 80~120 mL/min,故主要选择四肢大静脉穿刺,以便血液抽吸和回输畅通。患者血管条件不佳时,治疗前应建立临时性血管通路,如股静脉、锁骨下静脉或中心静脉留置导管,以保证 2~4 周的免疫吸附治疗。

(5)签署知情同意书。

(三)操作方法

蛋白 A 免疫吸附治疗分单柱免疫吸附和双柱免疫吸附治疗。

1.单柱免疫吸附治疗法

由于蛋白 A 免疫吸附包括了血浆分离及血浆吸附两个过程,故在治疗前必须先做好血浆分离部分的连接与预冲。

(1)连接与预冲:①连接循环管路和血浆分离器,用 1 000 mL 生理盐水从动脉端进行预冲。②排出蛋白 A 免疫吸附柱内的保存液(具有防腐消毒作用),并连接相应管路。将 2 000 mL 生理盐水从吸附柱的入口处注入,进行预冲。③用 1 000 mL 生理盐水加上 2 500 U 肝素,分别将血浆分离部分的循环管路及免疫吸附部分的循环管路进行再预冲。④根据机器提示,将血浆分离、免疫吸附两部分进行有效连接。如将连续肾脏替代疗法所用的机器用于免疫吸附时,必须将所有的连接部分、监护部分进行检查和测试后再应用,以确保患者的安全。

(2)患者的连接:①建立血管通路。②注入抗凝剂。③连接血浆置换部分。④设置血液流量和置换血浆流量,全血以 90~120 mL/min 的速度流经血浆分离器分浆;血液有形成分通过血浆分离器回输入体内。⑤分离后的血浆由蛋白 A 免疫吸附柱进行吸附,血浆流量为 25~35 mL/min;吸附 10 分钟后(血浆流量 250~420 mL),停止血浆分离,用 50 mL 生理盐水将血浆回输体内。⑥夹闭血浆泵,将吸附后的血浆通路转至废液通道,然后打开洗脱泵,用甘氨酸洗脱液洗脱吸附柱黏附的蛋白质和抗体,用 pH 计或精密 pH 试纸于废液出口处进行测试,当 pH≤2.3 时,洗脱过程完成。⑦夹闭洗脱泵,打开平衡泵,用平衡液对吸附柱进行平衡,用 pH 计或精密 pH 试纸于废液出口处进行测试,当 pH≥7 时,平衡过程完成,吸附柱再生。⑧用 50~100 mL 生理盐水置换出平衡液。⑨夹闭再生泵,将废液通道转至血浆通路,打开血浆泵,开始下一循环治疗。⑩常规治疗量是患者血浆容量的 2~3 倍。

（3）回血：常规治疗量完成后，应进行回血。①留取血液标本。②连接生理盐水，将蛋白 A 免疫吸附柱内的血浆回输患者。③卸下免疫吸附柱，做消毒贮存处理。④按常规将血浆分离器内的血液回输患者。

（4）吸附柱的消毒和保存：每次吸附治疗结束时，将血浆回输给患者，然后对吸附柱进行洗脱、平衡，再应用贮存液（含 0.1％迭氮钠的磷酸盐缓冲液，pH 为 7.4）冲洗、注满吸附柱，将管路两端进行密闭连接，置于无菌袋内，于 1～10 ℃下冷藏保存（注明患者姓名、床号、使用次数、消毒日期、消毒液名称、操作者姓名）。为防止污染，在整个准备、治疗和后处理操作中，应注意保持无菌。

2.双柱免疫吸附治疗法

顾名思义，双柱蛋白 A 免疫吸附治疗是在血浆置换后有两个蛋白 A 免疫吸附柱。当第一个蛋白 A 免疫吸附柱在进行血浆吸附时（包括吸附、回输、洗脱、平衡、再生），第二个吸附柱也冲洗完毕，两个柱工作状态开始自动转换。当第一个吸附柱吸附抗体饱和后（约 10 分钟），第二个柱开始吸附血浆而第一个柱进行再生。方法：由酸液泵和缓冲液泵自动混合两种液体（酸和缓冲剂，预先配制好），形成一种有 pH 梯度（2.2～7.0）的液体进入该柱，蛋白 A 吸附柱上的抗体遇酸后脱落，随即被缓冲液冲走，进入吸附废液袋内并弃去；当吸附柱内 pH 恢复到 7.0 时，第二个柱又饱和，两个柱工作状态又转换（每 10 分钟转换 1 次）。被吸附过的血浆（不含抗体血浆或再生血浆）进入血浆袋内，并通过泵回输患者体内。整个治疗过程均由电脑控制，达到事先设定的血浆循环总量和要排出的 IgG 总量。

（张　蕊）

第四节　分子吸附再循环系统

人工肝作为独立于其他人工器官而存在的历史并不长。人工肝的研究始于 20 世纪 50 年代，1956 年 Sonentino 证明了新鲜肝组织匀浆能代谢酮体、巴比妥和氨，首次提出了人工肝脏的概念。1993 年由德国罗斯托克大学内科系两位博士 Stange 和 Mitzner 研制出了分子吸附再循环系统（MARS），到 2000 年应用于临床，2001 我国亦开展了此项新技术。MARS 是一种新的人工肝脏支持系统，它不同于既往的血液透析、血浆置换和生物人工肝支持系统，它可以选择性地有效清除体内代谢毒素，对急、慢性肝衰竭及其并发症有显著疗效。

一、原理

MARS 技术应用现有的透析技术，模拟肝脏解毒过程，通过 MARS 膜（模拟肝细胞膜）和清蛋白透析（模拟肝脏解毒过程）技术，实现了选择性地有效清除体内代谢毒素的目的。

二、工作过程

患者血液首先经 MARS 透析膜（MARS FLUX 透析器）与膜外的 20％清蛋白循环液进行交换。MARS 膜有模拟清蛋白结合位点，可与血浆中的清蛋白竞争性结合毒素，而循环液的清蛋白浓度远高于血浆（50～80 倍），这样循环液中的清蛋白又竞争性地结合被 MARS 吸附的毒素，从而达到清除毒素(如间接胆红素和游离脂肪酸等)的作用。之后含有毒素的清蛋白循环液再经过一个透析器(diaFLUX 透析器)进行透析,清除小分子的水溶性毒素(如尿酸、尿素、肌酐、氨等)。清蛋白循环液再分别经过活性炭吸附柱(diaMARS AC250)和阴离子交换吸附柱(diaMARS IE250),以清除大分子毒素及与清蛋白结合的毒素。这些再生的清蛋白循环液再次与血液进行透析交换,如此循环治疗,以达到清除患者体内毒素的目的。

三、临床应用

(一)治疗目的
(1)有效清除蛋白结合毒素和水溶性毒素。
(2)纠正水、电解质、酸碱平衡紊乱。

(二)适应证
(1)慢性肝病失代偿:①并发进行性黄疸;②并发肝性脑病;③并发肾衰竭。
(2)急性肝衰竭。
(3)肝移植术后移植肝功能障碍。
(4)肝脏手术后肝衰竭。
(5)继发性肝衰竭或多脏器功能衰竭(源于低氧血症或低灌注、ARDS、脓毒血症)。
(6)药物引起的肝衰竭,效果尤为突出。
(7)胆汁淤积引起的顽固性瘙痒。

(三)禁忌证
MARS 用于抢救生命的紧急治疗时,没有绝对禁忌证;当用于选择性治疗时,以下被认为是相对禁忌证:①弥散性血管内凝血前兆;②严重脓毒血症和脓毒性休克(抗生素治疗无效);③急性溶血(常规治疗无效);④血流动力不稳定。

四、治疗机制

(一)改善患者的临床症状
MARS 治疗能改善患者精神状态、增加肝脏解毒和合成功能、改善血流动力循环状态和肾功能;增加血钠水平;降低肝性脑病的严重程度,增加患者的平均动脉压,这可能与其增加了血管外周阻力有关。

(二)清除体内的一氧化氮
MARS 治疗改善了肝硬化患者血流动力循环状态,有利于降低门脉压,改善肾脏血流量,纠正肝肾综合征。清蛋白循环显著增加了清蛋白池的结合能力,对于清除患者体内总胆汁酸及改善腹水、肝肾综合征有很大益处。

(三)改善肝细胞的生存环境和功能
MARS 治疗后,患者肝细胞合成功能改善,血浆抗凝血酶、凝血酶原活性、Ⅶ因子水平、胆碱酯酶水平明显升高,患者毒血症状明显减轻。

(四)清除有害物质
MARS 通过清除胆红素、胆盐和胆汁酸而改善肝、肾功能;清除氨、尿素、肌酐等水溶性物质;清除血液中醛固酮、肾素和其他血管活性物质。

（五）MARS 与常规血液透析清除能力的比较

连续 MARS 治疗 6 小时后,清除患者血液中胆红素、胆汁酸及短、中链脂肪酸的能力显著高于血液透析,可提高支链氨基酸与芳香族氨基酸的比例。

五、操作方法

（一）物品准备

1.主机

MARS 分子吸附循环装置是全自动新型人工肝系统,该系统采用血液体外循环,配以特殊材料,构成 MARS 分子吸附循环系统,利用特制的 MARS 膜清除特异性肝毒素(清蛋白结合毒素)和水溶性毒素的同时,保留人体有用而必需的物质和蛋白质。

2.材料

MARS FLUX、diaFLUX、IE250 和 AC250。

（1）MARS FLUX 是仿生物膜,膜的厚度只有普通透析膜的 1/500～1/100,膜的总面积为 2.4 m²。灌注液为 20% 清蛋白,用于吸附血液中的毒素。

（2）diaFLUX 为特殊的低通透量透析膜,膜的总面积为 1.8 m²。

（3）IE250 为阴离子树脂吸附罐,阴离子交换树脂用量为 250 g,用于吸附蛋白透析液中携带的胆红素等毒素。AC250 为活性炭吸附罐,活性炭用量为 250 g,用于吸附蛋白透析液中携带的毒素。IE250 和 AC250 的作用是清除清蛋白透析液中的毒素,使清蛋白透析液可以重复使用,从而节省清蛋白的用量。

3.透析液

MARS 治疗时透析时间长,常规透析液钾浓度为 2.0 mmol/L 时容易引起低血钾,可将透析液的钾浓度调至 3.0～4.0 mmol/L。清蛋白循环液的浓度为 20%,容量为 600 mL。

4.其他

准备所需的各种抢救药品及物品、心电监护仪、氧气及凝血时间监测仪。

（二）血管通路

采用深静脉(颈内静脉或股静脉)留置导管,血流量能够达到 200 mL/min。MARS 治疗的血流量应与清蛋白流量相同,一般为 150 mL/min。

（三）连接与参数设置

1.预冲与灌注

根据显示屏提示,安装、冲洗 MARS 管路。先预冲血液透析机管路和 diaFLUX 透析器,再预冲 MARS 管路和 MARS FLUX 透析器,排净管路内气体;正确连接活性炭吸附柱、透析器 (diaFLUX 透析器)及阴离子交换吸附柱。用生理盐水 3 800 mL(其中有 1 000 mL 的肝素生理盐水)对 MARS 的血液循环系统、清蛋白循环系统和透析循环系统进行预冲,排尽空气,使每一个系统得到充分循环,预冲时间约为 60 分钟。充分的预冲可以提高交换面积,防止首次使用综合征的发生,减少残、凝血,降低并发症。

20% 清蛋白 600 mL 灌注,灌注流速为 50 mL/min,避免管路中产生气泡,同时防止蛋白质丢失。灌注完毕,清蛋白闭路循环 40 分钟至 1 小时,目的是使清蛋白与树脂、活性炭吸附罐充分亲和,增加吸附罐对毒素的吸附能力。

2.核对和连机

(1)根据医嘱设置各项治疗参数,并确认各项范围均正常。

(2)协助患者取舒适、安全卧位,吸氧,连接心电监护仪。读取基础生命体征数值。

(3)建立血管通路,连接血液透析管路到导管动脉端,开泵引血至静脉壶。停血泵,连接血液透析管路静脉端至导管静脉端,开血泵,建立循环。

(4)选择"MARS治疗"键,进入治疗程序。

(5)监测术中各项指标并记录,观察患者病情,及时消除报警。术中监测患者活化凝血时间各指标及电解质。

(6)血流量为 150 mL/min,清蛋白循环液(20%～25%)流量为 150 mL/min;透析液流量为 500 mL/min,若选用连续肾脏替代治疗装置时透析液流量则为 100～150 mL/min;治疗时间为 6～8 小时/次,个别病例可达 24 小时/次。

(四)抗凝剂的应用

MARS治疗的抗凝技术很重要,个体化的抗凝技术是决定治疗能否顺利进行的关键。如因肝功能损害使患者肝脏合成凝血酶原减少,凝血功能障碍,应用抗凝剂应谨慎。根据有无出血现象及监测活化凝血时间(ACT)等综合指标,选择无肝素治疗、小剂量的低分子肝素或小剂量肝素抗凝。若 ACT＞150 秒,应用抗凝剂时应特别注意,防止出血。

六、术后宣教

(1)MARS治疗主要是支持肝脏的解毒功能和改善肝脏的合成功能,不能使肝细胞再生,但可以为肝细胞再生赢得时间。由于抗凝剂的应用,治疗中和治疗后容易出血,术后肝性脑病的危险仍然存在,故需严密监测凝血指标,并做积极的保肝治疗,防止出血。

(2)做好饮食指导。MARS治疗后患者乏力、恶心、呕吐、腹胀等症状会明显缓解,食欲增加。饮食应以适量蛋白质、碳水化合物和丰富的维生素为基本原则,少渣软食,避免食用粗糙、坚硬、油炸和辛辣食物,以免损伤胃肠道或食管黏膜诱发消化道出血。

(3)指导患者保持安静、乐观、稳定的情绪,避免精神紧张、抑郁。

(4)指导患者或家属识别出血先兆,生活细节中应注重防止出血,如不穿过紧衣服、用软牙刷刷牙、保持大便通畅、打喷嚏不要用力、进食时速度慢且少量多餐等,以消除诱因,避免或减少出血。

(5)指导患者及家属做好留置导管的护理,保持导管周围的清洁,防止导管脱落。观察伤口有无渗血、渗液。股静脉留置导管者,避免髋关节弯曲,防止导管扭曲。

（张　蕊）

第五节　连续性肾脏替代疗法

连续性肾脏替代疗法(continuous renal replace treatment,CRRT)是采用每天连续 24 小时或接近24 小时的一种连续性血液净化疗法,它主要利用弥散和(或)对流的原理,将患者血液中蓄积的毒素排出体外,并维持水、电解质及酸碱平衡,以达到替代受损肾功能的效果。CRRT 可以简易理解为床旁的连续性血液净化（continuous blood purification，CBP）治疗。自 1983 年 Lauer 首先将 CRRT 运用于重症监护室（intensive care unit，ICU）的急性肾衰竭（acute renal failure，ARF）患者后，该技术得以不断深入研究及发展，目前应用范围更超出了肾脏替代治疗的领域，扩展到各种临床上常见危重患者的急救。CRRT 技术的问世，为危重患者的治疗探索了一条新的途径，从而改善了危重患者的预后，也提高了肾功能恢复率及患者生存率。

一、应用指征

（一）肾脏疾病

（1）ARF 伴有心力衰竭、肺水肿、脑水肿、严重电解质紊乱、外科手术后严重感染等。

（2）CRF 合并急性肺水肿、心力衰竭、尿毒症脑病、血流动力学不稳定等。

（二）非肾脏疾病

多脏器功能障碍综合征（multiple organ dysfunction syndrome，MODS）、全身炎症反应综合征（systemic inflammatory response syndrome，SIRS）、急性呼吸窘迫综合征（acute respiratory distress syndrome，ARDS）、急性坏死性胰腺炎、挤压综合征（横纹肌溶解综合征）、乳酸性酸中毒、药物或毒物中毒等。

二、技术特点及潜在优势

（1）良好的血流动力学特性，血浆的渗透浓度变化较小。

（2）较好地控制氮质血症、电解质和酸碱平衡。

（3）高效地清除液体。

（4）能够清除中大分子物质、炎性介质、内毒素、细胞因子、花生四烯酸等。

（5）促进营养和静脉药物（如升压药、血管收缩剂等）治疗。

（6）对颅内压影响较小。

（7）简易，可在床边进行。

三、常用技术及原理

（一）连续性动脉-静脉血液滤过（continuous arteriovenous hemofiltration，CAVH）

CAVH 是利用人体动静脉之间所产生的压力差作为体外循环驱动力，以对流的原理清除体内各种物质、水和电解质。它根据原发病治疗的需要补充置换液，通过超滤降低血中溶质的浓度并调控机体容量平衡。CAVH 在模拟肾小球的功能上比血液透析（hemodialysis，HD）更接近于肾小球滤过生理。

（二）连续性静脉-静脉血液滤过（continuous venovenous hemofiltration，CVVH）

CVVH 清除溶质的原理与 CAVH 相同，不同之处是采用中心静脉（股静脉、颈内静脉或锁骨下静脉）留置单针双腔导管建立血管通路。借助血泵驱动血液循环，临床根据需要采用前稀释或后稀释法输入置换液。由于 CVVH 加用血泵可使操作步骤标准化，深静脉留置导管安全性高，故 CVVH 已经逐渐取代 CAVH。

（三）连续性动脉-静脉及静脉-静脉血液透析

CAVHD 及 CVVHD 溶质转运主要依赖于弥散及少量对流。当透析液流量为 150 mL/min（此量小于血流量）时，可使透析液中全部小分子溶质呈饱和状态，从而使血浆中的溶质经过弥散机制被清除。CVVHD 的原理与 CAVHD 的原理相同,区别在于 CVVHD 采用静脉-静脉建立血管通路,用血泵驱动血液。

(四)连续性动脉-静脉及静脉-静脉血液透析滤过(CAVHDF 及 CVVHDF)

CAVHDF 及 CVVHDF 是在 CAVH 及 CVVH 的基础上发展起来的,加做透析以弥补 CAVH、CVVH 对氮质清除不足的缺点。CAVHDF、CVVHDF 的溶质转运机制是对流加弥散,不仅增加了小分子物质的清除率,还能有效清除中大分子物质。

(五)缓慢连续性超滤(slow continuous ultrafiltration,SCUF)

SCUF 主要是以对流的方式清除溶质和水分。它不补充置换液,也不用透析液,对溶质清除不理想,不能使肌酐保持在可以接受的水平,有时需要加用透析治疗。

(六)连续性高流量透析(continuous high flux dialysis,CHFD)

CHFD 应用高通量血滤器,不用置换液,透析液逆向输入。CHFD 包括连续性血液透析系统和一个透析液容量控制系统。它由两个泵控制超滤过程,一个泵输送已加温的透析液,另一个泵调节透析液流出量和控制超滤。

(七)高容量血液滤过(high volume hemofiltration,HVHF)

持续进行 CVVH,每天输入置换液 50 L,应用高通量滤器,面积达 1.6～2.2 m^2,则称为 HVHF。

(八)连续性血浆滤过吸附(continuous plasma filtration adsorption,CPFA)

用血浆分离器连续分离血浆,分离出的血浆进入包裹的炭或树脂吸附装置进行大分子毒素的吸附,净化后的血浆经静脉通路返回体内,无须补置换液。治疗特点为可以特异性地针对某一种物质进行吸附清除,可选择性地去除炎性介质、细胞因子、内毒素和活化的补体,临床上主要用于消除内毒素和促炎症介质。

四、操作前准备

(一)环境准备

应在一个相对独立的环境中进行治疗(大多数危重患者由于病情原因,在重症监护室或危重患者治疗室接受治疗),地面、桌面可用含氯消毒液擦洗,限制与本治疗无关的人员进入治疗场所等。

(二)操作者准备

操作者应按卫生学要求着装,洗手,戴口罩、帽子。

(三)物品准备

1.药品准备

抗凝剂,各类抢救药物,配制置换液所需的药物如生理盐水、碳酸氢钠、葡萄糖、10%葡萄糖酸钙、硫酸镁等。

2.CRRT 物品

CRRT 机器、配套血路管、血滤器(根据治疗方式选用血滤器或透析器)治疗包等。选择 CRRT 滤器时需要考虑治疗方法的不同,如 CVVHD 时可选用高效透析器,CVVH、CVVHDF 时则通常选用血滤器,其他特殊方法选用相应的滤器。此外,选择滤器时还需要考虑到滤器膜对溶质的清除率、膜的生物相容性和滤器表面积大小等因素。一个良好的血滤器除有出色的生物相容性和出色的溶质清除率外,还可吸附细胞因子及其他脓毒血症相关介质(如血小板活化因子、肿瘤坏死因子等),并能承受长时间的治疗而较少出现凝血现象。与此同时,还应考虑到血滤器的饱和时间,及时更换,以免耽搁治疗效果。

3.抢救器械

氧气装置、心电监护、吸引器、抢救车、人工呼吸机,必要时配备除颤仪等。

(四)建立血管通路

CRRT 常用的血管通路为临时性血管通路,常见于股静脉、颈内静脉或锁骨下静脉留置导管。

(五)置换液准备与配制

临床上常用的置换液主要分为两大类,一类为乳酸盐置换液(商品),另一类为碳酸氢盐置换液(临床自行配制)。

CRRT 的置换液成分需因人而异。置换液的电解质原则上应接近人体细胞外液成分,根据需要调整钠和碱基成分(表 3-1)。碱基常用碳酸氢钠、乳酸盐和醋酸盐,MODS 及败血症伴乳酸酸中毒或合并肝功能障碍者不宜使用乳酸盐,大量输入醋酸盐也会引起血流动力学不稳定。因此,近年来大多推荐用碳酸氢盐作缓冲剂。

表 3-1 CRRT 置换液成分

成分	浓度
Na^+	135～145 mmol/L
K^+	0～4 mmol/L
Ca^{2+}	1.25～1.75 mmol/L
Mg^{2-}	0.25～0.5 mmol/L
Cl^-	100～120 mmol/L
HCO^{3-}	30～38 mmol/L
Glu	视患者血糖情况和热量需求而定
pH	7.1～7.3

置换液配制注意点如下。

(1)建议在静脉输液配制中心(PIVA)配制置换液,如无此设施,应在治疗室内进行置换液的配制。操作前室内紫外线照射 30 分钟,用含氯消毒液擦洗操作台面等。

(2)严格无菌操作,配制置换液前先洗手,戴帽子、口罩。

(3)严格执行三查七对,配制前应双人核对药物,配制时注意各种药物剂量的准确,配制后应在置换液袋外做好相应标识,双人核对并签名。

(4)碳酸氢钠置换液应现冲现配。

(5)必要时检测置换液的电解质浓度。

(六)治疗前患者护理评估

(1)了解患者原发病及目前病情,了解各项生化指标、生命体征和并发症,包括尿量、血压、心率、心律、呼吸、神志、动脉血气分析、电解质、肌酐、尿素、酸碱度,以及有无出血现象或倾向等。

(2)了解治疗方案,选择合适的血液净化器材及抗凝剂。

（3）了解患者监护设备的应用情况，如心电监护仪、呼吸机、动态血压监测等。

（4）评估血管通路、患者对治疗的耐受性、治疗过程安全性及并发症和危险因素，并做好相应的护理干预。

五、操作方法与护理

（一）开机

连接电源，开机，对机器进行安全性能检测。

（二）安装和预冲

连接和安装管路（按照机器说明书提示和说明）、透析器或血滤器，进行预冲。推荐密闭式循环，严格准确的预冲和密闭循环可有效防止首次使用综合征，减少凝血和残血的发生。

（三）设置治疗参数

根据医嘱选择治疗模式，设定治疗参数。低血压患者暂时不设置超滤量，待患者上机平稳后再根据血压情况缓慢设置。

（四）连接患者

（1）颈内或锁骨下静脉留置导管，建议协助患者戴口罩；股静脉留置导管者，注意隐私部位的保护。

（2）去除留置导管外部的包裹敷料，初步消毒。

（3）戴无菌手套，取无菌治疗巾铺于导管出口处。

（4）先分离动脉端的肝素帽（注意：动脉夹子必须在关闭状态），用消毒棉球或棉签消毒导管口（建议使用含低浓度乙醇成分的消毒剂），包括内侧、外侧、横截面，用含有生理盐水的无菌注射器抽出导管内的封管液及可能形成的血凝块（注意：导管口应有空针保护，不敞开）。

（5）遵医嘱静脉端注入抗凝剂（大多数危重患者 CRRT 治疗过程不使用抗凝剂）。

（6）将血泵速度调到 50～100 mL/min，取下动脉端的空针，连接动脉血路，打开夹子，启动血泵，放预冲液、引血（如患者有低血压等，则根据情况保留预冲液）。

（7）引血至静脉壶，停泵，夹闭透析管路静脉端，将其连接于血管通路静脉端（注意排出空气），打开夹子，妥善固定管路，开启血泵。

（8）再次检查循环管路连接是否紧密，有无脱落、漏水、漏血等。

（9）根据医嘱选择前稀释或后稀释，设定每小时置换液量。

（10）核对患者的透析处方，并做到两人核对、签名。

（11）严密监测患者生命体征后，逐渐调整血流量（根据患者心脏功能及治疗方式制订血液流量，150～300 mL/min），机器进入治疗状态，记录血液净化治疗记录单。

（12）清理用物，整理床单位，洗手。

（五）治疗过程的监测及护理

（1）严密观察体温、心率、心律、血压、呼吸、血氧饱和度、中心静脉压、每小时尿量等；严密观察患者的神志和意识，当患者出现神志改变、烦躁等症状时，应做好安全性约束；严密观察血液净化技术的并发症，如首次使用综合征等。

（2）根据患者病情随时监测（平稳患者可每 30 分钟监测 1 次）、记录各治疗参数，如静脉压、动脉压、跨膜压、超滤速度、超滤量、置换液速度等，及时发现和处理各种异常情况并观察疗效。

（3）正确采集各类标本，密切监测血电解质及肝、肾功能及动脉血气等的变化，发现异常及时根据医嘱进行调整。

（4）在 CRRT 治疗过程中，出血是最常见的并发症之一，应用抗凝剂应严格按照医嘱，剂量准确；应用无抗凝剂治疗时可采用前稀释法。严密观察跨膜压、动脉压、静脉压的变化，观察滤器的颜色，必要时使用生理盐水冲洗管路和滤器，以防止管路和滤器凝血的发生。在治疗过程中观察患者静脉穿刺处有无渗血，观察皮肤黏膜及创面的渗血和渗液有无增加，观察引流液的量和颜色等。

（5）患者安全管理及设备运转的监测：治疗途中严密观察 CRRT 设备的运转和报警，及时排除故障；随时检查管路有无扭曲、受压、脱落、堵塞，检查各连接口及滤器衔接是否正常，保持管路的通畅。

（6）患者液体平衡的管理：严密监测患者的每小时尿量、创面渗血和渗液情况、各种引流量、静脉高营养量、抗生素用量、胃肠减压量，正确计算置换液进出量，保证进出平衡，并根据以上情况正确设定及时调整超滤量。

（7）血管通路的管理：维持血管通路的通畅是保证 CRRT 有效运转的最基本要求。治疗期间保证血管管路固定、通畅，无脱落、无打折、无贴壁、无漏血等现象；置管口局部敷料应保持清洁、干燥、潮湿、污染时及时换药，以减少感染机会；注意观察局部有无渗血、渗液、红肿；当动脉端血流有微细气泡现象时，可能是静脉导管内口紧贴血管壁所致，这时应调整患者体位或导管位置，同时快速松动一下动脉管路连接口，可有效改善导管吸壁现象。

（8）置换液补充方法。①前稀释法：置换液在滤器前输入，称为前稀释（由动脉端输入）。前稀释法血流阻力小、滤过率稳定，残余血量少，不易形成蛋白覆盖层；同时因为置换液量大（6～9 L/h），可降低血液黏稠度，减少滤器内凝血。②后稀释法：置换液在滤器后输入，称为后稀释（由静脉端输入）。后稀释法清除率较高，但容易发生凝血，因此超滤速度不能超过血流速度的 30%。

（9）置换液的温度设置：置换液的温度应根据实际情况进行设置，一般为 36.5～37.5 ℃。CRRT 设备通常都有加温装置，但该装置的加热速度有时不能与置换液的补充速度相匹配，难以保证置换液的温度始终接近患者的体温。因此，患者在治疗过程中常会感到寒冷，此时应特别注意患者的肢体保暖。但实际上，CRRT 对血流动力学的益处很大程度上取决于这种冷热效应，长时间采用 CRRT 将导致患者的热量减少，但同时又可以减少发热、感染及炎症反应引起的体温变化。

六、常见并发症

（一）低血压

由于接受 CRRT 治疗的患者大多合并多脏器功能障碍，病情危重，生命体征不稳定，CRRT 治疗前或治疗过程出现低血压较为常见，故应密切观察生命体征，利用桡动脉测定即时血压。

（1）对低血压患者，上机时从动脉端缓慢引血，血流速度为 50～80 mL/min，预冲液不放（对于无抗凝剂患者，将预冲液换成无肝素盐水，必要时可用代血浆、血浆或新鲜血预冲）。

（2）上机成功、血压稳定后逐渐增加血流量至 150～300 mL/min，增加超滤量。术中通过调整脱水量及升压药的速度，使血压保持在安全范围。

（3）治疗过程出现低血压，可采取头低位，停止超滤，补充生理盐水，补充置换液或遵医嘱使用清蛋白等。如血压好转，则逐步恢复超滤，同时观察血压的变化。

（二）凝血

接受 CRRT 治疗的危重患者,存在出血或潜在出血的危险,治疗过程大多采用无抗凝剂或小剂量小分子肝素抗凝。由于治疗时间长,容易发生体外凝血,而凝血是 CRRT 治疗失败的重要原因之一。

（1）充分预冲滤器和循环管路,可减少凝血的发生。

（2）采用"肝素吸附法"预冲滤器及管路,即用稀肝素盐水浸泡滤器及管路(出血或出血倾向患者引血前必须去掉肝素盐水液),再开始 CRRT 治疗,这样可有效抗凝。

（3）置换液采用前稀释可有效抗凝,或间隔 15～30 分钟从动脉端输入生理盐水 100～200 mL,使血液在进入滤器前加以稀释,以增加滤器的效率及溶质的清除率,并且通过降低血液黏滞度、增加血流量及静水压而增加滤器的使用寿命和早期识别滤器有无凝血倾向。

（4）无抗凝剂治疗要保持充足的血流量,保持血管通路通畅,在患者血流动力学稳定、心功能允许的情况下可加大血流量。

（5）避免泵前输入高营养液、脂肪乳剂、血制品等。

（6）严密监测静脉压、跨膜压、滤器前压及波动范围,仔细观察滤器盖端上的血液分布是否均匀、滤器的纤维颜色有无变深或呈条索状、滤出液是否通畅、静脉壶的滤网有无凝血块等,通过这些措施及时发现是否发生凝血,以便及早处理。

（三）感染

由于行 CRRT 治疗的患者病情危重,机体抵抗力低下,加之各种侵入性的检查、治疗,容易引起感染。感染是危重患者死亡的主要原因之一,在 CRRT 治疗时严格执行无菌技术是防止发生感染和交叉感染的一项重要措施,任何一个环节都不能违反无菌操作规程。

（1）环境的管理:治疗过程中限制与治疗无关的人员入室,入室时需戴帽子、口罩、鞋套;地面、桌面用消毒液擦洗,室内每天 2 次紫外线消毒。

（2）做好留置导管的护理:操作时严格无菌,保持穿刺点敷料清洁干燥,局部有渗血、渗液、红肿时应及时换药。

（3）配制和更换置换液必须注意无菌操作,置换液要做到现冲现配。

（4）及时合理应用抗生素:CRRT 治疗会导致抗生素的浓度下降,所以应根据药代动力学及抗生素的分子量选择应用时间及剂量,以使抗生素达到有效浓度。

（5）做好患者的基础护理,如口腔护理、压疮护理、呼吸道护理、引流管护理等。

（四）出血

接受 CRRT 治疗的危重患者,原发病与手术、创伤、肝功能衰竭、凝血功能障碍等有关,往往伴有出血或潜在出血的现象,CRRT 治疗过程中抗凝剂的应用使出血危险明显增加或加重出血,所以对此类患者应加强护理。

（1）注意观察创口、牙龈等出血,注意观察皮肤黏膜的颜色,有无瘀斑及出血点。

（2）注意引流液、痰液、大小便颜色,并做好记录。

（3）注意血压及神志的变化,注意颅内出血的危险。

（4）严格抗凝剂的应用,发现出血倾向时根据医嘱及时调整抗凝剂用量或使用无肝素技术,以避免出现由此引起的严重并发症。

（五）心律失常

患者在治疗过程中可因心脏病变、电解质紊乱、酸碱平衡紊乱或血容量改变引起低氧血症、低血压,诱发心律失常。轻者仅有心慌、胸闷、低血压等临床表现,重者则可能发生猝死。因此,在治疗过程中如遇心律失常应积极治疗原发病,控制血流量,给予氧气吸入并加强心理护理,缓解患者的紧张情绪。

七、下机操作

(一)物品准备

接受 CRRT 治疗的患者大多为临时性血管通路,准备物品有治疗盘、含 20 mL 生理盐水的注射器 1 支、与导管相应容量的已配制肝素溶液 2 支(2 mL 注射器)、无菌纱布、肝素帽 2 个、无菌手套 1 双、生理盐水 500 mL、医疗废弃物盛物筒。

(二)患者准备

颈内静脉、锁骨下静脉留置导管患者接受治疗时,建议戴口罩或头侧向一边;股静脉留置导管患者应注意保护隐私部位。

(三)工作人员准备

洗手,戴口罩、帽子。

(四)下机前评估

(1)确认治疗参数已经达到医嘱要求。

(2)测血压、脉搏、呼吸、心率、心律、体温等。

(3)确认患者所有的生化标本已经采集和送检。

(五)下机操作

(1)调整血流量至 50～100 mL/min,关闭血泵,动脉端连接生理盐水或置换液,夹闭、断开动脉管路和导管。

(2)开启血泵,翻转滤器(或透析器),使静脉端朝上,并观察其全身情况。

(3)观察滤器(或透析器)和循环管路中的残血状况,可用双手轻搓滤器(或透析器),以促进残血排出。

(4)待静脉管路内的液体为淡粉红色或接近无色时关闭血泵(必须在监测血压以后),夹闭、断开静脉管路和静脉导管。

(5)处理医疗废弃物,清洁并消毒机器。

(6)准确总结出入水量,对治疗过程进行小结。根据患者病情做好患者安全转运,对相关科室进行书面和床边交班。

(7)关机,关电源。

八、CRRT 的展望

传统的肾脏替代方式主要包括血液透析(hemodialysis,HD)、CRRT 和腹膜透析(peritoneal dialysis,PD)。CRRT 作为一种较新的技术,在抢救急危重症患者中已经发挥了其独特的优势。CRRT 与血液透析相比,主要优势是改善心血管稳定性、维持脑灌注、有效控制高分解代谢、维持水电解质和酸碱平衡,为营养支持创造条件。重症急性肾损伤伴有血流动力学不稳定、脑水肿、高分解代谢和严重液体负荷者,应首选 CRRT。

近年来,杂合肾脏替代治疗(hybrid renal replacement therapy,HRRT)受到了越来越多的关注,尽管其尚无明确定义,但临床应用已较为广泛。目前,狭义的 HRRT 是指介于 HD 和

CRRT 之间的持续低效透析方式;广义的 HRRT 则是将血液透析和血浆置换、免疫吸附等血液净化模式相结合的治疗方法。HRRT 主要适用于各类疾病合并急性肾损伤,其预后(生存率)有待进一步观察。

　　随着血液净化技术的进步与开展,无论 CRRT 还是 HRRT,都对专科护理人员的技术水平提出了更高的要求。这需要我们在实际应用过程中不断总结经验,提升护理水平,在保证治疗顺利进行的同时,提高危重患者的生存率。

(张　蕊)

第四章

肾小管疾病

第一节 肾小管性酸中毒

肾小管性酸中毒(RTA)是由于近端和(或)远端肾小管功能障碍所致的代谢性酸中毒,而肾小球功能正常或损害轻微。临床多见于 20～40 岁女性,一般依据病变部位及发病机制的不同,肾小管性酸中毒可分为Ⅰ型、Ⅱ型、Ⅲ型、Ⅳ型等 4 型。

一、远端肾小管性酸中毒(Ⅰ型)

(一)概述

本型 RTA 是由于远端肾小管酸化功能障碍引起,主要表现为管腔液与管周液间无法形成高 H^+ 梯度,因而不能正常地酸化尿液,尿铵及可滴定酸排出减少,产生代谢性酸中毒。

(二)临床表现

1.高血氯性代谢性酸中毒

由于肾小管上皮细胞泌 H^+ 入管腔障碍,H^+ 扩散返回管周,故患者尿中可滴定酸及铵离子(NH_4^+)减少,尿液不能酸化至 pH<5.5,血 pH 下降,血清氯离子(Cl^-)增高。但是,阴离子间隙(AG)正常,此与其他代谢性酸中毒不同。

2.低血钾症

管腔内 H^+ 减少,而钾离子(K^+)代替 H^+ 与钠离子(Na^+)交换,使 K^+ 从尿中大量排出,导致低血钾症。重症可引起低钾性瘫痪、心律失常及低钾性肾病(呈现多尿及尿浓缩功能障碍)。

3.钙磷代谢障碍

酸中毒能抑制肾小管对钙的重吸收,并使 $1,25-(OH)_2D_3$ 生成减少,因此患者会出现高尿钙、低血钙,进而继发甲状旁腺功能亢进,导致高尿磷、低血磷。严重的钙磷代谢紊乱常引起骨病(骨痛、骨质疏松及骨畸形)、肾结石及肾钙化。

(三)诊断要点

(1)出现 AG:正常的高血氯性代谢性酸中毒、低钾血症,尿中可滴定酸或 NH_4^+ 减少,尿pH>6.0,远端肾小管性酸中毒诊断即成立。

(2)对不完全性远端肾小管性酸中毒患者可进行氯化铵负荷试验(有肝病者可用氯化钙代替),若尿 pH 不能降至 5.5 以下则本病诊断可成立。

(四)治疗

1.一般治疗

患者如有代谢性酸中毒,应减少食物固定酸摄入量,采用低盐饮食减少氯离子摄入量。对继发性患者应控制或去除病因。

2.药物治疗

(1)纠正代谢性酸中毒:碱性药物的剂量需个体化,可根据血 pH、二氧化碳结合力及尿钙排量加以调整,其中 24 小时尿钙排量(小于 2 mg/kg)是指导治疗的敏感指标。有高氯性代谢性酸中毒者,可用碳酸氢钠 2.0 g,3 次/天,口服;或用 5% 碳酸氢钠 125 mL,静脉滴注。

(2)纠正电解质紊乱:目前认为纠正酸中毒开始即应予补钾;重症低钾患者,在纠酸前就应补钾。一般补钾应从小剂量开始,尽量避免使用氯化钾,以免加重高氯血症。补钾时应监测血钾或行心电监护,以防止高血钾,可用 10% 枸橼酸钾 10 mL,3 次/天,口服;严重低钾时(血钾 <2.5 mmol/L),则可用 10% 氯化钾 15 mL 加入 10% 葡萄糖注射液 500 mL 中静脉滴注。存在骨病或缺钙严重者,可给钙剂与维生素 D_3(一般不使用维生素 D_2),用维生素 D_3 滴丸 5 万～10 万 U,1 次/天,口服;或用骨化三醇(罗钙全)0.25 μg,1 次/天,口服;有肾结石、肾钙化时不宜使用维生素 D 和钙剂。当血磷、碱性磷酸酶降至正常时可减量或停用。

二、近端肾小管性酸中毒(Ⅱ型)

(一)概述

Ⅱ型肾小管性酸中毒是由近端肾小管酸化功能障碍引起的,主要表现为 HCO_3^- 重吸收障碍,常见于婴幼儿及儿童。

(二)临床表现

与远端 RTA 比较,它有如下特点。①虽均为 AG 正常的高血氯性代谢性酸中毒,但是化验尿液可滴定酸及 NH_4^+ 正常,HCO_3^- 增多。而且,由于尿液仍能在远端肾小管酸化,故尿 pH 常在 5.5 以下。②低钾血症常较明显,但是,低钙血症及低磷血症远比远端 RTA 轻,极少出现肾结石及肾钙化。

(三)诊断要点

(1)患者有阴离子间隙(AG)正常的高血氯性代谢性酸中毒、低钾血症。

(2)尿中 HCO_3^- 增加,近端肾小管性酸中毒诊断成立。

(3)如疑诊本病,可做碳酸氢盐重吸收试验,患者口服或静脉滴注碳酸氢钠后,肾 HCO_3^- 排泄分数 >15% 即可确诊本病。

(四)治疗

1.一般治疗

有病因者应注意去除病因。

2.药物治疗

(1)纠正代谢性酸中毒:碳酸氢钠 2～4 g,3 次/天,口服;对不能耐受大剂量碳酸氢钠的患者,氢氯噻嗪 25 mg,3 次/天,口服。一般酸中毒纠正后应减量,氢氯噻嗪 50 mg/d,口服。

(2)纠正电解质紊乱:对有低血钾者,应予 10% 枸橼酸钾 10 mL,3 次/天,口服;严重低钾时

（血钾＜2.5 mmol/L），则用 10％氯化钾 15 mL 加入 10％葡萄糖注射液 500 mL 中静脉滴注，应注意监测血钾或心电监护，以防止高血钾。若血磷低，可用磷酸盐合剂 20 mL，3 次/天，口服，长期服用磷盐治疗者，应注意监测血清磷水平，并维持在 1～1.3 mmol/L。

三、混合肾小管性酸中毒（Ⅲ型）

此型患者远端和近端 RTA 表现均存在，尿中可滴酸及 NH_4^+ 减少，伴 HCO_3^- 增多，临床症状常较重，治疗与前两者相同。可视为Ⅱ型的一个亚型。

四、高血钾型肾小管性酸中毒（Ⅳ型）

（一）概述

此型 RTA 较少见，又称Ⅳ型 RTA。

病因及发病机制：本病发病机制尚未完全清楚。醛固酮分泌减少（部分患者可能与肾实质病变致肾素合成障碍有关）或远端肾小管对醛固酮反应减弱，可能起重要致病作用，为此肾小管 Na^+ 重吸收及 H^+、K^+ 排泌受损，而导致酸中毒及高血钾症。

本型 RTA 虽可见于先天遗传性肾小管功能缺陷，但是主要由后天获得性疾病导致，包括肾上腺皮质疾病和（或）肾小管-间质疾病。

（二）临床表现

本型 RTA 多见于某些轻、中度肾功能不全的肾脏患者（以糖尿病肾病、梗阻性肾病及慢性间质性肾炎最常见）。临床上本病以 AG 正常的高血氯性代谢性酸中毒及高钾血症为主要特征，其酸中毒及高血钾严重度与肾功能不全严重度不成比例。由于远端肾小管泌 H^+ 障碍，故尿 NH_4^+ 减少，尿 pH＞5.5。

（三）诊断要点

符合以下 3 点即可确诊本病。

(1)存在高血氯性代谢性酸中毒（AG 正常）。

(2)确诊有高钾血症。

(3)酸中毒、高血钾与肾功能不全程度不成比例。

（四）治疗

1.一般治疗

治疗上除病因治疗外，还应纠正酸中毒、降低高血钾，以及给予肾上腺盐皮质激素治疗。

2.药物治疗

(1)纠正酸中毒：有高氯性代谢性酸中毒者，可用碳酸氢钠 2.0 g，3 次/天，口服；或 5％碳酸氢钠 125 mL，静脉滴注。

(2)糖皮质激素治疗：有低醛固酮血症者，氟氢可的松 0.1 mg，1 次/天，口服。

(3)纠正高血钾：有高血钾者，应限制钾摄入，并可用呋塞米（速尿）20 mg，3 次/天，口服；或聚苯乙聚磺苯乙烯 15～30 g，3 次/天，口服。血钾＞5.5 mmol/L 应紧急处理，可用 10％葡萄糖酸钙 20 mL 加入 10％葡萄糖注射液 20 mL 中，静脉缓慢推注，并用 5％碳酸氢钠 125 mL，静脉滴注，以及普通胰岛素 6 U 加入 50％葡萄糖注射液 50 mL 中静脉滴注；如经以上处理无效，血钾＞6.5 mmol/L 时，则应住院行血液透析治疗。

（宋书建）

第二节　肾小管性佝偻病

佝偻病是一组以骨钙化不全为特征的疾病(儿童期发病称佝偻病,成人期称骨质软化症或软骨病)。近年来,随着对维生素 D 代谢的深入研究和对肾小管钙磷转运机制的了解,我们在佝偻病病因和发病机制方面取得了很大的进展。目前佝偻病主要分为两大类。①低钙型:始发因素为低钙,常与维生素 D 代谢失常有关,可伴继发性甲旁亢。②低磷型:常与肾小管磷转运障碍或缺磷有关。现将佝偻病分类列表如下(表 4-1)。

表 4-1　佝偻病分类

		低钙性	低磷性	其他
肾性	肾小管	维生素 D 依赖症 Ⅰ 型	性连锁低磷性佝偻病	
		维生素 D 依赖症 Ⅱ 型	性连锁低磷性骨病	
			常染色体显性低磷性佝偻病	
			常染色体隐性低磷性佝偻病	
			肾小管性酸中毒	
			Fanconi 综合征	
	肾小球	肾性骨营养不良	肾移植	透析性骨病
肝性		肝脏病(肝 25-羟化酶缺乏)		
营养性(胃肠型)		摄入不足或吸收障碍	药物性(磷结合剂)影响、磷缺乏性	缺镁性、缺铜性
其他		(维生素 D 缺乏、缺钙)	外分泌性肿瘤伴发佝偻病	低磷酸酶血症

肾小管性佝偻病是因肾小管功能异常而导致以骨钙化不全为特征的一组疾病。本病大多数属遗传性佝偻病,常见类型有家族性抗维生素 D 性佝偻病、遗传性低血磷性骨病、维生素 D 依赖性佝偻病 Ⅰ 型及 Ⅱ 型等。

一、家族性抗维生素 D 性佝偻病

家族性抗维生素 D 性佝偻病是最常见的肾小管性佝偻病,主要特征为低血磷伴尿磷增加,血中 $1,25\text{-}(OH)_2D_3$ 降低,血钙和血 PTH 正常。

(一)病因和发病机制

家族性抗维生素 D 性佝偻病是一种 X 连锁显性遗传病,致病基因定位于 X 染色体长臂,故男性患者不传给儿子,而女性患者可传给儿子或女儿。由于男性仅一个 X 染色体,肾小管功能障碍为完全性而病情较重,女性有两个染色体,功能障碍为不完全性而病情较轻。少数病例呈常染色体隐性遗传,也有散发病例报道。本病是由肾小管自身功能缺陷所致,由于近端肾小管上皮细胞刷状缘上的 Ⅱ 型 Na^+/Pi 转运蛋白功能异常,导致小管对磷再吸收障碍,尿磷排出增加,血磷减少,继发骨病。

近年发现,患者骨钙化异常除上述因素引起之外,还与其自身成骨细胞功能缺陷有关。成骨细胞膜上有一种Ⅱ型跨膜糖蛋白PHEX,具有中性肽链内切酶的活性。*PHEX*基因位于人类染色体 X p22.1 p22.2 区,该基因突变引起 PHEX 内切酶活性改变,通过降解循环中某种物质,产生一种体液因子。这种体液因子随血液循环运行到肾脏,与刷状缘上的受体结合,激活小管上皮细胞内的蛋白激酶 C(PKC),使 Na^+/Pi 转运蛋白对磷转运降低,进而影响磷的再吸收。同时,PKC 激活,还使细胞内 1α-羟化酶活性降低,$1,25-(OH)_2D_3$ 合成减少,进一步加重磷和骨质代谢异常,诱发本病。目前,PHEX 作用底物及其相应受体是什么尚不清楚。由于在抗维生素 D 性佝偻病患者家族中发现多种 *PHEX* 基因突变,所以何种突变属致病性热点突变尚未确定。

(二)临床表现与诊断

抗维生素 D 性佝偻病的主要临床特点和诊断依据如下。

(1)血磷很低,常为 $0.32\sim0.78$ mmol/L($10\sim24$ mg/L);肾小管对磷回吸收降低致使尿磷大量丢失,尿磷增多,TmP/GFR 常低于 0.56 mmol/L。血钙磷乘积降低,常小于 30;血清碱性磷酸酶正常或稍高(决定于骨病的严重程度);血清 $1,25-(OH)_2D_3$ 正常或降低,血 PTH 正常或稍高。患者无糖尿及氨基酸尿等。

(2)发病早,出生不久即有低血磷,1 周岁开始会走路时出现骨病变。"O"形腿常为引起注意的最早症状,病轻者多被忽视,身高多正常,严重者常有骨痛、骨畸形和生长发育停滞。成人发病者表现为软骨病。骨骼病变仅在部分患者中出现,肌无力明显,无手足搐搦症。

(3)男性患者临床症状较女性重。

(4)维生素 D 疗效差或无效。如充分补充磷酸盐可以奏效,静脉注射钙剂可有一过性效果。

(三)治疗

1.补充磷酸盐

每天 $1\sim3$ g 元素磷,分次口服,每 $4\sim6$ 小时 1 次,可使日夜间血磷维持在近正常值(1.29 mmol/L 或 40 mg/L),能使骨骼病变迅速愈合,促进生长。

常用中性磷酸盐合剂配方如下(1 mL 供 30 mg 元素磷)。①Na_2HPO_4:130 g。②H_3PO_4:5.85 g;③H_2O:1 000 mL。每次 5 mL,每天 $3\sim5$ 次,逐渐增至每次 15 mL,每天 $3\sim5$ 次。

大量磷摄入可影响钙吸收而使血钙降低,甚至引起低钙性佝偻病和继发性甲旁亢,应同时合用维生素 D,长期口服 $1,25-(OH)_2D_3$($0.5\sim1$ $\mu g/d$)对以上并发症有效。此外,大剂量磷摄入(每天>3 g)可引起腹泻、呕吐,应从小剂量开始,逐渐增加,可改善症状。

2.大剂量维生素 D

$1,25-(OH)_2D_3$ 从 $0.5\sim0.75$ $\mu g/d$ 开始,逐渐增加到 $2.0\sim3.0$ $\mu g/d$;或维生素 D 5 万～20 万 U/d。维生素 D 能增加肾小管及肠道对磷的吸收,并从已矿化的骨质中动用磷和钙,提高血磷水平。单用维生素 D 需要很大剂量,不同于缺乏维生素 D 引起的软骨病,生理小剂量即生效,其有效剂量和中毒量很接近。必须警惕高血钙、高尿钙及肾钙化,因此治疗期间应随访血钙、尿钙,保持尿钙<4 mg/(kg·24 h)较为安全。

3.其他治疗

给予维生素 C(降低尿 pH)和加强肾小管对磷的再吸收。有学者认为,给予重组人类生长激素也可增加患者血磷水平,改善骨骼病变。

4.外科治疗

明显骨骼畸形可行矫正手术。为减少复发,手术时机不宜过早,于 12 岁以后手术为妥。术前、术后2周停服维生素D,以避免术后卧床骨钙大量释放而加重高血钙和肾损害。

二、其他几种肾小管性佝偻病

(一)遗传性低血磷性佝偻病

本病是一种罕见的常染色体隐性遗传病,最先发现于近亲结婚的 Bedouin 家族中。患者近端肾小管对磷重吸收减少,引起尿磷排泄增加,导致低磷血症。低血磷刺激 $1,25\text{-}(OH)_2D_3$ 合成增加,促进肠道钙磷吸收,使血钙升高,反馈抑制 PTH 分泌,继发高尿钙。慢性低血磷及血 PTH 下降,使患者发生骨矿化障碍,并影响其生长发育。

主要临床表现为佝偻病,身材矮小。实验室检查示:肾磷清除率增加,血磷降低;高尿钙,血钙正常;血清 $1,25\text{-}(OH)_2D_3$ 升高,血 PTH 降低。

口服磷酸盐治疗可纠正上述生化异常,并能促进生长,改善佝偻病或骨软化症状。无须应用维生素 D。

(二)维生素 D 依赖性佝偻病 I 型

本病属常染色体隐性遗传病,是由于近端肾小管上皮细胞合成 1α-羟化酶功能障碍所致,病变基因定位于人类染色体 12q14 区。肾脏缺乏 1α-羟化酶,使肝脏来源的 $1,25\text{-}(OH)D_3$ 不能进一步被活化,引起 $1,25\text{-}(OH)_2D_3$ 合成减少,导致钙磷代谢紊乱,继发低血钙性佝偻病。

患儿出生时尚正常,但 2 个月后逐渐出现肌无力、手足搐搦、惊厥和佝偻病。血钙降低,血 PTH 升高,血中检测不到 $1,25\text{-}(OH)_2D_3$,血清 $25(OH)D_3$ 正常或轻度升高。

生理剂量的 $1,25\text{-}(OH)_2D_3$($0.5~\mu g/d$)或 $1\text{-}\alpha(OH)D_3$($0.5~\mu g/d$)可纠正钙磷代谢紊乱,使佝偻病明显改善。

(三)维生素 D 依赖性佝偻病 II 型

本病也是一种常染色体隐性遗传性低钙性佝偻病。由于编码维生素 D 受体的基因突变,使该受体蛋白缺乏配体结合域,导致肾小管对 $1,25\text{-}(OH)_2D_3$ 失敏,引起低血钙、低血磷,从而继发骨病。

患儿多在 1 岁以内发病,骨病严重时常有畸形和侏儒,半数患者有脱发。血钙低,血 $25(OH)D_3$ 正常(区别于肝性与营养不良性),血 $1,25\text{-}(OH)_2D_3$ 显著升高(区别于维生素 D 依赖性佝偻病 I 型)。即使应用大剂量 $1,25\text{-}(OH)_2D_3$ 或 $1\text{-}\alpha(OH)D_3$ 也常无效。

(四)成人散发性低血磷性软骨病

本病发生于青少年或成人,可由儿童患低磷血症未经很好治疗演变而来,仅是童年疾病的延续。但亦有成年发病者,往往无家族史,称非家族性成人型。严重骨痛,椎体压缩性骨折,使身长缩短,并有假性骨折线。

口服磷酸盐溶液和维生素 D 可改善肌无力、骨痛和 X 线软骨病表现。

(五)肿瘤引起的磷尿

间质性肿瘤,如硬化性血管瘤、巨细胞瘤、海绵腔血管瘤和骨化间叶瘤等,都是一些良性的软组织瘤。肿瘤产生一种排磷物质,促进肾磷廓清,发生磷尿,低血磷引起软骨病,血 $1,25\text{-}(OH)_2D_3$ 水平降低。可伴有神经纤维瘤,多发性骨纤维生成不良。切除肿瘤即可痊愈,无须补充磷和维生素 D。因此对低血磷性软骨病患者应进行全面检查,包括各种造影检查,寻找有无肿瘤。

(宋书建)

第三节 肾性尿崩症

肾性尿崩症又称抗利尿激素不敏感综合征,特征是肾小球滤过率和溶质排泄正常,血浆升压素(AVP)水平正常甚至升高,外源性 AVP 治疗无效或疗效很差。肾性尿崩症的基本缺陷在于肾脏对 AVP 的敏感性下降。有些肾脏疾病既损伤肾脏对尿液的浓缩功能,又削弱稀释功能,肾脏持续排泄等渗尿,尿量亦可增多,这种状态不属于肾性尿崩症的范畴。不过,如合并有肾脏对 AVP 的敏感性下降,则应归入肾性尿崩症的范畴。

一、病因、分类与发病机制

(一)病因分类

肾性尿崩症可分为家族性和获得性两大类。家族性肾性尿崩症少见,按遗传方式分为 X-连锁隐性和常染色体隐性两种,前者较后者常见。获得性肾性尿崩症也称继发性肾性尿崩症,远较家族性肾性尿崩症多见,可由小管间质性肾病、电解质紊乱、药物和妊娠而引起。有些获得性肾性尿崩症无明显原因可查,称为特发性肾性尿崩症。

根据患者对 AVP 的反应可将家族性肾性尿崩症分为 Ⅰ 及 Ⅱ 两型:注射 AVP 后尿 cAMP 排泄不增加的为 Ⅰ 型,增加的为 Ⅱ 型。X-连锁隐性肾性尿崩症属 Ⅰ 型,常染色体隐性肾性尿崩症属 Ⅱ 型。

(二)发病机制

1.小管间质性肾病

获得性肾性尿崩症的发病机制:小管间质性肾病是引起获得性肾性尿崩症最常见的原因。小管间质性肾病包括一组疾病,这些疾病可损害肾小管,致使 V_2 受体水平降低和(或)活性下降,于是 AVP 的作用减弱,从而产生尿崩症。

2.低钾和高钙

低钾和高钙亦可引起获得性肾性尿崩症。

(1)低钾引起肾性尿崩症的机制如下。①钾的缺乏可通过某种机制增加肾脏 PGE_2 的产生,而 PGE_2 可拮抗 AVP 对集合管的作用。②缺钾可刺激渴感中枢,引起口渴;③缺钾可使内髓间质的 NaCl 浓度降低,从而削弱内髓间质的高渗状态。

(2)高钙引起肾性尿崩症的机制如下。①Ca^{2+} 可抑制 AVP 对腺苷酸环化酶的激活作用,从而拮抗 AVP 对集合管的效应。②高钙可通过某种机制使内髓间质的溶质浓度降低,从而削弱内髓间质的高渗状态。

3.药物

某些药物亦可诱发肾性尿崩症。地美环素主要通过抑制 AVP 对腺苷酸环化酶的刺激作用而致病,它还可直接抑制蛋白激酶 A 的活性。地美环素诱发的肾性尿崩症是可逆的,停药后可恢复。甲氧氟烷在体内可代谢为草酸和氟化物,二者对肾脏皆有毒性作用,不过,肾性尿崩症系无机氟化物所致,与草酸无关。锂盐主要通过抑制集合管 cAMP 的产生而诱发肾性尿崩症,锂盐发挥这一效应的机制较为复杂。有资料显示,锂盐短期内主要通过抑制集合管刺激性 G 蛋白

(Gs)的活性发挥作用,长期则通过激活抑制性 G 蛋白(Gi)的活性而发挥作用。此外,锂还可抑制水通道蛋白 2(AQP2)的表达,从而降低集合管对水的通透性。据报道,血清锂浓度在 $0.5\sim$ 1.5 mmol/L时12%～30%的患者出现肾性尿崩症。锂诱发的肾性尿崩症亦是可逆的,停药后于数月内恢复。

4.特殊的生理状态

某些特殊的生理状态可引起肾脏对 AVP 的敏感性下降。如极少数妊娠妇女肾脏对 AVP 的反应降低。此外,居住在高原的人对 AVP 的反应低于正常(这可能是一种适应性反应)。

二、病理生理

肾性尿崩症患者因集合管对 AVP 敏感性下降,远曲小管和集合管对水的通透性降低,致使大量游离水从终尿中排出,从而形成低渗性多尿。由于肾脏排泄游离水过多,故血浆渗透压升高,使 AVP 分泌增加,同时患者出现烦渴多饮。如患者能得到足量的饮水,其血浆渗透压一般不会显著升高甚至正常。但若因某种原因得不到足够的饮水,或因昏迷而不能饮水,则血浆渗透压可明显升高。如肾脏对 AVP 完全没有反应,则理论上流到集合管的尿液将完全被排出(实际上仍然有一部分水被吸收到内髓间质),每天尿量可多至 18 L。久病者可损害内髓高渗状态。

三、临床表现

肾性尿崩症的临床表现与中枢性尿崩症极为相似,烦渴、多饮、多尿为最主要的症状。家族性肾性尿崩症的症状较获得性肾性尿崩症为重,常有显著的低渗性多尿。患儿多于生后数月出现症状,重症者可出现生长障碍和智力低下。如饮水受限,患者可出现严重的高张综合征。对 AVP 抵抗是肾性尿崩症最突出的特征,机体对 AVP 的抵抗只限于 V_2 受体,V_1 受体介导的效应(如血管收缩、促进 ACTH 分泌)则不受影响。给患者输注 AVP,并不能提升尿液渗透压,但可引起腹部绞痛和皮肤苍白。同中枢性尿崩症一样,肾性尿崩症病程较久者也可出现泌尿道扩张,有些患者的膀胱容量可达 1 L。严重者可出现输尿管积水和肾盂积水。

根据症状的轻重,肾性尿崩症亦可分为完全性和部分性两种。完全性肾性尿崩症患者对 AVP 几乎无反应,症状严重。部分性肾性尿崩症患者对 AVP 尚有一定的反应。家族性肾性尿崩症男性患者一般表现为完全性肾性尿崩症,女性患者如发病多表现为部分性肾性尿崩症。继发性肾性尿崩症多表现为部分性,但也可为完全性。

同中枢性尿崩症一样,肾性尿崩症的夜尿也增多,严重者可因夜间频繁排尿而影响睡眠。不过,夜间症状通常较白天为轻。完全性肾性尿崩症患者症状的昼夜变化可不甚明显,部分性肾性尿崩症则较明显。患者夜间的饮水量和单位时间的尿量均低于白天,夜尿的渗透压和溶质排泄率则较昼尿为高。获得性肾性尿崩症者除上述症状外,还有原发肾脏疾病的表现。

四、实验室检查

(一)实验室检查

尿比重和渗透压降低为尿崩症最显著的实验室检查特点,患者的尿比重一般在1.001～1.005;尿渗透压一般在 $50\sim200$ mmol/L,低于血浆渗透压。尿钠、尿钾、尿钙浓度降低,但24 小时总量一般正常。血钠和血浆渗透压一般在正常高限或轻度升高,但如果患者饮水受限则血钠和血浆渗透压可显著升高。血肌酐和尿素氮一般正常,但伴有严重高张综合征者可因肾小球滤过率显著降低而致血肌酐和尿素氮升高。

血浆 AVP 测定对肾性尿崩症的诊断具有重要意义。正常人血浆 AVP 的基础值为1～5 ng/L,肾性尿崩症者显著升高,且完全性者较部分性者更高。

(二)诊断性试验

1.禁水试验

完全性肾性尿崩症患者因对 AVP 显著抵抗,故于禁水后尿液仍不能充分浓缩,尿量无明显减少,尿比重在 1.010 以内,尿渗透压和血浆渗透压之比仍小于1。部分性肾性尿崩症患者对 AVP 仍有一定的反应,禁水后尿量减少、尿渗透压和尿比重升高,尿渗透压可超过血浆渗透压但低于 750 mmol/L(多在400～500 mmol/L),尿比重低于 1.020。

2.禁水-AVP 试验

完全性肾性尿崩症患者在充分禁水后,注射 5 U AVP 并不能使尿渗透压和尿比重升高。部分性肾性尿崩症患者在充分禁水后,注射 5 U AVP 一般也不能使尿渗透压和尿比重进一步升高,但有些患者可有轻微的升高。

3.高渗盐水试验

正常人在滴注高渗盐水后,血浆 AVP 水平显著升高,肾脏对游离水的重吸收增加,尿量较滴注前减少 70% 以上,同时尿比重和尿渗透压升高。高渗盐水试验中,肾性尿崩症患者血浆 AVP 的反应基本正常,但因肾脏对 AVP 敏感性下降,故没有上述尿量骤减、尿比重和尿渗透压升高的反应。

五、诊断

对于排泄大量低渗尿液的患者应想到肾性尿崩症的可能,通过测定血浆 AVP 及禁水-AVP 试验可确立诊断。

遗传性肾性尿崩症已可进行基因诊断,以脐血提取的 DNA 为材料,可在生后 48 小时作出诊断,这样就可对患儿早期治疗,避免出现体格和智力障碍。

六、治疗

同中枢性尿崩症一样,只要有足够的水摄入,患者无生命危险。因此,对肾性尿崩症应给予足够的饮水,以避免体液渗透压过高及体液缩减。幼儿不能饮水,可由父母喂给水分,但量应适当。如果因某种原因摄入不足,造成高张综合征和休克,应给予相应的处理。遗传性肾性尿崩症目前尚无病因治疗,只能对症地减轻口渴、多尿症状,对继发性肾性尿崩症应查明病因并给予相应的治疗。药物所致者应停用引起尿崩症的药物,电解质紊乱所致者应尽快纠正电解质紊乱。

使用噻嗪类利尿药并减少钠的摄入可造成一定程度的容量不足和钠缺乏,近端肾小管的重吸收比例增加,到达远端肾小管的溶质量和液体量相应下降,终尿量遂减少。噻嗪类利尿药可使患者尿量减少一半,尿渗透压升高 1 倍以上。噻嗪类利尿药中以氢氯噻嗪(双氢克尿噻)最为常用,成人剂量为 50～150 mg/d,分2～3次口服;小儿剂量为 2 mg/kg。在使用噻嗪类利尿药时,如果不减少钠的摄入量,则效果甚微。螺内酯(安体舒通)也有一定的作用,不过作用较弱,但它对锂盐诱导的肾性尿崩症则效果明显。完全性肾性尿崩症对 AVP 制剂无反应,部分性肾性尿崩症对 AVP 制剂有一定的反应。大剂量去氨加压素(如200～400 μg,每 8 小时鼻喷1 次)可改善部分性肾性尿崩症患者的症状,但这种治疗花费太大。刺激 AVP 释放的药物如氯贝丁酯、氯磺丙脲对完全性肾性尿崩症无效,对部分性肾性尿崩症有微弱疗效。非甾体抗炎药可抑制肾前列腺素的合成,使到达远端肾小管的溶质量减少,从而降低尿量。最常使用的是吲哚美辛(消炎痛)。布洛芬(异丁苯丙酸)亦常使用,其疗效较吲哚美辛略差。舒林酸也是一种前列腺素合成抑制药,但它不能抑制肾脏前列腺素的合成,故对肾性尿崩症无效。

单一药物不能完全控制肾性尿崩症的症状,近年主张联合用药。常见的联合用药方案:噻嗪类利尿药加螺内酯、噻嗪类利尿药加前列腺素合成抑制药、前列腺素合成抑制药加去氨加压素等。联合用药不仅可增强疗效,还可避免某些不良反应,如联合应用噻嗪类利尿药和螺内酯可避免噻嗪类利尿药的低血钾不良反应。

(刘晓莉)

第四节　特发性高钙尿症

一、概述

1953 年,Albright 首先报道了一组原因不明的肾结石伴血钙正常而尿钙排泄增加的一种疾病,被命名为特发性高钙尿症(idiopathic hypercalciuria,IH)。

二、病因和发病机制

本病是一种 X 连锁隐性遗传病伴原发性 Fanconi 综合征,主要由编码氯离子通道的 $CLCN5$ 基因突变引起。$CLCN5$ 基因位于人类染色体 Xp11,22 区,编码肾小管上皮细胞膜的氯离子通道蛋白 CLC-5。CLC-5 与细胞重吸收小分子量蛋白质形成内吞囊泡有关。$CLCN5$ 基因突变,使氯离子通道CLC-5结构异常,Cl^- 跨囊泡膜内流受阻,囊泡酸化障碍,影响蛋白质重吸收,出现小分子量蛋白尿。同时,囊泡不能酸化也影响细胞膜表面受体再循环,进而引起多种物质转运异常。本病患者高尿钙产生的原因可能是以下几个方面。

(1)空肠转运吸收钙增加,抑制甲状旁腺分泌功能,使肾小球超滤负荷增加,而肾小管重吸收钙减少,引起尿钙增多。吸收增加的钙由尿中排出,所以血钙不升高。此外,肠道钙吸收增加尚可见于乳类食品和钙摄入过多,以及维生素 D 过多等。

(2)由肾小管重吸收钙缺陷引起。管腔膜上参与钙离子转运的蛋白通道再循环障碍或肾小管对某种调节蛋白重吸收减少,使原尿中钙重吸收降低,引起尿钙增加,血钙减少。血钙降低刺激甲状旁腺分泌 PTH 增加,同时维生素 D 活性产物合成增多,均可使血钙保持正常水平。

肾小管对磷重吸收减少,肾性失磷引起继发性低血磷,反馈作用使血 $1,25\text{-}(OH)_2D_3$ 增加,使空肠对钙吸收增加,可滤过钙增多,进一步加重了尿钙排泄。

肾小管钙重吸收减少和肠道钙再吸收增加导致高尿钙发生机制如图 4-1 所示。

三、临床表现

目前认为,Dent 病、特发性高钙尿症、X 连锁隐性遗传性低血磷性佝偻病和 X 连锁隐性肾钙化都是疾病的不同表现形式,即 X 连锁原发性 Fanconi 综合征。本病多见于中年女性,男性患者病情重,女性患者较轻。发病年龄为35～60岁,轻者可无症状。约50%的患者发生肾结石、血尿,甚至肾绞痛。平日尿中可见大量钙结晶,尿蛋白电泳示不同程度的低分子量蛋白尿。晚期可有烦渴、多饮、多尿、肾钙化及进行性肾衰竭。由于长期负钙平衡及继发性甲旁亢,可发生关节痛、骨质疏松、骨折、畸形和佝偻病等。

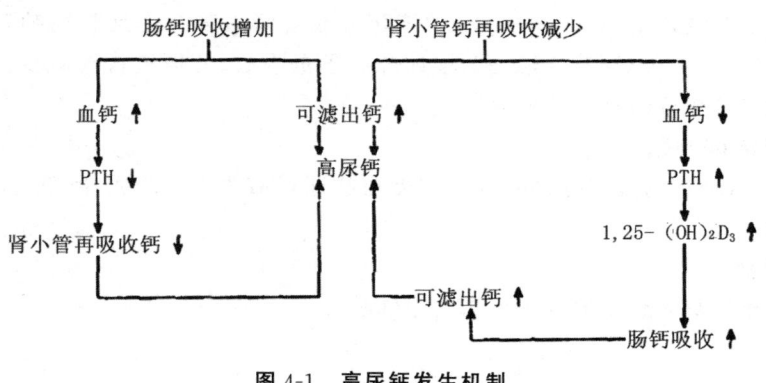

图 4-1　高尿钙发生机制

四、诊断

尿钙高而血钙正常是本病诊断的重要依据。凡原因不明的钙结石、骨质疏松或软骨病患者均应排除本病。

(1)尿 Ca/Cr 比值≥0.18(正常<0.12)。

(2)24 小时尿钙定量>0.1 mmol/kg 或女性≥250 mg、男性≥300 mg(正常<4 mg/kg)。

(3)尿中出现低分子量蛋白质如清蛋白、$β_2$ 微球蛋白和 $α_1$ 微球蛋白等。24 小时尿蛋白定量在0.5～2.0 g(儿童患者≤1 g/d)。

(4)低钙饮食试验:限制钙摄入量 300 mg/d,3 天后 24 小时尿钙定量仍高于正常者为阳性。

(5)钙耐量试验:低钙低磷饮食 3 天后,第 4 天静脉滴注钙剂 15 mg/kg,置于 1 000 mL 生理盐水中,5 小时内滴完。滴完后开始留 24 小时尿,3 小时后取血,查血、尿钙和磷浓度。如果尿钙排出量减去基础尿钙后,仍超过滴入钙量50%者,给钙后 4～12 小时尿磷排出量较 0～4 小时降低 20%,则为阳性。

五、鉴别诊断

(一)伴血钙升高

维生素 D 中毒、钙制剂治疗、甲状旁腺功能亢进、婴儿特发性高钙血症(Williams 综合征)、结节病、恶性肿瘤如骨髓瘤等应与本病鉴别。

(二)伴血钙正常

其他原因所致 Fanconi 综合征、抗 ADH 综合征、肾小管性酸中毒和髓质海绵肾等应与本病鉴别。

六、治疗

(一)低钙饮食

每天钙摄入量应小于 400 mg,多饮水以稀释尿液,减少结石发生。

（二）磷酸纤维素钠

磷酸纤维素钠能与肠内钙结合，减少钙吸收，对肠道吸收钙增加而引起的高尿钙更有效。用量：每次 5 g，每天 3 次。

（三）噻嗪类利尿药

氢氯噻嗪从小剂量开始，25～75 mg/d。该药可能与肾小管上皮细胞钙钠转运存在相互竞争和制约关系，同时可激活 Ca^{2+}-ATP 酶，增加钾离子重吸收，使尿钙排泄减少。用药期间应监测 24 小时尿钙排量，注意药物不良反应。

（四）前列腺素抑制剂

吲哚美辛、对氨基水杨酸和舒林酸等。这类药物通过减少 PG 合成，减低 $1,25\text{-}(OH)_2D_3$ 活性，使尿钙排出减少。

（五）二磷酸盐

羟乙膦酸钠和阿仑膦酸钠等可减少肠道中钙吸收。

（刘晓莉）

第五章

肾间质疾病

第一节　急性间质性肾炎

间质性肾炎指肾脏间质有炎症细胞浸润和水肿或纤维化,因常伴有不同程度的肾小管损伤,故又有肾小管-间质性肾炎之称。急性间质性肾炎(acute interstitial nephritis,AIN)原指各种感染引起的肾脏的形态学特征,现指各种原因引起的一种临床病理综合征,特征是临床急性起病,肾功能急剧恶化,在 GFR 下降同时常有肾小管功能不全;病理以肾间质炎性细胞浸润、水肿伴有小管上皮细胞退行性变、坏死为病理特征。AIN 是急性肾衰竭(ARF)的重要原因之一,占 ARF 的 10%～15%。

一、病因

(一)感染

甲组链球菌、金黄色葡萄球菌、白喉杆菌、布氏杆菌、钩端螺旋体菌、军团菌,弓形体、EB 病毒及肺炎支原体、大肠埃希菌、流行性出血热病毒、麻疹病毒等,都可引起急性间质性肾炎。

感染引起间质性肾炎的机制尚不完全清楚,其中有些病原体可直接侵入肾脏,参与间质炎症反应的细胞由产生抗侵入病原体抗体的细胞和参与吞噬有关的细胞组成。侵入肾脏的细菌释放内毒素或外毒素,直接损伤组织,通常为微生物直接侵袭肾脏并在肾脏内繁殖所引起的肾间质化脓性炎症,即肾盂肾炎等。

由系统感染(多为肾外感染)引起的变态反应所致的急性间质性肾炎,其病原体包括细菌、病毒、螺旋体、支原体、原虫及蠕虫等。如由汉坦病毒引起的肾出血热综合征、由黄疸出血型钩端螺旋体引起的钩端螺旋体病等。

(二)药物

药物变态反应引起的急性间质性肾炎是目前临床上最常见的类型。与急性间质性肾炎强相关的药物有甲氧西林、青霉素类、头孢菌素Ⅰ、非甾体抗炎药和西咪替丁;可能相关的药物有羧苄西林、头孢菌素类、苯唑西林、磺胺类、利福平、噻嗪类、呋塞米、白细胞介素、苯茚二酮;弱相关的药物有:苯妥英钠、四环素、丙磺舒、卡托普利、别嘌醇、红霉素、氯霉素和氯贝丁酯。其中由抗生素引起的急性间质性肾炎占大多数。

药物性急性间质性肾炎一般是由变态反应引起的，与直接毒性作用关系不大，因急性间质性肾炎仅在用药的少数患者中发生，与用药剂量无关，肾脏损伤常伴有过敏的全身表现（发热、皮疹、嗜酸性粒细胞计数增多、关节痛），再次接触同一药物或同类药物时仍可再发生反应，循环中有某些致病药物的抗体，同时有一些体液或细胞免疫介导反应的证据。

（三）代谢性原因

严重的代谢失调，如高血钙、高尿酸血症和低血钾等可导致急性间质性肾炎。

（四）其他原因

其他原因有继发于肾小球肾炎、继发于 SLE、继发于肾移植、代谢性原因、特发性急性间质性肾炎等。在各种免疫复合物型疾病中，SLE 最常见在肾小管基膜和肾小管周围毛细血管壁有免疫复合物沉积（50%）。60%的患者有单核细胞引起的局灶性或弥漫性间质浸润，伴或不伴中性粒细胞和浆细胞，肾小管有不同程度的损伤。弥漫增生性较膜性或局灶增生性狼疮肾炎常见肾小球外免疫沉积物，肾小管间质性肾炎也较为常见。人们早已注意到肾小球肾炎可伴有间质炎症反应，但只是在近些年才重视其机制的研究。继发于肾移植，肾小球外免疫球蛋白的沉积只是促发间质反应诸因素之一。沿肾小管基膜线状和颗粒状沉积物均有报告，多数都能洗脱出抗-TBM 抗体。

（五）特发性急性间质性肾炎

另有一些患者找不到任何致病因素称为特发性 AIN，这类患者唯一共有的特征是可逆的急性肾衰竭、肾间质水肿和单核细胞浸润。

二、发病机制

感染的病毒、细菌及其毒素可直接侵袭肾脏引起间质损伤，一些药物、毒物、物理因素及代谢紊乱亦可直接导致 AIN。但是产生 AIN 的主要原因是免疫反应，包括抗原特异性和非抗原特异性所致的肾间质损伤。研究证实，由细胞介导的免疫反应途径在 AIN 的发病中起了重要作用。运用单抗免疫组化进行研究，发现肾间质中参与炎症反应的浸润细胞大多为 T 细胞，以 CD4 细胞占多数；但在由非甾体抗炎药、西咪替丁、抗生素类药物引起的病例中，则以 CD8 细胞略占多数。

经典抗原介导的免疫性间质性肾炎是抗肾小管基膜抗体性间质性肾炎，循环血中可测得抗原特异性 IgG。肾小管基膜上可见 IgG 呈线性沉淀，或颗粒状沉积于某些系统性红斑狼疮和干燥综合征患者的肾小管基膜上，这种表现在其他 AIN 病例中极为罕见。间质内浸润细胞发病初多为中性粒细胞，2 周后转为单核细胞。

三、临床表现

（一）全身过敏表现

常见药疹、药物热及处周血嗜酸性粒细胞增多，有时还可见关节痛及淋巴结肿大。但是由非甾体抗炎药引起者常无全身过敏表现。过敏症状可先于肾衰竭 1 周前发生，也可同时发生。大多数患者（60%～100%）有发热，30%～40%的患者有红斑或斑丘疹样皮损、瘙痒，但关节痛无特异性，较其他症状少见。偶有腰痛，可能与肾被膜紧张有关。1/3 的患者有肉眼血尿。

（二）急性感染的症状

感染引起的急性间质性肾炎主要见于严重感染和有脓毒血症的患者，症状有发热、恶寒、腰痛、虚弱等，血中多形核白细胞计数增高。急性肾盂肾炎为其典型的表现。

（三）尿化验异常

患者常出现无菌性白细胞尿、血尿及蛋白尿。蛋白尿多呈轻度，但当非甾体抗炎药引起肾小球微小病变型肾病时却常见大量蛋白尿，并可由此引起肾病综合征。

感染性急性间质性肾炎患者尿中以多形核白细胞为主，可见白细胞管型，并有少量红细胞和尿蛋白。过敏性急性间质性肾炎患者80％以上有血尿、蛋白尿和脓尿，90％有镜下血尿，发现嗜酸性粒细胞尿强烈提示药物过敏引起的急性间质性肾炎。

蛋白尿一般是肾小管性的，很少达肾病综合征的程度，多在 1.2 g/d 以下，但非甾体抗炎药引起的急性间质性肾炎，尿蛋白可达肾病范围，嗜酸性粒细胞尿不如其他常见。

依据临床和无红细胞管型除外急性肾小球肾炎和血管炎后，尿中嗜酸性粒细胞有助于急性肾小管坏死与过敏性间质性肾炎的鉴别，但无嗜酸性粒细胞不具鉴别价值，这是因为许多急性间质性肾炎患者无嗜酸性粒细胞尿，并且嗜酸性粒细胞尿随时间而异。特发性急性间质性肾炎患者尿中嗜酸性粒细胞不增加，伴有眼葡萄膜炎的患者有嗜酸性粒细胞尿。

（四）肾功能损害

1.肾小管功能不全

间质损伤的基本表现即肾小管功能不全。由于肾小管各段的功能不同，肾小管功能不全的类型与损伤部位有关，而损伤的程度决定功能不全的严重性。皮质部位的肾小管间质损伤主要影响近端肾小管或远端小管，髓质部位的损伤影响髓袢和集合管，从而决定了各自的表现。影响近端肾小管的病变导致 HCO_3^- 尿（Ⅱ型 RTA）、肾性糖尿、氨基酸尿、磷酸盐尿和尿酸尿。肾功能不全患者若见血磷和尿酸盐水平降低应怀疑有肾小管间质疾病。远端小管受损出现Ⅰ型 RTA、高血 K^+ 和失盐。影响髓质和乳头的病变累及髓袢、集合管和产生及维持髓质高渗所必需的其他髓质结构，导致肾性尿崩症、多尿和夜尿。但临床上所见肾小管受影响并非单一的，在同一病例可见多种功能异常。

2.急性肾衰竭

患者表现为急性肾衰竭伴或不伴少尿，并常因肾小管功能损害出现肾性糖尿、低比重及低渗尿。急性间质性肾炎引起的肾功能损害包括从单纯的肾小管功能不全到急性肾衰竭。据报道，本病引起的急性肾衰竭占急性肾衰竭总数的13％。急性肾衰竭时可见少尿或无尿，如初始的症状和体征未察觉而继续用致病性药物时常见少尿。

（五）继发性急性间质性肾炎的表现

患者表现以原发病为主，继发性急性间质性肾炎的表现无特异性。原发病伴有间质病变时肾功能损害多加重。但 SLE 和肾移植患者在肾小球病变不明显时，突出的间质病变即可导致急性肾衰竭。这在 SLE 患者常发生在有肾外和血清学各种表现的患者，尽管肾功能恶化，尿液分析却无多少异常。急性尿酸性肾病表现为少尿、结晶尿和血尿。

（六）特发性急性间质性肾炎的表现

这是指少数经肾组织活检证实为 AIN 却无任何诸如药物、感染及全身疾病等致病因素，除急性肾衰竭外其他临床表现无特异性，无发热和皮疹，伴眼葡萄膜炎的特发性急性间质性肾炎。患者常伴有非少尿型 ARF，可见于各年龄组男女患者，以中年女性多见。皮疹、嗜酸性粒细胞增多等全身变态反应少见,大多有高 γ 球蛋白血症,血沉增快,近端肾小管重吸收钠的能力降低,并出现糖尿、氨基酸尿、中等量的蛋白尿。少数患者免疫荧光检查可见肾小管基膜有颗粒样沉积。多数预后较好,有的自然缓解,对皮质激素疗法有的有效,有的无效。眼葡萄膜炎易复发。

(七)肾活检

组织学表现无特异性,对病因学无提示作用,化脓性感染引起的大量嗜中性粒细胞例外。最常见的表现是间质水肿引起的肾小管分离。间质的炎症细胞主要是淋巴细胞、浆细胞或巨噬细胞,各自的比例随类型而异。有些病例见嗜酸性粒细胞,尤其是药物变态反应引起的间质性肾炎。炎细胞灶是局灶性的,但有时可呈弥漫性实质损害。药物引起的变态反应偶可见巨细胞。肾小管有各种变化,在一些病例因间质肿胀而移位。在另一些病例,肾小管萎缩,或其数目明显减少。肾小管常有扩张,内排列低级的上皮细胞,这种情况当有急性肾衰竭时特别常见。有时可见小的坏死区域,常由炎症细胞引起。肾小管管型的数目不一。动脉和小动脉常不受影响,但在老年病例和高血压病病例,小动脉可见某种程度的内膜增厚。在伴有急性肾衰竭的病例,于直小血管可见有核细胞。在大多数病例肾小球无异常,但在肾衰竭的患者肾小球囊内排列的细胞具有肾小管细胞的特征。电镜和免疫荧光显微镜检查可见线型或颗粒型免疫沉积物,成分有 IgG、IgM、C_3 和自身抗原等。

四、诊断及鉴别诊断

(一)诊断

根据病史和体格检查,结合临床表现和实验室检查,便可做出诊断。感染引起的急性间质性肾炎发生在严重的肾脏或全身性感染患者;有的在用抗生素期间出现急性间质性炎症,倾向于是药物引起的,但不能排除感染引起的病变。药物引起的急性间质性肾炎发生在开始用药后的3～30 天,有变态反应的全身表现及肾脏方面的表现。继发性的急性间质性肾炎表现以原发病为主,兼有肾小管受损的表现,或伴有肾小管间质损伤后病情恶化加速,偶见以肾小管间质病变为主导致肾衰竭者。常先有肾小球疾病的临床表现如蛋白尿、水肿、高血压等,在若干时间之后,突然出现小管-间质受损的症状,如多尿、夜尿、低渗尿等。

急性间质性肾炎的典型病例常有:①近期用药史;②全身过敏表现;③尿化验异常;④肾小管及肾小球功能损害。一般认为若有上述表现的前两条,再加上后两条中任何一条,临床急性间质性肾炎即可诊断成立。但非典型病例常无第二条,必须依靠肾穿刺病理检查确诊。

(二)鉴别诊断

有急性肾衰竭、血尿和蛋白尿的急性间质性肾炎,需与急性肾小球肾炎及急性肾小管坏死相鉴别。

1.与急性肾小球肾炎鉴别

急性肾小球肾炎患者在用抗生素的当时或用药后的很短时间内即可发生严重的肾衰竭,常见红细胞管型和低补体血症;而在急性间质性肾炎患者,疾病发生在开始治疗后的较长时间,补体正常,嗜酸性粒细胞增多,可见嗜酸性粒细胞尿,无红细胞管型。

2.与急性肾小管坏死鉴别

急性肾小管坏死患者尿中可见游离的肾小管上皮细胞、灰褐色的颗粒管型和上皮细胞管型;有些药物既能引起急性间质性肾炎,也能引起其他肾脏病,如非甾体抗炎药可使原有的肾脏病加剧,利福平可导致急性肾小管坏死等,一般可借助于尿液分析进行鉴别诊断。

五、治疗

（1）感染所致的急性间质性肾炎应进行抗感染治疗，参照尿路感染治疗。

（2）药物所致的急性间质性肾炎首先停用致敏药物。去除变态原后，多数轻症急性间质性肾炎即可逐渐自行缓解。但有的病例肾功能恢复不完全，功能恢复的程度和速度与肾脏病变的严重性有关。无氮质血症的病例，尿沉渣在几天内可转为正常；肾功能不全的病例则可能需要 2～4 个月的恢复时间。

（3）免疫抑制治疗：重症病例宜服用糖皮质激素如泼尼松每天 30～40 mg，病情好转后逐渐减量，共服用 2～3 个月，能够加快疾病缓解。激素的使用指征为：①停用药物后肾功能恢复延迟；②肾间质弥漫细胞浸润或肉芽肿形成；③肾功能急剧恶化；④严重肾衰竭透析治疗。为冲击疗法或口服，很少需并用细胞毒药物。

（4）继发性急性间质性肾炎的治疗：积极治疗原发病，如系统性红斑狼疮、干燥综合征等。

（5）特发性急性间质性肾炎的治疗：主要是用皮质激素，有的无效。部分病例能自然缓解。

（6）急性肾衰竭的治疗可用支持疗法，表现为急性肾衰竭的病例应及时进行透析治疗。

六、预后与转归

急性间质性肾炎的预后较好，大多数为可逆性，少数患者可遗留肾损害，并发展为终末期肾衰竭。其预后主要与疾病的严重程度、肾功能状况、肾间质浸润的程度、急性肾衰竭的持续时间和年龄等有关。

（刘晓莉）

第二节　慢性间质性肾炎

一、概述

慢性间质性肾炎（CIN）又称为慢性肾小管间质肾病（CTIN），是一组由多种病因引起的慢性肾小管间质性疾病。临床以肾小管功能障碍为主，表现为尿浓缩功能异常、肾小管性酸中毒 Fanconi 综合征、低钾血症等，罕见水肿、大量蛋白尿和高血压。伴随有进展性慢性肾衰竭。

病理表现以肾间质纤维化、单个核细胞浸润和肾小管萎缩为主要特征，早期可无肾小球及血管受累，晚期存在不同程度肾小球硬化、小血管壁增厚或管腔闭塞。

多种原发或继发性肾小球疾病都可以伴有慢性肾小管间质病变，即继发性间质性肾炎。

多种病因均可引起本病，常见病因与急性肾小管间质性肾炎类似。①药物所致：如镇痛剂肾病、马兜铃酸肾病、钙调素抑制剂相关肾病、锂相关肾病等。②代谢异常相关 CIN：如慢性尿酸肾病、低钾性肾病、高钙性肾病等。③免疫相关的 CIN：如干燥综合征、系统性红斑狼疮、结节病等合并的 CIN。④特发性：如肾小管间质性肾炎-眼色素膜炎综合征（TINU 综合征）。

二、入院评估

(一)病史询问要点

1.临床症状

慢性间质性肾炎起病隐匿,临床症状缺乏特异性。

(1)小管功能受损的表现:有时在疾病早期可以出现,多表现为多饮、多尿、烦渴、夜尿增多。存在此类症状时应注意区分失眠、精神性、糖尿病等引起的多尿或夜尿增多。

(2)慢性肾衰竭的相关临床症状:多在疾病的晚期出现。

(3)不同病因引起 CIN 时各自的特异性表现,此类症状多依靠系统回顾来获得。如长期疼痛症状、存在脏器移植病史或自身免疫性疾病,高尿酸血症常见的痛风结节或结石病临床表现、低钾血症导致的肌无力、高钙血症导致的神经肌肉异常(记忆力减退、抑郁、精神错乱、肌无力等)、消化系统症状(恶心、呕吐、腹痛、便秘等),干燥综合征引起的眼干、口干等症状;或其他系统性疾病导致的相关症状。

2.相关病史

(1)用药史:①止痛剂,长期滥用止痛剂或咖啡因、可待因的病史。②含有马兜铃酸成分的中药。如广防己,关木通、青木香、天仙藤、寻骨风等。③钙调素抑制剂,如环孢素和他克莫司。④锂制剂,通常用于治疗精神抑郁躁狂疾病。⑤其他毒物接触史,如斑蝥素、鱼胆等生物毒素接触史;铜、铅、镉、汞等重金属接触史。

(2)既往疾病史:如风湿性关节炎、干燥综合征、系统性红斑狼疮、结节病等系统性疾病史;痛风、低钾血症病史;恶性肿瘤病史;神经精神疾病病史;脏器移植病史等。

(二)体格检查

CIN 本身在疾病早期没有特异性体征,晚期可以见到慢性肾功能不全的相关体征。有时可以见到合并疾病的相关体征。

(三)实验室检查

1.肾小管功能障碍表现

间质性肾炎都有不同程度的肾小管功能障碍,具体表现因肾小管受累部位不同而各异。近端肾小管受损可以出现肾性尿糖、氨基酸尿、低尿酸血症、低磷血症、近端肾小管性酸中毒或 Fanconi 综合征。髓袢损伤可导致多尿和夜尿增多。远端小管功能障碍可以出现低钾血症、远端肾小管性酸中毒。集合管功能障碍可能引起多尿或肾性尿崩症。

尿检显示低比重尿、低渗尿。尿中 β-微球蛋白、维生素结合蛋白(RBP)、N-乙酰-β-D 氨基酸葡萄糖苷酶(NAG)和溶菌酶水平升高。

2.慢性肾衰竭

在疾病晚期可以出现慢性肾功能不全相关的实验室检查异常。

3.尿液检查

(1)蛋白尿:多为少量蛋白尿,定量常<1 g/d。

(2)白细胞尿:可表现为无菌性白细胞尿或无菌性脓尿。

(3)血尿:少见,多为镜下血尿。

4.其他实验室检查

(1)贫血:促红细胞生成素(EPO)是由肾皮质间质细胞分泌的一种激素。慢性间质性肾炎时 EPO 生成减少明显,可以引起贫血,其贫血程度往往重于肾功能损害程度。

(2)血尿酸:高尿酸肾病时可以存在高尿酸血症,其他原因导致的 CIN 可以出现低尿酸血症。

(3)血钾:慢性肾功能不全可以出现高钾血症,但 CIN 往往因为存在远端肾小管功能障碍而导致低钾血症,而低钾性肾病更是有存在长期低钾血症的情况。

(4)血钙、血磷:慢性肾功能不全通常表现为低钙高磷,如果出现高钙血症应警惕高钙性肾病的可能。而低磷血症在除外营养不良后往往提示存在近端肾小管功能受损。

(5)酸中毒:除慢性肾功能不全可能导致代谢性酸中毒外,因为往往存在肾小管性酸中毒,所以此类患者通常存在较为严重的代谢性酸中毒。

(四)影像学检查

CIN 时双肾往往显著萎缩,表面凹凸不平,尤其是马兜铃酸肾病时,肾萎缩非常明显,有时与肾衰竭程度不符。

X 线或 CT 检查发现肾乳头钙化、肾皱缩、肾凹凸不平对止痛剂肾病的诊断大有帮助。

(五)病理检查

慢性间质性肾炎的病理改变以肾间质纤维化,伴单个核细胞浸润、肾小管萎缩、管腔扩张、上皮细胞扁平和小管基膜增厚为特征。免疫荧光检查多为阴性。电镜检查对慢性间质性肾炎的意义不大。

三、诊断及鉴别诊断

在临床上当患者存在长期肾小管功能障碍表现伴有慢性肾功能不全,同时尿常规检查多为阴性或轻微异常,伴双肾明显萎缩和与肾衰竭程度不符的重度贫血,再结合详细的病史采集,慢性间质性肾炎的诊断多可建立。也应注意对可能病因的寻找和分析,以及对各种并发症的诊断。

四、治疗

治疗的关键是早期诊断。CIN 治疗原则包括:①去除病因,停用相关药物、清除感染灶、解除梗阻等。②对症支持治疗,EPO 治疗、纠正水电酸碱失衡。③促进肾小管再生,冬虫夏草制剂等。④免疫抑制剂,只用于自身免疫性疾病、药物变态反应等免疫因素介导的 CIN。⑤抑制间质纤维化,积极控制血压,使用钙通道阻滞剂、ACEI 或 ARB 类药物,低蛋白饮食等。出现慢性肾功能不全时还应针对慢性肾衰竭及其并发症进行治疗。

针对不同原因导致的 CIN 还有相应不同的特殊治疗,如高尿酸时积极降尿酸治疗。

(刘晓莉)

第三节 反流性肾病

反流性肾病(RN)是由膀胱-输尿管反流(VUR)和肾内反流引起的肾实质性疾病,为我国较为常见的肾病之一,发病率为 0.1%～10%,占终末期肾衰竭的 12%。好发于婴幼儿及儿童,学龄儿童中发病率约为 0.3%;在成人中女性平均发病年龄为 30 岁,男性平均发病年龄为 27 岁,女性多于男性。男女之比为 1:4。

本病起病隐匿,多随尿路感染反复发作而逐渐加重,临床早期多无自觉症状,或仅以反复发作的尿频、重复排尿、排尿困难、遗尿、腰痛为特征,中晚期则以多尿、夜尿、乏力、腰痛,甚至贫血、恶心呕吐、头晕等为主要表现。

病因与输尿管进入膀胱通道的角度变化、输尿管末端的瓣膜样作用是否健全,输尿管畸形、输尿管囊肿、输尿管遗传性先天异常、神经源性膀胱、妊娠、肾血管病变、免疫损伤、膀胱电灼治疗,以及外科输尿管结石摘除术等有关。膀胱-输尿管反流机制是指膀胱壁内输尿管斜行段单向性瓣膜作用减弱,原发性者多见于儿童,并有家族性遗传性倾向。其引起肾内反流(IRR)的部位即为以后瘢痕形成的部位。

发病机制可能与尿路感染、尿动力学改变、免疫因素、肾间质血管改变有关。病理变化可见患肾缩小、肾盂肾盏扩张、皮质变薄、肾两极表面可有局灶性瘢痕。光镜下可见肾小管萎缩、肾间质纤维化、有淋巴细胞浸润;晚期可见肾小球局灶性硬化;免疫荧光可见部分肾小球内有 IgM、IgG、C_3 沉积;电镜可见内皮下电子致密物。

一、主要临床表现

(一)尿路感染

尿路感染为本病最常见的临床表现。

(二)蛋白尿

蛋白尿可为反流性肾病的首发症状,但一般是在严重瘢痕形成数年后才出现,蛋白尿的出现提示已有肾小球病变,为预后不良的指征。

(三)妊娠高血压

妊娠高血压可为反流性肾病的首发症状。约有 4% 严重妊高征的患者发生反流性肾病。

(四)夜尿、多尿

夜尿、多尿为肾浓缩功能异常表现。

(五)慢性肾衰竭表现

慢性肾衰竭表现可有贫血、高血压、氮质血症等。一般肾衰竭的发病年龄在 35 岁以下。单侧性反流性肾病的肾衰竭,是由于并发了双侧肾的肾小球病变。

本病其他症状还可有遗尿史、肾结石、镜下或肉眼血尿等,小儿常在 4 岁以下发病,常以反复发作的尿路感染就诊。

二、主要诊断

(一)诊断要点

(1)反复发作的尿路感染。

(2)排尿性膀胱造影见有膀胱-输尿管反流(成人有时不存在)。

(3)造影肾盂肾盏扩张变形。

(4)肾体积缩小,皮质变薄。

(5)有慢性间质性肾炎的特点。

(二)膀胱-输尿管反流临床分期(按国际反流研究委员会提议的分级标准)

1.Ⅰ级

尿液反流只达到输尿管的下 1/3 段。

2.Ⅱ级

尿液反流到输尿管、肾盂及肾盏,但无扩张,肾盂穹隆正常。

3.Ⅲ级

输尿管轻度或中度扩张和(或)扭曲,肾盂中度扩张,但无或仅有轻度肾盂变钝。

4.Ⅳ级

输尿管中度扩张,肾盂锐角完全消失,但大部分肾盏保持乳头压痕。

5.Ⅴ级

输尿管严重扩张和扭曲,肾盂肾盏严重扩张,大部分肾盏不能看见乳头压痕。

三、鉴别诊断

应与以下疾病相鉴别。

(一)泌尿系统感染

临床多有尿频、尿急、尿痛等尿路刺激症状。如为肾盂肾炎,尿常规除有红细胞、白细胞、脓细胞外,可有尿蛋白,但肾盂造影无尿液反流,无肾盂积水,也无肾功能减退及肾脏瘢痕形成等症状与体征。

(二)梗阻性肾病

严重的梗阻性肾病难以与反流性肾病所致病变相区别,但 B 超、放射线、CT 等检查可发现梗阻性肾病的梗阻病灶,及时摘除肿瘤、去除结石等梗阻原因后,泌尿系统形态可恢复正常。

(三)慢性肾小球肾炎

慢性肾小球肾炎以病程迁延、蛋白尿,或伴有水肿、高血压、肾功能不全等为特征,放射核素检查无膀胱-输尿管反流、输尿管及肾盂肾盏扩张、肾盂无瘢痕形成等形态学改变。

四、治疗

(一)治疗原则

反流性肾病的治疗主要是针对膀胱-输尿管反流的治疗、感染的治疗和后期肾衰竭的治疗,主要目的是控制尿液反流、消除或控制感染及预防肾衰竭的进一步发展。原则是早期治疗和综合治疗。

(二)治疗方法

1.预防治疗

(1)主要是指预防感染,对防止肾脏新的瘢痕形成有重要意义。方法是注意个人卫生,多饮水,补入充足水分,避免便秘,定时排空膀胱尿液以减轻膀胱内压力及减少膀胱胀残余尿。

(2)对有家族史的婴幼儿应常规检查是否有膀胱-输尿管反流和肾内反流的存在,以便早期治疗。

2.内科治疗

(1)长程低剂量抑菌治疗:每晚睡前排尿后口服单一剂量抗生素。可选用复方新诺明、氧氟沙星、阿莫西林、呋喃妥因、头孢菌素等。如复方新诺明 1/2 片,连续口服 6 个月,然后第一、第二、第六周做中段尿培养,如有复发则重新开始治疗,疗程为 1～2 年。至于疗程目前仍未有定论,一般主张在儿童用至青春期或反流消失后 1 年,成人至少用至 1 年以上。

(2)控制高血压:高血压可加重肾病进展及肾功能恶化,控制高血压是长期治疗方案的一个

73

重要组成部分。

(3)利用膀胱逼尿肌肌电图结果选择治疗方案:膀胱逼尿肌不稳定的患者,即使为重度反流,经抗菌药物加抗胆碱能药物治疗,反流消失率明显提高。

(4)对晚期患者采用低蛋白饮食疗法,以减低肾衰竭的进行性发展。

3.外科治疗

外科手术适应证为:①重度反流尤其是双侧反流,内科保守治疗4年反流仍持续存在或有进行性肾功能减退或有新瘢痕形成。②反复尿路感染,尤其有发热症状的暴发性感染,经内科治疗4个月反流无改善。③输尿管口呈高尔夫洞穴样改变。④可用手术纠正的先天性异常或尿路梗阻。

实践证明,双侧反流极少会自然消失,故儿童的严重反流应尽早手术治疗;对成人膀胱-输尿管反流是否手术治疗,目前仍有争议,成人膀胱-输尿管反流除非为重度并反复发作的肾盂肾炎,经内科治疗无法控制者才考虑手术治疗。如有蛋白尿者一般不宜手术治疗。手术方式除传统抗反流术式外,推荐经内镜下注射聚四氟乙烯(特氟隆)治疗,不良反应小,成功率高,2次治疗有效率可达到95%以上。

五、评述

(一)反流性肾病起病隐匿

多随尿路感染反复发作而逐渐加重,早期治疗预后较好;如不及时治疗和纠正,可发展为慢性肾衰竭,预后不良。早期的诊断金标准仍然是排尿性膀胱尿路造影,但无论是成人还是学龄儿童,要做到早期诊断一直是比较困难的事情。西医方案对本病的治疗如能早期预防治疗,尤其合理的抗感染治疗,常可使患者恢复、阻止病情发展,但由于长时间的服用抗菌药物(单剂量药物至少1年以上),随着病情的缓解,患者常不能坚持;利用膀胱逼尿肌肌电图结果选择治疗方案是近期使用的方法,肌电图的需求可能是本方法推广使用的障碍;手术治疗适用于重症、保守治疗效果不佳的患者,是选择顺序排在内科方法之后的一种方法。中医治疗方案类似于西医方案的内科治疗方法,对中、早期和轻、中度患者效果较好,辨证分型治疗可以使方案个体化,但长期服用汤剂无论儿童或是成人都难以坚持,且缺乏循证医学依据。

(二)膀胱-输尿管反流的早期发现和治疗与反流性肾病的预后密切相关

大多数患者甚至包括反流较重的患者如得到早期治疗预后较好;如不能得到及时治疗与纠正,随着蛋白尿的出现,预后不佳。研究表明,反流性肾病的预后与蛋白尿、局灶阶段硬化和进行性肾功能减退有密切关系。蛋白尿的程度与有无肾小球损伤即肾小球损伤的程度有明显的关系。进行性肾小球硬化是反流性肾病慢性肾衰竭发生的最主要决定因素。

(刘晓莉)

第四节 低钾血症肾病

机体长期缺钾,可造成低钾血症肾病。

一、病因

(1)胃肠道过度丢失钾离子:腹泻、呕吐、过度通便(服缓泻剂)等。

(2)尿中丢失大量钾:包括肾小管性酸中毒和其他慢性肾疾病。

(3)大量使用糖皮质激素:如激素治疗、库欣病和原发性醛固酮增多症等。

(4)原因不明:如使用某些减肥药及利尿剂(氢氯噻嗪)等。由于低钾血症长期持续,引起低钾肾病。

二、病理

随着机体缺钾,肾组织含钾量减少,肾乳头及髓质内钾的减少更明显。引起近端、远端肾小管细胞内的大空泡变性,髓袢基膜增厚,集合管发生显著变化,显示上皮细胞肿胀,空泡形成,变性坏死。有些病例亦可见肾间质纤维化。肾小球及血管一般无损害。在罕见的情况下,严重的长期缺钾,有可能引起固缩肾。

三、临床表现

患者肾小管逆流倍增机制被破坏,肾离子交换障碍,肾髓质间液不能成为高渗;集合管对水通透性降低、损坏钠泵,影响水的重吸收,远端肾小管对抗利尿激素反应降低及肾内前列腺素合成增加。患者表现为肌无力,周期性四肢麻痹,烦渴,多尿、低比重尿、明显夜尿增多等,甚至可发生肾性尿崩症。发生间质损害后,可引起肾小管酸化尿功能障碍。本病常伴发肾盂肾炎,晚期病变患者偶可发生肾衰竭。

四、实验室检查

低血钾、高血钠、代谢性碱中毒、尿比重低、原发性醛固酮增多症的患者,醛固酮分泌增多,导致水钠潴留,体液容量扩张而抑制肾素-血管紧张素系统,所以患者有尿中醛固酮增多、血浆肾素活性低、患者对缺钠的反应迟钝等表现。

五、治疗及预后

确诊为低钾血症肾病的患者,应给予积极的补钾治疗,患者的症状可望在短期内改善。在治疗的过程中需要注意的是,患者由于长期多尿,使尿钙、尿镁、尿磷排出增多,甲状旁腺激素(PTH)的合成需要镁的参与,所以低血镁使PTH分泌减少,使血钙浓度下降。如果没有及时补充钙剂、镁剂、磷剂,可造成患者低血钙抽搐的发生。所以在治疗的过程中,要同时监测患者血钙、血镁、血磷的情况,并随时给予补充。

早期病变是可逆的,一般纠正缺钾后数月,肾功能可改善或恢复。在晚期已发生肾间质瘢痕形成者,则病变不能恢复。

(刘晓莉)

第六章

原发性肾小球疾病

第一节 IgA肾病

    IgA肾病是一组以系膜区IgA沉积为特征的肾小球肾炎,1968年由法国病理学家Berger和Hinglais最先报道,目前已成为全球最常见的原发性肾小球疾病。我国最早于1984年由北京协和医院与北京医科大学第一医院联合报道了一组40例IgA肾病。此后,国内各中心对该病的报道日益增多,研究百花齐放。本节将针对IgA肾病的一些重要而值得探索的问题加以讨论。

一、IgA肾病的流行病学特点与发病机制

(一)流行病学特点

1.广泛性与异质性

    IgA肾病为全世界范围内最常见的原发肾小球疾病。各个年龄段都能发病,但高峰在20~40岁。北美和西欧的调查显示男、女患者的比例为2:1,而亚太地区男、女患者的比例为1:1。IgA肾病的发病率存在着明显的地域差异,亚洲地区的发病率明显高于其他地区的发病率。美国的人口调查显示IgA肾病的年发病率为1/100 000,儿童的年发病率为0.5/100 000。中国的一项13 519例肾活检资料显示,IgA肾病在原发肾小球疾病中所占比例高达45%。此外,在无肾病临床表现的人群中,于肾小球系膜区能发现IgA沉积者也占3%~16%。

    以上数据提示了IgA肾病的广泛性与异质性。首先,IgA肾病发病的地域性及发病人群的构成存在明显差异。这些差异可能与遗传、环境因素相关,也可能与各地选择肾活检的指征不同有关。日本和新加坡选择尿检异常(如镜下血尿)的患者常规进行肾穿刺病理检查,因此IgA肾病的发生率即可能偏高;而美国主要选择蛋白尿>1.0 g/d的患者进行肾穿刺,则其IgA肾病的发生率即可能偏低。其次,IgA肾病的发病存在明显的个体差异性。肾病理检查发现系膜区IgA沉积却无肾炎表现的个体并不少。同样为系膜区IgA沉积,有的患者出现肾炎,有的患者却无症状,原因并不清楚。欲回答这个问题必须对发病机制有更透彻的理解,IgA于肾小球沉积的过程与免疫复合物造成的肾损伤过程可能是分别独立调控的环节,基因的多态性的研究或许能

解释这些表型差异。最后,不同地域患者、不同个体的临床表现及治疗反应的差异势必会影响治疗决策,为此目前国际上尚无统一的治疗指南。2012 年,改善全球肾病预后组织(Kidney Disease:Improving Global Outcomes,KDIGO)发布了《肾小球肾炎临床实践指南》,其中对 IgA 肾病治疗的建议几乎都来自较低级别证据。那么,IgA 肾病高发的亚洲地区及我国是否应对此作出贡献?

2.病程迁延,认识过程曲折

早期观点是 IgA 肾病是一种良性过程疾病,预后良好。随着研究深入及随访期延长,现已明确其中相当一部分患者的病程呈进展性,高达 50% 的患者能在 20~25 年逐渐进入终末期肾病(ESRD),这就提示对 IgA 肾病积极进行治疗、控制疾病进展很重要。

(二)发病机制

1.免疫介导炎症的发病机制

(1)黏膜免疫反应与异常 IgA1 产生:大量研究表明 IgA 肾病的启动与血清中出现过量的异常 IgA1(铰链区 O-糖链末端半乳糖缺失,对肾小球系膜组织有特殊亲和力)密切相关。这些异常 IgA1 在循环中蓄积到一定程度,并沉积于肾小球系膜区,才可能引发 IgA 肾病。目前关于致病性 IgA1 的来源主要有两种观点,均与黏膜免疫反应相关。其一,从临床表现来看,肉眼血尿往往发生于黏膜感染(如上呼吸道、胃肠道或泌尿系统感染)之后,提示 IgA1 的发生与黏膜免疫相关,推测肾小球系膜区沉积的 IgA1 可能来源于黏膜免疫系统。其二,IgA 肾病患者过多的 IgA1 可能来源于骨髓免疫活性细胞。Julian 等提出"黏膜-骨髓轴"观点,认为血清水平异常升高的 IgA 并非由黏膜产生,而是由黏膜内抗原特定的淋巴细胞或抗原递呈细胞进入骨髓腔,诱导骨髓 B 细胞增加 IgG1 分泌所致。所以,血中异常 IgA1 的来源目前尚未明确,这些 IgA1 可能来源于免疫系统的某一个部位,也可能是整个免疫系统失调的结果。

以上发病机制的认识开阔了治疗思路,即减少黏膜感染,控制黏膜免疫反应,有可能减少 IgA 肾病的发病率及复发率。对患有慢性扁桃体炎并反复发作的患者,择机摘除扁桃体有可能减少黏膜免疫反应,降低血中异常 IgA1 和循环免疫复合物水平,从而减少肉眼血尿发作和尿蛋白。

(2)免疫复合物形成与异常 IgA1 的致病性:异常 IgA1 沉积于肾小球系膜区的具体机制尚未完全清楚,可能通过与系膜细胞抗原(包括种植的外源性抗原)或细胞上受体结合而沉积。大量研究证实免疫复合物中的异常 IgA1 与系膜细胞结合后,即能激活系膜细胞,促进其增殖、释放细胞因子和合成系膜基质,诱发肾小球肾炎;而非免疫复合物状态的异常 IgA1 并不能触发上述致肾炎反应。上述含异常 IgA1 的免疫复合物形成过程能被多种因素调控,包括补体成分 C3b 及巨噬细胞和中性粒细胞上的 IgA Fc 受体(CD89)的可溶形式。

以上过程说明系膜区的异常 IgA1 沉积与肾炎发病并无必然相关性,其致肾炎作用在一定程度上取决于免疫复合物形成及其后续效应。此观点可能也解释了为何有人系膜区有 IgA 沉积却无肾炎表现。

(3)受体缺陷与异常 IgA1 清除障碍:现在学者认为肝脏可能是清除异常 IgA 的主要场所。研究发现,与清除异常 IgA1 免疫复合物相关的受体有肝细胞上的去唾液酸糖蛋白受体(ASGPR)及肝脏 Kupffer 细胞上的 IgA Fc 受体(FcαRI,即 CD89),如果这些受体数量减少或功能异常,就能导致异常 IgA1 免疫复合物清除受阻,这也与 IgA 肾病发病相关。

肝硬化患者能产生一种病理表现与 IgA 肾病十分相似的肾小球疾病,被称为"肝硬化性肾小球疾病",其发病机制之一即可能与异常 IgA1 清除障碍相关。

（4）多种途径级联反应致肾脏损伤：正如前所述，含有异常 IgA1 的免疫复合物沉积于系膜，将触发炎症反应致肾脏损害。从系膜细胞活化、增殖，释放前炎症及前纤维化细胞因子，合成及分泌细胞外基质开始，通过多种途径的级联放大反应使肾损害逐渐加重。受累细胞从系膜细胞扩展到足细胞、肾小管上皮细胞、肾间质成纤维细胞等肾脏固有细胞及循环炎症细胞；病变性质从炎症反应逐渐进展成肾小球硬化及肾间质纤维化等不可逆病变，最终疾病发展为 ESRD。

免疫-炎症损伤的级联反应概念能为治疗理念提出新思路。2013 年，Coppo 等人认为应该对 IgA 肾病早期进行免疫抑制治疗，这可能会改善肾病的长期预后。他们认为 IgAN 的治疗存在"遗产效应"，若在疾病早期阻断一些免疫发病机制的级联放大反应，即可能留下持久记忆，获得长时期疗效。这一观点大大强调了早期免疫抑制治疗的重要性。

综上所述，随着基础研究的逐步深入，IgA 肾病的发病机制已越来越清晰，但是遗憾的是，至今仍无基于 IgA 肾病发病机制的特异性治疗方法，当前治疗多在减轻免疫疾病理损伤的下游环节，今后应力争改变这一现状。

2.基因相关的遗传发病机制

遗传因素一定程度上影响着 IgA 肾病发生。在不同的种族群体中，血清糖基化异常的 IgA1 水平显现出不同的遗传特性。约 75% 的 IgA 肾病患者的血清异常 IgA1 水平超过正常对照的第 90 百分位，而其一级亲属中也有 30%～40% 的成员的血清异常 IgA1 水平升高，不过，这些亲属多数并不发病，提示还有其他决定发病的关键因素。

家族性 IgA 肾病的病例支持发病的遗传机制及基因相关性。多数病例来自美国和欧洲的白种人，少数来自日本，中国香港也有相关报道。北京大学第一医院曾对 777 例 IgA 肾病患者进行了家族调查，发现 8.7% 的患者具有阳性家族史，其中 1.3% 已肯定为家族性 IgA 肾病，而另外 7.4% 为可疑家族性 IgA 肾病，为此学者认为在中国 IgA 肾病也并不少见。

目前对于 IgA 肾病发病的遗传因素的研究主要集中于 *HLA* 基因多态性、T 细胞受体基因多态性、肾素-血管紧张素系统基因多态性、细胞因子基因多态性及子宫珠蛋白基因多态性。IgA 肾病可能是一种复杂的多基因性疾病，遗传因素在其发生发展中起了多大作用，尚有待进一步的研究。

二、IgA 肾病的临床-病理表现与诊断

（一）IgA 肾病的临床表现分类

1.无症状性血尿、伴或不伴轻度蛋白尿

患者表现为无症状性血尿，伴或不伴轻度蛋白尿（尿蛋白少于 1 g/d），肾功能正常。我国一项试验对表现为单纯镜下血尿的 IgA 肾病患者随访 12 年，结果显示 14% 的镜下血尿消失，但是约 1/3 患者出现蛋白尿（尿蛋白超过 1 g/d）或者肾小球滤过率（GFR）下降。这个结果也提示对表现无症状性血尿伴或不伴轻度蛋白尿的 IgA 肾病患者，一定要长期随访，因为其中部分患者随后可能出现病变进展。

2.反复发作肉眼血尿

多于上呼吸道感染（细菌性扁桃体炎或病毒性上呼吸道感染）后 3 天内发病，出现全程肉眼血尿，儿童和青少年（80%～90%）中的该临床表现较成人（30%～40%）中多见，多无伴随症状，少数患者有排尿不适或胁腹痛等。一般学者认为肉眼血尿程度与疾病严重程度无关。患者在肉

眼血尿消失后,常遗留下无症状性血尿、伴或不伴轻度蛋白尿。

3.慢性肾炎综合征

常表现为镜下血尿、不同程度的蛋白尿(常>1.0 g/d,但少于大量蛋白尿),而且随病情进展常出现高血压、轻度水肿及肾功能损害。这组 IgA 肾病患者的疾病具有慢性进展性质。

4.肾病综合征

表现为肾病综合征的 IgA 肾病患者并不少见。对这类患者首先要做肾组织的电镜检查,看 IgA 肾病是否合并微小病变病,如果是,则疾病治疗及转归均与微小病变病相似。但是,另一部分肾病综合征患者常伴高血压和(或)肾功能减退,肾病理常为 Lee 氏分级Ⅲ~Ⅴ级,这类 IgA 肾病治疗较困难,预后较差。

5.急性肾损伤

IgA 肾病在如下几种情况下可以出现急性肾损害(AKI)。①急进性肾炎:临床呈现血尿、蛋白尿、水肿及高血压等表现,肾功能迅速恶化,很快出现少尿或无尿,肾组织病理检查为新月体肾炎。IgA 肾病导致的急进性肾炎还经常伴随肾病综合征。②急性肾小管损害:往往由肉眼血尿引起,可能与红细胞管型阻塞肾小管及红细胞破裂释放二价铁离子致氧化应激反应损伤肾小管相关。常为一过性轻度 AKI。③恶性高血压:IgA 肾病患者的高血压控制不佳时,较容易转换成恶性高血压,伴随出现 AKI,严重时出现急性肾衰竭(ARF)。

上述各种类型 IgA 肾病患者的血尿均为变形红细胞血尿或变形红细胞为主的混合型血尿。

(二)IgA 肾病的病理特点、病理分级及对其评价

1.IgA 肾病的病理特点

(1)免疫荧光(或免疫组化)表现:免疫疾病理检查可发现明显的 IgA 和 C_3 于系膜区或系膜及毛细血管壁沉积,也可合并较弱的 IgG 和(或)IgM 沉积,但 C1q 和 C4 的沉积少见。有时在小血管壁可以见到 C_3 颗粒沉积,这种情况多见于合并高血压的患者。

(2)光学显微镜下表现:光镜下 IgA 肾病最常见的病理改变是局灶或弥漫性系膜细胞增生及系膜基质增多,因此常见的病理类型是局灶增生性肾炎及系膜增生性肾炎,有时也能见到新月体肾炎或膜增生性肾炎,伴或不伴节段性肾小球硬化。肾小球病变重者常伴肾小管间质病变,包括不同程度的肾间质炎症细胞浸润,肾间质纤维化及肾小管萎缩。IgA 肾病的肾脏小动脉壁常增厚(不伴高血压也增厚)。

(3)电子显微镜下表现:电镜下可见不同程度的系膜细胞增生和系膜基质增多,常见大块高密度电子致密物于系膜区或系膜区及内皮下沉积。这些电子致密物的沉积部位与免疫荧光下免疫沉积物的沉积部位一致。肾小球基底膜正常。

所以,对于 IgA 肾病诊断来说,免疫荧光(或免疫组化)表现是特征性表现,不做此检查即无法诊断 IgA 肾病;电镜检查若能在系膜区(或系膜区及内皮下)见到大块高密度电子致密物,对诊断也有提示意义。而光镜检查无特异表现。

2.IgA 肾病的病理分级

(1)Lee 氏和 Hass 氏分级:目前临床常用的 IgA 肾病病理分级为 Lee 氏和 Hass 氏分级。这两个分级系统简便、实用,对判断疾病预后具有较好作用。

(2)牛津分型:国际 IgA 肾病组织与肾病理学会联合建立的国际协作组织于 2009 年提出了一项具有良好重复性和预后预测作用的新型 IgA 肾病病理分型——牛津分型。

牛津分型应用了 4 个能独立影响疾病预后的病理指标,并详细制定了评分标准。这些指标

包括：系膜细胞增生(评分 M0 及 M1)、节段性硬化或粘连(评分 S0 及 S1)、内皮细胞增生(评分 E0 及 E1)、肾小管萎缩/肾间质纤维化(评分 T0、T1 及 T2)。牛津分型的最终病理报道，除需详细给出上述 4 个指标的评分外，还要用附加报道形式给出肾小球个数及一些其他定量病理指标(如细胞及纤维新月体比例、纤维素样坏死比例、肾小球球性硬化比例)，以更好地了解肾脏急性和慢性病变情况。

牛津分型的制定过程比以往任何分级标准都严谨及科学，而且聚集了国际肾病学家及病理学家的共同智慧。但是，牛津分型也存在一定的局限性，例如，新月体病变对肾病预后的影响分析较少，且其研究设计没有考虑到不同地区治疗方案的差异性，亚洲的治疗总体较积极(用激素及免疫抑制剂治疗者较多)，因此牛津分型在亚洲的应用尚待进一步验证。

综上可见，病理分级(或分型)的提出需要兼顾指标全面、可重复性好及临床实用(包括操作简便、指导治疗及判断预后效力强)等方面，任何病理分级(或分型)的可行性都需要经过大量临床实践来检验。

(三)诊断方法、诊断标准及鉴别诊断

1.肾活检指征及意义

IgA 肾病是一种依赖于免疫疾病理学检查才可确诊的肾小球疾病。但是目前国内外进行肾活检的指征差别很大，欧美国家大多主张对持续性蛋白尿水平>1.0 g/d 的患者进行肾活检，而在日本对于尿检异常(包括单纯性镜下血尿)的患者均建议常规做肾活检。学者认为，掌握肾活检指征太紧有可能漏掉一些需要积极治疗的患者，而且目前肾穿刺活检技术十分成熟，安全性高，故肾活检指征不宜掌握过紧。确有这样一部分 IgA 肾病患者，临床表现很轻，尿蛋白水平<1.0 g/d，但是病理检查却显示中度以上肾损害(Lee 氏分级Ⅲ级以上)，通过肾活检及时发现这些患者并给予干预治疗很重要。所以，正确掌握肾活检指征，正确分析和评价肾组织病理检查结果，对指导临床合理治疗具有重要意义。

2.IgA 肾病的诊断标准

IgA 肾病是一个肾小球疾病的免疫疾病理诊断。免疫荧光(或免疫组化)检查见 IgA 或 IgA 为主的免疫球蛋白伴补体 C_3 呈颗粒状，于肾小球系膜区或系膜及毛细血管壁沉积，并能从临床排除过敏性紫癜肾炎、肝硬化性肾小球疾病、强直性脊柱炎肾损害及银屑病肾损害等继发性 IgA 肾病，诊断即能成立。

3.鉴别诊断

IgA 肾病应注意与以下疾病鉴别。

(1)以血尿为主要表现者：需要与薄基膜病及 Alport 综合征等遗传性肾小球疾病区别。薄基膜病患者常呈单纯性镜下血尿，肾功能长期保持正常；Alport 综合征患者除血尿及蛋白尿外，肾功能常随年龄增长而逐渐减退直至进入 ESRD，而且还常伴眼、耳病变。肾活检病理检查是鉴别的关键，薄基膜病及 Alport 综合征均无 IgA 肾病的免疫疾病理表现，而电镜检查却能见到各自特殊的肾小球基底膜膜变。

(2)以肾病综合征为主要表现者：需要与非 IgA 肾病的系膜增生性肾炎区别。两者都常见于青少年，肾病综合征的表现相似。假如患者的血清 IgA 水平升高和(或)血尿显著(包括肉眼血尿)，则较支持 IgA 肾病。鉴别的关键是肾活检免疫疾病理检查，IgA 肾病以 IgA 沉积为主，而非 IgA 肾病常以 IgM 或 IgG 沉积为主，沉积于系膜区或系膜及毛细血管壁。

(3)以急进性肾炎为主要表现者：少数 IgA 肾病患者临床上呈现急进性肾炎综合征，病理呈现新月体性肾炎,他们的肾病实际为 IgA 肾病导致的Ⅱ型急进性肾炎。这种急进性肾炎应与抗肾小球基底膜抗体或抗中性粒细胞胞质抗体导致的Ⅰ型或Ⅲ型急进性肾炎区别。血清抗体检验及肾组织免疫疾病理检查是准确进行鉴别的关键。

三、IgA 肾病的预后评估及治疗选择

(一)疾病活动性及预后的评估指标及其意义

1.疾病预后评价指标

(1)蛋白尿及血压控制:蛋白尿和高血压的控制会影响肾功能的减退速率及肾病预后。Le 等通过多变量分析显示,与肾衰竭关系最密切的因素为时间平均尿蛋白水平(time-average proteinuria,TA-UP)及时间平均动脉压水平(time-average mean arterial blood pressure,TA-MAP)。计算方法为求 6 个月内每次随访时的尿蛋白量及血压的算术平均值,再计算整个随访期间所有算术平均值的均值。

(2)肾功能状态:起病或病程中出现的肾功能异常与不良预后相关,表现为 GFR 水平下降,血清肌酐水平上升。日本一项针对 2 270 名 IgA 肾病患者 7 年随访的研究发现,起病时血清肌酐水平与达到 ESRD 的比例成正相关。

(3)病理学参数:病理分级的预后评价意义已被许多研究证实。系膜增生、内皮增生、新月体形成、肾小球硬化、肾小管萎缩及间质纤维化的程度与肾功能下降速率及肾脏存活率密切相关。重度病理分级患者预后不良。

(4)其他因素:肥胖 IgA 肾病患者的肾脏预后更差,体重指数(BMI)超过 25 kg/m² 的患者的蛋白尿增多,病理严重度及 ESRD 风险均显著增大。此外,低蛋白血症、高尿酸血症也是肾脏不良结局的独立危险因素。

2.治疗方案选择的依据

只有对疾病病情及预后进行全面评估才可能制订合理的治疗方案。应根据患者的年龄、临床表现(如尿蛋白、血压、肾功能及其下降速率)及病理分级来综合评估病情,分析各种治疗的可能疗效及不良反应,最后选定治疗方案。而且,在治疗过程中还应根据疗效及不良反应来实时对治疗进行调整。

(二)治疗方案选择的共识及争议

1.非免疫抑制治疗

(1)拮抗血管紧张素Ⅱ药物:目前血管紧张素转化酶抑制剂(ACEI)或血管紧张素 AT1 受体阻滞剂(ARB)已被用作 IgA 肾病治疗的第一线药物。研究表明,ACEI/ARB 不仅具有降血压作用,还有减少蛋白尿及延缓肾损害进展的肾脏保护效应。ACEI/ARB 类药物的肾脏保护效应并不完全依赖于血压降低,因此 ACEI/ARB 类药物也能用于血压正常的 IgA 肾病蛋白尿患者的治疗。2012 年,KDIGO 制定的《肾小球肾炎临床实践指南》,推荐对尿蛋白水平>1 g/d 的 IgA 肾病患者长期用 ACEI 或 ARB 治疗(证据强度 1B),并建议对尿蛋白水平 0.5~1 g/d 的 IgA 肾病患者也用 ACEI 或 ARB 治疗(证据强度 2D)。指南还建议,只要患者能耐受,ACEI/ARB 的剂量可逐渐增加,以使尿蛋白降至 1 g/d 以下(证据强度 2C)。

将 ACEI/ARB 类药物用于肾功能不全患者需慎重,应评估患者的药物耐受性并密切监测药物不良反应。服用 ACEI/ARB 类药物之初,患者的血清肌酐水平可能出现轻度上升(较基线水平上升<30%),这是由药物扩张出球小动脉引起的。长远来看,出球小动脉扩张使肾小球内高

压、高灌注及高滤过降低,对肾脏起保护效应,因此不应停药。但是,用药后如果出现血清肌酐水平明显上升(超过了基线水平的 30%～35%),则必须马上停药。多数情况下,血清肌酐水平异常升高是肾脏有效血容量不足引起的,故应及时评估患者的血容量状态,寻找肾脏有效血容量不足的原因,加以纠正。除急性肾损害外,高钾血症也是 ACEI/ARB 类药物治疗的严重不良反应,尤其易发生在肾功能不全,需要高度警惕。

还需要强调,根据大量随机对照临床试验的观察结果,近年来国内外的高血压治疗指南均不提倡联合应用 ACEI 和 ARB。指南明确指出:在治疗高血压方面两药联用不能肯定增强疗效,却能增加严重不良反应;而在肾脏保护效应上,也无足够证据支持两药联合治疗。2013 年发表的西班牙 PRONEDI 试验结果及美国 VANEPHRON-D 试验结果均显示,联用 ACEI 和 ARB,与单药治疗相比,在减少 2 型糖尿病肾损害患者的尿蛋白排泄及延缓肾功能损害进展上并无任何优势。而在 VANEPHRON-D 试验中,两药联用组的高钾血症及急性肾损害不良反应却显著增加,以致试验被迫提前终止。

(2)深海鱼油:深海鱼油富含的 n-3(ω-3)多聚不饱和脂肪酸,理论上讲可通过竞争性抑制花生四烯酸,减少前列腺素、血栓素和白三烯的产生,从而减少肾小球和肾间质的炎症反应,发挥肾脏保护作用。几项大型随机对照试验显示,深海鱼油治疗对 IgA 肾病患者具有肾功能保护作用,但是荟萃分析却未获得治疗有益的结论。因此,深海鱼油的肾脏保护效应还需要进一步研究验证。鉴于深海鱼油治疗十分安全,而且对防治心血管疾病肯定有益,所以 2012 年 KDIGO 制定的《肾小球肾炎临床实践指南》建议,给尿蛋白持续多于 1 g/d 的 IgA 肾病患者深海鱼油治疗(证据强度 2D)。

(3)扁桃体切除:扁桃体是产生异常 IgA1 的主要部位之一。很多 IgA 肾病患者都伴有慢性扁桃体炎,而且扁桃体感染可导致肉眼血尿发作,所以择机进行扁桃体切除就被某些学者推荐作为治疗 IgA 肾病的一个手段,被认为可以降低患者血清 IgA 水平和循环免疫复合物水平,使肉眼血尿发作及尿蛋白排泄减少,甚至可能对肾功能具有长期保护作用。

近期日本一项针对肾移植后复发 IgA 肾病患者的小规模研究表明,扁桃体切除术组降低尿蛋白作用显著(从 880 mg/d 降到 280 mg/d),而未行手术组则无明显变化。日本另外一项针对原发性 IgA 肾病的研究也显示,扁桃体切除联合免疫抑制剂治疗,在诱导蛋白尿缓解和(或)减轻血尿上效果均较单用免疫抑制剂治疗优越。不过上面两个研究均为非随机研究,且样本量较小,因此存在一定局限性。Wang 等人经荟萃分析也认为,扁桃体切除术联合激素和肾素-血管紧张素系统(RAS)阻断治疗,对有轻中度蛋白尿且肾功能尚佳的 IgA 肾病患者具有长远保护肾功能的效应。

但是,2012 年 KDIGO 制定的《肾小球肾炎临床实践指南》认为,扁桃体切除术常与其他治疗(特别是免疫抑制剂)联合应用,所以难以判断扁桃体切除术的具体作用,而且也有临床研究并未发现扁桃体切除术对改善 IgA 肾病病情有益。所以,该指南不建议用扁桃体切除术治疗 IgA 肾病(证据强度 2C),认为还需要更多的随机对照试验进行验证。不过,学者认为如果扁桃体炎与肉眼血尿发作具有明确关系时,仍可考虑择机进行扁桃体切除。

(4)抗血小板药物:抗血小板药物曾被广泛应用于 IgA 肾病的治疗,并有小样本临床试验显示双嘧达莫治疗 IgA 肾病有益,但是许多抗血小板治疗都联用了激素和免疫抑制治疗,故其确切作用难以判断。2012 年 KDIGO 制定的《肾小球肾炎临床实践指南》不建议使用抗血小板药物治疗 IgA 肾病(证据强度 2C)。

2.免疫抑制治疗

(1)单用糖皮质激素治疗:2012 年 KDIGO 的《肾小球肾炎临床实践指南》建议,对 IgA 肾病患者用 ACEI/ARB 充分治疗 3～6 个月,尿蛋白仍未降至 1 g/d 以下,而患者的肾功能仍相对良好(GFR>50 mL/min)时,应考虑给予 6 个月的激素治疗(证据强度 2C)。多数随机试验证实,6 个月的激素治疗能减少尿蛋白排泄,降低肾衰竭风险。

不过,Hogg 等人进行的试验采用非足量激素相对长疗程治疗,随访 2 年,未见获益。Katafuchi 等人开展的低剂量激素治疗,虽然治疗后患者的尿蛋白有所减少,但是最终疾病发展为 ESRD 的患者比例并无改善。这两项试验结果均提示中小剂量的激素治疗对 IgA 肾病可能无效。Lv 等进行文献回顾分析也发现,在肾脏保护效应上,大剂量、短疗程的激素治疗方案的效果比小剂量、长疗程的治疗方案的效果更佳。

在以上研究中,激素相关的不良反应较少,即使是采用激素冲击治疗,3 个月内使用甲泼尼龙达到 9 g,不良反应也较少。但是,既往的骨科文献认为使用甲泼尼龙超过 2 g,无菌性骨坏死的发生率就会上升;Lv 等经文献复习也认为激素治疗会增加不良反应(如糖尿病或糖耐量异常、高血压、消化道出血、Cushing 样体貌、头痛、体重增加、失眠),因此仍应注意。

(2)激素联合环磷酰胺或硫唑嘌呤治疗:许多回顾性研究和病例总结(多数来自亚洲)报道,给蛋白尿>1 g/d 和(或)GFR 水平下降和(或)具有高血压的 IgA 肾病高危患者采用激素联合环磷酰胺或硫唑嘌呤治疗,病情能明显改善。但是,其中不少研究存在选择病例及观察的偏倚,因此说服力不强。

近年有几篇文献报道了联合应用激素及上述免疫抑制剂治疗 IgA 肾病的前瞻随机对照试验结果,多数试验都显示此联合治疗有效。两项同一组日本研究人员的研究显示,给肾病理改变较重和(或)蛋白尿显著而 GFR 水平正常的 IgA 肾病患儿进行激素、硫唑嘌呤、抗凝剂及抗血小板制剂的联合治疗,能获得较高的蛋白尿缓解率,并且延缓了肾小球硬化的进展,这种方法在改善疾病长期预后上具有优势。2002 年,Ballardie 等人报道的一项小型随机临床试验,用激素联合环磷酰胺续以硫唑嘌呤进行治疗,结果联合治疗组的 5 年存活率为 72%,而对照组的 5 年存活率仅为 6%。但是,2010 年,Pozzi 等的一项随机对照试验却获得了阴性结果。此试验中入组患者为血清肌酐水平低于 176.8 μmol/L(2 mg/dL)、蛋白尿水平高于 1 g/d 的 IgA 肾病患者,分别接受激素或激素联合硫唑嘌呤治疗,经过平均 4.9 年的随访,两组结局无显著性差异。

总的来说,联合治疗组的不良反应较单药治疗组多,包括激素不良反应及免疫抑制剂的不良反应(骨髓抑制等),而且两者联用时更容易出现严重感染(各种微生物感染,包括卡氏肺孢子菌及病毒感染等),必须高度重视。因此,在治疗 IgA 肾病时,一定要认真评估疗效与风险,权衡利弊后再作出决策。

2012 年 KDIGO 制定的《肾小球肾炎临床实践指南》建议,除非 IgA 肾病为新月体肾炎,否则不应用激素联合环磷酰胺或硫唑嘌呤来治疗(证据强度 2D);IgA 肾病患者的 GFR 水平<30 mL/(min·1.73 m²)时,若非新月体肾炎,不用免疫抑制剂治疗(证据强度 2C)。多数试验中,激素联合环磷酰胺或硫唑嘌呤治疗的对象均非 IgA 肾病新月体肾炎患者,可是治疗对改善病情有效,所以将激素联合免疫抑制剂治疗仅限于 IgA 肾病新月体肾炎导致的肾功能迅速减退患者,是否有必要,很值得研究。

(3)其他免疫抑制剂的应用。

吗替麦考酚酯:中国、比利时及美国的几项随机对照试验研究了对高危 IgA 肾病患者使用吗替麦考酚酯（MMF）治疗的疗效。中国的研究指出，在使用 ACEI 的基础上使用 MMF（2 g/d），有明确降低尿蛋白水平及稳定肾功能的作用。另外一项中文发表的研究也显示 MMF 治疗能够降低尿蛋白水平，12 个月内尿蛋白量由 1.0~1.5 g/d 降至 0.50~0.75 g/d，比大剂量口服泼尼松更有益。比利时和美国在白种人中所做的研究（与前述中国研究的设计相似）均认为 MMF 治疗对尿蛋白无效。此外，Xu 等进行荟萃分析，也认为 MMF 在降低尿蛋白水平方面并没有显著效益。所以 MMF 治疗 IgA 肾病的疗效目前仍无定论，造成这种结果差异的原因可能与种族、MMF 剂量或者其他尚未认识到的影响因素相关，基于此，2012 年 KDIGO 制定的《肾小球肾炎临床实践指南》并不建议应用 MMF 治疗 IgA 肾病（证据强度 2C）。

值得注意的是，如果将 MMF 用于治疗肾功能不全的 IgA 肾病患者，必须高度警惕卡氏肺孢子菌肺炎等严重感染，以前国内已有使用 MMF 治疗 IgA 肾病导致卡氏肺孢子菌肺炎，患者死亡的案例。

雷公藤多苷：雷公藤为传统中药，曾长期用于治疗自身免疫疾病，其免疫抑制作用已得到大量临床试验证实。雷公藤多苷是从雷公藤中提取出来的有效成分。Chen 等经荟萃分析认为，应用雷公藤多苷治疗 IgA 肾病，其降低尿蛋白水平的作用肯定。但是国内多数临床研究的证据级别都较低，因此推广雷公藤多苷的临床应用受到限制。此外，还需注意此药的毒副作用，如性腺抑制（男性不育及女性月经紊乱、闭经等）、骨髓抑制、肝损害及胃肠道反应。

其他药物：环孢素 A 用于 IgA 肾病治疗的相关试验很少，而且该药具有较大的肾毒性，有可能加重肾间质纤维化，目前不推荐在 IgA 肾病治疗中应用该药。来氟米特能通过抑制酪氨酸激酶和二氢乳清酸脱氢酶而抑制 T 细胞和 B 细胞的活化增殖，发挥免疫抑制作用，临床已用其治疗类风湿关节炎及系统性红斑狼疮。国内也有少数用其治疗 IgA 肾病的报道，但是证据级别均较低，其确切疗效尚待观察。

3.对 IgA 肾病慢性肾功能不全患者进行免疫抑制治疗的争议

几乎所有的随机对照研究均未纳入 GFR<30 mL/min 的患者，GFR 为 30~50 mL/min 的患者也只有少数入组。对这部分患者用不用免疫抑制治疗，若用应该何时用、如何用均存在争议。

有学者认为，即使 IgA 肾病患者已出现慢性肾功能不全，一些依然活跃的免疫或非免疫因素仍可能作为促进疾病进展因素发挥不良效应，所以可以应用激素及免疫抑制剂进行干预治疗。一项病例分析报道，对平均 GFR 为 22 mL/min 的 IgA 肾病患者，用大剂量环磷酰胺或激素冲击续以 MMF 治疗，患者仍然获益。另外，Takahito 等的研究显示，给 GFR<60 mL/min 的 IgA 肾病患者激素治疗，在改善临床指标上较单纯支持治疗效果好，但是对改善肾病长期预后无效。

对于进展性 IgA 肾病患者，如果血清肌酐水平>221 μmol/L（2.5 mg/dL），至今无足够证据表明免疫抑制治疗仍然有效。有时这种血肌酐阈值被称为"一去不返的拐点"，因此选择合适的治疗时机相当关键。该阈值仍有待进一步研究确证。

综上所述，对于 GFR 为 30~50 mL/min 的 IgA 肾病患者，是否能用免疫抑制治疗目前尚无定论；但是对 GFR<30 mL/min 的患者，不宜进行免疫抑制治疗。

（宋书建）

第二节 膜性肾病

膜性肾病是以肾小球基底膜上皮细胞下免疫复合物沉积伴肾小球基底膜弥漫增厚为特征的一组疾病,病因未明者称为特发性膜性肾病。

一、病因与发病机制

(一)病因

1.特发性膜性肾病

病因不详。

2.继发性膜性肾病

(1)药物及重金属:青霉胺、硫普罗宁、非甾体抗炎药、卡托普利、金制剂、铋、汞等。

(2)感染:乙型肝炎病毒、丙型肝炎病毒、梅毒、HIV、幽门螺杆菌等。

(3)自身免疫疾病:系统性红斑狼疮、混合性结缔组织病、自身免疫性甲状腺炎、干燥综合征等。

(4)肿瘤:肺癌、乳腺癌、胃肠道肿瘤及淋巴瘤等。

(二)发病机制

下面主要介绍特发性膜性肾病,该病的发病机制不明,该病多被认为是与免疫机制有关的主动过程,上皮侧原位免疫复合物形成及膜攻击复合物 C5b-9 的形成是局部组织损伤的原因。

二、临床表现、诊断与鉴别诊断

(一)临床表现

特发性膜性肾病起病隐袭,水肿逐渐加重,80％的患者表现为肾病综合征,其余为无症状蛋白尿。20％～55％的患者有镜下血尿,肉眼血尿罕见(多见于肾静脉血栓形成或伴新月体肾炎)。20％～40％的患者伴有高血压。起病时大多数患者的肾功能正常,但有 5％～10％的患者有肾功能不全,部分患者可于多年后逐步进展为慢性肾衰竭。膜性肾病较突出的并发症为血栓、栓塞,常见的为下肢静脉血栓、肾静脉血栓及肺栓塞。

(二)诊断

1.病理特点

(1)光镜特点:早期肾小球大致正常,随着病程的进展,肾小球体积增大,毛细血管袢可略显扩张、僵硬,可见基底膜空泡样改变,上皮细胞下可见细小的嗜复红蛋白沉积,一般无细胞增殖及细胞浸润。病变明显时可见基底膜增厚,钉突形成。晚期可见基底膜明显增厚,毛细血管袢受到挤压闭塞,系膜基质增多,肾小球硬化。肾小管上皮细胞可见到透明滴,泡沫细胞在间质也较常出现,病变严重者可见到肾小管萎缩、间质纤维化和炎症细胞浸润。

(2)免疫荧光:以 IgG、C_3 为主沿基底膜呈颗粒状、弥漫性沉积,部分患者可有 IgM 和 IgA沉积。

2.电镜特点及分期

依病程的发展和电子致密物的沉积情况,可将膜性肾病分为 4 期。

(1)Ⅰ期:基底膜空泡变性,轻微增厚,电镜下可见上皮下有少量电子致密物沉积,足细胞足突广泛融合。

(2)Ⅱ期:基底膜弥漫增厚,高碘酸乌洛托品银(periodic acid-sliver methena mine,PASM)染色显示增厚的基底膜呈钉突状结构,上皮下可见较大电子致密物沉积,基底膜呈钉突状增厚(图 6-1)。

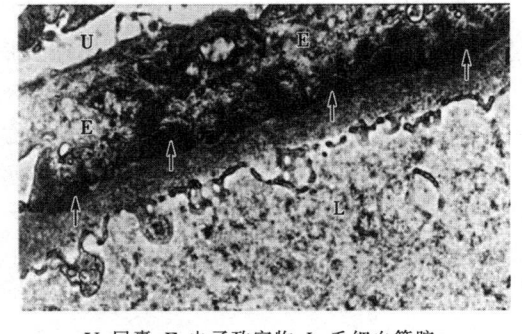

U:尿囊;E:电子致密物;L:毛细血管腔。

图 6-1 膜性肾病Ⅱ期电镜图

(3)Ⅲ期:基底膜高度增厚,电子致密物被增生的基底膜包绕,可见多数电子致密物沉积于基底膜内。

(4)Ⅳ期:基底膜内电子致密物逐渐被吸收,出现电子透亮区,基底膜高度增厚,光镜下可见基底膜呈"链条状"。

(三)鉴别诊断

病理诊断为膜性肾病后,应首先排除继发因素,才可诊断为特发性膜性肾病。

1.膜型狼疮性肾炎

膜型狼疮性肾炎常见于女性,有系统性红斑狼疮的多系统损害的表现,免疫荧光表现为"满堂亮"现象,一般 C1q 阳性较突出。

2.乙型肝炎病毒相关性肾炎

该病可有乙型肝炎的临床表现和血清学异常,免疫荧光多为"满堂亮",在肾组织中能够检测出乙型肝炎病毒抗原。

3.肿瘤相关性膜性肾病

肿瘤相关性膜性肾病见于各种恶性实体瘤及淋巴瘤,病理上与特发性膜性肾病相似,多发生于老年人。

三、治疗原则

对尿蛋白定量<3.5 g/24 h 的患者,不主张用大剂量激素与免疫抑制剂治疗,应严格控制血压,给予 ACEI 或 ARB 类药物,减少蛋白尿,并长期随访,监测肾功能的变化。对尿蛋白定量为 3.5~6 g/24 h 的患者,应严格控制血压,给予 ACEI 类药物,密切观察 6 个月,对病情无好转者,则主张用糖皮质激素与免疫抑制剂联合治疗。对尿蛋白定量>6 g/24 h 的患者以及尿蛋白定量为 3.5～6 g/24 h 但肾病综合征突出或肾功能不全的患者,应给予免疫抑制剂治疗,首选泼尼松 40～60 mg/d 联合环磷酰胺,如果效果不佳,可联合使用小剂量 CsA 或 MMF 治疗。

（宋书建）

第三节　急性肾小球肾炎

急性肾小球肾炎简称"急性肾炎",是一种常见的原发性肾小球疾病。该病大多呈急性起病,临床表现为血尿、蛋白尿、高血压、水肿、少尿及氮质血症。因其表现为一组临床综合征,故又称为"急性肾炎综合征"。急性肾小球肾炎常于多种致病微生物感染（尤其是链球菌感染）之后发病,但也有部分患者由其他微生物感染,如葡萄球菌、肺炎链球菌、伤寒杆菌、梅毒、病毒、原虫及真菌感染。通常临床所指急性肾小球肾炎即链球菌感染后肾小球肾炎,本节也以此为重点阐述。

一、发病机制与临床表现

（一）发病机制

该病发病与抗原抗体介导的免疫损伤密切相关。机体被链球菌感染后,其菌体内某些有关抗原与相应的特异抗体于循环中形成抗原-抗体复合物,随血流抵达肾脏,沉积于肾小球而致病。但也可能是链球菌抗原中某些带有正电荷的成分通过与肾小球基底膜（GBM）上带有负电荷的硫酸类肝素残基作用,先植于 GBM,然后通过原位复合物方式而致病。补体被激活后,炎症细胞浸润,导致肾小球免疫疾病理损伤而致病。肾小球毛细血管的免疫性炎症使毛细血管腔变窄,甚至闭塞,并损害肾小球滤过膜。可出现血尿、蛋白尿及管型尿等,并使肾小球滤过率下降。因而对多种溶质（包括含氮代谢产物、无机盐）的排泄减少,而发生水钠潴留,继而引起细胞外液容量增加。因此,临床上有水肿、尿少、全身循环充血状态、呼吸困难、肝大、静脉压升高等表现。该病引发的高血压目前被认为是血容量增加所致,也可能与肾素-血管紧张素-醛固酮系统活力增强有关。

该病急性期表现为弥漫性毛细血管内增生性肾小球肾炎、肾小球增大,并含有细胞成分,内皮细胞肿胀,系膜细胞浸润。电镜下可见上皮下沉淀物呈驼峰状。免疫荧光检查可见弥漫的呈颗粒状的毛细血管袢或系膜区的 IgG、C_3 和备解素的免疫沉着,偶有少量 IgM 和 C4。

（二）临床表现

急性肾小球肾炎可发生于各年龄组,但多见于儿童及青少年。该病起病较急,病情轻重不一,多数病例病前有链球菌感染史。感染灶多见于上呼吸道及皮肤,如扁桃体炎、咽炎、气管炎、鼻窦炎。在上述前驱感染后,有 1～3 周无症状的间歇期。间歇期后,即急性起病,首发症状多为水肿和血尿。重者可发生急性肾衰竭。

1.全身症状

发病时症状轻重不一,患者常有头痛、食欲减退、恶心、呕吐、腰困、疲乏无力。部分患者先驱感染没有控制,可有发热、咽喉疼痛、咳嗽,体温一般在 38 ℃上下。发热多见于儿童。

2.水肿、少尿

水肿、少尿常为该病的首发症状,占患者的 80%～90%。轻者仅晨起眼睑水肿,或伴有双下肢轻度可凹性水肿,面色较苍白。重者可延及全身,体重增加。水肿出现的部位主要取决于两个因素,即重力作用和局部组织张力。儿童的皮肤及皮下组织较紧密,则水肿的凹陷性不十分明显。另外,水肿的程度还与钠盐的摄入量有密切关系。钠盐的摄入量多则水肿加重,严重者可有胸腔积液、腹水。

3.血尿

几乎全部患者有肾小球源性血尿,是该病常见的初起症状。尿浑浊,为棕红色。血尿一般数天内消失,也可持续1～2周转为镜下血尿。经治疗镜下血尿多在6个月内完全消失。也可因劳累、紧张、感染而反复出现镜下血尿,也有持续1～2年才完全消失的。

4.蛋白尿

多数患者有不同程度的蛋白尿,以清蛋白为主。极少数患者表现为肾病综合征。蛋白尿持续存在提示病情迁延或有转为慢性肾炎的可能。

5.高血压

大部分患者可出现一过性轻度、中度高血压。收缩压、舒张压均升高,往往与血尿、水肿同时存在,一般持续2～3周,多随水肿消退而降至正常。原因与水钠潴留、血容量扩张有关。经利尿消肿血压下降,少数患者可出现重度高血压,并可并发高血压脑病、心力衰竭或视网膜病变,出现充血性心力衰竭、肺水肿等。

6.肾功能异常

少数患者可出现少尿(尿量<400 mL/24 h),肾功能一过性受损,表现为轻度氮质血症。于1～2周尿量增加,肾功能于利尿后数天可逐渐恢复,仅有极少数患者可表现为急性肾衰竭。

二、诊断与鉴别诊断

(一)诊断

1.前驱感染史

一般起病前有呼吸道或皮肤感染,也可能有其他部位感染。

2.尿常规及沉渣检查

(1)血尿:为急性肾炎的重要表现,肉眼血尿或镜下血尿中红细胞多为严重变形红细胞。因为红细胞通过病变毛细血管壁和流经肾小管过程中,因渗透压改变而变形。此外,还可见红细胞管型,表示肾小球有出血渗出性炎症,这是急性肾炎的重要特点。

(2)管型尿:尿沉渣中常见有肾小管上皮细胞、白细胞,偶有白细胞管型及大量透明和颗粒管型,一般无蜡样管型及宽大管型,如果出现此类管型,提示原肾炎急性加重或有全身系统性疾病,如红斑狼疮或血管炎。

(3)尿蛋白:通常为＋～＋＋,24小时蛋白总量<3.0 g,尿蛋白多属于非选择性。

(4)尿少与水肿:该病急性发作期24小时尿量一般为1 000 mL以下,并伴有面部及下肢轻度水肿。

3.血常规检查

白细胞计数可正常或增加,与原感染性是否继续存在有关。急性期血沉常变快,一般为30～60 mm/h。常见轻度贫血,其与血容量增大、血液稀释有关,于利尿消肿后即可恢复,但也有少数患者有微血管溶血性贫血。

4.肾功能及血生化检查

急性期肾小球滤过率（GFR）呈不同程度的下降，但肾血浆流量常可正常。因此滤过分数常下降。与肾小球功能受累相比，肾小管功能相对良好，肾浓缩功能多保持正常。临床常见一过性氮质血症，血中尿素氮、肌酐水平轻度升高，尿钠和尿钙排出减少，不限进水的患者可有轻度稀释性低钠血症。此外，还可出现高血钾和代谢性酸中毒症。

5.有关链球菌感染的细胞学和血清学检查

链球菌感染后，机体对菌体成分及其产物相应的抗体，如抗链球菌溶血素 O 抗体（ASO），其阳性率可达 50%～80%，常借助检测此抗体以证实前期的链球菌感染。通常在链球菌感染后 2～3 周出现，3～5 周滴度达高峰，半年内可恢复正常，75% 的患者 1 年内转阴。在判断所测结果时应注意，ASO 滴度升高仅表示近期内曾有链球菌感染，与急性肾炎发病的可能性及病情的严重性不直接相关。经有效抗生素治疗者其阳性率降低，皮肤感染者的阳性率也低。另外，起病早期部分患者的循环免疫复合物及血清冷球蛋白可呈阳性，但应注意病毒所致急性肾炎者的前驱期可能短，一般为 3～5 天，以血尿为主要表现，C_3 水平不降低，ASO 水平不升高，预后好。

除个别病例外，肾炎病程早期，血总补体及 C_3 水平均明显下降，6～8 周可恢复正常，此规律性变化为急性肾炎的典型表现。血清补体水平的下降程度与急性肾炎病情的轻重无明显相关性，但低补体血症持续 8 周以上，应考虑有其他类型肾炎的可能，如膜增生性肾炎、冷球蛋白血症或狼疮性肾炎。

6.血浆蛋白和脂质测定

有少数本证患者的血清蛋白水平常轻度降低，这是水钠潴留，血容量增加和血液稀释造成的，并不是由尿蛋白丢失而致，经利尿消肿后可恢复正常。有少数患者伴有 α_2、β 脂蛋白水平升高。

7.其他检查

如少尿 1 周以上或进行性尿量减少伴肾功能恶化，病程超过两个月而无好转趋势，有急性肾炎综合征伴肾病综合征，应考虑进行肾活检以明确诊断，指导治疗。

8.非典型病例的临床诊断

最轻的亚临床病例可无水肿、高血压和肉眼血尿，仅于链球菌感染后或与急性肾炎患者紧密接触，行尿常规检查而发现镜下血尿，甚或尿检也正常，仅血中 C_3 水平呈典型的规律性改变，即急性期明显降低，而 6～8 周恢复正常。此类患者如行肾活检可呈典型的毛细血管内增生及特征性驼峰病变。

(二)鉴别诊断

1.发热性尿蛋白

急性感染发热患者，可出现蛋白尿、管型及镜下血尿，极易与不典型或轻度急性肾炎患者相混淆，但前者无潜伏期，无水肿和高血压，热退后尿常规迅速恢复正常。

2.急进性肾炎

起病初其与急性肾炎很难区别。该病在数天或数周内出现进行性肾功能不全，少尿或无尿可帮助鉴别。必要时需采用肾穿刺病理检查，如表现为新月体肾炎可资鉴别诊断。

3.慢性肾炎急性发作

大多数慢性肾炎往往隐匿起病，急性发作常继发于感染后。前驱期往往较短，1～2 天即出现水肿、少尿、氮质血症等，严重者伴有贫血、高血压，肾功能持续损害，常常可伴有夜尿增多，尿比重常低。

4.IgA 肾病

IgA 肾病以反复发作性血尿为主要表现。ASO、C_3 水平往往正常。肾活检可以明确诊断。

5.膜性肾炎

膜性肾炎常以急性肾炎样起病,但蛋白尿常常明显,血清补体持续下降多于 8 周。该病恢复不及急性肾炎明显,必要时做肾穿刺活检以明确诊断。

6.急性肾盂肾炎或尿路感染

尿常规检查,常有白细胞、脓细胞和红细胞,患者有明显的尿路刺激症状和畏寒发热,补体水平正常,中段尿培养可确诊。

7.继发性肾炎

其包括过敏性紫癜性肾炎,狼疮性肾炎,乙型肝炎病毒相关性肾炎等。该类肾炎的原发病症状明显,不难诊断。

8.并发症

(1)循环充血状态:因水钠潴留,血容量扩大,循环负荷过重,乃至表现循环充血性心力衰竭甚至肺水肿,这与病情的轻重和治疗情况相关。临床表现为气急、不能平卧、胸闷、咳嗽、肺底湿啰音、肝大且有压痛、心率快、奔马律等左右心衰竭症状。这是血容量扩大所致,而与真正心肌泵衰竭不同,且强心剂效果不佳,而利尿剂的应用常助其缓解。

(2)高血压脑病:是指血压急剧升高时(尤其是舒张压)伴发的中枢神经系统症状,一般多见于儿童。一般学者认为在高血压的基础上,脑部小血管痉挛,导致脑缺氧、脑水肿而形成高血压脑病。但也有人认为当血压急剧升高时,脑血管原具备的自动舒缩功能失调或失控,脑血管高度充血脑水肿而致。此外,急性肾炎时,水钠潴留也在发病中起一定作用。此并发症多发生在急性肾炎起病后 1~2 周。起病较急,临床表现为剧烈头痛,频繁恶心、呕吐,继之出现视力障碍,眼花,复视,出现暂时性黑矇,并有嗜睡或烦躁。如不及时治疗,则发生惊厥、昏迷,少数患者暂时偏瘫、失语,严重时发生脑疝。神经系统多无局限性体征,浅反射及腱反射可减弱或消失,眼底检查常见视网膜小动脉痉挛,有时可见视盘水肿,脑脊液清亮,压力和蛋白正常或略高。当高血压伴视力障碍、惊厥、昏迷中的一项,即可诊断。

(3)急性肾衰竭:急性肾炎患者中,有相当一部分病例有程度不一的氮质血症,但真正进展为急性肾衰竭者仅为极少数。由于防治及时,前两类并发症已大为减少,但对合并急性肾衰竭尚无有效防止措施,急性肾衰竭已成为急性肾炎患者死亡的主要原因。临床表现为少尿或无尿,血尿素氮、肌酐水平升高,高血钾,代谢性酸中毒等尿毒症改变。在此情况下应及时血液透析,采用肾替代疗法(按急性肾衰竭治疗)。如经治疗少尿或无尿 3~5 天或 1 周,此后尿量逐渐增加,症状消失,肾功能可逐渐恢复。

(三)诊断标准

(1)起病较急,病情轻重不一,多见于青少年、儿童。

(2)患者有上呼吸道及皮肤等感染史,多在感染后 1~4 周发病。

(3)血尿(肉眼或镜下血尿)、蛋白尿、管型(颗粒管型和细胞管型)多见。

(4)患者水肿,轻者晨起双眼睑水肿,重者可有双下肢及全身水肿。

(5)患者有短暂氮质血症、轻中度高血压。B 超显示双肾的形态、大小正常。

三、治疗

该病的治疗以休息及对症治疗为主,纠正水钠潴留,纠正血循环容量负荷重,抗高血压,防治急性期并发症,保护肾功能,如急性肾衰竭,可行透析治疗。因该病属于自限性疾病,一般不适宜应用糖皮质激素及细胞毒性药物。

(一)一般治疗

急性期应卧床休息2~3周,待肉眼血尿消失,水肿消退及血压恢复正常,然后逐渐增加室内活动量,3~6个月内应避免较重的体力劳动。如活动后尿改变加重,应再次卧床休息。在急性期选择低钠饮食,每天摄入3 g以下食盐,保证充足的热量。肾功能正常者不需要限制蛋白质的摄入量,适当补充优质蛋白质。有氮质血症者应限制蛋白质的摄入量,以减轻肾脏负担。水肿重、尿少者除限盐外还应限制水的摄入量。

(二)感染灶的治疗

对有咽部、牙周、鼻窦、气管、皮肤感染灶者应给予青霉素治疗1~2周。对青霉素过敏者可用大环内酯类抗生素。若有反复发作的慢性扁桃体炎,病证迁延6个月以上,尿中仍有异常且可能与扁桃体病灶有关,待病情稳定后(尿蛋白少于+),尿沉渣计数少于10个/HP,可考虑做扁桃体切除术,术前、术后需用2~3周青霉素。

(三)抗凝治疗

根据发病机制,有肾小球内凝血的主要病理改变,主要为纤维素沉积及血小板聚集,因此,在临床治疗时用抗凝降纤疗法,这有助于肾炎的缓解和恢复,具体方法如下。

1.肝素

按成人每天总量5 000~10 000 U加入250 mL5%的葡萄糖注射液,静脉滴注,每天1次,10~14天为1个疗程,间隔3~5天,再行下1个疗程,共用2~3个疗程。

2.丹红注射液

成人用量为20~40 mL,将其加入5%的葡萄糖注射液中。用法、疗程与肝素相同,对小儿酌减。或选择其他活血化瘀的中成药注射剂,如血塞通、舒血通、川芎、丹参注射剂。

3.尿激酶

成人的用量为5万~10万U/d。将其加入250 mL 5%的葡萄糖注射液中。用法、疗程与丹红注射液相同,对小儿酌减。注意不要同时应用肝素与尿激酶。

4.双嘧达莫

成人的用量为50~100 mg,每天3次,口服,可连服8~12周。小儿酌情服用。

(四)利尿消肿

急性肾炎的主要生理病理变化为钠潴留,细胞外液量增加导致临床上水肿、高血压、循环负荷过重及致心肾功能不全等并发症。应用利尿药不仅能达到消肿利尿的作用,还有助于防治并发症。

1.轻度水肿

颜面部及双下肢轻度水肿(无胸腔积液、腹水者),常用噻嗪类利尿药。例如,氢氯噻嗪,成人每次25~50 mg,1~2次/天,口服。此类利尿药作用于远端肾小管。当GFR为25 mL/min时,常不能产生利尿效果,此时可用袢利尿剂。

2.中度水肿

伴有肾功能损害及少量胸腔积液或腹水者,先用噻嗪类利尿药,氢氯噻嗪每次 25～50 mg,1～2 次/天。但当 GFR 为 25 mL/min 时,可加用袢利尿剂,例如,呋塞米每次 20～40 mg,1～3 次/天,如口服效差,可肌内注射或静脉给药,30 分钟起效,但作用短暂,仅 4～6 小时,可重复应用。此两种药在肾小球滤过功能严重受损、肌酐清除率为 5～10 mL/min 时,仍有利尿作用,应注意应用大剂量时可致听力及肾脏严重损害。对急性肾炎患者一般不用汞利尿剂、保钾利尿剂及渗透性利尿剂。

3.重度水肿

当每天尿量<400 mL 时,有大量胸腔积液、腹水,伴肾功能不全甚至急性肾衰竭、高血压、心力衰竭并发症,立即应用大剂量强利尿剂,如呋塞米 60～120 mg,缓慢静脉推注,但剂量不能超过 1 000 mg/d。因剂量过大,并不能增强利尿效果,反而使不良反应明显增加,导致不可逆性耳聋。应用后如利尿效果仍不理想,则应考虑血液净化疗法,如血液透析,腹膜透析,而不应冒风险应用过大剂量的利尿药。此外,还可应用血管解痉药(如多巴胺)以达到利尿目的。

注意:不宜应用其他利尿药,例如,汞利尿药对肾实质有损害,渗透性利尿药(如甘露醇)可增加血容量,加重心脑血管负荷而发生意外,还有诱发急性肾衰竭的潜在危险。保钾利尿药可致血钾水平升高,尿少时不宜使用。对高尿酸血症患者,应慎用利尿药。

(五)降压治疗

血压不超过 18.7/12.0 kPa(140/90 mmHg)者可暂缓治疗,严密观察。若经休息、限水、限盐、利尿治疗,血压仍高,应给予降压药。可根据高血压的程度,起病缓急,首选一种和小剂量使用。

1.钙通道阻滞剂

该类药物如硝苯地平、尼群地平。该类药物可通过阻断钙离子进入细胞而干扰血管平滑肌的兴奋-收缩偶联,降低外阻血管阻力而使血压下降,并能较好地维持心、脑、肾的血流量。口服或舌下含服均吸收良好,每次 10 mg,2～3 次/天,用药后 20 分钟血压下降,1～2 小时作用达高峰,持续 4～6 小时。按说明书服用控释片、缓释片,与 β 受体阻滞剂合用可提高疗效,并可减轻硝苯地平引起的心率加快。

2.血管紧张素转化酶抑制剂

该类药物通过抑制血管紧张素转换酶的活性,而抑制血管紧张素扩张小动脉,适用于肾素-血管紧张素-醛固酮介导的高血压,也可应用于合并心力衰竭的患者。常用药物如卡托普利,口服 25 mg,15 分钟起效,服用盐酸贝那普利 5～10 mg,每天 1 次,对肾素依赖性高血压的效果更好。

3.α_1 受体阻滞剂

该类药物如哌唑嗪,具有血管扩张作用,能减轻心脏前后负荷。宜从小剂量开始逐渐加量,不良反应有直立性低血压、眩晕或乏力等。

4.硝普钠

硝普钠用于严重高血压患者,用量为 1～3 $\mu g/(kg \cdot min)$,持续静脉滴注,数秒内即起作用。将其溶于 200～500 mL 5% 的葡萄糖注射液中,静脉滴注,先从小剂量开始,依血压调整滴速。此药物的优点是作用快、疗效高、毒性小,既作用于小动脉阻力血管,又作用于静脉的血容量血管,能降低外周阻力,而不引起静脉回流增加,故可适用于心力衰竭患者。

(六)严重并发症的治疗

1.急性循环充血性状态和急性充血性心力衰竭的治疗

当急性肾炎患者出现胸闷、心悸、肺底啰音、心界扩大等症状时,心排血量并不降低,射血指数并不减少,与心力衰竭的病理生理基础不同,而处于水钠潴留、血容量增加所致淤血状态。此时嘱患者要绝对卧床休息,严格限制钠、水的摄入量,同时应用强利尿药。硝普钠或酚妥拉明多能使症状缓解。发生心力衰竭时,可适当应用地高辛或毒毛花苷 K。对危重患者可采用轮流束缚上肢、下肢或静脉放血,每次 150～300 mL,以减轻心脏负荷和肺淤血。当保守治疗无效时,可采用血透脱水治疗。

2.高血压脑病治疗

出现高血压脑病时,应首选硝普钠,将 5 mg 硝普钠加入 100 mL 10%的葡萄糖注射液中,静脉滴注,以 4 滴/分开始。用药时应监测血压,每 5～10 分钟测 1 次血压。根据血压的变化情况调节滴速,最大 15 滴/分,为 1～2 $\mu g/(kg \cdot min)$,每天总剂量<100 $\mu g/kg$。用药后如患者的高血压脑病缓解,神志好转,停止抽搐,则应改用其他降压药维持血压。因高血压脑病可致生命危险,故应快速降压,争分夺秒。硝普钠起效快,半衰期短,1～2 分钟可显效,停药 1～10 分钟作用可消失,无药物依赖性。但应注意硝普钠可产生硫氰酸盐代谢产物,故静脉用药浓度应低,滴速应慢,应用时间要短(<48 小时),并应严密监测血压,如降压过度,可使有效循环血容量过低,而致肾血流量降低,灌注不足,引起肾功能损害。应用硝普钠抢救急性肾炎高血压危象,疗效可靠,而且不良反应小。

当高血压伴有脑水肿时,宜采用强利尿药及脱水药以降低颅脑压力。降颅压和脱水治疗可应用 20%的甘露醇,每次 5 mL/kg,静脉注射或静脉快速滴注,视病情 4～8 小时 1 次。呋塞米每次 1 mg/kg,静脉滴注,每 6～8 小时 1 次。地塞米松 0.3～0.5 mg/kg(或每次 5～10 mg,每6～8 小时 1 次)。如有惊厥注意对症止痉。对持续抽搐的成人可用地西泮,每次 0.3 mg/kg,总量为 10～15 mg,静脉给药,并可辅助吸氧等。

3.透析治疗

该病有以下两种情况时可采用透析治疗。

(1)有少尿性急性肾衰竭,特别是有高血钾存在时。

(2)严重水钠潴留引起急性左心衰竭,应及时给予透析治疗,以帮助患者度过急性期。由于该病具有自愈倾向,肾功能多可逐渐恢复,一般不需要长期维持透析。

临床应注意在治疗该病时,不宜应用糖皮质激素及非甾体抗炎药和山莨菪碱类药物治疗。该病大多预后良好,部分病例可在数月内自愈。老年患者有持续性高血压、大量蛋白尿或肾功能损害,预后较差。肾组织增生病变重,伴有较多新月体形成者预后较差。

(宋书建)

第四节　慢性肾小球肾炎

慢性肾小球肾炎简称慢性肾炎(CGN),是指以尿蛋白、血尿、高血压、水肿为基本临床特点的一组肾小球疾病。起病方式不同,病理类型及病程不一,临床表现多样化。大部分患者的病情隐匿、迁延,病变缓慢进展,可有不同程度的肾功能损害,最终将发展为慢性肾衰竭。部分患者的病变可呈急性加重和进展。由于本组疾病的病理类型及病期不同,主要临床表现各不相同,疾病表现呈多样化,治疗较困难,预后也相对较差。

一、病因病机与临床表现

(一)病因病机

1.发病原因

慢性肾炎是一组多病因的慢性肾小球病变为主的肾小球疾病,大多数患者的病因不十分明确。但临床免疫疾病理和实验室的资料说明,慢性肾炎的发病原因与免疫机制关系密切,与链球菌感染无明确关系,15%~20%是从急性肾小球肾炎转变而来,大部分慢性肾炎患者无急性肾炎病史,可能是由各种细菌、病毒、原虫、感染等因素诱导自身抗原耐受的丧失,炎症介质因子及非免疫机制等引起该病,而并非直接的免疫反应病因。感染因素以及其后的刺激导致免疫复合物在肾小球内沉积,提示体液免疫反应是慢性肾小球肾炎损伤的主要原因。在肾小球内及肾小球外引起针对靶抗原的、有细胞参与的免疫反应,单核巨噬细胞在诱发疾病中具有重要作用。

2.病理机制

(1)免疫机制的反应:主要发生在肾小球内,有较多的组织损伤介质被激活,有生长因子及补体产生趋化因子,引起白细胞募集。C_{5b-9}攻击肾小球细胞,纤维素沉积,甚至形成新月体。炎症介质的刺激使肾炎进入慢性期,随着许多氧化物及蛋白酶的产生,发生细胞增殖,表型转化,细胞外基质积聚,引起肾小球硬化和永久性肾功能损害。

(2)非免疫机制的参与:主要参与肾小球肾炎的慢性进展,如有效过滤面积减少,残余肾小球滤过率升高,肾缺血,各种因子细胞释放以及肾小管中蛋白质成分增多造成的毒性作用,均可加重肾小球硬化和慢性肾间质纤维化。

(3)慢性肾炎的病理特点:是由两侧肾脏弥漫性肾小球病变和多种病理类型引起的。因长期的反复发作,呈慢性肾炎过程,肾小球毛细血管逐渐破坏,纤维组织增生,肾小球纤维化,淋巴细胞浸润,玻璃样变,随之可导致肾小管肾间质继发性病变。后期肾皮质变薄,肾脏体积缩小,形成终末期固缩肾。在肾硬化的肾小球间有时可见肥大的肾小球。病理类型有系膜增生性肾炎、膜性肾病、系膜毛细血管性肾炎、局灶性节段性肾小球硬化、增生硬化型肾小球肾炎。

(二)临床表现

慢性肾炎可发生于任何年龄和性别。多数患者起病缓慢、隐匿。临床以蛋白尿、血尿、高血压、水肿为基本特征,常有不同程度的肾功能损害。由于各种因素影响,病情时轻时重,反复发作,逐渐地发展为慢性肾衰竭。

发病初期、早期,患者可表现乏力、劳倦、腰部隐痛、刺痛或困重、食欲减退,水肿可有可无,有水肿也不严重,部分患者可无明显的临床症状。蛋白尿持续存在,通常在非肾病综合征范围,有不同程度的肾小球源性血尿及管型,多呈镜下血尿,肉眼血尿少见。血压可正常或轻度升高。肾功能正常或轻度损伤,肌酐清除率下降,或有轻度氮质血症表现,可持续数年或数十年。肾功能逐渐恶化并出现相应的临床表现,如贫血、血压升高、酸中毒,最终进展为尿毒症。

有部分慢性肾炎患者可以高血压为突出或首先发现,特别是舒张压持续性以中等以上的程度上升,可有眼底出血、渗血,甚则视盘水肿。如果未控制血压,肾功能恶化较快。未经治疗,多数患者的肾功能呈慢性渐进性损害,预后较差。当患者有感染、过度疲劳、精神压力过大或使用肾毒性药物等因素,常可使病情呈急性发作或急骤恶化,经及时治疗或驱除病因后病情可有一定程度的缓解,但也可能因此而进入不可逆的肾衰竭阶段。肾功能损害的程度和发展快慢主要与病理类型相关,同时也与合理治疗和认真的调护等因素关系密切。

二、分类与辅助检查

(一)分类

慢性肾炎的临床表现多样,个体差异较大,中青年发病率高,易误诊。有蛋白尿(一般尿蛋白水平为 1~3 g/24 h)、血尿、管型尿、水肿及高血压,病史 1 年以上,无论有无肾损害,均应考虑此病。在排除继发性肾小球肾炎及遗传性肾小球肾病后,临床上可诊断为慢性肾炎。根据临床表现,可把慢性肾炎分为以下 5 型。

1.普通型

该类型较为常见,病程迁延,病情相对稳定,多表现为轻度至中度水肿,高血压和肾功能损害。尿蛋白定性+~+++,镜下呈肾小球源性血尿和管型尿等。病理改变以 IgA 肾病、非 IgA 系膜增生性肾炎(即局灶系膜增生性)较常见,也可见于局灶性节段性肾小球硬化早期和膜增生性肾炎等。

2.肾病性大量蛋白尿型

除具有普通型的表现外,部分患者可表现肾病性大量蛋白尿,病理分型以微小病变型肾病、膜增生性肾炎、局灶性肾小球硬化等多见。

3.高血压型

除上述表现外,以持续性中度血压升高为主,特别是舒张压持续升高,常伴有眼底视网膜动脉细窄、迁曲和动静脉交叉压迫现象,少数可有絮状物或出血。病理常以局灶节段性肾小球硬化和弥漫性增生为多见,或晚期多有肾小球硬化表现。

4.混合型

混合型临床上既有肾病型表现,同时又有高血压型表现,多伴有不同程度的肾功能减退征象。病理改变可为局灶性节段性肾小球硬化和晚期弥漫性增生性肾小球肾炎等。

5.急性发作型

在病情相对稳定或持续进展过程中,由于各种微生物感染、过度疲劳或精神打击等因素,较短的潜伏期(一般 2~7 天)后,而出现类似急性肾炎的临床表现,经治疗和休息等调治后,可恢复原先水平,或病情恶化,逐渐发展至尿毒症,或反复多次发作后,肾功能急剧减退而出现尿毒症的一系列临床表现。病理改变为弥漫性增生,在肾小球硬化基础上出现新月体和(或)明显间质性肾炎。

(二)辅助检查

1.尿液检查

尿异常是慢性肾炎的基本特点和标志,蛋白尿是诊断慢性肾炎的主要依据。尿蛋白水平一般为 1~3 g/24 h。尿沉渣可见颗粒管型和透明管型,多数可有肾小球源性镜下血尿,少数患者可有间发性肉眼血尿。

2.肾功能检查

多数慢性肾炎患者可有不同程度的肾小球滤过率(GFR)下降,早期表现为肌酐清除率下降,其后血肌酐、尿素氮水平升高,可伴不同程度的肾小管功能减退,如近端肾小管尿浓缩功能减退和(或)近端小管重吸收功能下降。

3.影像学检查

B超检查早期可显示肾实质回声粗乱,晚期可有肾体积缩小等改变。

4.病理检查

肾活检有助于明确诊断,如无特殊禁忌证,医院有条件,应对所有慢性肾炎患者进行肾活检。肾活检有助于慢性肾炎与继发性肾小球疾病的鉴别诊断。另外,可以明确肾小球病变的组织学类型和病理损害程度及活动性,从而指导合理的治疗,延缓慢性肾损害的进展。

三、鉴别诊断与诊断标准

(一)鉴别诊断

1.继发性肾小球疾病

该类疾病如狼疮性肾炎、过敏性紫癜性肾炎、乙型肝炎相关性肾损害。可依据相应的系统表现及特异性实验室检查来鉴别。

2.遗传性肾病

Alport综合征常起病于青少年、儿童。多在10岁之前起病,患者有眼(圆锥形或球形晶状体)、耳(神经性耳聋)、肾形态异常,并有阳性家族史(多为性连锁显性遗传、常染色体显性遗传及常染色体隐性遗传)。

3.其他原发性肾小球疾病

(1)隐匿性肾小球肾炎:主要表现为无症状性血尿和(或)蛋白尿,无水肿,高血压和肾功能减退。

(2)感染后急性肾炎:有前驱感染,需鉴别以急性发作起病的慢性肾炎与此病,二者的潜伏期不同,血清 C_3 水平的动态变化有助于鉴别。另外,疾病的转归不同,慢性肾炎无自愈倾向,呈慢性进展,可资鉴别。

4.原发性高血压肾损害

先有较长期的高血压,然后出现肾损害,临床上近端肾小管功能损伤较肾小球功能损伤早,尿改变轻微,仅有少量蛋白尿,常有高血压的其他靶器官并发症。

(二)诊断标准

参照中华内科杂志编委会肾病专业组1992年安徽太平会议拟定的标准。

(1)起病缓慢,病情迁延,临床表现可轻可重,或时轻时重,随着病情发展,可有肾功能减退、贫血、电解质紊乱等情况。

(2)可有水肿、高血压、蛋白尿、血尿及管型尿等表现中的一种或数种。临床表现多种多样,有时伴有肾病综合征或重度高血压。

(3)病程中可有急性发作,常由呼吸道及其他感染诱发,发作时有时类似急性肾炎的表现。有些病例可自动缓解,有些病例的病情加重。

四、治疗

早期应该针对慢性肾小球肾炎的病理类型给予治疗,抑制免疫介导的炎症,抑制细胞增生,减轻肾脏硬化;并应以防止或延缓肾功能进行性损害及恶化、改善临床症状及防治合并症为主要目的。强调综合整体调治,可采取下列综合措施。

(一)一般治疗

1.动静结合,以静和休息为主

避免劳累及精神压力过大。因前面所列因素可加重肾功能负荷及加重高血压、水肿和使尿检异常,这在治疗恢复过程中非常重要。

2.饮食调节

(1)蛋白质的摄入:慢性肾炎患者应根据肾功能减退程度决定蛋白质的摄入量。轻度肾功能减退者的蛋白质摄入量应为 0.6 g/(kg·d),以优质蛋白为主,适当辅以 α-酮酸或必需氨基酸,可适当增加碳水化合物的摄入量,以满足机体的能量需要,防止负氮平衡。如患者的肾功能正常,可适当增加蛋白质的摄入量,一般不超过 1.0 g/(kg·d),以免加重肾小球高滤过等所致的肾小球硬化。慢性肾炎、肾功能损害患者,如长期限制蛋白质的摄入量,势必导致必需氨基酸缺乏。因此,补充 α-酮酸是必要的。α-酮酸含有多种必需氨基酸,摄入后经过转氨基作用形成相应的氨基酸,可使机体既获取必需氨基酸,又减少了不必要的氨基,还提供了一定量的钙。对肾性高磷酸盐血症和继发性甲状旁腺功能亢进起到良好的作用。

(2)盐的摄入:有高血压和水肿的慢性肾炎,盐的摄入量一般控制在 3 g/d 以下。

(3)脂肪的摄入:高脂血症是促进肾脏病变加重的独立的危险因素,尤其是有大量蛋白尿的慢性肾炎患者脂质代谢紊乱而出现的高脂血症。应限制脂肪的摄入量,限制含有大量饱和酸和脂肪酸的动物脂肪更为重要。

(二)药物治疗

1.积极控制高血压

高血压是加速肾小球硬化、促进肾功能恶化的重要危险因素,为此积极控制高血压是十分重要的环节。控制高血压可防止肾功能减退,或使已经受损的肾功能有所改善,并可防止心血管的合并症,改善近期预后,具体治疗原则如下。

(1)力争达到目标值,如尿蛋白<1 g/d 的患者,要把血压控制在 17.3/10.7 kPa(130/80 mmHg)左右;尿蛋白≥1.0 g/d 的患者的血压应控制在 16.7/10.0 kPa(125/75 mmHg)以下水平。

(2)降压速度不能过快,使血压平稳下降。

(3)先以一种药物(小剂量)开始,必要时联合用药,直至血压控制满意。

(4)优选具有肾保护作用、能减缓肾功能恶化的降压药物。

(5)降压药物的选择:首选血管紧张素转化酶抑制剂(ACEI)、血管紧张素 II 受体阻滞剂(ARB),其次是长效钙通道阻滞剂(CCB)、β受体阻滞剂、血管扩张剂、利尿剂等。由于 ACEI 与 ARB 除具有降压作用外,还有减少尿蛋白和延缓肾功能恶化、保护肾的功能,应优先选用。

在肾功能不全患者应用 ACEI 或 ARB 时,应注意防止高血钾和血肌酐水平升高。但血肌酐水平>264 μmol/L 时,务必在严密检测下谨慎应用,尤其注意监测肾功能和血钾。

2.严密控制蛋白尿

蛋白尿是慢性肾损害进程中的独立危险因素,是肾功能渐进性恶化的不利条件,控制蛋白尿可延缓疾病的进展。尿蛋白导致肾损害的机制有以下几点。

(1)导致肾小管上皮细胞重吸收蛋白过多而致细胞溶酶体破裂,释放溶酶体酶和补体引起组织损伤。

(2)肾小管上皮细胞摄取过多的清蛋白和脂肪酸,导致脂质合成和释放,引起细胞浸润,并释放组织因子造成组织损伤。

（3）肾小管本身产生的 Tamm-Horsfall 蛋白与滤液中蛋白相互作用,阻塞肾小管。

（4）尿中补体成分增加,特别是 C_{5b-9} 膜攻击复合物激活近曲小管上皮的补体替代途径。

（5）肾小管蛋白质产氨增多,活化的氨基化 C_3 相应地产生。

（6）尿中转铁蛋白释放铁离子,产生游离-OH 损伤肾小管。

以上因素导致小管分泌内皮素,引起间质缺氧,产生致纤维因子。

控制蛋白尿药物的选择:ACEI 与 ARB 具有降低尿蛋白水平的作用,这种减少尿蛋白的作用并不依赖其降压的作用。因此,对于非肾病综合征范围内的蛋白尿可使用 ACEI 和（或）ARB治疗。因用这类药物减少蛋白尿与剂量相关,所以其用药剂量,常需要高于降压所需剂量,但应预防低血压发生。例如,依那普利 20～30 mg/d 和（或）氯沙坦 100～150 mg/d,才可发挥较好的降低尿蛋白水平和肾脏保护作用。

3.糖皮质激素和细胞毒类药物的应用

由于慢性肾炎是多种因素引起的综合征表现,其病因、病理类型、病情变化、临床表现、肾功能损害程度等差异很大,故是否应用皮质激素、细胞毒类药物,应根据临床表现和病理类型不同,综合分析,确定是否应用。

（1）对有大量蛋白尿伴或不伴肾功能轻度损害者,可考虑应用糖皮质激素,一般应用泼尼松 1 mg/(kg·d),治疗过程中严密观察血压和肾功能,一旦有肾功能损害,应酌情撤减。

（2）对肾功能进行性减退者,不宜继续使用常规的口服糖皮质激素治疗。

（3）根据病理检查结果,如以活动性病变为主,细胞增生,炎症细胞浸润,伴有大量蛋白尿,则应用激素及细胞毒类积极治疗。泼尼松 1 mg(/kg·d),环磷酰胺 2 mg(/kg·d)。若病理检查结果为以慢性病变为主(肾小管萎缩,间质纤维化),则不考虑应用皮质激素等免疫抑制剂治疗。如果病理检查结果表现为活动性病变和慢性病变并存,肾功能已有轻度损害(Scr<256 μmol/L),伴有大量蛋白尿,也可考虑用皮质激素与细胞毒类药物的治疗(剂量同上),并可加用雷公藤总苷 60 mg/d,分 3 次服用。需密切观察肾功能的变化。

4.用抗凝药和血小板解聚药治疗

抗凝药和血小板解聚药有一定的稳定肾功能、减轻肾病理损伤、延缓肾病进展的作用。即使无高凝状态和各种病理类型表现,也可常规较长时间配合激素及细胞毒性药物使用,或单独应用此类药物。常用药物如下。

（1）低分子肝素:该药的抗凝活性在于与抗凝血酶Ⅲ的结合后肝素链上的五聚糖抑制剂凝血酶和凝血因子Ⅹa,结果抗栓效果优于抗凝作用,生物利用度高,出血倾向少,半衰期比普通肝素长,常用剂量为 5 000 U/d,腹壁皮下注射或静脉滴注,一般 7～10 天为 1 个疗程。根据临床表现和检验凝血系列,无出血倾向,可连续应用 2～3 个疗程。

（2）双嘧达莫:此为血小板解聚药,用量为 200～300 mg/d,分 3 次口服,每月为 1 个疗程,可连续服用 3～6 个月。

（3）阿司匹林:50～150 mg/d,每天 1 次,无出血倾向者可连续服用 6 个月以上。

（4）盐酸噻氯匹定 250～500 mg/d。西洛他唑 50～200 mg/d。

（5）华法林:4～20 mg/d,分 2 次服用,根据凝血酶原时间,以 1 mg 为阶梯调整剂量。使用华法林期间应定期检验凝血酶原时间(至少 4 周 1 次),防止出血,应严密观察。

对于以上抗凝、溶栓、解聚血小板、扩张血管的中药、西药制剂,在应用时可选择 1～4 种。应注意有出血倾向者或有过敏等不良反应者忌用或慎用这些药物,并要随时观察凝血酶时间。

5.降脂药物治疗

肾病并发脂质代谢紊乱,可加重肾功能的损害,并引起细胞凋亡,导致组织损伤。因此,当肾病并发脂质异常时,特别是低密度脂蛋白异常,应引起重视进而调节。他汀类药物不仅可以降血脂,更重要的是可以抑制炎症细胞与肾固有细胞合成炎症因子,抑制单核细胞趋化蛋白和黏附分子的产生,减轻肾组织的损伤和纤维化。

6.避免加重肾损害的因素

在慢性肾炎的治疗恢复过程中,应积极预防感染、低血容量、腹水、水电解质和酸碱平衡紊乱。避免过度劳累、妊娠和应用肾毒性药物,解除心理压力,如血尿酸水平升高,应积极治疗。

(宋书建)

第五节　隐匿性肾小球肾炎

隐匿性肾小球肾炎简称"隐匿性肾炎",一般指在体检或偶然情况下,尿常规检查发现尿异常。其特点是平常没什么症状,不易被发现;患者无水肿、高血压、肾功损害等症状,而仅表现为无症状性蛋白尿或无症状性肾小球性血尿,或二者均有,但以一种表现更为突出。

一、病因病机与临床表现

(一)病因病机

该病有不同病因和不同的发病机制,由多种病理类型的原发性肾小球疾病所致,可能为链球菌、其他球菌、某些杆菌或病毒所引起的免疫反应而致肾脏损害。其病理改变多较轻微,有轻微性的肾小球病变、轻度系膜增生性肾小球肾炎及局灶性节段性肾小球肾炎等病理类型。根据免疫疾病病理表现,又可将系膜增生性肾小球肾炎分为 IgA 肾病和非 IgA 系膜增生性肾小球肾炎。

(二)临床表现

1.无症状性血尿

此型无症状性血尿以持续性肾小球源性镜下血尿和(或)反复发作的肉眼血尿为共同临床表现。发病者多为青少年,无临床症状和体征。多在尿检验时发现镜下肾小球源性血尿,呈持续性和反复发作性。部分患者在剧烈活动、感染发热的情况下,可出现一过性肉眼血尿,并于短时间内迅速消失。根据临床表现也通常称为"单纯性血尿症"或"无症状血尿症",也有称为"隐匿性肾炎血尿症"。

患者临床无水肿、高血压、蛋白尿及肾功能损害表现,血常规、血沉、凝血机制等无异常,尿细菌培养为阴性。部分 IgA 肾病患者的血清 IgA 水平可升高,其他免疫球蛋白正常;影像学检查,肾、肾盂、输尿管、膀胱下尿路等均正常。

实验室检查:离心尿经高倍镜检查,不少于 3 个红细胞为镜下血尿。100 mL 尿液中有 0.5 mL 血或红细胞多于 $5×10^9/L$ 称为肉眼血尿。在相差显微镜下观察,红细胞表现为多种形态的异常红细胞,对肾小球疾病有重要的诊断价值,变形红细胞的多样性与肾小球病变的严重性相关。镜检发现红细胞管型更能说明为肾小球源性血尿。

2.无症状性蛋白尿

无症状性蛋白尿多见于青年男性,主要表现为持续性蛋白尿,24 小时尿蛋白定量一般在 2.0 g 以下,以清蛋白为主,无水肿、高血压,且肾功能正常,血液生化及影像学检查均无异常表现,少数患者有轻度腰酸的表现。

无症状性蛋白尿有不同类型的肾小球轻微病理改变而致,如膜性肾病、系膜增生性肾炎、微小病变型肾病、局灶性节段性肾小球硬化、IgA 肾病早期。无症状性蛋白尿常可持续多年,一般预后相对良好。

实验室检查:多次检查尿蛋白呈持续性阳性,＋～＋＋＋,24 小时尿蛋白定量常在 2.0 g 以下,多是中小分子蛋白尿,以清蛋白为主要成分,则为肾小球疾病所致蛋白尿。如果蛋白尿中有 IgG 成分,则为非选择性蛋白尿,其他生化检查及影像学检查均正常。

3.无症状性血尿和蛋白尿

持续性血尿和蛋白尿同时存在,24 小时蛋白尿定量一般为 1.0～2.0 g,血尿常是镜下肾小球源性血尿。这类患者的肾病可能是非静止的进展性肾小球疾病,通常较单纯性血尿和单纯性蛋白尿预后较重。在发病初期、中期,其他临床症状和影像学检查、生化检查与前两种类型相同。此类型容易被忽视、漏诊,发现后应引起重视,积极观察、治疗。

二、诊断、鉴别诊断与诊断标准

(一)诊断与鉴别诊断

因隐匿性肾小球肾炎的临床症状和体征表现均不明显,常被漏诊和误诊。当发现患者有单纯性蛋白尿和单纯性血尿或二者同时存在时,应排除其他类型的原发性和继发性肾病和其他原因引起的血尿、蛋白尿,或者尽量做病理检查以明确诊断。仍有少数单纯血尿患者的肾组织正常,难以得出正确结论。

1.无症状性血尿的诊断和鉴别诊断

(1)诊断:血尿需持续多次尿沉渣镜检确诊。隐血定性检查只能作为初步筛查,因单纯性隐血阳性者在饮食、药物等因素影响下也可出现阳性(如过多食用猪肝、菠菜、铁制剂)。

无症状血尿多见于青少年,多见于男性,大多在体检时或偶然间发现。临床常无其他表现,而表现为单纯性血尿,以持续性镜下血尿为主,无管型,偶见反复肉眼血尿。

(2)鉴别诊断:鉴别诊断肾小球源性和非肾小球源性血尿。肾小球源性血尿表现为红细胞形态、容积、分布曲线异常,异常红细胞多数常呈棘形、肿胀型、皱缩型、破碎红细胞,占 60% 以上。正常红细胞可占总数的 20% 以上。如果是非肾小球源性血尿,红细胞呈正常形态而无变异的红细胞。

应辨别是原发性肾小球疾病血尿还是继发性肾小球疾病血尿。最常见的引起原发性肾小球单纯性血尿的疾病有 IgA 肾病,其次为非 IgA 肾小球疾病,如系膜增生性肾小球肾炎、局灶性节段硬化性肾小球肾炎,继发的如过敏性紫癜性肾损、红斑狼疮肾损。

如非肾小球源性单纯性正常红细胞尿,应进一步诊断:青年剧烈运动后血尿为一过性,休息后消失;青年妇女服用含雌激素避孕药,可产生腰痛血尿综合征,停用药后血尿可消失。还应排除无症状性泌尿系统结石、肿瘤等泌尿外科疾病。

2.无症状性蛋白尿的诊断和鉴别诊断

无症状性蛋白尿多见于青年男性,呈持续性蛋白尿,通常 24 小时蛋白定量在 2.0 g 以下,以清蛋白为主,无水肿、高血压、肾功能损害等表现,血液生化检查无异常表现,一般可持续多年,预后相对良好。

病理变化可能是不同类型的肾小球疾病引起的,如膜性肾病、系膜增生性肾炎、微小病变性肾炎、IgA 肾病的早期、局灶性节段性肾小球硬化症。以上类型的肾小球疾病多表现为轻微病理改变。

如 24 小时尿蛋白增加至 3.5 g 以上,或出现血尿,应引起重视和积极治疗,有条件者进行肾病理检查。

单纯性血尿或蛋白尿有时在一定的诱因下(如过度疲劳、情绪激动、发热、受风寒、咽炎、扁桃体炎),经数小时或 2～3 天可出现肉眼血尿或蛋白尿增多,经调治,1 周内肉眼血尿可消失,尿蛋白量可下降,或到原来水平。

3.无症状性血尿和蛋白尿的诊断及鉴别诊断

无症状性血尿和蛋白尿可发生于多种原发性肾小球疾病,如肾小球轻微病变、轻度系膜增生性肾炎、局灶性节段性肾小球肾炎及 IgA 肾病,甚至某些膜性肾病早期。如果疾病缓慢进展而出现水肿、高血压及生化检查异常,则不可诊断为隐匿性肾小球肾炎。也有可能在患者就诊时,已是某些肾小球疾病的恢复期,有可能随着时间而自我缓解。

如果血尿和蛋白尿同时较长时间存在,需排除是否有大量血尿造成的假性蛋白尿,应排除泌尿系统肿瘤、无症状性结石、畸形肾血管等造成的局部出血。因大量红细胞伴血浆成分进入尿液,当泌尿道出血多于 2 mL 时,可出现尿蛋白阳性,为假性蛋白尿。另外,如泌尿道感染或有结核,炎症渗出导致血尿和蛋白尿,不过泌尿系统感染引发的血尿、蛋白尿常伴有白细胞,或细菌培养呈阳性,同时有尿道刺激症状,并不难鉴别,而且经抗菌治疗血尿和蛋白尿在短期内可消失。

(二)诊断标准

参照 1992 年 6 月原发性肾小球疾病分型与治疗及诊断标准专题洽谈会制定的标准。

(1)无急性、慢性肾炎或其他肾病病史,肾功能基本正常。

(2)无明显临床症状、体征,而表现为单纯性蛋白尿和(或)肾小球源性血尿。

(3)可排除非肾小球血尿或功能性血尿。

(4)以轻度蛋白尿为主者,持续尿蛋白定量<1.0 g/24 h(或 2.0 g/24 h),可称为单纯性蛋白尿。

(5)以持续性或间断性镜下血尿为主者无其他异常,以相差显微镜检查,尿细胞以异形为主,亦称为单纯性血尿,只有确定肾小球性蛋白尿和(或)血尿,且患者无水肿、高血压及肾功能减退时才能考虑该病的诊断。必要时需肾活检确诊。

三、治疗

对隐匿性肾小球肾炎目前尚无有效的药物,但在患病过程中应注意监测随访,1 年以上无变化,可暂时不给予治疗,继续观察。如果尿液改变,尿蛋白渐增至 2.0 g 以上者,或红细胞持续高于 20 个/HP,可考虑进行治疗,方案如下。

(一)一般治疗

患者以调养为主,勿感冒、劳累,勿用肾毒性药物;如有扁桃体炎应早期摘除,如有鼻窦炎、牙周炎、牙髓炎等慢性感染灶时应彻底清除;起居、工作要规律,心情舒畅,防过度劳倦熬夜;忌辛辣刺激食物,戒烟酒等;免剧烈运动。

（二）药物治疗

如单纯性蛋白尿患者的尿蛋白<1.0 g/24 h或有轻度镜下红细胞尿，进行药物治疗。

1.综合用药治疗

可应用雷公藤总苷，每天60 mg，分3次口服；双嘧达莫150 mg/d，分3次口服；维生素C每次0.5 g，每天3次，口服；依那普利5～10 mg，每天2次，口服；百令胶囊4粒，每天3次，口服。联合应用上述药6个月，每月为1个疗程，如蛋白尿、血尿消失，再持续服用6个疗程以上，以巩固治疗，预防复发。

2.糖皮质激素治疗

泼尼松龙1 mg/(kg·d)，以初始剂量治疗8周后，每2～3周撤减原用量的10%，减至最小有效剂量20 mg时，维持8～12周，然后渐以每周2.5 mg的剂量撤减至结束。

3.环磷酰胺治疗

与激素联合用可减少反复率，而对蛋白尿和血尿有疗效，剂量为100 mg/d或2 mg/(kg·d)，分2～3次口服，或隔天静脉滴注200 mg，累计量达6～8 g，停药。应用时注意中毒性肝炎、出血性膀胱炎、性腺抑制等不良反应。

4.血管紧张素转化酶抑制剂和血管紧张素Ⅱ受体阻滞剂的应用

从小剂量开始，适应后，渐渐增加用量。应用依那普利、氯沙坦钾等。

隐匿性肾炎病理改变属于肾小球系膜轻中度弥漫性或局灶性增生病变，但总的来说经过调护，不论是持续性蛋白尿还是持续性血尿，病情都可在数年内处于稳定状态，且保持较好的肾功能。但也有少数患者在较长的病程中，因感染、过度劳倦、精神刺激、寒冷刺激等影响，突然病情加重，迁延不愈而进入肾功能不全期，水肿、高血压、大量蛋白尿或肉眼血尿等随之表现出来。其病理类型多见于肾小球基底膜、系膜增生或局灶性肾小球硬化，对此种情况应重视，进行积极治疗和调护。

目前，最新针对隐匿性肾炎的研究发现，并非过去大多数认为的"隐匿性肾炎不治疗也可以"。隐匿性肾炎已经有病理损伤，且肾脏开始纤维化，如隐匿肾炎得不到很好的控制和治疗，则在某些诱发因素的影响下，可发展为尿毒症，为此，应积极调治。

（宋书建）

第六节　原发性肾病综合征

一、原发性肾病综合征的诊断

（一）肾病综合征的概念及分类

肾病综合征(nephrotic syndrome，NS)是指各种原因导致的大量蛋白尿(>3.5 g/d)、低清蛋白血症(<30 g/L)、水肿和(或)高脂血症。其中大量蛋白尿和低清蛋白血症是诊断的必备条件，具备这两条再加水肿和(或)高脂血症肾病综合征，诊断即可成立。

肾病综合征可分为原发性、继发性和遗传性三大类(也有学者将遗传性肾病综合征归入继发性肾病综合征)。继发性肾病综合征很常见，在我国常由糖尿病肾病、狼疮性肾炎、乙型肝炎病毒相关性肾炎、过敏性紫癜性肾炎、恶性肿瘤相关性肾小球病、肾淀粉样变性和汞等重金属中毒引起。遗传性肾病综合征并不多见，在婴幼儿中主要见于先天性肾病综合征（芬兰型及非芬兰型），此外，少数 Alport 综合征患者也能呈现肾病综合征。

（二）原发性肾病综合征的诊断及鉴别诊断

原发性肾病综合征是原发性肾小球疾病最常见的临床表现。符合肾病综合征诊断标准，并能排除各种病因的继发性肾病综合征和遗传性疾病所致肾病综合征，方可诊断原发性肾病综合征。

如下要点能帮助鉴别原发性与继发性肾病综合征。

1.临床表现

应参考患者的年龄、性别及临床表现特点，有针对性地排除继发性肾病综合征，例如，对儿童应重点排除乙型肝炎病毒相关性肾炎及过敏性紫癜肾炎所致肾病综合征；对老年患者则应着重排除淀粉样变性肾病、糖尿病肾病及恶性肿瘤相关性肾小球病所致肾病综合征；对女性，尤其中青年女患者需排除狼疮性肾炎；对于使用不合格的美白或祛斑美容护肤品，病理诊断为肾小球微小病变病（minimal change disease，MCD）或膜性肾病（membranous nephropathy，MN）的年轻女性肾病综合征患者，应注意排除汞中毒。认真进行系统性疾病的有关检查，而且必要时进行肾穿刺病理活检可资鉴别。

2.病理表现

原发性肾病综合征的主要病理类型为 MN（常见于中老年患者）、MCD（常见于儿童及部分老年患者）及局灶节段性肾小球硬化（focal segmental glomerular sclerosis，FSGS），另外，某些增生性肾小球肾炎（如 IgA 肾病、系膜增生性肾炎、膜增生性肾炎、新月体肾炎）也能呈现肾病综合征的表现。各种继发性肾小球疾病的病理表现在多数情况下与这些原发性肾小球疾病病理表现不同，再结合临床表现进行分析，鉴别并不困难。

近年，利用免疫疾病理技术鉴别原发性（或称特发性）MN 与继发性 MN（在我国常见于狼疮性 MN、乙型肝炎病毒相关性 MN、恶性肿瘤相关性 MN 及汞中毒相关性 MN 等）已有较大进展。现在学者认为，原发性 MN 是自身免疫疾病，其中抗足细胞表面的磷脂酶 A2 受体（phospholipase A2 rreceptor，PLA2R）抗体是重要的自身抗体之一，它主要以 IgG4 的形式存在，但是外源性抗原及非肾自身抗原诱发机体免疫反应导致的继发性 MN 却并非如此。基于上述认识，现在已用抗 IgG 亚类（包括 IgG1、IgG2、IgG3 和 IgG4）抗体及抗 PLA2R 抗体对肾组织进行免疫荧光或免疫组化检查，来帮助鉴别原发性 MN、继发性 MN。

国内外研究显示，原发性 MN 患者肾小球毛细血管壁上沉积的 IgG 亚类主要是 IgG4，并常伴 PLA2R 沉积；而狼疮性 MN 及乙型肝炎病毒相关性 MN、肾小球毛细血管壁上沉积的 IgG 主要是 IgG1、IgG2 或 IgG3，且不伴 PLA2R 沉积；恶性肿瘤相关性 MN 及汞中毒相关性 MN 毛细血管壁上沉积的 IgG 亚类也非以 IgG4 为主，关于有无 PLA2R 沉积，目前尚无研究报道。不过，并非所有检测结果都如此，文献报道原发性 MN 患者肾小球毛细血管壁上以 IgG4 亚类沉积为主者占 81%～100%，有 PLA2R 沉积者占 69%～96%，所以仍有部分原发性 MN 患者可呈阴性结果，另外阳性结果也与继发性 MN 存在一定交叉。为此对 IgG 亚类及 PLA2R 的免疫疾病理检查结果仍然需要再进行综合分析，才能判断它们在鉴别原发性 MN、继发性 MN 上的意义。

3.实验室检查

近年来，研究还发现一些原发性肾小球疾病病理类型的血清标志物，它们在一定程度上对鉴别原发性与继发性肾病综合征也有帮助。

（1）血清 PLA2R 抗体：美国 Beck 等研究显示 70％的原发性 MN 患者血清中含有抗 PLA2R 抗体，而狼疮性肾炎、乙型肝炎病毒相关性肾炎等继发性 MN 患者的血清中无此抗体，显示此抗体对于原发性 MN 具有较高的特异性。此后，欧洲及中国的研究显示，原发性 MN 患者的血清 PLA2R 抗体滴度还与病情活动度相关，病情缓解后抗体滴度降低或消失，复发时滴度再升高。不过，在原发性 MN 患者中，此血清抗体的阳性率为 57％～82％，所以阴性结果仍不能排除原发性 MN。

（2）可溶性尿激酶受体（soluble urokinase receptor，suPAR）：Wei 等检测了 78 例原发性 FSGS、25 例 MCD、16 例 MN、7 例先兆子痫和 22 例正常人血清中 suPAR 的浓度，结果发现原发性 FSGS 患者的血清 suPAR 浓度明显高于正常对照和其他肾小球疾病的患者，提示 suPAR 可能是原发性 FSGS 的血清学标志物。Huang 等的研究基本支持 Wei 的看法，同时发现随着 FSGS 病情缓解，血清 suPAR 水平也明显降低，但是他们并不认为此检查能鉴别原发性 FSGS 及继发性 FSGS。为此，今后还需要更多的研究来进一步验证。就目前已发表的资料看，约 2/3 的原发性 FSGS 患者的血清 suPAR 抗体阳性，但是其检测结果与其他肾小球疾病仍有一定重叠，对于这些在分析试验结果时应该注意。

二、原发性肾病综合征的治疗原则、进展与展望

（一）治疗原则

原发性肾病综合征的治疗原则主要有以下内容。①主要治疗药物：原发性肾病综合征的主要治疗药物是糖皮质激素和（或）免疫抑制剂，但是具体应用时一定要有区别地制订个体化治疗方案。原发性肾病综合征的不同病理类型在药物治疗反应、肾损害进展速度及肾病综合征缓解后的复发上都存在很大差别，所以，首先应根据病理类型及病变程度来有区别地实施治疗；另外，还需要参考患者的年龄和体重、有无激素及免疫抑制剂使用禁忌证、是否有生育需求，采取不同的用药方案。有区别地个体化地制订激素和（或）免疫抑制剂的治疗方案，是治疗现代原发性肾病综合征的重要原则。②对症治疗：水肿（严重时伴腹水及胸腔积液）是肾病综合征患者的常见症状，利尿治疗是主要的对症治疗手段。利尿要适度，以每天体重下降 0.5～1.0 kg 为妥。如果利尿过猛可导致电解质紊乱与血栓栓塞及肾前性急性肾损害（acute kidney injury，AKI）。③防治并发症：加强对感染、血栓栓塞、蛋白质缺乏、脂代谢紊乱及 AKI 等并发症的预防与治疗。④保护肾功能：要努力防治疾病本身及治疗措施不当导致的肾功能恶化。

（二）具体治疗药物及措施

1.免疫抑制治疗

（1）糖皮质激素：对免疫反应多个环节都有抑制作用。能抑制巨噬细胞对抗原的吞噬和处理；抑制淋巴细胞 DNA 合成和有丝分裂，破坏淋巴细胞，使外周淋巴细胞数量减少；抑制辅助性 T 细胞和 B 细胞，使抗体生成减少；抑制细胞因子如 IL-2 等生成，减轻效应期的免疫性炎症反应等。激素于 20 世纪 50 年代初开始应用于原发性肾病综合征治疗，至今仍是最常用的免疫抑制治疗药物。

我国在原发性肾病综合征治疗中激素的使用原则如下。①起始足量：常用药物为泼尼松（或泼尼松龙），每天 1 mg/kg（最高剂量 60 mg/d），早晨顿服，口服 8～12 周，必要时可延长至 16 周（主要适用于 FSGS 患者）；②缓慢减药：足量治疗后每 2～3 周减原用量的 10％左右，当减至

20 mg/d左右肾病综合征易反复,应更缓慢减量;③长期维持:最后以最小有效剂量(10 mg/d左右)再维持半年或更长时间,以后再缓慢减量至停药。这种缓慢减药和维持治疗方法可以巩固疗效、减少肾病综合征复发,更值得注意的是这种缓慢减药方法是预防肾上腺皮质功能不全或危象的较为有效方法。激素是治疗原发性肾病综合征的"王牌",但是不良反应也很多,包括感染、消化道出血及溃疡穿孔、高血压、水钠潴留、血糖水平升高、血钾水平降低、股骨头坏死、骨质疏松、精神兴奋、产生库欣综合征及肾上腺皮质功能不全等,使用时应密切监测。

(2)环磷酰胺:该药是烷化剂类免疫抑制剂。它破坏 DNA 的结构和功能,抑制细胞分裂和增殖,对 T 细胞和 B 细胞均有细胞毒性作用。由于 B 细胞生长周期长,故该药对 B 细胞影响大。该药是临床上治疗原发性肾病综合征最常用的细胞毒类药物,可以口服,也可以静脉注射,口服与静脉治疗疗效相似,因此治疗原发性肾病综合征最常使用的方法是口服。具体用法为每天 2 mg/kg(常用 100 mg/d),分 2~3 次服用,总量为 6~12 g。用药时需注意适当多饮水及避免睡前服药,并应对药物的各种不良反应进行监测及处理。常见的药物不良反应有骨髓抑制、出血性膀胱炎、肝损伤、胃肠道反应、脱发与性腺抑制(可能造成不育)。

(3)环孢素 A:是由真菌代谢产物提取得到的 11 个氨基酸组成的环状多肽,可以人工合成。能选择性抑制 T 辅助细胞及 T 细胞毒效应细胞,选择性抑制 T 辅助性细胞合成 IL-2,从而发挥免疫抑制作用。不影响骨髓的正常造血功能,对 B 细胞、粒细胞及巨噬细胞影响小。该药已作为 MN 的一线用药,以及难治性 MCD 和 FSGS 的二线用药。常用量为每天 3~5 mg/kg,分两次空腹口服,服药期间需监测药物谷浓度并使其维持在 100~200 ng/mL。近年来,有研究显示用小剂量环孢素 A(每天 1~2 mg/kg)治疗同样有效。该药起效较快,在服药 1 个月后可见到病情缓解趋势,3~6 个月后可以缓慢减量,总疗程为 1~2 年,对于某些难治性并对环孢素 A 依赖的病例,可采用小剂量(每天 1~1.5 mg/kg)维持相当长时间(数年)。若治疗 6 个月仍未见效果,再继续应用患者获得缓解的机会不大,建议停用。当联合应用环孢素 A 与激素时,激素起始剂量常减半,如泼尼松或泼尼松龙每天 0.5 mg/kg。环孢素 A 的常见不良反应包括急性及慢性肾损害、肝毒性、高血压、高尿酸血症、多毛及牙龈增生等,其中造成肾损害的原因较多(如肾前性因素所致 AKI、慢性肾间质纤维化所致慢性肾功能不全),且有时此损害发生比较隐匿,值得关注。当血肌酐(Scr)较基础值增长超过 30%,不管是否已超过正常值,都应减少原药量的 25%~50%或停药。

(4)他克莫司:又称 FK-506,与红霉素的结构相似,为大环内酯类药物。其对免疫系统的作用与环孢素 A 相似,两者同为钙调神经磷酸酶抑制剂,但其免疫抑制作用强,属于高效新型免疫抑制剂。其主要抑制 IL-2、IL-3 和干扰素 γ 等淋巴因子的活化和 IL-2 受体的表达,对 B 细胞和巨噬细胞的影响较小。主要不良反应是糖尿病、肾损害、肝损害、高钾血症、腹泻和手颤。腹泻可以致使该药的血药浓度升高,又可以是一种不良反应,需要引起临床医师关注。该药物昂贵,是治疗原发性肾病综合征的二线用药。常用量为每天 0.05~0.10 mg/kg,分两次空腹服用。服药物期间需监测药物谷浓度并使其维持在 5~10 ng/mL,治疗疗程与环孢素 A 相似。

(5)吗替麦考酚酯:商品名为骁悉。在体内代谢为吗替麦考酚酸,后者为次黄嘌呤单核苷酸脱氢酶抑制剂,抑制鸟嘌呤核苷酸的从头合成途径,选择性抑制 T、B 淋巴细胞,通过抑制免疫反应而发挥治疗作用。诱导期常用量为 1.5~2.0 g/d,分 2 次空腹服用,共用 3~6 个月,维持期常用量为 0.5~1.0 g/d,维持 6~12 个月。该药对部分难治性肾病综合征有效,但缺乏随机对照试验(RCT)的研究证据。该药物昂贵,由于缺乏 RCT 证据,现不作为原发性肾病综合征的一线药物,仅适用于一线药物无效的难治性病例。主要不良反应是胃肠道反应(腹胀和腹泻)、感染、骨髓抑制(白细胞计数减少及贫血)及肝损害。特别值得注意的是,免疫功能低下患者应用吗替麦考酚酯,可出现卡氏肺孢子虫肺炎、腺病毒或巨细胞病毒等严重感染,甚至威胁生命。

(6)来氟米特:商品名为爱诺华,是一种有效的治疗类风湿关节炎的免疫抑制剂,在国内其适应证还扩大到治疗系统性红斑狼疮。此药通过抑制二氢乳清酸脱氢酶活性,阻断嘧啶核苷酸的生物合成,从而达到抑制淋巴细胞增殖的目的。国外尚无使用来氟米特治疗原发性肾病综合征的报道。国内小样本针对 IgA 肾病合并肾病综合征的临床观察显示,激素联合来氟米特的疗效与激素联合吗替麦考酚酯的疗效相似,但是,后者本身在 IgA 肾病治疗中的作用就不肯定,因此,这个研究结果不值得推荐。新近一项使用来氟米特治疗 16 例难治性成人 MCD 的研究显示,来氟米特对这部分患者有效,并可以减少激素剂量。由于缺乏 RCT 研究证据,指南并不推荐用来氟米特治疗原发性肾病综合征。治疗类风湿关节炎等病的剂量为 10～20 mg/d,共用6 个月,以后缓慢减量,总疗程为 1.0～1.5 年。主要不良反应为肝损害、感染和过敏,国外尚有肺间质纤维化的报道。

2.利尿消肿治疗

如果患者存在有效循环血容量不足,则应在适当扩容治疗后再用利尿剂治疗;如果没有有效循环血容量不足,则可直接应用利尿剂。

(1)用利尿剂治疗:对轻度水肿者可用噻嗪类利尿剂联合保钾利尿剂口服治疗,中度、重度水肿伴或不伴体腔积液者,应选用袢利尿剂静脉给药治疗(此时肠道黏膜水肿,会影响口服药吸收)。宜使袢利尿剂从静脉输液小壶滴入,达到负荷量(如呋塞米 20～40 mg,使髓袢的药物浓度迅速达到利尿阈值),然后再持续泵注维持量(如呋塞米 5～10 mg/h,以维持髓袢的药物浓度始终在利尿阈值上),如此才能获得最佳利尿效果。每天呋塞米的使用总量不超过 200 mg。"弹丸"式给药间期髓袢药物浓度常达不到利尿阈值,此时会出现"利尿后钠潴留"(髓袢对钠的重吸收增强,出现"反跳"),致使袢利尿剂的疗效变差。另外,现在还提倡袢利尿剂与作用于远端肾小管及集合管的口服利尿药(前者如氢氯噻嗪,后者如螺内酯及阿米洛利)联合治疗,因为应用袢利尿剂后,远端肾单位对钠的重吸收会代偿增强,使袢利尿剂的利尿效果减弱,用远端肾单位利尿剂即能克服这一缺点。

(2)扩容治疗:对于合并有效血容量不足的患者,可静脉输注胶体液,提高血浆胶体渗透压扩容,从而改善肾脏血流灌注,提高利尿剂的疗效。临床常静脉输注血浆代用品右旋糖酐来进行扩容治疗,应用时需注意:①用含糖而不用含钠的制剂,以免氯化钠影响利尿疗效。②应用相对分子质量为 20～40 kDa 的制剂(即右旋糖酐-40),以获得扩容及渗透性利尿双重疗效。③用药不宜过频,剂量不宜过大。一般而言,可以一周输注 2 次,每次输注 250 mL,短期应用,而且如无利尿效果就应及时停药。盲目大量、频繁地用药可能造成肾损害(病理显示近端肾小管严重空泡变性,呈"肠管样",化验显示血清肌酐水平升高,原来激素治疗敏感者变成激素抵抗,出现利尿剂抵抗)。④当尿量<400 mL/d 时禁用,此时药物易滞留并堵塞肾小管,诱发急性肾衰竭。

人血制剂(血浆及清蛋白)来之不易,而且难以完全避免变态反应及血源性感染,因此在一般情况下不提倡用人血制剂来扩容利尿。只有当患者尿量<400 mL/d,又必须进行扩容治疗时,才选用血浆或清蛋白。

(3)利尿治疗疗效不好的常见原因如下:①对有效血容量不足的患者,没有事先静脉输注胶体液扩容,肾脏处于缺血状态,对袢利尿剂反应差;滥用胶体液(包括血浆制品及血浆代用品)导致严重肾小管损伤(即前述的肾小管呈"肠管样"严重空泡变性)时,肾小管对袢利尿剂可完全失去反应,常需数月时间,肾小管上皮细胞再生并功能恢复正常后,才能重新获得利尿效果。②呋塞米的血浆蛋白(主要为清蛋白)结合率达 91%~97%。低清蛋白血症可使其血中游离态浓度升高,肝脏对其降解加速;另外,结合态的呋塞米又能随清蛋白从尿排到体外。因此,低清蛋白血症可使呋塞米的有效血浓度降低及作用时间缩短,故而利尿效果下降。③没有按前述要求规范使用袢利尿剂,尤其值得注意的是对中重度肾病综合征患者仍旧口服给药,肠黏膜水肿致使药物吸收差;间断静脉"弹丸"式给药,造成给药间期"利尿后钠潴留";患者不配合服用作用于远端肾单位的利尿药,削弱了袢利尿剂的疗效。④肾病综合征患者必须严格限盐(摄取食盐 2~3 g/d),而医师及患者忽视限盐的现象在临床上十分普遍,不严格限盐,上述药物的利尿效果会显著减弱。临床上,对于少数利尿效果极差的难治性重度水肿患者,可采用血液净化技术进行超滤脱水治疗。

3.血管紧张素Ⅱ受体阻滞剂治疗

大量蛋白尿是肾病综合征最核心的问题,由它引发肾病综合征的其他临床表现(低蛋白血症、高脂血症、水肿和体腔积液)和各种并发症。此外,持续性大量蛋白尿可导致肾小球高滤过,增加肾小管蛋白重吸收,加速肾小球硬化,加重肾小管损伤及肾间质纤维化,影响疾病预后。因此减少尿蛋白在肾病综合征治疗中十分重要。

近年来,常用血管紧张素转化酶抑制剂(ACEI)或血管紧张素 AT1 受体阻断剂(ARB)作为减少肾病综合征患者尿蛋白的辅助治疗。研究证实,ACEI 或 ARB 除具有降压作用外,还有确切的减少尿蛋白排泄(可减少 30%)和延缓肾损害进展的作用。其独立于降压的肾脏保护作用机制包括:①对肾小球血流动力学的调节作用。此类药物既扩张入球小动脉,又扩张出球小动脉,但是后一种作用强于前一种作用,故能使肾小球内高压、高灌注和高滤过降低,从而减少尿蛋白排泄,保护肾脏。②非血流动力学的肾脏保护效应。此类药能改善肾小球滤过膜选择通透性,改善足细胞功能,减少细胞外基质蓄积,故能减少尿蛋白排泄,延缓肾小球硬化及肾间质纤维化。因此,对于具有高血压或无高血压的原发性肾病综合征患者均宜用 ACEI 或 ARB 治疗,前者能获得降血压及降压依赖性肾脏保护作用,而后者可以获得非降压依赖性肾脏保护效应。

应用 ACEI 或 ARB 应注意如下事项:①肾病综合征患者在循环容量不足(包括利尿、脱水造成的血容量不足及肾病综合征本身导致的有效血容量不足)情况下,应避免应用或慎用这类药物,以免诱发 AKI。②肾功能不全和(或)尿量较少的患者服用这类药物,尤其与保钾利尿剂(螺内酯等)联合使用时,要监测血钾浓度,谨防高钾血症发生。③对激素及免疫抑制剂治疗敏感的患者(如 MCD 患者)的蛋白尿能很快消失,无必要也不建议服用这类药物。④不推荐联合使用 ACEI 和 ARB。

三、不同病理类型的治疗方案

(一)MN

应争取将肾病综合征治疗缓解或者部分缓解,无法达到时,则以减轻症状、减少尿蛋白排泄、延缓肾损害进展及防治并发症作为治疗的重点。MN 患者尤应注意防治血栓栓塞并发症。

对该病不提倡单独使用激素治疗;推荐使用足量激素(如泼尼松或泼尼松龙初始剂量为每天 1 mg/kg)联合细胞毒类药物(环磷酰胺)治疗,或较小剂量激素(如泼尼松或泼尼松龙初始剂量为每天 0.5 mg/kg)联合环孢素 A 或他克莫司治疗;对激素相对禁忌或不能耐受者,也可以单独使用环孢素 A 或他克莫司治疗。对于使用激素联合环磷酰胺治疗无效的病例可以换用激素联合环孢素 A 或他克莫司治疗;对于治疗缓解后复发病例,可以重新使用原方案治疗。

2012 年 KDIGO 制定的《肾小球肾炎临床实践指南》推荐对 MN 所致肾病综合征患者应用激素及免疫抑制剂治疗,适应证如下:①尿蛋白持续超过4 g/d,或是较基线上升超过50%,经抗高血压和抗蛋白尿治疗 6 个月未见下降(1B 级证据);②出现严重的、致残的或威胁生命的肾病综合征相关症状(1C 级证据);③诊断 MN 后的 6~12 个月内 Scr 上升≥30%,能除外其他原因引起的肾功能恶化(2C 级证据)。而出现以下情况建议不用激素及免疫抑制剂治疗:①Scr 持续>3.5 mg/dL(>309 μmol/L)或估算肾小球滤过率(eGFR)<30 mL/(min·1.73 m^2);②超声检查肾脏体积明显缩小(如长径<8 cm);③合并严重的或潜在致命的感染。

(二)微小病变肾病

应力争治疗后将肾病综合征缓解。该病所致肾病综合征对激素治疗十分敏感,治疗后肾病综合征常能完全缓解,但是缓解后肾病综合征较易复发,而且多次复发即可能转型为 FSGS,必须注意。

对于初治病例推荐单独使用激素治疗;对于多次复发或激素依赖的病例,可选用激素与环磷酰胺联合治疗;对于担心环磷酰胺影响生育者或者经激素联合环磷酰胺治疗后无效或仍然复发者,可选用较小剂量激素(如泼尼松或泼尼松龙初始剂量为每天 0.5 mg/kg)与环孢素 A 或他克莫司联合治疗,或单独使用环孢素 A 或他克莫司治疗;对于环磷酰胺、环孢素 A 或他克莫司等都无效或不能耐受的病例,可改用吗替麦考酚酯治疗。对于激素抵抗型患者需重复肾活检,以排除 FSGS。

(三)局灶节段性肾小球硬化

应争取治疗后将肾病综合征缓解或部分缓解,但是无法获得上述疗效时,则应改变目标,将减轻症状、减少尿蛋白排泄、延缓肾损害进展及防治并发症作为治疗重点。既往学者认为该病的治疗效果差,但是,近年来的系列研究显示约有 50% 的患者应用激素治疗仍然有效,但显效较慢。其中,顶端型 FSGS 的疗效与 MCD 相似。

目前,推荐使用足量激素治疗,如果肾病综合征未缓解,可持续足量服用 4 个月,完全缓解后逐渐减量至维持剂量,再服用 0.5~1.0 年;对于激素抵抗或激素依赖病例可以选用较小剂量激素(如泼尼松或泼尼松龙初始剂量为每天 0.5 mg/kg)与环孢素 A 或他克莫司联合治疗,有效病例环孢素 A 可在减量至每天 1.0~1.5 mg/kg 后,维持服用 1~2 年。激素相对禁忌或不能耐受者,也可以单独使用环孢素 A 或他克莫司治疗。不过对 Scr 升高及有较明显肾间质的患者,使用环孢素 A 或他克莫司要谨慎。应用细胞毒性药物(如环磷酰胺)、吗替麦考酚酯治疗该病目前缺乏循证医学证据。

(四)系膜增生性肾炎

非 IgA 肾病的系膜增生性肾炎在西方国家较少见,而我国病例远较西方国家多。该病所致肾病综合征的治疗方案,要根据肾小球系膜的病变程度,尤其是系膜基质增多程度来决定。轻度系膜增生性肾炎所致肾病综合征的治疗目标及方案与 MCD 相同,且疗效及转归与 MCD 也十分相似;而对重度系膜增生性肾炎所致肾病综合征可参考原发性 FSGS 的治疗方案治疗。

(五)膜增生性肾炎

原发性膜增生性肾炎较少见,疗效很差。目前并无循证医学证据基础上的有效治疗方案可被推荐,临床上可以试用激素加环磷酰胺治疗,无效者还可试用较小量糖皮质激素加吗替麦考酚酯治疗。如果治疗无效,则应停用上述治疗。

(六)IgA 肾病

约 1/4 的 IgA 肾病患者可出现大量蛋白尿(>3.5 g/d),而他们中仅约 1/2 的患者呈现肾病综合征。现在学者认为,部分呈现肾病综合征的 IgA 肾病实际为 IgA 肾病与 MCD 的重叠(免疫荧光表现符合 IgA 肾病,而光镜及电镜表现支持 MCD),这部分患者可参照 MCD 的治疗方案进行治疗,而且疗效及转归也与 MCD 十分相似;而另一部分患者是 IgA 肾病本身导致肾病综合征(免疫荧光表现符合 IgA 肾病,光镜及电镜表现为增生性肾小球肾炎或 FSGS),这部分患者似可参照相应的增生性肾小球肾炎及 FSGS 的治疗方案进行治疗。

应当指出的是,上述多数治疗建议是来自西方国家的临床研究总结,值得从中借鉴,但是是否完全符合中国情况,还必须通过我们自己的实践来进一步验证及总结,不应该盲目地应用。上述治疗方案是依据疾病的普遍性面对群体制订的,而在临床实践中患者的情况多种多样,必须具体问题具体分析,个体化地治疗。

四、难治性肾病综合征的治疗

(一)难治性肾病综合征的概念

目前,尚无被公认的难治性肾病综合征的定义。一般学者认为,难治性肾病综合征包括激素抵抗性、激素依赖性及频繁复发性原发性肾病综合征。激素抵抗性肾病综合征是指用激素规范化治疗 8 周(FSGS 病例需 16 周)仍无效者;激素依赖性肾病综合征是指激素治疗缓解,在激素撤减过程中或停药后 14 天内肾病综合征复发者;频繁复发性肾病综合征是指经治疗缓解后半年内复发≥2 次,或 1 年内复发≥3 次者。由于病程较长,难治性肾病综合征患者的病情往往比较复杂,临床上治疗十分棘手。

(二)难治性肾病综合征的常见原因

遇见难治性肾病综合征时,应仔细寻找原因。可能存在如下原因。

1.诊断错误

医师误将一些继发性肾病(如淀粉样变性肾病)和特殊的原发性肾病(如脂蛋白肾病、纤维样肾小球病)当成了普通原发性肾小球疾病,应用激素治疗,当然不能取得满意疗效。

2.激素治疗不规范

激素治疗不规范包括:①对重症肾病综合征患者仍然以口服激素来治疗,由于肠黏膜水肿,药物吸收差,激素血浓度低影响疗效。②未遵守"足量、慢减、长期维持"的用药原则,例如,初始剂量为不足、"阶梯式"加量或减药及停药过早、过快,都会降低激素疗效。③忽视药物间的相互作用,例如,卡马西平和利福平等药能使泼尼松龙的体内排泄速度加快,血药浓度降低过快,影响激素治疗效果。

3.静脉输注胶体液不当

前文讲过,过频输注血浆制品或血浆代用品导致肾小管严重损伤(肾小管呈"肠管样"严重空泡变性)时,不但患者对利尿剂完全失去反应,而且原本激素敏感的病例(如 MCD)也可能变成激素抵抗。

4.肾病理的影响

激素抵抗性肾病综合征常见于膜增生性肾炎及部分 FSGS 和 MN;频繁复发性肾病综合征常见于 MCD 及轻度系膜增生性肾炎(包括 IgA 肾病及非 IgA 肾病),而它们多次复发后也容易变成激素依赖性肾病综合征,甚至转换成 FSGS,变为激素抵抗。

5.并发症的影响

肾病综合征患者存在感染、肾静脉血栓、蛋白营养不良等并发症时,激素疗效均会降低。年轻患者服激素后常起痤疮,痤疮上的"脓头"就能显著影响激素疗效,需要注意。

6.遗传因素

近年来研究发现,5%～20%的激素抵抗性肾病综合征患者的肾小球足细胞存在某些基因突变,它们包括导致 nephrin 异常的 *NPHS*1 基因突变、导致 podocin 异常的 *NPHS*2 基因突变、导致 CD2 相关蛋白异常的 *CD2AP* 基因突变、导致细胞骨架蛋白 α-辅肌动蛋白 4 异常的 *AC-TIN*4 基因突变以及导致 WT-1 蛋白异常的 *WT-1* 基因突变等。

(三)难治性肾病综合征的治疗对策

难治性肾病综合征的病因比较复杂,有的病因如基因突变难以克服,但多数病因仍有可能改变,从而改善肾病综合征难治状态。对难治性肾病综合征的治疗重点在于明确肾病诊断,寻找可逆因素,合理、规范地用药。现将相应的治疗措施分述如下。

1.明确肾病诊断

临床上常见的误诊原因为:①未做肾穿刺病理检查;②进行了肾穿刺活检,但是对肾组织未做电镜检查(如漏诊纤维样肾小球病)及必要的特殊组化染色(如刚果红染色诊断淀粉样变病)和免疫组化染色检查(如载脂蛋白 ApoE 抗体染色诊断脂蛋白肾病);③病理医师与临床医师沟通不够,没有常规进行临床-病理讨论。所以,凡遇难治性肾病综合征,都应仔细核查有无病理诊断不当或错误的可能,必要时应重复肾活检,进行全面的病理检查及临床-病理讨论,以最终明确疾病诊断。

2.寻找及纠正可逆因素

某些导致肾病综合征难治的因素是可逆的,积极寻找及纠正这些可逆因素,就可能改变"难治"状态。①规范化应用激素和免疫抑制剂:对于激素使用不当的 MCD 患者,在调整激素用量和(或)改变给药途径后,就能使部分激素"抵抗"患者变为激素有效。对 MN 患者应避免单用激素治疗,从开始就应以激素联合环磷酰胺或环孢素 A 治疗。对多次复发的 MCD 也应以激素联合环磷酰胺或环孢素 A 治疗。总之,治疗规范化极重要。②合理输注胶体液:应正确应用血浆代用品或血浆制剂扩容,避免滥用导致严重肾小管损伤,而一旦发生,就应及时停用胶体液,等待受损肾小管恢复(常需数月),只有肾小管恢复正常后激素才能重新起效。③纠正肾病综合征并发症:前文已述,感染、肾静脉血栓、蛋白营养不良等并发症都可能影响激素的疗效,应尽力纠正。

3.治疗无效病例的处置

尽管已采取上述措施,仍然有部分难治性肾病综合征患者的病情不能缓解,尤其是肾病理类型差(如膜增生性肾炎和部分 MN 及 FSGS)和存在某些基因突变者。对这些患者应该停止激素及免疫抑制剂治疗,而采取 ACEI 或 ARB 治疗及中药治疗,以期减少尿蛋白排泄及延缓肾损害进展。大量蛋白尿本身就是肾病进展的危险因素,因此,对这些患者而言,能适量减少尿蛋白就是成功,就可能对延缓肾损害进展有利。而盲目地继续应用激素及免疫抑制剂,不但不能获得疗效,反而可能诱发严重感染等并发症,危及生命。

五、对现有治疗的评价及展望

综上所述,实施有区别的个体化治疗是治疗原发性肾病综合征的重要原则及灵魂所在。首先应根据肾病综合征患者的病理类型及病变程度,其次要考虑患者的年龄和体重、有无用药禁忌证、有无生育需求及个人用药意愿,来有区别地个体化地制订治疗方案。现在国内肾穿刺病理检查已逐渐推广,这就为实施有区别的个体化的治疗、加强治疗效果奠定了良好基础。

激素及免疫抑制剂用于原发性肾病综合征治疗已经 60 余年,积累了丰富经验。新的药物及制剂不断涌现,尤其环磷酰胺、环孢素 A、他克莫司、吗替麦可酚酯等免疫抑制剂先后问世,也为有区别地进行个体化治疗提供了更多有效手段。

尽管原发性肾病综合征的治疗取得了很大进展,但是,治疗药物至今仍局限于激素及某些免疫抑制剂。用这样的治疗措施,不少病理类型和病变程度较重的患者仍不能获得良好的治疗效果,一些治疗有效的患者也不能避免停药后的疾病复发,而且激素及免疫抑制剂都有不良反应,有些不良反应甚至可以致残或导致死亡。所以开发新的治疗措施及药物,提高疗效,减少治疗不良反应仍是亟待进行的工作,且任重而道远。

继续深入研究阐明不同类型肾小球疾病的发病机制,进而针对机制的不同环节寻求相应干预措施,是开发新药的重要途径。例如,近年已发现肾小球足细胞上的 PLA2R 能参与特发性 MN 发病,而 suPAR 作为血清中的一种通透因子也能参与 FSGS 致病,如果今后针对它们能够发掘出有效的干预方法及治疗药物,即可能显著提高这些疾病的疗效。最近已有使用利妥昔单抗(抗 CD20 分子的单克隆抗体)治疗特发性 MN 成功的报道,经过利妥昔单抗治疗后,患者的血清抗 PLA2R 抗体消失,MN 获得缓解,而且不良反应少。

治疗措施和药物的疗效及安全性需要用高质量的临床 RCT 试验进行验证。但是在治疗原发性肾病综合征方面我国的 RCT 试验很少,所以我国肾病学界应该联手改变这一状态,以自己国家的多中心 RCT 试验资料,来指导医疗实践。

六、原发性肾病综合征的常见并发症

原发性肾病综合征的常见并发症包括感染、血栓和栓塞、急性肾损伤、高脂血症及蛋白质代谢紊乱等。这些并发症的发生都与肾病综合征的核心病变——大量蛋白尿和低清蛋白血症具有内在联系。这些并发症常使患者的病情复杂化,影响治疗效果,甚至危及生命,因此,对它们的诊断及防治也是原发性肾病综合征治疗中非常重要的一部分。

(一)感染

感染是原发性肾病综合征的常见并发症,也是导致患者死亡的重要原因之一。随着医学的进展,现在感染导致患者死亡的已显著减少,但在临床实践中它仍是需要医师警惕和面对的重要问题。特别是对应用激素及免疫抑制剂治疗的患者,感染常会影响治疗效果和整体预后,处理不好仍会危及生命。

原发性肾病综合征患者感染的发生主要与以下因素有关:①大量蛋白尿导致免疫球蛋白及部分补体成分从尿液丢失,如出现非选择性蛋白尿时大量 IgG 及补体 B 因子丢失,导致患者免疫功能受损。②使用激素和(或)免疫抑制剂治疗导致患者免疫功能低下。③长期大量蛋白尿导致机体营养不良,抵抗力降低。④严重皮下水肿乃至破溃,细菌容易侵入引起局部软组织感染;大量腹水容易发生自发性腹膜炎。它们严重时都能诱发败血症。

常见的感染为呼吸道感染、皮肤感染、肠道感染、尿路感染和自发性腹膜炎,病原微生物有细菌(包括结核菌)、真菌、病毒、支原体和卡氏肺孢子虫等。

有关预测原发性肾病综合征患者发生感染的临床研究还很缺乏。一项儿科临床观察显示,若患儿血清蛋白水平<15 g/L,其发生感染的相对危险度(relative risk,RR)是高于此值患儿的9.8倍,因此尽快使肾病综合征缓解是预防感染发生的关键。一项日本的临床研究表明,成人肾病综合征患者感染的发生率为19%,其危险因素是血清 IgG 水平<6 g/L(RR=6.7),Scr 水平>176.8 μmol/L(2 mg/dL)(RR=5.3)。对于血清 IgG 水平<600 mg/dL 的患者,每 4 周静脉输注丙种球蛋白 10~15 g,可以明显地预防感染发生。

需要注意,正在用激素及免疫抑制剂治疗的患者,其发生感染时临床表现可能不典型,患者可无明显发热,若出现白细胞计数升高及轻度核左移也容易被误认为是激素引起的,因此对这些患者更应提高警惕,应定期主动排查感染,包括一些少见部位的感染(如肛周脓肿)。

感染的预防措施:①注意口腔护理,可以使用抑制细菌及真菌的漱口液定时含漱,这对使用强化免疫抑制治疗(如甲泼尼龙冲击治疗)的患者尤为重要。对于严重皮下水肿致皮褶破溃渗液的患者,需要加强皮肤护理,防止细菌侵入。②使用激素及免疫抑制剂时,要严格规范适应证、药量及疗程,并注意监测外周血淋巴细胞及 CD4$^+$ 淋巴细胞总数的变化,当淋巴细胞计数<600/μL和(或)CD4$^+$ 淋巴细胞计数<200/μL 时,可以给予复方磺胺甲噁唑(即复方新诺明)预防卡氏肺孢子虫感染,具体用法为每周两次,每次两片(每片含磺胺甲噁唑 400 mg 和甲氧苄啶 80 mg)。③对于血清 IgG 水平<6 g/L 或反复发生感染的患者,可以静脉输注丙种球蛋白来增强体液免疫;对于淋巴细胞计数<600/μL 和(或)CD4$^+$ 淋巴细胞计数<200/μL 的患者,可以肌内注射或静脉输注胸腺素来改善细胞免疫。④对于反复发生感染者,还可请中医辨证施治,以中药调理来预防感染。虽然在临床实践中,我们发现中药调理能够发挥预防感染的作用,但是,目前还缺乏循证医学证据的支持。

需要指出的是,若使用激素及免疫抑制剂,患者发生了严重感染,可以将这些药物尽快减量或者暂时停用,因为它们对控制感染不利,而且合并感染时它们治疗 NS 的疗效也不佳。但是,对某些重症感染(如卡氏肺包虫肺炎)却不宜停用激素,因为激素能减轻间质性肺炎,改善缺氧状态,降低病死率。

(二)血栓和栓塞

肾病综合征合并血栓、栓塞的发生率为 10%~42%,常见肾静脉血栓、其他部位深静脉血栓和肺栓塞。动脉血栓较为少见。血栓和栓塞的发生率与肾病综合征的严重程度、肾小球疾病的种类有关,但检测手段的敏感性也影响该病的发现。

1.发病机制

肾病综合征易并发血栓、栓塞主要与血小板活化、凝血及纤溶异常、血液黏稠度升高相关。临床观察发现:①肾病综合征患者血小板功能常亢进,甚至数量增加,患者的血清血栓素(TXA2)及血管假性血友病因子(vWF)增加,可促使血小板聚集、黏附功能增强并被激活。②低清蛋白血症刺激肝脏合成蛋白,导致血中大分子的凝血因子Ⅰ、Ⅱ、Ⅴ、Ⅶ、Ⅷ、Ⅹ浓度升高;而内源性抗凝物质(凝血酶Ⅲ及蛋白 C、S)因相对分子质量小随尿丢失导致血浓度降低。③纤溶酶原相对分子质量较小,随尿排出,血清浓度降低,而纤溶酶原激活物抑制物 PAI-1 及纤溶酶抑制物 α_2-巨球蛋白血浓度升高。上述变化导致血栓易于形成而不易被溶解。④肾病综合征患者的有效血容量不足,血液浓缩及出现高脂血症等,致使血液黏稠度升高,也是导致血栓发生的危险因素。此外,不适当地大量利尿以及使用激素治疗也能增加血栓形成的风险。

肾小球疾病的病理类型也与血栓、栓塞并发症有关:MN 的发生率最高,为 29%~60%,明显高于 MCD 和 FSGS(分别为 24.1% 和 18.8%),MN 合并血栓的风险是 IgA 肾病的 10.8 倍,并易发生有临床症状的急性静脉主干血栓（如肾静脉、肺血管主干血栓），原因至今未明。

研究认为，能预测肾病综合征患者血栓、栓塞并发症风险的指标：①血清蛋白水平＜20 g/L，新近发现 MN 患者血清蛋白水平＜28 g/L，血栓栓塞风险即明显升高；②病理类型为 MN；③有效血容量明显不足。

2.临床表现与影像学检查

血栓、栓塞并发症的临床表现可能非常不明显，以肾静脉血栓为例，多数分支小血栓并没有临床症状。因此，要对肾病综合征患者认真、细致地观察，必要时及时做影像学检查，以减少漏诊。患者的双侧肢体水肿不对称，提示水肿较重的一侧肢体有深静脉血栓可能；腰痛、明显血尿、B 超发现一侧或双侧肾肿大以及不明原因的 AKI，提示肾静脉血栓；胸闷、气短、咯血和胸痛提示肺栓塞。

在肾静脉血栓的诊断方面，多普勒超声有助于发现肾静脉主干血栓，具有方便、经济和无损伤的优点，但是敏感性低，而且检查的准确性较大程度地依赖操作者的技术水平。CT 及磁共振肾静脉成像有较好的诊断价值，而选择性肾静脉造影仍是诊断的"金标准"。在肺栓塞诊断上，核素肺通气/灌注扫描是较为敏感、特异的无创性诊断手段。CT 及磁共振肺血管成像及超声心动图也可为诊断提供帮助，后者可发现肺动脉高压力、右心室和（或）右心房扩大等征象。肺动脉造影是诊断肺栓塞的"金标准"，发现栓塞后还可以局部溶栓。上述血管成像检查均需要使用造影剂（包括用于 X 线检查的碘造影剂及用于磁共振检查的钆造影剂），故应谨防造影剂肾损害，尤其是对已有肾损害的患者。

3.预防与治疗

关于原发性肾病综合征并发血栓、栓塞的防治的随机对照试验，至今没有严格的临床研究报道，目前的防治方案主要来自对小样本的临床观察。

（1）血栓、栓塞并发症的预防：公认的观点是，肾病综合征患者均应服用抗血小板药物，而当血清蛋白水平＜20 g/L 时即开始抗凝治疗。对于 MN 患者抗凝指征应适当放宽一些。Lionaki 等研究显示，MN 患者的血清蛋白水平≤28 g/L，深静脉血栓形成的风险是血清蛋白水平＞28 g/L 者的 2.5 倍，血清蛋白每降低 10 g/L，深静脉血栓的风险增加到原来的 2 倍，因此，目前有学者建议 MN 患者血清蛋白水平＜28 g/L，即应给予预防性抗凝治疗。常采用皮下注射肝素或低分子肝素或口服华法林。口服华法林时应将凝血酶原时间的国际标准化比率（INR）控制在 1.5～2.0，华法林与多种药物能起相互反应，影响（增强或减弱）抗凝效果，用药时需要注意。

（2）血栓、栓塞并发症的治疗：血栓及栓塞并发症一旦发生，应尽快采用如下治疗方法。

溶栓治疗：对于引起急性肾衰竭的急性肾静脉主干大血栓，或导致收缩压下降至低于 12.0 kPa（90 mmHg）的急性肺栓塞，均应考虑进行溶栓治疗。既往常用尿激酶进行溶栓，最适剂量并未确定，可考虑用 6 万～20 万单位稀释后缓慢静脉滴注，每天 1 次，10～14 天 1 个疗程；现在也可采用重组人组织型纤溶酶原激活剂治疗，它能选择性地与血栓表面的纤维蛋白结合，纤溶效力强，用量为 50 mg 或 100 mg，开始时在 1～2 分钟静脉推注 1/10 的剂量，把剩余 9/10 的剂量稀释后缓慢静脉滴注，2 小时滴完。使用重组人组织型纤溶酶原激活剂要监测血清纤维蛋白原浓度，避免浓度过低引起出血。国内多中心研究结果显示，用 50 mg 的疗效与用 100 mg 的疗效相似，而前者的出血风险明显降低。

抗凝治疗：一般而言，原发性肾病综合征患者出现血栓、栓塞并发症后要持续抗凝治疗半年，若肾病综合征不缓解且血清蛋白水平仍低于 20 g/L，还应延长抗凝时间，否则血栓、栓塞并发症容易复发。用口服华法林进行治疗时,由于华法林起效慢,故需在开始服用的 3～5 天,与肝素或低分子肝素皮下注射重叠,直至 INR＞2.0 后才停用肝素或低分子肝素。在整个服用华法林期间都一定要监测 INR,控制 INR 在 2.0～2.5。若使用重组人组织型纤溶酶原激活进行溶栓治疗,则需等血清纤维蛋白原浓度回复正常后,才开始抗凝治疗。

(三)急性肾损伤

由原发性肾病综合征引起的 AKI 主要有如下 2 种:①有效血容量不足导致的肾前性 AKI,常只出现轻度、中度氮质血症。②机制尚不清楚的特发性 AKI,常呈现急性肾衰竭。对于肾小球疾病本身(如新月体性肾小球肾炎)引起的 AKI、治疗药物诱发的 AKI(如药物过敏所致急性间质性肾炎或肾毒性药物所致急性肾小管坏死),以及肾病综合征并发症(如急性肾静脉主干血栓)所致 AKI,均不在此讨论。

1.急性肾前性氮质血症

严重的低清蛋白血症导致血浆胶体渗透压下降,水分渗漏至皮下及体腔,致使有效循环容量不足,肾灌注减少,而诱发急性肾前性氮质血症。临床上出现血红蛋白增多、体位性心率及血压变化(体位迅速变动如从卧到坐或从坐到站时,患者心率加快、血压下降,严重时出现直立性低血压,乃至虚脱),BUN 水平与 Scr 水平升高,但是 BUN 水平的升高幅度更大(两者均以 mg/dL 为单位时,BUN 与 Scr 之比值＞20：1,这是由于肾脏灌注不足时,原尿少,在肾小管中流速慢,其中 BUN 被较多地重吸收入血)。急性肾前性氮质血症者应该用胶体液扩容,然后利尿,扩容利尿后肾功能能很快恢复正常。盲目增加袢利尿剂剂量,不但不能获得利尿效果,反而可能造成肾素-血管紧张素系统及交感神经系统兴奋,进一步损害肾功能。而且,这类患者不能用 ACEI 或 ARB 类药物,它们也会加重肾前性氮质血症。

2.特发性急性肾衰竭

特发性 ARF 最常见于复发性 MCD,也可有时见于其他病理类型,机制不清。某些病例可能与大量尿蛋白形成管型堵塞肾小管和(或)肾间质水肿压迫肾小管相关。患者的临床特点是年龄较大(有文献报道平均年龄为 58 岁),尿蛋白量大(常＞10 g/d),血清蛋白水平低(常小于 20 g/L),常在肾病综合征复发时出现 AKI(经常为少尿性急性肾衰竭)。对特发性 ARF 要用排除法进行诊断,即必须一一排除各种病因所致 ARF 后才能诊断。对特发性 ARF 的治疗措施包括:①积极治疗基础肾病。由于绝大多数患者的基础肾病是 MCD,故应选用甲泼尼龙冲击治疗(每次 0.5～1.0 g,稀释后静脉滴注,每天或隔天 1 次,3 次为 1 个疗程),以使 MCD 尽快缓解,患者尿液增多冲刷掉肾小管中管型,使肾功能恢复。②进行血液净化治疗。血液净化不但能清除尿毒素,纠正水、电解质、酸碱平衡紊乱,维持生命,赢得治疗时间;而且还能通过超滤脱水,使患者达到干体重,减轻肾间质水肿,促进肾功能恢复。③口服或输注碳酸氢钠。这可碱化尿液,防止肾小管中蛋白凝固成管型,并可纠正肾衰竭时的代谢性酸中毒。经上述有效治疗后大多数患者的肾功能可完全恢复正常,但往往需要较长的恢复时间(4～8 周)。必须注意,此 AKI 并非由有效血容量不足引起,盲目输注胶体液不但不能使 AKI 改善,反而可能引起急性肺水肿。

(四)脂肪代谢紊乱

高脂血症是肾病综合征的表现之一。统计表明约有 80% 的患者存在高胆固醇血症、高低密度脂蛋白血症及不同程度的高甘油三酯血症。高脂血症不仅可以进一步损伤肾脏,还可使心脑血管并发症增加,因此,合理、有效地控制血脂,也是原发性肾病综合征治疗的重要组成部分。

肾病综合征合并高脂血症的机制尚未完全阐明。已有的研究资料提示:高胆固醇血症发生的主要原因是发生肾病综合征时肝脏脂蛋白合成增加（大量蛋白尿致使肝脏合成蛋白增加,合成入血的脂蛋白因相对分子质量大,不能通过肾滤过排出,导致血浓度升高）,而高甘油三酯血症发生的主要原因是体内降解减少（发生肾病综合征时脂蛋白脂酶从尿中丢失,使其在活性下降,导致甘油三酯的降解减少）。

对于激素治疗反应良好的肾病综合征病理类型（如 MCD）,不要急于应用降脂药,肾病综合征缓解后数月内血脂往往能自行恢复正常,这样可使患者避免发生不必要的药物不良反应及增加医疗花费。若应用激素及免疫抑制剂治疗,肾病综合征不能在短期内缓解甚至无效时（如某些 MN 患者）,则应给予降脂药物治疗。以高胆固醇血症为主要表现者,应选用羟甲基戊二酰辅酶 A（HMG-CoA）还原酶抑制剂,即他汀类药物,每晚睡前服用,服药期间要注意肝及肌肉损害（严重者可出现横纹肌溶解）的不良反应。以高甘油三酯血症为主要表现者,应选用纤维酸衍生物类药,即贝特类药物,用药期间注意监测肝功能。另外,所有高脂血症患者均应限制脂肪类食物的摄入量,高甘油三酯血症患者还应避免糖类摄入得过多。

（五）甲状腺功能减退

相当一部分原发性肾病综合征患者的血清甲状腺素水平低下,这是由于与甲状腺素结合的甲状腺结合球蛋白（相对分子质量 60 kDa）从尿液中大量丢失。观察表明,约 50% 的患者血中的总 T_3 及总 T_4 下降,但是游离 T_3（FT_3）,游离 T_4（FT_4）及促甲状腺素（TSH）正常。患者处于轻度的低代谢状态,这可能有利于肾病综合征患者的良性调整,避免过度能量消耗,因此不需要干预。

不过个别患者可出现甲状腺功能减退症的表现,以致本来激素敏感的病理类型使用激素治疗不能获得预期效果。这时需要仔细监测患者的甲状腺功能,若 FT_3、FT_4 水平下降,特别是 TSH 水平升高,在认真排除其他病因导致的甲状腺功能减退症后,可给予小剂量甲状腺素治疗（左甲状腺素 $25\sim50$ $\mu g/d$）,常能改善患者的一般状况及对激素的敏感性。虽然这种治疗方法尚缺乏随机对照试验证据,但在临床实践中具有一定效果。这种经验治疗方法还有待于今后进一步的临床试验验证。

（宋书建）

第七节　局灶节段性肾小球硬化

1957 年,局灶节段性肾小球硬化（focal segmental glomerulosclerosis,FSGS）由 Rich 首先描述。病理检查可见部分肾小球出现节段性瘢痕,临床上以大量蛋白尿及肾病综合征（NS）为突出表现。

FSGS 在儿童和成人的原发性肾小球疾病中占 7%～35%。近年来,FSGS 的发病率有逐年升高的趋势。过去 20 年里,美国儿童和成人 FSGS 的发病率为原来的 2～3 倍,可能的原因是近年来医师除了重视经典型 FSGS 病理改变外,还注意到了许多 FSGS 的变异型,FSGS 检出率提高了。此外,随着非洲裔美国人经济地位的提高,保健意识的增强,就诊人数明显增加,而非洲裔人群 FSGS 的发病率很高,从而导致美国 FSGS 发病率上升。中山大学附属一院的资料也显示,在我国南方地区,10 多年来,FSGS 的发病率也有逐步升高的趋势。另外,原发病为 FSGS、接受肾移植的终末肾病患者,移植肾时 FSGS 的发生率也较高。

与微小病变肾病相比,FSGS 患者临床上除表现大量蛋白尿及 NS 外,还常出现血尿、高血压及肾功能损害,对激素治疗常不敏感,常进行性发展至终末期肾病。

一、发病机制研究现状

FSGS 的发病机制目前还不完全清楚。FSGS 的肾小球节段性病变主要是细胞外基质蓄积构成的瘢痕。这种节段性硬化病变的产生,目前被认为与遗传因素、循环因子、病毒感染、足细胞损伤、血流动力学改变、细胞外基质合成与降解失衡、细胞因子介导免疫损伤、高脂血症和脂质过氧化以及细胞凋亡等密切相关。

(一)遗传因素

大量的资料显示 FSGS 的发病具有明显的种族差异和家族聚集性。美国的资料显示,黑种人肾病患者中 FSGS 的发病率是白种人的 2~3 倍(50%~60% VS 20%~25%)。FSGS 是南非和非洲裔美国人 NS 最常见的病理类型,而在我国广东地区仅占成人 NS 的 7% 左右。上述资料显示 FSGS 的发病具有明显的种族差异。

FSGS 的发病还与不同种族中人类白细胞抗原(HLA)等位基因出现的频率有关,已有报道,北美洲 FSGS 患者中 HLA-DR4 出现的频率显著增大,而有 HLA-DR4 表型的成年人发生 FSGS 的概率较高,提示具有该等位基因者较易发生 FSGS。西班牙裔儿童 FSGS 的发生与 HLA-DR8 相关,德国裔 FSGS 患儿 FSGS 的发生则与 HLA-DR3 和 DR7 相关。而吸食海洛因的 FSGS 患者 HLA-B53 出现的频率高。

FSGS 还呈现家族聚集性的特点,但 FSGS 的遗传特性尚不清楚,常染色体显性和隐性遗传都有报道。在一项对 18 个家族 45 个成员经肾活检证实为 FSGS 的病例研究中发现,FSGS 的家族遗传聚集性特征为常染色体显性遗传,伴随的 HLA 等位基因包括 HLA-DR4、HLA-B12、HLA-DR8 和 HLA-DR5。遗传性 FSGS 家族进行连锁分析发现,可疑基因定位在 19q13 上。

最近对家族性 FSGS 病例的研究发现,肾小球滤过屏障中足细胞蛋白具有突出的重要性。例如,ACTN4 基因(编码足细胞上 α-辅肌动蛋白 4,具有交联肌动蛋白微丝功能)变异可能引起家族性常染色体显性遗传 FSGS;NPHS1 基因(编码足细胞上 nephrin 蛋白)变异能导致芬兰型先天性 NS(呈常染色体隐性遗传疾病);NPHS2 基因(编码足细胞上 podocin 蛋白)变异能导致家族性常染色体隐性遗传性 FSGS(患者在儿童期开始出现蛋白尿,而后很快进展至终末期肾病,肾移植后很少复发)。家族性 FSGS 的 NPHS2 变异常由该基因发生无意义密码子、错义、移码或终止密码早熟导致。另外,NPHS2 基因变异也能发生于散发 FSGS 病例。最近,还发现 TRPC6 基因(编码足细胞的一种钙离子内流通道)变异、CD2AP 基因(编码足细胞上 CD2 相关蛋白)变异或 PLCE1 基因(编码足细胞上磷脂酶 Cε)变异也与家族性 FSGS 发病相关。但是,大部分的研究资料显示,这些基因型变异与临床表现和免疫抑制治疗的反应性没有明显的关联性。

近期美国学者采用混合连锁不平衡全基因组扫描的方法,发现在美国黑种人中 MYH9 可能是主要的遗传易感基因。随后采用的小样本全基因组关联分析研究发现,22 号染色体包括 APOL1 和 MYH9 基因的一段 60 kb 区域可能与 FSGS 的发病密切相关。有趣的是,APOL1 变异可以使非洲人免受引起昏睡病的锥虫(布氏锥虫罗得西亚亚种)感染,但是可导致美国黑种人易患 FSGS,进一步提示遗传因素在 FSGS 的发病过程中起着重要的作用。

（二）循环因子

对循环因子的重视和研究多来自肾移植的临床观察和治疗。Savin等的研究发现，与正常对照者相比，33名肾移植后再发FSGS患者的肾脏对清蛋白有更高的通透性。经血浆置换治疗后，其中6例患者的尿蛋白显著减少，因而推测FSGS患者体内可能存在某些因子导致FSGS发生。随后Sharma等从FSGS患者的血清中提取了一种具有在短时间内显著增强肾小球基底膜（GBM）通透性的肾小球滤过因子，称之为循环因子或渗透因子。体外研究证实，肾移植FSGS复发患者的血清相对于未复发者可明显增强GBM的清蛋白的通透性。部分复发的FSGS患者接受血浆置换治疗后，GBM的通透性降低，尿蛋白明显减少，因此多数学者认为，循环因子或渗透因子与移植肾FSGS的复发有关。而在非移植的NS患者中，仅发现少数患者（如激素抵抗的先天性NS患者）经血浆置换治疗可减少蛋白尿和稳定肾脏功能。因此，对大多数FSGS患者而言，尽管血浆置换治疗后循环因子可减少，但蛋白尿没有改善。为此学者一直在探索循环中是否存在致病因子。迄今学者对循环因子究竟为何物还不清楚，对循环因子在原发性FSGS发病机制中的重要性仍所知甚少。

2011年，Reiser等发现在2/3的原发性FSGS患者体内血清可溶性尿激酶受体（suPAR）水平升高。在肾移植术前血清中较高浓度的suPAR预示着移植术后复发的可能性比较大。循环中suPAR可激活足细胞β3整合素，造成足细胞足突融合消失、大量蛋白尿。在3种小鼠模型实验中提示suPAR可以造成蛋白尿和肾脏FSGS发生，提示suPAR-足细胞β_3整合素在FSGS发生机制中具有重要作用，降低su-PAR浓度可能防止FSGS的发生。2012年，该研究组又发表了验证研究的结果，显示在两组被纳入原发性FSGS的临床研究（PodoNet和FSGS CT Study）的患者中，84.3%的成人患者和55.3%的儿童患者的血清suPAR水平均升高。目前，有关suPAR在FSGS患者血液中的表达及对长期预后的预示作用的验证工作正在进行，而且中和或清除suPAR可作为对FSGS的潜在治疗手段。

（三）病毒感染

艾滋病病毒（HIV）是导致FSGS的常见病毒之一。有研究发现，HIV-1病毒感染是儿童期HIV相关肾病的直接原因，并在很大程度上影响到肾小球及肾小管上皮细胞的生长和分化，单核细胞局部浸润和细胞因子高表达，从而导致肾小球硬化。HIV相关的FSGS在病理改变上与原发性塌陷型FSGS相似，前者内皮细胞中有管网状包涵体形成，而后者没有。

另外，细小病毒B19在FSGS中的可能致病作用近来也备受关注。在镰状细胞贫血合并FSGS的NS患者的肾组织中，细小病毒B19 mRNA表达增高，尤其在塌陷型FSGS患者中表达更高，提示该病毒可能参与FSGS致病。另有报道，与其他病理类型的肾病患者比较，原发性塌陷型FSGS患者的肾组织更易找到细小病毒B19。Moudgil等在78%的原发性FSGS患者的肾活检组织中检测到细小病毒组B19，这些研究都提示细小病毒B19可能参与原发性塌陷型FSGS的发生和发展。

（四）足细胞损伤

近年来，足细胞损伤在FSGS发病机制中的作用已为多数学者所重视。在大鼠残肾动物模型中，残余肾毛细血管襻扩大可导致足细胞发生代偿性胞体增大，同时细胞周期蛋白依赖性激酶-1（CDK-1）及其抑制剂p27和p57表达减少。随着病程进展，足细胞胞体增大失代偿并出现退行性变，变得扁平，滤过液进入胞体下空间，足细胞胞浆隆起，并进一步与GBM剥离，GBM裸露，并与壁层上皮细胞发生粘连，最终在襻粘连区出现透明样变，形成节段性硬化。足细胞黏附表型的改变(如分泌整合素 α3 显著减少)也参与了上述病理损伤过程。上述病理变化过程可能是足细胞病变导致肾小球发生节段性硬化的主要途径之一。

在人类 FSGS 中,足细胞损伤导致 FSGS 发生的机制目前还不清楚。最近的研究发现在足细胞上表达与裂隙膜相关的分子(如 CD2 激活蛋白、α-辅肌动蛋白 4、podocin 和 nephrin 蛋白以及血管紧张素 II 的 AT1 受体)都与 FSGS 的发病机制有关。研究发现,尽管微小病变肾病和膜性肾病的发病与足细胞的损伤密切相关,但是这些病理类型足细胞的标志蛋白仍然存在,而塌陷型 FSGS 和 HIV 相关 FSGS 患者的足细胞的正常标志蛋白消失,提示在这些疾病中足突细胞表型改变起了重要作用。另外,在 FSGS 中,有部分患者会出现足细胞增殖,这可能是细胞周期蛋白依赖性激酶抑制剂 p27 和 p57 表达下调的结果。足突的消失可能是氧自由基和脂质过氧化酶堆积过度所导致的。

最近有研究发现,在动物模型中高表达 miR-193a 可引起广泛足突融合消失,导致 FSGS 样病理改变,其机制是 miR-193a 可下调转录因子 WT1 表达,进而下调其靶基因 *PODXL*(编码足细胞上 podocalyxin 蛋白)及 *NPHS1*(编码足细胞上 nephrin 蛋白)表达。podocalyxin 与 nephrin 均为足细胞重要的骨架蛋白,其表达减少势必影响足细胞骨架结构稳定性,导致足突融合消失,引起大量蛋白尿。

(五)其他因素

导致 FSGS 发病的因素较多,包括血流动力学改变、细胞外基质合成与降解失衡、细胞因子介导免疫损伤、高脂血症和脂质过氧化以及细胞凋亡等。

此外,在肾单位数量显著减少的情况下,容易出现 FSGS 的病理改变,如孤立肾损害、先天性肾单位减少、反流性肾病、局灶肾皮质坏死、单侧肾切除。其可能的机制是,随着肾单位的丢失,剩余肾单位出现代偿性肥大和高压,这种代偿性改变会导致肾脏上皮细胞和内皮细胞的损伤,并最终导致肾脏的节段性硬化。

尽管 FSGS 的发病机制目前还不完全清楚,但已有的研究显示,FSGS 可能是多因素共同作用的结果。不同的致病因素可能通过不同的途径导致 FSGS。各致病因素可单独或联合参与 FSGS 的发生、发展过程。

二、分型的演变

(一)对疾病认识和分型的演变

局灶性肾小球病变是指病变仅累及部分肾小球而不是全部肾小球,节段性肾小球病变是指病变仅累及肾小球毛细血管袢的部分节段,而非全球性病变。

自 1957 年 Rich 首先描述以肾小球节段性瘢痕和透明样变为特征的原发性 FSGS 以来,学者发现 FSGS 在病理上有很多复杂的病理改变特征,包括系膜基质增加、透明样变、系膜区 IgM 沉积、系膜细胞增生、泡沫细胞形成、足细胞增生肥大等。因此,有关 FSGS 的病理分型有许多分歧和争议,它大致经历了如下演变过程。

经典型 FSGS(classic FSGS):即 1957 年 Rich 描述的原发性 FSGS。病变肾小球局灶分布于皮髓质交界处,节段性瘢痕靠近肾小球血管极,常伴透明样变。

变异性 FSGS:1980 年后学者陆续发现了几种不同于经典型 FSGS 的亚型,它们被统称为变异性 FSGS,包括:①周缘型 FSGS(peripheral FSGS),硬化部位出现于毛细血管袢周缘部位。②顶端型 FSGS(tip FSGS),硬化部位位于肾小球尿极。此型由 Howie 及 Brewer 于 1984 年最先报道。③系膜增生型 FSGS(mesangial hypercellular FSGS),肾小球弥漫系膜细胞增生伴节段硬化。④细胞型 FSGS(cellular FSGS),部分肾小球呈球性或节段性足细胞增生、肥大,伴内皮细胞增生,白细胞浸润及核碎。此型由 Schwartz 和 Lewis 于 1985 年最先报道。⑤塌陷型 FSGS(collapsing FSGS),肾小球毛细血管塌陷闭塞,伴足细胞增生、肥大。

2000 年,在我国肾活检病理诊断研讨会上,我国病理学家也制定了中国 FSGS 的病理诊断及分型标准,包括了上述 6 个类型(经典型被称为门部型,其他 5 个类型命名与前面所述相同)。

2004 年,国际肾病理学会(IRPS)组织国际知名专家综合分析了近 20 年的 FSGS 临床和病理资料,然后提出了具有权威性的国际新 FSGS 分型方案,此方案将 FSGS 分为门周型、细胞型、顶端型、塌陷型和非特殊型(表 6-1)。其中,门周型与上述经典型相当,细胞型、顶端型及塌陷型与上述各相应变异型类似,但是新设了非特殊型(not otherwise specified FSGS,即 NOS FSGS),取消了上述变异型中的周缘型(有学者认为它是门部型进展的结果)及系膜细胞增生型(有学者认为它是系膜增生性肾炎基础上继发的 FSGS)。下文将对此新分型做详细介绍。

表 6-1 原发性 FSGS 的病理分型及诊断要点(IRPS,2004)

类型	病变部位	分布	玻璃样变	粘连	足细胞增生肥大	肾小球肥大	系膜细胞增生	小动脉透明样变
门周型	门周	节段	++/-	+++/-	-/+	+++/-	-/+	++/-
细胞型	任何部位	节段	-/+	-/+	++/+	-/+	-/+	-/+
顶端型	尿极	节段	+/-	+++/-	++/+	-/+	-/+	-/+
塌陷型	任何部位	节段或球性	-/+	-/+	+++/-	-/+	-/+	-/+
非特殊型	任何部位	节段	+/-	++/-	-/+	-/+	+/-	+/-

(二)2004 年国际肾病理学会的病理分型

1.光学显微镜检查

目前 FSGS 诊断及分型主要依靠光学显微镜检查。

(1)门周型 FSGS:该型必须同时满足以下 2 项标准才能诊断。①至少 1 个肾小球的门周部位(即血管极处)出现透明样变,伴或不伴硬化;②50%以上呈现节段病变的肾小球必须有门周硬化和(或)透明样变。常伴小动脉透明样变,并有时与肾小球门周透明样变相连。少见足细胞增生和肥大,硬化部位有时可见泡沫细胞。肾小球肥大和球囊粘连很常见,一般不伴系膜细胞增生。须排除细胞型、顶端型和塌陷型才能诊断该型。

该型 FSGS 通常见于原发性 FSGS,也常见于由肾单位丧失或肾小球高压继发的 FSGS,如肥胖、发绀型先天性心脏病、反流性肾病、肾缺如、肾发育不良、先天性肾单位减少伴代偿肥大、慢性肾病晚期肾单位毁坏。门周 FSGS 在成人中更常见。

(2)细胞型 FSGS:该型至少见 1 个肾小球毛细血管内细胞增多,并至少累及 25%的毛细血管袢,导致毛细血管管腔堵塞。此病变可发生于肾小球的任何节段,包括门周或周缘毛细血管袢。毛细血管内细胞主要为泡沫细胞、巨噬细胞及内皮细胞,有时也有中性粒细胞及淋巴细胞,偶见这些细胞凋亡,形成核固缩和核碎裂。有时可见基底膜下透亮区,但是节段性透明样变或硬化却不常见。偶见毛细血管内纤维蛋白沉积,但不伴肾小球基底膜断裂。有或无球囊粘连。损伤部位常见足细胞增生和肥大。肾小球肥大和系膜细胞增生却不常见。其他肾小球可呈节段性和(或)全球性肾小球硬化。需排除顶端型和塌陷型才能诊断该型。

与门周型 FSGS 相比,细胞型 FSGS 在黑种人中多见,大量蛋白尿显著(＞10 g/d,细胞型 FSGS 中占 44%～67%,而在门周型中只占 4%～11%),呈现 NS。细胞型 FSGS 常只存在于临床发病早期,患者很易进展至终末期肾病。

(3)顶端型 FSGS:该型至少见 1 个肾小球顶部(即尿极处,靠近近端肾小管的起始部)节段病变,常为毛细血管袢与肾小囊粘连,或足细胞与壁层上皮细胞或肾小管上皮细胞融合。有时病变毛细血管袢会嵌入肾小管。常见毛细血管内细胞增多(累及 50% 以下的毛细血管袢)或硬化(累及 25% 以下的毛细血管袢)。损伤部位常见足细胞增生和肥大。常见泡沫细胞,也可见透明样变。有时可见肾小球肥大、系膜细胞增生和小动脉透明样变。虽然病变开始在外周,但是肾小球中心部位也能受累。需排除塌陷型才能诊断该型。

临床研究发现,该型 FSGS 的临床表现与微小病变相似,对激素治疗反应好,及时治疗预后佳。

(4)塌陷型 FSGS:该型至少见 1 个肾小球毛细血管壁塌陷,伴足细胞增生和肥大,病变可呈节段性或全球性,前者可出现在门周或周缘毛细血管袢。增生和肥大的足细胞可充满肾小囊腔,并可见胞浆蛋白滴及空泡样变。足细胞充满肾小囊腔时可形成"假新月体"。早期球囊粘连和透明样变不常见,系膜细胞增生、肾小球肥大、小动脉透明样变也不常见。其他肾小球可出现各型 FSGS 的节段性病变(常见硬化、毛细血管内细胞增多、顶端病变等)和(或)球性硬化。

20 世纪 80 年代初,有学者观察到 HIV 相关性肾病伴发塌陷型 FSGS,此后注意到一些原发性 FSGS 患者也有相似的组织学改变,但这些患者的内皮细胞内无管网状包涵体。塌陷型 FSGS 患者的肾小管间质损害往往比较严重。肾小管上皮细胞内含大的吞噬小体,小管内有蛋白管型,管腔局部膨胀。间质中有大量单核细胞浸润。治疗效果是各 FSGS 类型中最差的病理类型。

(5)非特殊类型 FSGS:是指不能将其归为其他 4 种类型的 FSGS 病变。须排除门周型、细胞型、顶端型和塌陷型才能诊断该型。肾小球节段性(门周或周缘毛细血管袢)细胞外基质增多,毛细血管腔闭塞,伴节段性毛细血管壁塌陷。球囊粘连及透明样变常见。泡沫细胞也常见。足细胞增生和肥大少见。系膜细胞增生、肾小球肥大、小动脉透明样变也能见到。该型最常见,随着疾病的进展,其他 4 种病理类型均可进展为该型。

2.免疫荧光检查

FSGS 的免疫荧光常表现为 IgM、C_3 在肾小球节段硬化部位呈团块状沉积。无硬化的肾小球通常无免疫球蛋白及补体沉积,不过有时系膜区仍可见较弱的 IgM、C_3 沉积,而 IgG、IgA 沉积罕见。由于 FSGS 病变呈局灶节段性分布,肾穿刺标本若无此病变肾小球,则免疫荧光检查也可全部呈阴性。

足细胞胞浆内有时可见清蛋白和其他免疫球蛋白(尤其是 IgA 和 IgG),这是足细胞吸收蛋白所导致的。同样,近端肾小管上皮细胞的胞浆内也可见清蛋白和免疫球蛋白,是肾小管重吸收的结果。

3.电子显微镜检查

在电子显微镜下观察 FSGS 的超微结构,常可见足细胞肥大、细胞器增多、微绒毛变性及胞浆内吞噬空泡和脂肪滴。肥大的足细胞呈圆形,平滑地黏附在肾小球基底膜上,足突消失。在硬化节段处可看到足细胞剥离,裸露的肾小球基底膜和剥离的足细胞间有板层状的新生膜样物质沉积。光镜下基本正常的肾小球也能呈现不同程度的足突消失,由此可见,在电镜超微结构下

FSGS 的足细胞病变是球性的。在足突消失区域通常可观察到裂孔隔膜消失和细胞骨架微丝与肾小球基底膜平行排列。节段硬化病变处可见肾小球基底膜皱缩，最终导致肾小球毛细血管腔狭窄或闭塞。通常肾小球内并无提示免疫复合物的电子致密沉积物，但是需注意的是，有时血浆物质沉积也可呈现电子致密物，会被误认为是免疫复合物，此时需结合光学显微镜和免疫荧光显微镜观察加以鉴别。

塌陷型 FSGS 的主要超微结构的观察在于判定有无上皮的管网状包涵体。90％以上的 HIV 感染并发塌陷型 FSGS 患者有上皮的管网状包涵体，在原发性塌陷型 FSGS 和吸毒所致塌陷型 FSGS 患者中只不到 10％有上皮的管网状包涵体。此外，上皮的管网状包涵体在狼疮性肾炎患者和 α-干扰素治疗的患者中也很常见。

三、治疗原则

与微小病变肾病相比，FSGS 常表现为大量蛋白尿、血尿、高血压、肾功能损害、对激素治疗不敏感，及疾病持续进行性进展等特点。其中蛋白尿的程度和血清肌酐水平与预后密切相关。有资料显示，尿蛋白水平≥3 g/d 的原发性 FSGS 患者约 50％在 5～10 年发展至终末期肾病；而尿蛋白水平＞10 g/d 的患者进展更快，5 年内全都进展至终末期肾病。相比之下，非 NS 范畴蛋白尿的患者预后就较好，追踪 10 年仅 20％的患者进展至终末期肾病。另一组资料显示，就诊时血清肌酐水平＞115 μmol/L(1.3 mg/dL) 的患者比肌酐水平小于此值的患者进展至终末期肾病的风险明显增加。因此，临床治疗过程中必须密切观察患者尿蛋白和肾功能的变化，这是判断治疗效果和预后的重要指标。

原发性 FSGS 的治疗目标是达到蛋白尿的完全或部分缓解，减少复发，并维持肾功能稳定，延缓肾功能损害进展。具体包括以下几方面。

(一)治疗前的初始评估

除详细询问病史(包括肾病家族史)、进行体格检查、实验室检查及影像学检查外，患者需经肾活检病理检查确诊 FSGS。2012 年，改善全球肾病预后组织(KDIGO)强调，对原发性 FSGS 成人患者进行治疗前，应对患者进行彻底检查以排除继发性 FSGS，但并无必要常规做遗传学检查。

(二)支持治疗

FSGS 患者的支持治疗包括寻找并清除潜在感染灶、积极控制高血压、进行调脂治疗等。血管紧张素转化酶抑制剂(ACEI)或血管紧张素 AT1 受体阻滞剂(ARB)能通过血压依赖性及非血压依赖性作用机制，来减少蛋白尿及延缓肾损害进展。所以，ACEI 或 ARB 被推荐应用于所有原发性 FSGS 患者的治疗。

(三)FSGS 患者的初始治疗

20 世纪 80 年代以前，原发性 FSGS 的初始治疗一直遵循常规的原发性 NS 的治疗方案：泼尼松 0.5～1.0 mg/(kg·d)，连服 4～8 周；然后逐步减量至停药。尽管这个方案对微小病变肾病有效，但是对原发性 FSGS 的疗效并不理想，缓解率不超过 30％，完全缓解率低于 20％。

20 世纪 80 年代以后，一些用激素治疗原发性 FSGS 的队列研究的疗效显著提高，完全缓解率超过 30％。将完全缓解率低于 30％与高于 30％的研究结果做比较，发现两者泼尼松的用量相同，但是治疗持续时间差别极大，低缓解率的激素治疗时间≤2 个月，而高缓解率的激素治疗时间是 5～9 个月。

Pei 等的研究发现,使用足量和长疗程的激素治疗原发性 FSGS,完全缓解率可达到 44%,缓解所需时间的中位数是 3～4 个月。同时,有近一半的患者需加用细胞毒性药物,如环磷酰胺(CTX)或硫唑嘌呤。获得完全缓解的患者的肾功能 15 年内基本稳定,而不能获得缓解的患者的肾功能 5 年、10 年、15 年分别下降了 27%、42% 和 49%。对激素治疗抵抗的患者中有 50% 在 4 年后血清肌酐水平翻倍。基于上述研究结果,他们推荐呈现 NS 的原发性 FSGS 患者足量激素治疗时间应为 3～4 个月,最长可用到 6 个月。

Ponticelli 等报道激素治疗少于 4 个月的患者的完全缓解率只有 15%,而治疗时间 ≥4 个月,完全缓解率可高达 61%。其中首次足量激素治疗时间对预后可能起更重要的作用。因为 FSGS 患者经激素治疗 8 周获得完全缓解期的不到 1/3,达到完全缓解所需时间的中位数是 3～4 个月,绝大多数患者需要 5～9 个月。因此,有学者提出成人 FSGS 患者激素抵抗的定义为 1 mg/(kg·d)泼尼松治疗 4 个月无效。

隔天大剂量激素治疗可减少激素的不良反应,但治疗效果欠佳,尤其是对年轻人。Bolton 等观察了 10 名平均年龄为 29 岁的患者,泼尼松 60～120 mg/d,隔天口服,随访 9～12 个月,结果没有一例获得完全缓解。Nagai 等对一组 ≥60 岁的表现为 NS 的 FSGS 患者进行了观察,隔天顿服泼尼松 1.0～1.6 mg/kg(最大剂量 100 mg),随访 3～5 个月,有 44% 的患者获得完全缓解。其可能原因是老年人对激素的清除率下降,血药浓度相对较高和(或)激素的效果更持久。

一个回顾性研究比较了足量泼尼松治疗[初始剂量为 1 mg/(kg·d)至少服用 4 个月,然后逐渐减量]与低剂量泼尼松[初始剂量为 0.5 mg/(kg·d)]联合环孢素 A[CsA,初始剂量为 3 mg/(kg·d),逐渐减量至 50 mg/d 或硫唑嘌呤治疗[初始剂量为 2 mg/(kg·d),逐渐减量至 0.5 mg/(kg·d)]。低剂量泼尼松主要用于合并肥胖、骨病或轻度糖尿病的患者。平均治疗 20 个月。结果显示:足量泼尼松治疗的缓解率为 63%,低剂量泼尼松联合硫唑嘌呤治疗的缓解率为 80%;低剂量泼尼松联合 CsA 治疗的缓解率为 86%。这提示对足量长疗程激素可能不耐受的患者,改用低剂量激素联合免疫抑制剂治疗同样有效。

2012 年,KDIGO 指南建议的对 FSGS 患者 NS 的治疗方案如下:足量激素如泼尼松 1 mg/(kg·d),治疗至少 4 周,如果 NS 未缓解且患者能耐受,则可继续足量用药达 4 个月,NS 完全缓解后,再用半年以上时间缓慢减量。对激素相对禁忌或不能耐受的患者,可选用钙调神经磷酸酶抑制剂(包括 CsA 及他克莫司)。此建议可供参考。

(四)FSGS 复发患者的治疗

既往的研究资料证实,FSGS 患者治疗后缓解期越久,其复发率越低。缓解期长达 10 年甚至更久的患者预后好,很少复发。大多数(>75%)复发的 FSGS 患者经合理治疗能仍能获得缓解。

2012 年,KDIGO 指南建议,FSGS 患者 NS 复发的治疗与成人微小病变肾病复发的治疗相同。具体如下:口服 CTX 2～2.5 mg/(kg·d),共 8 周;对使用 CTX 后仍复发或希望保留生育能力的患者,建议使用钙调神经磷酸酶抑制剂,如 CsA 3～5 mg/(kg·d)或他克莫司 0.05～0.10 mg/(kg·d),分次口服,共 1～2 年;对不能耐受糖皮质激素、CTX 和钙调神经磷酸酶抑制剂的患者,可以使用吗替麦考酚酯(MMF),每次 0.75～1.00 g,每天 2 次,共 1～2 年。此指南建议可供参考。

环磷酰胺:研究发现 CTX 与激素联用可使 30%～60% 的 NS 患者完全缓解,降低复发率,并可减少激素用量及其不良反应。近年来多项研究认为 CTX 的疗效往往与患者本身对激素的敏感程度相关,用于频繁复发及激素依赖的 FSGS 常有效,而对激素抵抗型的疗效有限。

环孢素 A:CsA 的疗效也取决于患者对激素治疗的敏感程度。在激素治疗敏感的患者中,应用 CsA 治疗后获得完全缓解、部分缓解和无效的患者比例分别为 73%、7% 和 20%。应用 CsA 治疗原发性 FSGS 的多中心前瞻性随机对照研究显示,CsA 治疗 FSGS 的缓解率明显优于单用激素治疗或 CTX 治疗。尽管 CsA 在复发的 FSGS 患者的治疗中显示出良好的疗效,但其治疗的最大问题仍是停药后复发。Ponticelli 等比较了激素加 CTX 2.5 mg/(kg·d)和激素加 CsA 5~6 mg/(kg·d)治疗的疗效,随访 2 年,CsA 治疗组的复发率是 75%,而 CTX 治疗组的复发率是 37%。因此,在获得良好治疗效果的同时,减少或避免 FSGS 复发是临床医师需要解决的问题。

他克莫司:目前已有多项关于他克莫司治疗 FSGS 的临床研究,提示他克莫司联合激素治疗儿童及成人 FSGS 都可诱导 NS 缓解,在短期内可减少蛋白尿,延缓肾病进展。有研究表明他克莫司与 CTX 在诱导 FSGS 缓解以及预后方面无明显差异,但他克莫司联合激素治疗可以有效控制难治性 NS。目前国内应用他克莫司治疗原发性 FSGS 的推荐剂量为 0.05~0.10 mg/(kg·d),维持血清谷浓度在 5~10 ng/mL。

吗替麦考酚酯:MMF 是近十余年来用于治疗原发性 NS 的新型抗代谢类免疫抑制剂。有报道用 MMF 治疗难治性 FSGS 能增加 NS 的缓解率、降低复发率、减少不良反应,但多为小样本研究,治疗效果亦不一致。有限的临床数据显示 MMF 能使对激素和 CsA 抵抗的 FSGS 患者得到部分和全部缓解。有研究表明在 CsA 抵抗型 FSGS 患者中,联合应用 CsA 和 MMF 治疗 12 个月能使部分患者的蛋白尿减少,但未能阻止肾功能恶化。目前还不清楚 MMF 停药后的复发率。

(五)激素抵抗患者的治疗

2012 年 KDIGO 指南建议,对激素抵抗型 FSGS 患者采用 CsA 治疗,CsA 3~5 mg/(kg·d),分次服用,疗程≥4 个月。如果获得了部分或完全缓解,则继续 CsA 治疗≥12 个月,然后逐渐减量。若患者对 CsA 不能耐受,则应用 MMF 与大剂量地塞米松联合治疗。此建议也可供参考。

已有的临床研究结果发现,应用 CsA 治疗成人和儿童激素抵抗的 FSGS 有较高的缓解率,并对患者的肾功能有保护作用。约有 48% 的激素抵抗型 FSGS 患者能获得缓解,儿童患者的疗效比成人好。低剂量泼尼松和 CsA 联合治疗能增加激素抵抗型 FSGS 患者的缓解率。目前使临床医师困惑的最大问题仍然是 CsA 减量或停药后的复发。Cattran 等发现 60% 的患者于停药 1 年后复发,而 Ponticelli 等则发现 75% 的患者 1 年后复发。因此,在取得较好疗效的同时减少 NS 的复发是亟待解决的重要问题。

对激素抵抗的 FSGS 儿童患者,有报道采用大剂量甲泼尼龙冲击加烷化剂治疗缓解率可达 60% 以上,但更多的临床研究并没能支持上述结论。相反在唯一的一个评价 CTX 对激素抵抗 FSGS 患儿疗效的前瞻性随机试验中,泼尼松(40 mg/m²,隔天口服共 12 个月)加与不加 CTX [2.5 mg/(kg·d),治疗 90 天]的完全和部分缓解率并无统计学差别(分别为 56% 和 50%)。因而对激素抵抗的 FSGS 患者(尤其是儿童患者)加用细胞毒性药物的作用似乎并不太大。

近年来,有一些小标本的研究结果显示,用 MMF 或他克莫司治疗激素抵抗的 FSGS 患者取得较好的疗效,能较好地减少蛋白尿和延缓肾功能的恶化,且不良反应轻微,但仍需增大样本数,继续观察验证。

(六)其他治疗及展望

利妥昔单抗是抗 CD20 抗原的单克隆抗体。它与 B 淋巴细胞表面的 CD20 抗原结合后,能通过补体依赖性细胞毒作用及抗体依赖细胞的细胞毒作用,而导致 B 细胞溶解。此药原用于抵抗性 B 淋巴细胞型非霍奇金淋巴瘤的治疗,但是它也能作为免疫抑制剂治疗某些难治性免疫介导性疾病,包括难治性 FSGS。迄今,用利妥昔单抗治疗 FSGS 的临床试验病例数都很少,初步观察显示它能提高 FSGS 的缓解率,对激素有效患者的治疗效果较好,但对激素抵抗患者的治疗效果较差。其确切疗效尚需多中心前瞻性随机对照试验验证。

鉴于循环因子很可能是移植肾 FSGS 的重要致病因素,FSGS 患者肾移植前和移植后复发时都可进行血浆置换或免疫吸附治疗。而原发性 FSGS 患者血浆置换的疗效欠佳,一般不推荐采用。

另外,近年对家族性 FSGS 的认识在逐渐深入,*NPHS2* 基因突变甚至还能见于散发性 FSGS 病例,对这些病例用激素及免疫抑制剂的疗效均差。所以如何从 FSGS 患者中筛选出这些基因变异病例,是临床医师的一个重要任务,这可避免对这些患者盲目应用激素及免疫抑制剂来治疗,甚至引起严重不良反应。

目前还有一些新治疗药物正在研究中。①半乳糖:有研究认为循环因子与肾小球血管内皮表面糖萼中的糖起反应,而导致血管通透性增加,因此口服或静脉投给半乳糖即可能拮抗循环因子的这一致病作用。初步临床观察显示,此药单独应用或与免疫抑制剂联合应用都能减少尿蛋白的排泄量。进一步评估其疗效的临床试验正在进行中。②吡非尼酮:为抗纤维化制剂,动物试验显示它能拮抗肺及肾纤维化。少数临床试验已观察了它对原发性 FSGS 及移植肾 FSGS 的疗效,发现它能显著延缓肾小球滤过率下降。进一步评估其疗效的临床试验也在进行中。③脱氧精胍菌素衍生物:能调节 T 细胞功能,发挥免疫抑制作用。动物试验用 LF15-0195 治疗 Buff/Mna 大鼠的自发性 FSGS 及移植肾 FSGS 均显示出良好效果,能使尿蛋白含量正常,肾损害减轻。但是这类药物尚未进入临床试验。

FSGS 的预后主要与其临床-病理表现和病理类型有关。进行性发展的危险因素包括血清肌酐水平>115 μmol/L(1.3 mg/dL)、大量蛋白尿(尿蛋白水平>3.5 g/d)、肾间质纤维化>20%。在 FSGS 亚型中塌陷型的疗效及预后最差,顶端型的疗效及预后比较好。

(宋书建)

第七章

感染性肾病

第一节　急性肾盂肾炎

　　急性肾盂肾炎是由各种常见的革兰阴性杆菌或革兰阳性球菌引起的炎症性疾病,它是泌尿系统感染性疾病之一。泌尿系统感染性疾病是内科疾病中最常见的感染性疾病之一。根据受侵犯的部位其分为上泌尿系统感染和下泌尿系统感染。前者包括输尿管炎、肾盂肾炎、肾多发性脓肿和肾周围脓肿;后者常包括膀胱炎和尿道炎。有时当泌尿系统感染后较难准确的界定发病部位,为此,总称尿路感染。

一、病因病机

(一)发病原因

1.尿路梗阻性疾病引发

　　如结石、肿瘤、前列腺肥大、尿道狭窄、术后输尿管狭窄,神经源性膀胱等引发的排尿不畅,细菌不易被冲洗清除,细菌在梗阻部位大量繁殖生长而引起感染。

2.泌尿系统解剖异常

　　如膀胱、输尿管反流证、输尿管、肾脏、肾盂畸形结构异常,尿液排泄不畅而致感染。

3.妇女易感因素

　　如妊娠期、月经期、产褥期等,由于妊娠早期孕酮分泌增加,使肾盂、肾盏、输尿管张力减退,妊娠后期扩大的子宫压迫输尿管,有利于细菌的繁殖。另外,分娩时膀胱受伤更易诱致上行性感染。

4.医源性作用引发

　　在疾病的诊治过程中,尿路手术器械的应用,膀胱镜检查逆行肾盂造影,妇科检查,留置导尿管等易引起感染。

5.代谢疾病引发

　　最常见的是糖尿病患者引起的感染。因糖尿病糖代谢紊乱导致血糖浓度升高,白细胞功能缺陷,易于细菌生长繁殖,常易引起感染、肾乳头坏死、肾脓肿、肾盂肾炎。

6.其他因素

尿路感染是老年人的常见病,发病率仅次于呼吸道感染。其原因是老年人的免疫功能低下,抗感染能力下降,特别是伴有全身疾病者,如高血压、糖尿病、长期卧床、营养不良等。更年期女性雌激素分泌降低;老年男性前列腺液分泌减少,因前列腺液有抗菌作用;老年性肾血管硬化;肾及膀胱黏膜相对处于缺血状态,骨盆肌肉松弛,局部黏膜血液循环不良,使尿路黏膜抗病功能下降;老年人生理性口渴感下降,饮水量减少,尿路冲洗作用减弱;老年痴呆者,大小便失常,污染会阴等。

(二)感染途径与发病机制

1.上行性感染

绝大部尿路感染是上行性感染引发的。在正常人中,膀胱以上尿路是无菌的,后尿道也基本上是无菌的,而前尿道是有菌的。尿道黏膜有抵抗细菌侵袭的功能,且有尿液经常冲洗,故在正常情况下一般不会引起感染。当机体抵抗力下降,或外阴不洁,有粪便等感染,致病菌由前尿道通过后尿道、膀胱、输尿管、肾盂,到达肾髓质而引起急性肾盂肾炎。

2.血行感染

细菌从感染灶,如扁桃体炎、牙龈炎、皮肤等感染性疾病,侵入血液循环到肾脏,先在肾皮质引起多发性小脓肿,沿肾小管向下扩展,引起肾盂肾炎。但炎症也可从肾乳头部向上、向下扩散。

3.淋巴道感染

下腹部和盆腔的器官与肾,特别是升结肠与右肾的淋巴管是沟通的。当盆腔器官、阑尾和结肠发生感染时,细菌也可通过淋巴道进入肾脏而引发,但临床少见。

4.直接感染

如果邻近肾脏的器官、组织、外伤、或有感染时,细菌直接进入肾脏引发感染。

(三)尿路感染的致病菌

1.细菌性病原体

任何细菌侵入尿路均可引起感染,最常见的致病菌是革兰阴性菌。大肠埃希菌是最常见的致病菌,占90%以上;也可见于克雷伯杆菌、产气杆菌等;其次是由革兰阳性菌引起,主要是葡萄球菌和链球菌,占5%～10%;金葡萄球菌较少见;腐生性葡萄球菌的尿路感染,常发生于性生活活跃的女性。妊娠期菌尿的菌种,以大肠埃希菌多见,占80%以上。

2.真菌性病原体

近年来真菌性尿路感染呈增多趋势,最常见的真菌感染由念珠菌引起。主要与长期应用糖皮质激素及细胞毒类药物和抗生素有关。糖尿病患者和长期留置导尿管者也常见。

3.其他病原体

支原体、衣原体感染,多见于青年女性,一般同时伴有阴道炎。淋菌感染尿道致病也常见。另外,各种病毒也可能损害尿道感染。免疫缺陷患者,除上述病原菌外,尚可能有巨细胞病毒,或疱疹病毒感染。已有证明腺苷病毒是引发学龄期儿童出血性膀胱炎的原因,但对成年人损害较少。

二、临床表现

典型的急性肾盂肾炎起病急骤,临床表现有严重的菌尿、肾系和全身症状。常见寒战、高热、腰痛或肋脊角叩痛、尿频尿急尿痛的一组综合征。通常还伴有腹部绞痛、恶心、呕吐等。急性肾盂肾炎年龄多见于 20～40 岁的女性和 50 岁以上的男性,女婴幼儿也常见,男女比约为 1 ∶ 10。任何致病菌皆可引起急性肾盂肾炎,但绝大多数为革兰阴性菌,如大肠埃希菌、副大肠埃希菌等,其中以大肠埃希菌为多见,占 60%～70%,球菌主要为葡萄球菌,但较少见。

严重的急性肾盂肾炎可引起革兰阴性杆菌败血症中毒性休克,急性肾乳头坏死和发生急性肾衰竭。或感染性病灶穿破肾包膜引起肾周脓肿,或并发肾盂积液。非复杂急性肾盂肾炎 90% 以上可以治愈,而复杂性肾盂肾炎很难彻底治愈,需引起重视。

(一)全身表现

(1)寒战高热:体温多在 38～39 ℃,也可高达 40 ℃,热型不一,一般为弛张热型,也可为间歇热或稽留热,伴有头痛、全身酸痛,热退时有大汗等。

(2)腰痛、腹痛、恶心、呕吐、食欲缺乏:腰痛为酸胀刺痛,腹痛常表现为绞痛,或隐痛不一,多为输尿管炎症刺激向腹股沟反射而致。

(3)泌尿系统症状:尿频、尿急、尿痛症状。

(4)体征:肾区叩击痛、肋脊角压痛等。

(5)严重者出现烦躁不安、意识不清、血压下降、休克等表现。

(二)辅助检查

1.尿常规检测

肉眼观察尿色不清,浑浊,少数患者呈现肉眼血尿,并有腐败气味。40%～60% 的患者有镜下血尿。多数患者红细胞 2～10 个/HP,少数患者镜下大量红细胞,常见白细胞或脓细胞,离心沉渣镜下 >5 个/HP。急性期常呈白细胞满视野,若见到白细胞管型则为肾盂肾炎,诊断提供重要依据。尿蛋白可见 24 小时蛋白定量 <1.0 g。

2.尿细菌培养

尿培养是确定尿路感染的重要指标。在有条件的情况下均应做尿细菌定量培养和药敏试验,中段尿培养,菌落数均 $\geqslant 10^2$/mL 即可诊断为尿路感染。

3.血常规检查

急性肾盂肾炎白细胞可轻或中度升高,中性粒细胞可增多,并有核左移,血沉可增快。急性膀胱炎时,常无上述表现。

4.肾功能测定

急性肾盂肾炎时,偶有一过性尿浓缩功能障碍,治疗后可恢复。在严重感染时,少数患者可见血肌酐升高、尿素氮升高,应引起重视。尿 N-乙酰葡萄糖苷酶和半乳糖苷酶多升高,尿 β_2-微球蛋白多升高,而下尿路感染多正常。

5.影像学检查

B 超检查时急性肾盂肾炎患者的肾脏多表现为不同程度增大或正常,回声粗乱,如有结石、肿瘤、脓肿、畸形、肾盂积脓等均可发现。

静脉肾盂造影、CT、等检查均可发现尿路梗阻或其他肾脏疾病。

三、诊断与鉴别诊断

(一)诊断

各年龄段男女均可发生急性肾盂肾炎,但常见于育龄女性。临床表现有两组症状群:①尿路局部表现,如尿频、尿急、尿痛等尿路刺激症状,多伴有腰痛、肾区压痛或叩击痛,或有各输尿管点压痛。如出现严重的腹痛,并向下腹部或腹股沟放射者,常提示有尿路梗阻伴感染。②全身感染表现,起病多急剧,寒战高热,全身酸痛不适,乏力,热退时大汗,约有10％的患者可表现为食欲减退、恶心、呕吐、腹痛或腹泻等消化道症状。如高热持续不退者,常提示有肾脓肿、败血症和中毒性休克的可能。常伴有白细胞计数升高和血沉增快,一般无高血压表现,少数患者可因有肾功能损害而肌酐升高。尿液外观浑浊,可见脓尿和血尿。但需注意部分患者临床表现与急性膀胱炎非常相似,有条件者应做定位确诊。另外,尿路感染也是小儿常见病。儿童急性感染多以全身症状为主,尿路刺激征随年龄增长逐渐明显。如反复感染者,多伴有泌尿系统解剖结构异常,应认真查找原因。

在经过对症及抗菌治疗后未见好转的患者,应注意做血尿细菌培养。如患者存在真菌的易感因素,尿中白细胞计数增多,而尿细菌培养阴性和(或)镜检有真菌者,应确诊真菌感染存在。导尿标本培养菌落计数在 1 000/mL 以上有诊断价值。如导尿标本不离心,每高倍视野找到 1～3 个真菌,菌落计数多在 1.5×10^3/mL 以上,其正确性可达到 80％。血培养阳性有重要的诊断价值。血清抗念珠菌抗体的测定有助于诊断。

(二)鉴别诊断

有典型的临床表现及尿细菌学检查阳性者诊断不难。但在不典型的患者易误认为其他系统感染,应与以下疾病相鉴别。

1.其他发热性疾病

急性肾盂肾炎以发热等全身症状较突出者,但尿路的刺激症状不明显,常易与其他感染性疾病相混淆而被误诊,如流行性感冒、疟疾、败血症、伤寒等,如能详细询问病史,注意尿路感染的局部症状及肾区叩击痛,并作尿沉渣和细菌学检查,不难鉴别。

2.腹部器官炎症

部分患者急性肾盂肾炎表现为腹痛、恶心、呕吐、白细胞计数增高等消化道症状,而无尿路感染的局部症状,常易被误诊为急性胃肠炎、急性胆囊炎、阑尾炎、附件炎,但注意询问病史及尿沉渣镜检尿细菌培养不难鉴别。

3.肾结核

以血尿为主而伴有白细胞尿及尿路刺激征,易被误诊为肾结核,应予以排除。肾结核的主要表现以尿路刺激征更为明显,晨尿结核菌培养可阳性,而普通细菌培养阴性;尿沉渣可找到抗酸杆菌;尿结核杆菌 DNA 可阳性,部分患者可有肺、附睾等肾外和低热等表现。但需注意肾结核常与普通菌感染并存,如普通感染经抗生素治疗后,仍残留有尿路感染症状和尿沉渣异常者,应高度注意肾结核的可能性。

4.非细菌性尿道综合征

尿路刺激症状明显,但反复多次尿检及清洁中段尿培养均为阴性,多数患者不发热,体温正常。尿道刺激综合征的病因尚不明确。

四、诊断标准

(一)尿路感染的诊断标准

(1)正规清洁中段尿(要求尿液停留在膀胱中 4 小时以上)细菌定量培养,菌落数≥10^5/mL,2 天内应重复培养 1 次。

(2)参考清洁离心中段尿沉渣检查,白细胞＞10 个/HP,或有尿路感染症状者。

（3）或做膀胱穿刺尿培养,如细菌阳性(不论菌落数多少)也可确诊。

（4）做尿培养计算有困难者,可用治疗前清晨清洁中段尿(尿停留在膀胱 4 小时以上)正规方法的离心尿沉渣革兰染色找细菌,如细菌>1/油镜视野,结合临床泌尿系统感染症状也可确诊。

（5）尿细菌数在 $10^4 \sim 10^5/mL$ 者应复查。如仍为 $10^4 \sim 10^5/mL$,需结合临床表现来诊断或做膀胱穿刺尿培养来确诊。

（二）急性肾盂肾炎的诊断标准

尿检查阳性者,符合上述尿路感染标准并有下列情况时,可进行诊断。

（1）尿抗体包裹细菌检查阳性者多为肾盂肾炎,阴性者多为膀胱炎。

（2）膀胱灭菌后的尿标本细菌培养结果阳性者为肾盂肾炎,阴性者多为膀胱炎。

（3）参考临床症状:有寒战、发热、体温>38 ℃,或伴有腰痛、腹痛、肾区叩击痛或压痛,尿中有白细胞尿和管型者多为肾盂肾炎。

（4）经治疗后症状已消失,但又复发者多为肾盂肾炎(多在停药后 6 周内);用单剂量抗生素治疗无效,或复发者多为肾盂肾炎。

（三）与慢性肾盂肾炎鉴别诊断

（1）尿路感染病史在 1 年以上,经抗菌治疗效果不佳,多次尿细菌定量培养均阳性或频频发作者,多为慢性肾盂肾炎。

（2）经治疗症状消失后,仍有肾小管功能(尿浓缩功能)减退,能排除其他原因所致的慢性肾盂肾炎。

（3）X 线造影证实有肾盂、肾盏变形,肾影不规则,甚至缩小者,或 B 超检查肾、肾盏回声粗糙不均,或肾略有缩小者为慢性肾盂肾炎的表现。

五、治疗

因急性肾盂肾炎未能得到彻底痊愈或反复发作时,可导致慢性炎症,使肾衰竭日趋严重。为此,对于初发的急性肾盂肾炎或慢性尿路感染急性发作表现为急性肾盂肾炎患者,尽其找出基础原因,如结石、肿瘤、畸形等梗阻病因及感染致病菌,力求彻底治疗。

（一）一般治疗

（1）感染急性期:临床症状明显时,以卧床休息为主,尤其在急性肾盂肾炎发热时,更需卧床休息。

（2）祛除病因:如结石、输尿管狭窄、前列腺肥大、尿反流、畸形等。

（3）补充水分:摄入充分的水分,给予易消化又富含维生素的食品。

（4）排空尿液:定时排空尿液,减轻膀胱内压力及减少残余尿,减轻膀胱输尿管反流。

（5）讲卫生:注意会阴部清洁卫生,定期清洁坐浴,避免上行性感染。

（二）抗生素的应用

由于新的更为有效的抗生素不断问世,治疗尿路感染的效果不断提高。在临床中应合理选择使用以达到疗效最好,不良反应较小的目的,需注意以下原则。

仅治疗有症状的细菌尿,使用抗生素最好行清洁中段尿培养,根据药敏结果选用抗生素。若发病严重,在来不及做尿培养时应选用对革兰阴性杆菌有效的抗菌药物,氨苄西林加氨基苷类加他唑巴坦。轻者可用复方磺胺甲噁唑、喹诺酮类、氨曲南等。在治疗 72 小时无效者,应按药敏结果用药。由于第一代头孢类如氨苄西林耐药菌球明显增加,故不宜作为治疗尿路感染的一线药物。复方磺胺甲噁唑和喹诺酮类对大多数尿感细菌敏感,可作为首选药物治疗。第三代头孢类如亚胺培南和氨基苷类抗生素可作为复杂性尿感的经验用药。氨基苷类抗生素有肾、耳毒性,一般采取单剂注射后,改为其他抗生素口服,可达到保持其疗效而减少不良反应。

联合用药:在病情较轻时,可选用一种药物。因病情危重,或治疗无明显好转(通常 24～36 小时可好转),若 48 小时无效,病情难于控制,或有渐进加重时,采用药物或应用两种以上药物联合治疗。在联合用药时应严密检测观察肾功能的变化,年龄、体质和药物的相互作用,严重者取静脉给药和肌内注射为主,轻症者多采用内服给药。抗菌药物的应用通常为 2～3 周。若尿菌仍为阳性,应治疗 4～6 周。若积极的治疗后仍持续发热者,应注意肾盂积脓或肾脏肾周脓肿的可能。

(刘晓莉)

第二节　慢性肾盂肾炎

慢性肾盂肾炎是指肾脏肾盂由细菌感染而引发的肾脏损害和由此产生的疾病。病程常超过6～12 个月,具有独特的肾脏、肾盂病理改变。表现复杂,症状多端。若尿路感染持续反复发作半年以上,呈持续性或间断性菌尿,同时伴有肾小管间质持续性功能和结构的改变,即可诊断为慢性肾盂肾炎。慢性肾盂肾炎如不彻底祛除病因和积极治疗,可进一步发展而损伤肾实质,出现肾小球、肾小管间质功能障碍,而致肾衰竭。其所致的肾衰竭占慢性肾衰竭病例总数的 2%。

一、病因病机

(一)病因病机

尿路具有抵抗微生物感染的能力,其中最重要的作用是尿液冲刷的作用。如果这种作用受到影响而减弱,容易引发细菌感染,导致病情难以控制而迁延不愈,反复发作,最终导致肾脏永久性损害。影响减弱尿路抵抗力的因素多为复杂因素,而在尿路无复杂情况下则极少发生慢性肾盂肾炎。

慢性肾盂肾炎多发生于尿路解剖结构异常和异物长期阻塞。功能发生改变情况下,微生物尿路感染者,其细菌性尿感是在尿路解剖异常、异物长期阻塞、功能改变基础上发生的。引发慢性肾盂肾炎的因素有 3 种:①伴有慢性反流性肾盂肾炎(即反流性肾病);②伴有尿路梗阻的慢性肾盂肾炎(慢性梗阻性肾盂肾炎,如结石、肿瘤、前列腺肥大、膀胱源性、输尿管狭窄、尿道狭窄等);③为数极少的特发性慢性肾盂肾炎(即发病原因不明确者)。

(二)病理改变

慢性肾盂肾炎的病理改变除慢性间质性肾炎改变外,同时还有肾盏、肾盂的炎症纤维化及变形。主要有肾盏、肾盂的炎症表现,肾盂扩大,畸形,肾皮质及乳头部有瘢痕形成,肾脏较正常缩小;双侧肾的病变常不对称,肾髓质变形,肾盂、肾盏黏膜及输尿管增厚,严重者肾实质广泛萎缩;光镜下肾小管萎缩及瘢痕形成,间质可有淋巴、单核细胞浸润,急性发作时可有中性粒细胞浸润;肾小球可正常或轻度小球周围纤维化,如有长期高血压,则可见肾小球毛细血管硬化,肾小囊内胶原沉着;其中肾盂、肾盏扩张或变形是慢性肾盂肾炎的特征性表现。

二、临床表现

慢性肾盂肾炎临床表现多隐匿,病程较长,缠绵不愈,反复发作。根据临床表现可分为两种类型。

(一)尿路感染表现

多数感染的症状不太明显,但有轻度尿频,排尿不适,腰部轻度隐痛或困重,下腹隐痛不适感,但更为常见的为间歇性、无症状性细菌尿和(或)间歇性低热。

(二)慢性间质性肾炎损害的表现较突出

如尿浓缩功能减弱出现多尿,夜尿增多,尿比重或渗透压下降,脱水等。由于肾小管重吸收钠的能力下降而致低钠;并发生肾小管性酸中毒和高钾血症;并可有肾性糖尿(血糖不高)和氨基酸尿;当炎症渐进侵犯肾实质时,可出现高血压、水肿、肾功能障碍。各种肾脏疾病的晚期,均可有上述表现。但在慢性肾盂肾炎或反流性肾脏病时,这些表现出现的早,通常在血肌酐为 $200 \sim 300 \, \mu mol/L$ 时已出现。

三、辅助检查

(一)实验室检查

1.尿检验

尿检验与一般间质性肾炎相同,但可间歇出现真性细菌尿;白细胞尿,或偶见白细胞管型;这是可以与一般间质性肾炎相鉴别的地方。尿细菌培养可能阴性;在急性发作时,与急性肾盂肾炎表现相同,但尿培养多有真性细菌尿。慢性肾盂肾炎尿 β_2-微球蛋白常增高;尿蛋白通常不超过 $1.0 \, g/24 \, h$,少数患者尿蛋白量 24 小时超过 $3.0 \, g$ 以上者,常提示预后不佳,或提示非本病的可能。

2.血生化检查

通常肾小管尿浓缩功能减低,可有尿钠、尿钾排出增多,代谢性酸中毒。尿少时血钾常增高,晚期出现肾小球功能障碍,血尿素氮、肌酐增高,肾小球滤过率下降,并导致尿毒症。

(二)影像学检查

1.X 线检查及 CT 检查

两项检查,同时做肾盂静脉造影,诊断价值颇高。可以发现显示局灶的粗糙的皮质瘢痕,伴有邻近的肾盏变钝,或呈鼓槌状变形;肾盂扩大,积水等变形现象;发现瘢痕具有特征性意义。双肾病理变化多不对称。

2.B超检查

B超检查有一定的诊断价值,无创伤而操作简便,表现肾皮质变薄,回声粗乱,肾盂、肾盏扩张,肾积水等。彩超检查多表现血流不畅,肾内血管粗细不等,双侧肾大小不等,表面不平。

四、诊断与鉴别诊断

本病常隐匿发病。少数有急性肾盂肾炎既往史,尿路感染的反复发作史,多在 1 年以上。一般多在泌尿系统解剖异常或功能异常基础上发病。各种原因的尿路梗阻或膀胱输尿管反流。如结石、肿瘤、输尿管狭窄、前列腺肥大增生;或放疗等因素引发的尿道狭窄。也可仅有尿路感染的病史,而无细菌学检查的证据。持续性肾小管功能损害,对诊断有参考价值。而影像学的改变是诊断的关键,如肾盂静脉造影、B超检查,显示局灶粗糙的肾皮质瘢痕,伴有相关肾乳头收缩,肾盏扩张变短。瘢痕常见于上下极,当久治不愈时,可出现夜尿增多、水肿、贫血、高血压及肾功能不全,主要体征有肋脊角压痛或双肾叩击痛等。

(一)诊断

1.反复发作型

该类型为典型的慢性肾盂肾炎,患者经常反复发生尿路刺激症状,伴有菌尿、白细胞尿,常有间歇性低热和中等热,肾区钝痛,诊断多不困难。

2.长期低热型

患者无尿路刺激症状,仅有较长时间低热、头晕、疲乏无力、体重减轻、食欲减退等一般症状,易误诊为神经性低热、结核病或其他慢性感染性疾病。

3.血尿型

少数患者以反复发作性血尿为特征,尿色略红而浑浊,多伴有腰脊酸痛,有轻度的尿路刺激症状,血尿可自行缓解。

4.无症状性菌尿(也称隐匿型菌尿)

患者既无全身症状,又无尿路刺激症状,而尿中常有多量的细菌,少量白细胞,偶见白细胞管型,此型多见于妊娠妇女及女孩。

5.高血压型

患者既往可有尿路刺激感染的病史。但临床表现是以头昏、头痛及疲乏为特征的高血压症状;或偶尔检查发现有高血压;而无尿路刺激症状,可间歇性菌尿。因此极易误诊为特发性高血压病。

本病是急进型高血压的基础病之一,当遇有青壮年妇女患高血压者,应考虑到慢性肾盂肾炎的可能,患者可伴有蛋白尿和贫血,肾小球滤过率降低。

(二)鉴别诊断

有典型的临床表现及尿细菌学检查阳性者,诊断不难。但在不典型的病例中,易误诊为其他疾病。诊断和漏诊的原因主要是对本病的临床表现多样化认识不够,对本病的流行病学及易感因素注意不够,以及未及时的做影像学检查及实验室检查有关。主要应与以下疾病相鉴别。

1.非细菌性尿道综合征

患者有尿频、尿急、尿痛等排尿困难的症状,少数伴有下腹隐痛不适,但尿常规检验多无明显变化。尿培养多阳性,或菌落计数多$<10^4/mL$,又称尿频-排尿困难综合征,也称症状性无菌尿、急性尿道综合征。

2.肾结核

如尿道刺激症状逐渐加重时,伴有低热、盗汗,应考虑肾结核。同时肾结核多伴有生殖器结核,如附睾和睾丸,或有其他系统结核病史者。而且血尿多与尿路刺激同时出现。而膀胱炎时,血尿为"终末血尿"。尿结核菌阳性,影像学检查多有帮助。

3.慢性肾小球肾炎

本病无尿路刺激症状,无白细胞管型,或白细胞、尿菌阴性,尿蛋白含量多,常$>1.0\ g/24\ h$,肾小球功能损害较明显。

4.慢性肾盂肾炎的急性发作与急性肾盂肾炎

慢性肾盂肾炎急性发作,常有慢性肾盂肾炎的病史。而急性肾盂肾炎无慢性病史,常急骤发作,不难鉴别。

五、诊断标准

(1)尿路感染病史 1 年以上,而且经常反复发作。

(2)持续性细菌尿,尿白细胞或白细胞管型。

(3)X 线造影或 B 超证实,有肾盂变形,肾影不规则,瘢痕形成,回声粗糙不均,双肾形态不一致。

(4)经治疗症状消失后,仍有肾小管浓缩功能减退者,夜尿多,尿比重下降,肾小球滤过率下降。

六、治疗

对本病的治疗目的为纠正尿路异常或反流,控制感染,防止肾功能进一步恶化。选择对细菌敏感、毒性较小的抗生素,疗程要长,避免使用具有肾毒性药物。

(一)一般治疗

注意个人卫生,保持会阴清洁;摄入充足的水分,避免便秘;定期排空膀胱尿液,睡前排空膀胱以减轻膀胱内压及减少残余尿。注意休息,防止过度疲劳;适当参加劳作和运动。

(二)祛除诱因

因本病迁延不愈,具有复杂因素,因此要注意复杂因素的存在,如结石、输尿管反流、输尿管狭窄、尿道狭窄、前列腺增大和耐药细菌的存在等。此类因素应寻求外科治疗,只有祛除了复杂因素,尿路感染才易控制痊愈。

(三)抗生素治疗

选择抗生素时,最好先用清洁中段尿细菌培养后做药敏试验,选择对细菌敏感的抗生素。如果需在培养结果前应用抗生素,需选择广谱抗生素和耐敏的抗生素,如氨苄西林、氨基苷类、他唑巴坦、复方磺胺甲噁唑等,疗程为 4～6 周,以免复发。

(四)控制高血压

应引起重视的是慢性肾盂肾炎患者常引起高血压,而高血压又可进一步加重肾损害,因此,应严密控制高血压,尽量把血压控制在 17.3/10.7 kPa(130/80 mmHg),可有效保护靶器官。

(五)对症治疗

控制清除体内感染病灶,如前列腺炎、慢性妇科炎症;对肾功能不全者,按肾功能不全进行治疗。注意维持体内水、电解质和酸碱平衡。

(刘晓莉)

第三节 肾 结 核

肾结核是由结核杆菌引起的慢性、进行性、破坏性的肾脏感染性病变。肾结核是全身结核的一部分,绝大多数继发于肺结核。原发病灶多在肺部,其次为肠、骨关节和淋巴结,其感染传播途径主要是体内结核病灶中的结核菌播散至肾脏,属继发性结核。肾结核往往在肺结核发生或恢复多年后,才出现肾结核临床症状。肾结核占肺外结核的 8%～20%。

一、病因病机

(一)感染途径

肾结核的病原体是结核分枝杆菌,感染途径包括血源性感染、淋巴管播散和直接蔓延,尿液上行性达到肾脏。其中血行感染是公认的最主要的途径。原发病灶几乎都在肾脏,其次为附睾、女性生殖器附件、淋巴、骨关节等,偶见继发于腹膜和全身粟粒性结核。

(二)发病机制

原发性的病灶结核杆菌经过血行等途径进入肾脏,主要在肾小球的毛细血管丛中形成多发性结核病灶,几乎都在肾皮质。常无症状,不易发觉,多数可自愈,此属肾皮质病理性结核。如果机体免疫力较强时,双侧肾皮质结核可完全自愈,不会发展为临床结核。

当机体免疫功能下降时,病灶不愈合,随之结核杆菌经肾血管侵犯肾髓质,则多为单侧发生。如病变未得到控制而进行性发展,可致肾乳头溃破、坏死,病变蔓延至肾盏,形成空洞性溃疡。病变可随尿液直接向下蔓延,可直接引发输尿管、膀胱结核。随淋巴管或肾盂播散,可累及全肾,有时病灶可发生纤维化、钙化,可引起肾小盏颈部瘢痕狭窄,使肾盏形成闭合性脓腔,使病变加速发展,成为无功能脓肾。病变直接扩展至肾同时,可发生肾周围寒性脓肿。肾结核灶的钙化多呈散在性结核灶,也可使全肾成为弥漫性钙化肾。

当输尿管狭窄时,可引起尿流梗阻,而发生肾盂积水或积脓。膀胱结核可引起黏膜小溃疡和结节,肌层纤维化可引起膀胱容量减少,如膀胱三角区病变严重时,可使输尿管口狭窄或闭锁。尿道也可因结核发生狭窄,排尿困难。

二、临床表现

肾结核发病多隐匿,潜伏期可达 20 年之久,病变过程非常缓慢,病变主要在肾脏。但病肾本身症状并不多见,多数都表现为尿频、尿急、尿痛的下尿道刺激症状。由于双肾病灶发展不同步,故临床上 90% 的患者表现为单侧肾结核。

肾结核多在肺结核发生或恢复多年后才出现症状。由于耐药结核菌的产生与扩展,再加上抗结核药物易引发肝肾损害等不良反应,部分患者不能坚持长疗程治疗,所以肾结核目前较为常见。

肾结核好发于成年人,多见于青壮年,男性稍多于女性,但幼年和老年也可发生。肾结核的临床表现与病变侵犯的部位及组织损害的程度不同而不同。病变的初期,病灶局限,仅在尿检时有异常变化。尿镜检白细胞、红细胞增多,尿中可找到结核杆菌,当侵犯输尿管、膀胱、尿道时,则有一系列症状出现,其主要表现有以下几点。

(一)全身症状及体征

由于肾结核是全身结核传播其中的一个部位,为此当结核进展严重而典型时,即可出现结核病变的全身表现。如乏力、盗汗或自汗、低热、食欲缺乏、消瘦、精神不佳等。

肾结核进展严重时可出现脓肾,肾脏体积增大而致腰部疼痛,肾区压痛,叩击痛,肾区包块、肿胀等。

(二)尿道刺激症状

当病变蔓延到下尿路,膀胱尿道黏膜出现结核性炎症时,可出现尿频、尿急、尿痛、脓尿、血尿、耻骨弓上或下腹部隐痛、灼烧等不适感。上述刺激症状是肾结核、膀胱结核最主要也是最早出现的临床症状。

(三)血尿

血尿是肾结核第 2 个主要症状,发生率为 70％～80％。少数患者可出现肉眼血尿,多数为镜下血尿、全程血尿和终末血尿交替出现,常与尿路刺激症状等同时出现。

(四)脓尿

脓尿的发生率为 20％～30％。由于局部组织的破坏,干酪样坏死组织随尿路下行而致尿液浑浊不清,尿常规可见大量脓细胞。

(五)其他

肾结核如果是继发于其他系统部位者,可出现其他系统结核病证的表现,如淋巴结肿大、溃破、窦道形成,骨结核的冷脓肿,男性生殖系统结核的附睾、睾丸肿痛或结节,肺结核的胸痛、咳嗽、咯血、盗汗等症状。

三、辅助检查

(一)尿液检查

1.尿液常规检查

新鲜尿液呈酸性,是肾结核尿液的特点,含有少量蛋白(±～＋),大多数患者可有镜下血尿和脓尿,但是在发生混合性感染时,尿液可呈碱性反应。镜下可见大量白细胞。

2.尿沉渣抗酸杆菌检查

留清晨第一次尿或留 24 小时尿做直接涂片,抗酸染色后做抗酸杆菌检查,阳性率可达50％～70％。但应注意由于肾结核杆菌常呈间断少量从尿中排出,为此应多次反复检查。其次约有 12％的假阳性,主要因包皮垢杆菌、非结核性杆菌污染尿液而导致假阳性,故不能依靠一次阳性结果确立诊断。故阳性结果仅有参考意义,不能作为确诊依据。

3.尿结核杆菌培养

尿结核杆菌培养对肾结核的诊断有决定性作用,其阳性率可达 90％以上。由于肾脏排菌是间断性的,所以应连续培养 3 次以上;再则尿结核杆菌培养应在抗菌治疗前进行培养,时间过长,需 1～2 个月才能得到结果,操作较难。

4.尿结核菌动物接种检查

进行豚鼠接种,其结果诊断价值极高,可作为诊断依据,其阳性率高达 90％以上,需 2 个月得出结果,时间长。

(二)血液检查

1.红细胞沉降率(血沉)

因肾结核是一种慢性消耗疾病,血沉常增快,无特异性,是检查有无结核的一种常用筛选方法,有参考价值,即使血沉正常也不能排除结核存在。

2.肾功能检查

血尿素氮、肌酐、尿酸测定。在单侧肾脏患有结核,而另一侧肾正常时,肾功能可代偿,检查肾功能正常。当累及双肾病变较严重时,上述项目常增高。肾功能检查虽说不是肾结核的直接诊断依据,但对治疗和预后和严重程度有非常重要价值,故需做常规检查。

3.血结核菌抗体测定(PPD-IgG)

阳性者表示有过结核菌感染。

4.分枝杆菌抗体测试

在结核活动期,结核病患者呈阳性。

(三)影像学检查

1.X线胸片检查

X线片可发现肺有结核陈旧性病灶。

2.X线腹部平片

X线片可见肾外形增大,或呈分叶状,晚期可缩小,钙化。4.5%～31%可显示肾结核特征性改变,片状、云絮状或斑块状钙化灶,分布不规则,不定型,常表现局限于一侧肾脏。若钙化遍及结核肾全部时,甚至输尿管时,即形成所谓的"自截肾"。早期诊断价值不大,约40%无异常X线表现。

3.B超检查

由于肾脏病理改变结构不同,所以轻中重度损害者图像表现各异。

(1)囊肿型:肾包膜很不规则,肾实质和肾窦区有一个或多个大小不等的无回声区,边缘不规则,内有云雾状光点回声,囊壁厚薄不均,甚至呈锯齿状,囊内壁有不均的斑片状强回声。

(2)积水型:肾包膜不规则,肾盂肾盏扩张,其内为无回声区,如同肾积水。但积水型肾结核内壁多呈粗糙不整,边缘回声增强。可见输尿管受累、增粗、僵硬,管腔狭窄,管壁增厚、粗糙,回声增强。

(3)积脓型:肾轮廓明显增大,包膜欠光滑,局部凹凸不平,皮质肿胀,回声低,肾盂、肾盏明显扩张,边界模糊,其内弥漫分布云雾状细光点,或粗大斑片状回声。

(4)炎症萎缩型:肾脏明显缩小,包膜不规则,皮髓质分界不清,回声粗糙混乱,多为单侧肾脏病变,如为双侧病理表现大小变形,回声多有异差。可与慢性肾衰竭的肾形变化相鉴别。

(5)钙化型:肾包膜不规则,皮质区可见多个大小不等形态不规则的团块,与斑片状强回声。

(6)混合型:肾脏大小不等表示不光滑,肾实质内回声粗乱,可见多个无回声区及斑片状强回声,肾盂、肾盏分离可伴输尿管扩张。目前由于超声波检查技术的提高,超声波检查因此属于一种无创伤、简便易行、较准确的诊断方法。

4.膀胱镜检查

此项检查是诊断泌尿系统结核重要诊断方法。在膀胱镜的直观下,可以发现膀胱内典型结核,黏膜被破坏的改变而确立诊断。同时又可取病理组织进行病理检查和细菌培养。再则,又可通过膀胱镜两侧输尿管插管做逆行造影,以确诊双侧输尿管肾盂的病理改变情况和严重程度。在行膀胱镜检查时,有严重的膀胱刺激征时和膀胱过于缩小,容量过于少时不宜做此项检查。

5.静脉肾盂造影(IVP)

通过此项检查,可以发现肾脏的病理改变和肾功能情况。在肾实质有明显病理改变时,IVP可在63%～90%的病例中发现异常改变。最先出现肾盏变钝,肾乳头和肾小盏的病变为杯口模糊,毛糙不整,如虫蛀样变,瘢痕形成,使肾小盏变形、缩小或消失。肾乳头空洞,干酪样病灶,可有散在钙化影。肾集合系统狭窄,皮质瘢痕和充盈缺损等。晚期可见整个肾钙化(自截肾),多个肾盏不显影或大空洞。如果全肾被破坏形成脓肾,肾功能丧失时,造影检查患肾不可显影。如输尿管被结核破坏时,可呈管壁不规则,管腔粗细不匀,狭窄而失去正常的弯曲度和弹性而呈现串珠样特征性改变。当 IVP 发现空洞形成和尿路狭窄时,是诊断肾结核强有力的证据,可与肾结石、肾瘤、单纯性肾积水、反流性肾病相鉴别。

6.CT 检查

肾脏 CT 检查是诊断肾结核的一项重要手段。其简便易行,又无创伤,并可与其他肾脏病相鉴别。CT 诊断肾结核可以清晰地观察到扩大的肾盏、肾盂、空洞、钙化、纤维化、管壁增厚的肾盂及输尿管,并可观察到肾的大小和肾实质的厚度和结核的破坏程度,了解肾周围组织结构变化,有助于肿瘤、结石、畸形等疾病的鉴别诊断。

四、诊断与鉴别诊断

肾结核发病多隐匿,常易被医患忽视,除详细追访病史、接触史、家族史及临床理学检查外,应做进一步检验室及光学检查,一般确诊并不难。

(1)慢性膀胱刺激症状渐渐加重,经抗生素治疗效果不佳。

(2)血尿普通细菌多次培养阴性者。

(3)有肾外结核,尿检查有血尿者;男性附睾、精囊、前列腺发现有硬结者。

(4)有低热、肾区隐痛、压痛、叩击痛者。

五、鉴别诊断

需与肾肿瘤、尿路结石、尿路畸形等合并感染相鉴别,与慢性肾盂肾炎鉴别诊断。

六、诊断标准

(1)多发生于 20～40 岁,伴进行性尿频、尿急、尿痛、脓尿、血尿,严重者可导致尿失禁。

(2)尿常规检查呈酸性尿,有少量白蛋白,有红细胞或脓细胞,普通细菌培养阴性。

(3)24 小时尿沉渣可找到抗酸杆菌。

(4)膀胱镜检查可见一侧输尿管口附近黏膜充血,或有结核结节、溃疡,严重者可有膀胱黏膜广泛充血,结构不清。

(5)肾盂造影检查可见肾盏边缘如虫蚀状或空洞形成,晚期患侧可不显影,对侧肾和输尿管有积水现象。

(6)可伴有生殖系结核,或并存有其他器官结核。有不明原因的血尿或脓尿,有膀胱刺激症状者,在除外引起膀胱炎的明显原因后,应考虑肾结核的可能。

(7)B 超、CT 检查,有扩大的肾盏、肾盂、空洞钙化及肾实质等的变化。

(8)尿培养结核杆菌,如在使用抗结核药前反复送尿培养阳性者。

七、治疗

对于肾结核的治疗,需重视对患者的全身整体综合调治,和局部病变情况相结合的全面考虑,以选择最合理的治疗方案,持续长疗程彻底治疗。

(一)一般治疗

以休息为主,适当地运动锻炼,加强营养食品的摄入,保持心情舒畅乐观态度。

(二)抗结核化学药物治疗(简称化疗)

药物治疗的原则,早期联合用药适量、规律、疗程要长,或在全疗程中使用药敏感的药物,彻底治疗。最常见的治疗失败的原因是未有按规律用药而治疗不充分。

1.抗结核药物治疗指征

(1)临床前期肾结核。

(2)局限在一组大肾盏以内的单侧或双侧肾结核。

(3)孤立肾肾结核。

(4)伴有其他部位的活动性结核。

(5)双侧肾结核不宜手术者。

(6)肾结核伴有其部位严重疾病不宜手术者。

(7)手术前后的治疗。

2.抗结核药的选择

首选第一线、第二线药物。而三线药物只有在一、二线药物无效或产生耐药时才考虑应用。目前认为异烟肼、利福平、吡嗪酰胺、链霉素是抗结核要点第一线药物。常用抗结核药物介绍如下。

(1)异烟肼:抑制结核菌 DNA 的合成,杀菌力强,不良反应小,吸收快,70%从肾脏排出,常用每天剂量 300 mg,1 次口服。偶见周围神经炎,可加服维生素 B$_6$,无周围神经反应时不必用,因其可减低异烟肼的疗效。一般疗程为 6～12 个月。

(2)利福平:是利福霉素半合成衍生物,为广谱抗生素,作用机制为抑制菌体 RNA 聚合酶,常与异烟肼联合应用,每天用量为 450～600 mg,1 次口服。偶有消化道反应,短暂性肝功能损害,血小板减少和间质性肾炎。

(3)吡嗪酰胺:能杀灭巨噬细胞内酸性环境中的结核杆菌,每天剂量为 1.5 g,分 3 次口服。不良反应可见肝损害而出现黄疸和转氨酶升高,偶见高尿酸血症、关节痛、胃肠不适反应。

(4)链霉素:为广谱氨基苷类抗生素,有杀灭结核杆菌作用。能干扰结核菌酶活性,阻碍其蛋白合成。在尿 pH 在 7～7.8 时作用最强,pH＜6.0 时作用明显减弱。如同时服用碳酸氢钠碱化尿液,可增强其疗效。每天肌内注射 1.0 g,如伴有肾功能减退者或 50 岁以上患者,可每天注射 0.5～0.75 g。不良反应有口麻,使用中可渐渐消失。主要的不良反应可致听神经损伤而出现耳鸣、耳聋,肾功能严重损害者忌用。其他氨基苷类抗生素如卡那霉素、卷曲霉素等虽有抗结核作用,但效果不如链霉素。

(5)乙胺丁醇:对结核杆菌有抑菌作用,与其他抗结核药联用时,可减少其他药物的耐菌作用。该药吸收及组织渗透性较好,每天剂量为 25 mg/kg,1 次口服,8 周后改为 15 mg/kg,不良反应小,剂量过大时可引起球后视神经炎、视力减退、视野缩小、中心盲点等,停药后可恢复。

(6)对氨基水杨酸钠:为抑菌药,能加强链霉素、异烟肼抗结核菌作用。用量为每天 8～12 g,分 3～4 次口服。不良反应为胃肠道不适、恶心、呕吐、腹泻等,餐后服用可减少反应,也可每天 12 g 加入 5%葡萄糖 500 mL 静脉滴注。

(三)外科治疗

虽然抗结核药物治疗肾结核可使绝大部分肾结核患者完全控制治愈,但仍有少部分患者化疗仍不奏效,仍需外科治疗,如进行全肾切除术、肾部分切除术及肾病灶清除术。

(刘晓莉)

第八章

囊肿性肾病

第一节　单纯性肾囊肿

单纯性肾囊肿是最常见的肾脏良性疾病,发病率在肾脏囊性疾病中居首位。可分为孤立性及多发性。常见于 50 岁以上成人而罕见于儿童,发病率随年龄的增加而增加。患病者男性多于女性,男∶女约为 2∶1。绝大多数为非遗传性疾病,仅极少数为遗传病,可能系常染色体显性遗传。单纯性肾囊肿的发病机制尚不十分明确。囊肿可能是由肾小管憩室发展而来。随年龄增长,远曲小管和集合管憩室增加,所以单纯性肾囊肿的发生率亦随之增加。

一、病理

单纯性囊肿一般为单侧、单发,位于肾下极的皮质内,也有多发或多极性者,双侧发生很少见。囊肿一般孤立呈球形,囊壁很薄,内衬单层扁平上皮,外观呈淡蓝色,约 95% 含有清亮的琥珀色液体。偶可见囊壁钙化。约 5% 的囊肿含血性囊液,其中半数囊壁上可能有乳头状癌,应予重视。

单纯性肾囊肿好发于肾脏表面,但也可位于深部。当一囊肿位于深部时,其囊壁易与肾盂及肾盏的上皮内壁紧连,要将它们分开十分困难,但囊肿并不与肾盂相通。囊肿较大时可压迫邻近肾组织,使肾外形发生改变。镜检可发现囊壁有重度的纤维变性及玻璃变性,还可见到钙化区域,邻近肾组织也受压发生纤维变性。

二、临床表现

多数囊肿无明显症状,为偶然发现。由于 B 超及 CT 的广泛应用,年度健康体检的逐渐普及,单纯性肾囊肿的发现率明显增加。其往往是因其他原因而做检查或在体检时被发现。囊肿可引起胃肠道迷走神经症状。囊肿内突然出血可引起急性腰痛。患者亦可出现血尿。囊肿位于肾下极并紧贴输尿管时,可加重肾盂积水,而尿液对肾盂的压迫可引起背痛。这种梗阻还可以使肾脏发生感染。自发性感染在单纯性肾囊肿中罕见,而一旦发生就难以同肾癌鉴别。感染后可有腰痛和发热。当囊肿较大时可引起腰背部疼痛,但较少见。个别情况因囊肿压迫邻近血管,造成局部缺血和肾素增加而出现高血压。偶尔还可伴发红细胞增多症。本病不会导致肾功能减退。如伴有血尿和高血压,应全面检查是否伴有肾腺癌,少数情况下良性囊肿的囊壁可发生腺癌。

三、诊断与鉴别诊断

(一)诊断

1.IVU

腹平片表现为肾脏轮廓变形或肾轴改变。IVU 表现为界限清楚的无功能的球形肿物,有薄的外壁。肿物可使得一个或多个肾盏和漏斗移位、梗阻或闭塞。正常肾实质伸展到囊壁上形成鸟嘴征,是良性肾囊肿的表现。当囊肿占据了肾下极,输尿管上段可向脊柱移位。

2.B超

B超对诊断有极大帮助,应作为首选检查方法。B超鉴别囊性和实质性占位病变的准确率可达 98% 以上。典型的超声表现为内部无回声的空腔,囊壁光滑而边界清楚,回声增强。当这三个标准都存在时,超声诊断良性肾囊肿的准确率为 95%。继发感染时囊壁增厚,病变区内有细回声。囊内有血性液体时,回声增强。当囊壁显示不规则回声或有局限性回声增强时,应警惕恶性病变。

3.CT

CT 对 B 超检查不能确定者有价值。典型表现为边界锐利的球形肿物,壁薄而光滑,均质,边缘整齐,CT 值低(平扫 CT 值为 $-10 \sim +20$),静脉注射造影剂后不增强。囊肿伴出血或感染时,呈现不均质性,CT 值增加。偶见肾实质肿瘤内血管较少,从而易与囊肿相混淆。少数情况下,囊肿壁也可发生肿瘤,因此有必要做更进一步的鉴别诊断检查。

4.MRI

MRI 主要用于对碘造影剂过敏或有肾功能不全的患者。同时,MRI 对明确囊液性质有意义,必要时可选择应用。单纯肾囊肿在 T_1 加权像上为低信号,在 T_2 加权像上为高信号。注射 Gd-DTPA 后不增强也是良性肾囊肿的重要特点。

5.放射性核素

放射性核素检查在鉴别囊肿和肿瘤上没有作用。但锝扫描若确定肿物是无血管的,则倾向于良性。

当上述检查对鉴别囊肿及肿瘤仍不明确时,可行 B 超或 CT 引导下穿刺。除观察囊液物理性状外,还应进行细胞学及生化检查。炎性囊肿的囊液色暗、混浊,脂肪及蛋白含量中度增加,淀粉酶和 LDH 显著增高,细胞学检查有炎性细胞,囊液培养可确定病原体。囊壁继发肿瘤时,囊液为血性或暗褐色,脂肪及其他成分明显增高,细胞学阳性,肿瘤标志物 CA-50 水平增高。

(二)鉴别诊断

单纯性囊肿须与肾癌、多囊肾、肾积水等疾病进行鉴别。

1.肾癌

肾癌呈占位性病变,但易发于深部,从而引起更明显的肾盏弯曲。肾癌常见血尿,而囊肿则极少发生血尿。当肾实质肿瘤压在腰大肌上面,在腹平片上就看不到肌肉的边缘,而囊肿则依旧可见。出现转移的证据、红细胞增多症、高钙血症及血沉加快都提示为肾癌。若肾静脉发生癌栓,IVU 可显示不清甚或不显影。但需注意的是,囊肿壁也有发生癌变的可能。肾癌和单纯性囊肿的超声及 CT 表现截然不同,易于鉴别。

2.多囊肾

多囊肾几乎均是双侧性的,弥漫的肾盏及肾盂发生扭曲为其影像学特点。单纯性肾囊肿则多为孤立性单发性。多囊肾往往伴有肾功能损害及高血压,而肾囊肿则多没有此表现。

3.肾积水

肾积水的症状和体征可与单纯性肾囊肿的表现完全一致,急性或亚急性肾盂积水由于肾盂内压的增高常产生更为局限的疼痛,并因感染而易于使其表现复杂化。单纯性囊肿和肾积水的尿路造影表现截然不同:囊肿主要引起肾脏变形,而肾积水则表现为由于梗阻所致的肾盏和肾盂的扩张。

四、治疗

单纯性肾囊肿发展缓慢,对肾功能常无明显影响,治疗趋于保守。

(一)定期随诊

如囊肿直径<4 cm,可定期随诊,观察其大小、形态及内部质地的变化。超声为首选方法。无肾实质或肾盂肾盏明显受压,无感染、恶变、高血压,或上述症状不明显时,即使囊肿较大,亦不主张手术,而采取定期随访。当继发感染时,由于抗生素可穿透囊壁进入囊腔,可先采用抗生素治疗和超声引导下穿刺引流,失败无效时再考虑开放手术。

(二)超声穿刺引流

如囊肿直径≥4 cm,可于超声引导下,穿刺引流囊液。也可用 95%乙醇作为硬化剂注入囊内,但有可能被吸收而影响肾实质,若发生外溢亦可引起不良反应。四环素具有硬化和预防感染双重作用,不良反应小。B超引导下经皮穿刺抽吸囊液后注射硬化剂治疗,虽然仅有暂时性的疗效,复发率可达 30%～78%,但对于高龄患者,仍可作为一种治疗的选择。

(三)手术治疗

巨大囊肿(直径>8 cm,囊液超过 500 mL),可能需要手术治疗。有条件者可行腹腔镜下囊肿切除术。若证实囊壁癌变或同时伴发肾癌,则应尽快手术治疗。

(四)腹腔镜

随着腹腔镜在泌尿外科的普及,因单纯性肾囊肿而行开放性手术的患者日益减少。而腹腔镜肾囊肿去顶术公认对患者创伤小、疗效确实,术后患者恢复快,已成为治疗有手术指征的单纯性肾囊肿的"金标准"方法。

(五)活检

若怀疑囊肿有恶性可能,影像学检查不能确诊,应做 B 超引导下穿刺病理活检,甚或手术探查。

单纯性囊肿的治疗需综合考虑囊肿对肾脏和全身的影响,并视囊肿的发展变化而定。大多数囊肿预后较好。

(闫永凤)

第二节 多 囊 肾

多囊肾是一种遗传性疾病,其特点是双侧肾脏有多个囊肿致使肾脏体积增大而其功能性肾组织减少。一般分为常染色体显性遗传型多囊肾(ADPKD)和常染色体隐性遗传型多囊肾(ARPKD)。

多囊肾的病因是在胚胎发育过程中,肾小管和集合管间连接不良,使尿液排出受阻,形成肾小管潴留性囊肿。病变绝大多数为双侧,肾脏明显增大,布满大小不等的囊肿,囊内液为浅黄色。随着病程的进展,肾实质逐渐受压变薄,最终不能维持正常的肾功能。肾脏受累的特点是肾单位各部包括 Bowman 囊呈囊性扩张。囊肿沿上皮排列,所含囊液来自肾小球滤过液,受肾小管上皮细胞的作用变更。多囊肾的发生及囊肿进行性增大的机制尚不清楚。两种类型的肾脏囊肿在子宫亦有发现。

一、常染色体显性遗传型多囊肾

ADPKD 是最常见的遗传疾病之一,主要表现为多发双侧肾囊性病变。发病率约为1/1 000,其外显率近乎 100%,这使得所有活到 80 岁以上的携带者均显示出本病的某些征象。5%～10%终末期肾衰是由 ADPKD 导致。ADPKD 按基因定位不同分为Ⅰ、Ⅱ、Ⅲ型。约 85%的 APDKD 家族中,与疾病相关 ADPKD1 基因突变定位于 16p 上。它具有两个特异性标志:α球蛋白复合体及磷酸甘油酸激酶的基因。其余的家族中大多数可发现在 4 号染色体(ADPKD2)上有基因缺陷,占所有 ADPKD 家系的 5%～10%。ADPKD3 基因型的患者所占比例更少。

(一)临床表现

ADPKD 起初常无症状,但可在童年时经超声检查而被发现。随着年龄的增长,囊肿的数目和大小均逐步增加。但多年内进展缓慢,一般在 30～40 岁出现症状,也有的直到尸检时才被发现。患者年轻时,肾脏的功能尚能维持机体需要,无明显症状和体征。囊肿随年龄增长可进行性增大,进一步压迫本已缺乏的肾实质,从而使患者逐渐出现肾衰竭。症状常与囊肿的影响有关,主要有腰痛或不适、血尿、腰部肿块及尿路感染。腰痛常由肾和囊肿增大、肾包膜张力增加或牵引肾蒂血管神经引起。20%～30%的患者发生肾结石,常是腰痛的原因。血尿常呈发作性,可为镜下或肉眼血尿,主要原因是囊壁血管牵扯破裂所致,发作时腰痛常加重。女性患者易发生急性肾盂肾炎,肾实质和肾囊肿均可继发感染。肾功能不全可有尿毒症症状。往往并存慢性感染,并加重肾功能不全进展。临床表现除泌尿系统外,可有心血管及消化等系统的症状。疾病早期即可出现高血压,血压水平可直接影响预后。ADPKD 常合并多种脏器异常。约 33%的患者肝脏也有囊肿,但不影响肝功能。25%～30%的 ADPKD 患者由心脏超声检查可发现瓣膜异常,最常见的是二尖瓣脱垂及主动脉反流。虽然多数心脏受累的患者无症状,但心脏损害可逐渐进展,并严重到需要换瓣。伴瓣膜脱垂者可合并脑栓塞,亦可合并感染性心内膜炎。查体时可触及双侧腹部肿物,为肿大的肾脏。

(二)诊断

早期患者尿常规无异常,中、晚期可见不同程度的血尿,但红细胞管型不常见,部分患者可出现轻度蛋白尿。如伴结石和感染时,也可有脓尿出现。白细胞尿比较多见,不一定意味着尿路感染。由于囊肿破裂或结石移动也可有发作性的明显肉眼血尿。在病程早期即可出现肾浓缩功能受损表现,此表现的出现要早于肾小球滤过率降低。当囊肿数目增多,肾脏增大,肾浓缩功能受损更加明显。最大尿渗透压测量是肾功能受损的敏感指标,与肾功能不全程度一致。

腹平片显示肾影增大,外形不规则。若囊肿感染或有肾周围炎,肾影及腰大肌影不清晰。IVU 检查具有特征性,表现为有多个囊肿,以及由此引起的肾脏肿大,外形不规则,并且因为囊肿压迫肾盏、漏斗和肾盂,呈蜘蛛状,肾盏扁平而宽,肾盏颈拉长变细,常呈弯曲状。B 超示双肾有为数众多的液性暗区。CT 显示双肾增大,外形呈分叶状,有多数充满液体的薄壁囊肿。由于囊肿取代功能性组织,故在肝、肾的超声检查和 CT 扫描中可显示典型的"虫蚀"状。因此在静脉尿路造影未显示典型改变之前,这些检查可作为该病早期诊断的手段。家族史可以协助诊断。应尽量避免尿路器械检查,以免继发感染。

需与该病相鉴别的是尚未造成足够肾实质损害导致尿毒症的单个或多发性囊肿。由于本病的自然史和 100% 的显性率,所以必须筛查家族成员。

(三)治疗

本病治疗应采用对症及支持疗法,主要是控制高血压和预防感染。早、中期多囊肾患者可采用囊肿去顶减压手术。对肾衰竭终末期患者可考虑长期透析,晚期多囊肾患者有条件的应做同种异体肾移植。

1.对症及支持治疗

无症状患者可以如正常人饮食起居,不必过多地限制活动。肾明显肿大者,应注意防止腰、腹部外伤,以免发生肾囊肿破裂。高血压时,应限制钠盐摄入,选择降压药物治疗。血管紧张素转化酶抑制剂是首选的降压药物。高血压的控制情况在保护肾功能中能起决定性作用。当有血尿时,首先应减少活动或卧床休息,尽快明确血尿原因,并给予相应治疗。严重血尿不能控制时可采用肾动脉栓塞。发生肾实质或囊内感染,应采取积极的抗感染等措施。病原菌以大肠埃希菌、葡萄球菌为主,也有可能为厌氧菌感染。应用广谱抗生素如青霉素、头孢菌素类、喹诺酮类药物,感染严重时,可以联合用药。若确定为囊内感染,施行 B 超引导下穿刺引流及囊液细菌学检查,确定病原菌,有利于抗生素的选用。多囊肾合并梗阻性结石难以单独处理结石,由于囊肿的压迫、囊肿的数目多,肾盏扩张程度和肾内的通道不如所希望的那样通畅,碎石或内镜取石都有技术上的困难。任何器械操作都可能引起囊肿感染,结石是反复感染的主要原因,使感染不易控制。因此,患者不能自行排出结石则应考虑手术治疗。

2.囊肿减压术

囊肿减压术曾被较广泛采用,但对这种手术能否改善肾功能和延长生命,一直有争论。囊肿减压术保护了余下的正常肾单位免遭挤压和进一步损害,使肾缺血状况有所改善,部分肾单位的功能得到恢复,延缓了疾病的发展。它对表浅而较大的囊肿,尤其伴有顽固性疼痛、进展性高血压或进展性肾功能不全者,疗效不错。其优点为对早、中期患者有降低血压、减轻疼痛、改善肾功能、提高生命质量、延缓进入肾衰竭终末期等作用。手术效果取决于病例的选择,对无意中发现的无症状者一般不做手术治疗,应定期检查和随访。如病情进展加快、症状明显、肾功能下降、血压持续性增高,应及早施行手术。手术时用冰盐水局部冲洗降温以减轻灼热对肾脏的损害。囊肿减压时大囊肿必须减压,小囊肿和深层囊肿也不摒弃。晚期患者减压治疗已无意义,手术可加重肾功能损害。两侧手术间隔时间以 3～6 个月为宜。多囊肝不宜同时处理。近年亦有采用腹腔镜囊肿减压术治疗多囊肾者,由于多囊肾布满大小不等、数目甚多的囊肿和微创手术范围的限制,不能彻底减压所有囊肿,故不宜常规采用,仅适合处理多囊肾大或较大的囊肿,以改善部分肾功能和症状。

3.透析与移植

患者如进入肾衰竭终末期,应按尿毒症相应的治疗原则处理,透析治疗是必需的。本病的血液透析存活率,以及肾移植后患者和肾的存活率都与非 ADPKD 非糖尿病患者相同。由于肾和肝大,不宜腹膜透析,而应采用血液透析。多囊肾囊壁能产生多量红细胞生成素,患者一般没有贫血,因此血透能维持较长时间,疗效较佳。患者的血细胞比容和血黏度相对较高,易形成血栓,故应采取相应措施避免瘘管堵塞。晚期多囊肾患者适宜时可做同种异体肾移植术。若供肾来自亲属,必须确定供者不是风险患者,最好应用基因诊断技术确定。多囊肾患者同时伴发的疾病如脑动脉瘤、结肠憩室、胰腺囊肿或瘤等,增加了术后处理的困难,影响移植效果。患肾是否切除至今仍有分歧。大多数学者认为以下情况应考虑肾移植前切除患肾:①严重的出血或感染;②伴重度高血压;③伴发肾肿瘤;④压迫下腔静脉;⑤难以控制的疼痛。

4.预后

有无症状及发病年龄对患者的预后有较大关系。女性患者在病程早期并不妨碍妊娠及生育过程,但病程较晚则易并发高血压。约 50％的具有 PKD1 基因突变的患者在 55～60 岁发展到尿毒症。而非 PKD1 基因突变的要到 70 岁才发生。少数 ADPKD 患者在少儿时就出现临床表现,但其父母可能为成年后方才发病的患者。预示该病进展较快的因素包括年幼时即诊断、男性、肾脏体积较大、高血压、肝囊肿(女性患者)、肉眼血尿及尿路感染(男性)。如未进行透析或肾移植,患者常死于尿毒症或高血压并发症,约 10％的患者死于动脉瘤破裂引起的颅内出血。多囊肾属遗传病,患者的子女出生时携带致病基因的可能性为 50％,在青年期以后宜做各种非侵入性检查,包括家属调查及基因诊断,及早发现风险患者。

二、常染色体隐性遗传型多囊肾

ARPKD 又称婴儿型多囊肾(IPKD),主要发生于婴幼儿,临床上少见,可同时见于兄弟姐妹中而父母则无表现。多数患儿在生后不久死亡,极少数较轻类型的患者可存活至儿童期或成年。

(一)分型

ARPKD 是常染色体隐性遗传性疾病,其致病基因位于 6 号染色体。Blyth 和 Ochenden 将ARPKD 分为围产期型、新生儿型、婴儿型及少年型四种类型。常伴发门静脉周围纤维增殖性病变,随着年龄的增长而加重。发病年龄越小肾损害越重,而肝损害则相对越轻。症状出现越晚,发展相应越慢。

1.围产期型

围产期时已有严重的肾囊性病变,90％集合管受累,并有少量门静脉周围纤维增殖。死亡于围产期。

2.新生儿型

出生后 1 个月出现症状,肾囊肿病变累及 60％集合小管,伴轻度门静脉周围纤维增殖。几个月后由于肾衰竭而死亡。

3.婴儿型

出生后 3～6 个月出现症状,肾囊性病变累及 25％肾小管,表现为双肾肿大,肝脾大伴中度门静脉周围纤维增殖。于儿童期因肾衰竭死亡。

4.少年型

肾损害相对轻微,仅有 10％以下的肾小管发生囊性变,肝门静脉区严重纤维性变。一般于 20 岁左右因肝脏并发症、门静脉高压死亡,偶见肾衰竭。

(二)临床表现

因发病时期及类型而不完全相同。主要病变在肝和肾,表现为不同程度的肾集合管扩张、肝纤维化和胆管扩张。起病极早者,出生时即肝、肾明显肿大,腹部膨胀。肾体积相对巨大,质硬,表面光滑。在新生儿期常因巨大的肝、肾妨碍横膈活动造成呼吸困难而死亡。有时也伴有肺发育不全。肾衰竭也是此阶段死亡的原因。患儿往往死于肾和呼吸联合衰竭。婴儿期除患肾程度进展外,常有贫血、肾性胃萎缩和高血压,生长发育不良。6 月龄前确诊者,大多数死亡,预后极不佳。存活到学龄儿童,则肝损害明显,门静脉周围纤维化程度增加,可发生门脉高压症、肝功能不全和食管、胃底静脉曲张明显。继发于门静脉高压的脾大和脾功能亢进表现为白细胞、血小板减少和贫血。有时伴有肝内主要胆管扩张(Caroli 征)。

(三)诊断

通过病史、体检及影像学检查,一般均能作出诊断,其中当怀疑 ARPKD 时,应仔细询问三代家族史,应符合常染色体隐性遗传的特点。

B 超显示围产期型子宫内羊水过少,对胎儿和新生儿显像可见增大的肾脏,呈均质的高回声,尤其与肝回声比较更明显。正常新生儿肾、肝内回声相同。随患病时间延长,肾功能损害加重,ARPDK 肾脏会缩小,而不是增大。IVU 表现为肾影延迟显像,而肾盏、肾盂、输尿管不显影。

应与双肾积水、多囊性肾发育异常、先天性肝纤维增殖和肾母细胞瘤鉴别。双肾积水在儿童常因肾、输尿管、膀胱或尿道畸形为多见。多囊性肾发育异常不伴有肝病变;先天性肝纤维增殖症无肾病变;而肾母细胞瘤大多为单侧,双侧仅占 5％～10％,肾功能存在,B 超表现为不均质肿块,髓质为低回声。为进一步明确诊断可 CT 证实。

(四)治疗

本病至今无特殊治疗方法,预后极为不良。出现高血压及水肿时应限制钠盐摄入,应用降压药、袢利尿剂等。门静脉高压症引起上消化道出血常危及生命。由于患儿常有肾功能不全和感染,不宜施行引流术。由于肾、肝同时损害,血液透析和肾移植往往亦不能达到预期的治疗效果。

(闫永凤)

第三节　肾髓质囊肿性疾病

发生于肾髓质的囊肿性疾病有两种:髓质海绵肾(medullary sponge kidney,MSK)和青少年肾单位肾痨-髓质囊肿病,它们的发病机制和临床表现差别很大。前者由先天性发育异常引起,多在 40～50 岁发病,预后良好,很少发生肾功能不全;后者为遗传性疾病,呈慢性进行性肾功能不全,有不少到青少年即出现尿毒症。

一、髓质海绵肾

髓质海绵肾(medullary sponge kidney,MSK)由 Beitzke 于 1908 年首先发现。1939 年意大利人 Lenarduzzi 在慢性尿路感染患者的静脉肾盂造影片上发现有分布与锥体一致的肾内小管扩张异常。1949 年 Cacchi 和 Ricci 报道了一组类似病例,其中 1 例做了肾切除,根据其在肾剖面锥体呈多孔状或海绵状,解剖病理学及组织学上肾锥体内集合管呈梭形或囊状扩张改变,正式将其命名为髓质海绵肾。髓质海绵肾是以肾锥体部的集合管和乳头管先天性扩张为特征,是一种先天发育性肾髓质囊性病变。

(一)流行病学与病因

相当一部分髓质海绵肾患者没有临床症状,所以其确切的发病率无法统计,文献报道静脉肾盂造影(IVP)检查患者中,发病率为 0.5%～3.5%。国外 Bemstein 和 Gardner 在统计了大量文献后认为髓质海绵肾的人群发病率在 1/5 000 到 1/20 000。髓质海绵肾无明显性别差异,因为女性结石与感染机会较高,所以女性发现率高于男性,在临床诊断髓质海绵肾患者中女性与男性的比率为 1.5∶1～2.5∶1。

目前多数学者认为髓质海绵肾为先天性发育异常,其发病机制为输尿管胚芽上升及分支过程中,在输尿管形成时中断,引起集合管远端的增大、扩张。Stapleton 报道了几例家族性髓质海绵肾,表现为常染色体显性遗传,认为本病具有遗传性。髓质海绵肾还常与其他遗传性疾病同时发生,如先天性半侧肢体肥大、Ehlers-Danlos 综合征、Marfan 综合征、Caroli 病,以及常染色体显性遗传性多囊肾病等,也提示本病与遗传因素有关。

(二)组织病理学

髓质海绵肾可涉及一侧或双侧肾脏,以双侧多见,约占 70%,单侧或局灶性占 30%。每个肾脏有一至数个肾乳头受累,局限于单肾单锥体者非常少见。肾脏大小多正常,合并有囊肿时,外形可增大,边缘光滑。标本切面可见病变局限于肾乳头,肾锥体内囊肿呈多孔状或海绵状,肾集合管呈柱状、囊状扩张。病理上扩张的集合管主要位于肾髓质锥体顶部靠近肾小盏周围,形成的囊大小、形态不一,多在 0.1～0.8 cm,小的仅见于镜下,最大直径可达 1.0 cm,囊壁衬有扁平、柱状或立方形上皮细胞,可与集合管或肾盂相通。囊内含有黄褐色黏稠液体、脱落细胞,以及含钙物质。由于集合管扩张、迂曲,尿道引流不畅,该处尿中成石物质浓度显著增高,集合管内可形成海绵肾结石,占髓质海绵肾的 40%～90%。结石多呈砂粒状,大小不一,形态多样,结石成分主要是单纯磷酸钙(70%)、草酸钙和磷酸钙混合物(30%)。晚期囊腔可增大,肾锥体也显著增大。并发感染时,肾间质内有程度不一的炎症细胞浸润,肾盏可扭曲、狭窄或梗阻。另外,研究还显示海绵肾结石患者可有尿量减少、高草酸盐尿、尿枸橼酸盐减少及平均 24 小时尿中钙、枸橼酸、尿酸、镁的排泄减少等现象。

(三)临床表现

很多髓质海绵肾患者病变局限,轻微或无并发症可无任何自觉症状,髓质海绵肾患者发病年龄可以从 3 周到 70 岁,但是大多数患者出现临床症状在 20 岁以后。主要临床症状包括肾绞痛(50%～60%);反复发作肾盂肾炎或尿路感染,发生率为 20%～30%,女性高于男性;血尿,可为肉眼或镜下血尿,发生率为 10%～18%;结石形成,多数(40%～90%)患者伴发单侧或双侧多发细小肾结石,女性高于男性,结石若排入输尿管,则可出现急性肾绞痛;有 1/3～1/2 的患者可以出现高钙血症,并且有少数患者被发现血液中甲状旁腺激素水平增高;肾功能损害,虽然部分髓质海绵肾患者会出现尿酸化功能不良、部分肾小管性酸中毒,以及尿浓缩功能障碍,但只有少数患者因泌尿系统感染恶化而出现肾衰竭;高血压,出现肾盂肾炎的患者可以发生高血压,但临床上比较罕见。

(四)诊断与鉴别诊断

1.诊断

髓质海绵肾的诊断主要依赖于影像学的检查。

(1)超声检查:超声检查经济、简便、无痛、无创,具有一定特征性,可作为普查或长期随访的检查手段。典型超声声像图表现为肾脏大小正常或稍增大,一般无肾盂肾盏积水,肾锥体回声增强,内呈放射状分布、大小不等的无回声区和强回声光点或光团,无回声区为囊状扩张的集合管,强回声光点或光团为多发的钙化及小结石,结石的声影较淡,类似彗星尾,呈扇形或花瓣样分布,后方伴声影,其排列形式具有很强的特征性(图 8-1)。当结石穿透囊壁或由扩大的乳头管进入肾盂时,可在肾盂内见到强回声光点。

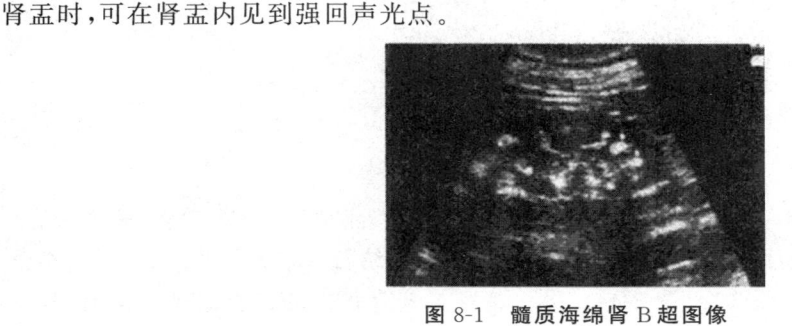

图 8-1　髓质海绵肾 B 超图像
超声声像图锥体部见呈密丛状排列的强光点回声,后方伴声影

(2)腹部平片:髓质海绵肾无结石形成,腹部平片则无阳性发现。当有结石形成时,则出现典型的 X 线表现:肾的轮廓大小可正常或稍扩大,圆形、类圆形或不规则形的结石细小,直径多为2～5 mm,呈簇状、放射状或粟粒状分布在肾髓质区,如"绽开的礼花样"(图 8-2)。有时个别结石可破入肾盂肾盏内。

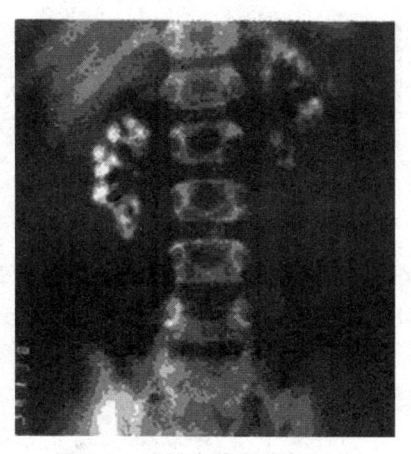

图 8-2　髓质海绵肾腹部平片
两肾区大小不等的结石影呈簇状扇形分布

(3)静脉肾盂造影:静脉肾盂造影具有特征性,常可明确诊断,是诊断髓质海绵肾的首选方

法,表现为充盈造影剂的肾小管呈粗条状放射状排列于杯口外侧,锥体内扩张囊腔呈葡萄串状或蒲扇状,边缘清晰,结石位于其内,囊腔之间可以相通,也可不相通;充盈的肾小盏增宽,杯口扩大,其外侧常可见充盈造影剂的小囊环绕,呈花朵样,结石聚集于其中。扩张的集合管显影比肾盏早,而解压后当肾盂肾盏内造影剂已排空时,扩张的集合管内还可显影一段时间(图8-3)。

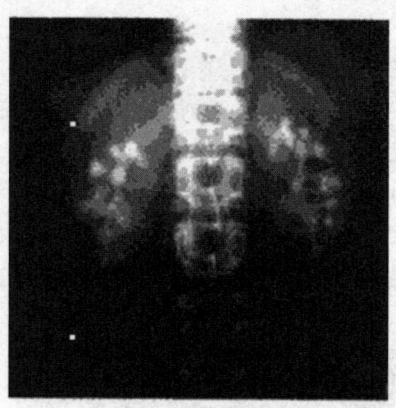

图 8-3 髓质海绵肾静脉肾盂造影
扩张的囊腔呈葡萄状分布,内有结石

(4)CT:平扫可见一个或多个肾锥体内多发小结石,散在或簇集成团,呈花瓣样、扇形分布。增强扫描后可见扩张的集合管内造影剂聚集,造成结石影覆盖或结石影增大的假象,扩张的集合管呈条纹状、刷子状或小束状扩张改变(图8-4)。另一特征为集合管内的造影剂排空延迟,其原因是输尿管梗阻,集合管扩张,使造影剂潴留。国内外均有学者发现:CT能早期发现肾髓质锥体内细小的斑点状结石,并能发现静脉肾盂造影无法显示的肾锥体内扩张的肾集合小管,故认为CT有助于髓质海绵肾的早期诊断和并发症的检出。

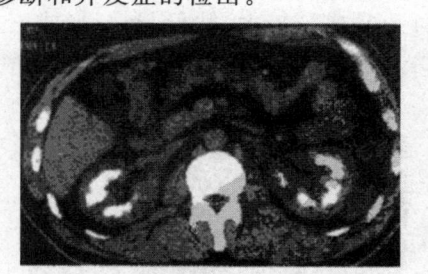

图 8-4 髓质海绵肾 CT 平扫
肾锥体内多发结石影,呈扇形分布

(5)MRI:MRI检查肾内结石在 T_1WI 或 T_2WI 为无信号的病变,若有积水存在,则在MRU上出现水的高信号。MRI对钙化、结石不敏感,其费用昂贵,一般不作为常规检查。

2.鉴别诊断

依据典型的影像学表现,诊断髓质海绵肾并不困难,但临床上需要与以下疾病相鉴别。

(1)肾钙质沉着:见于原发性肾小管酸中毒、甲状旁腺功能亢进、维生素 D 过多症、慢性肾小球肾炎等,表现为肾集合管及其周围弥漫性钙盐沉积,钙化可累及肾皮质。

(2)肾结核:一般为单侧性,坏死空洞和钙化不只局限于肾乳头,范围广且其边缘不规则,多为一侧肾盏局限性虫蚀样破坏,有肾盏颈部狭窄和不规则点状、壳状钙化等其他结核征象。患者多有血尿或脓尿,以及结核病史,结合病史及实验室检查不难与之鉴别。

(3)多发肾结石:双侧发病者常有反复发作的结石病史,多发性结石常伴有尿路梗阻及肾盂肾盏积水,结石直径也较大,并且分布没有规律性。静脉肾盂造影检查可以与之鉴别。

(4)肾坏死性乳头炎:是由于肾内髓质区缺血或严重感染导致的肾实质损害性改变,常限于肾乳头区,常累及双肾,亦可单侧发病。临床上可出现全身症状如发热、寒战和泌尿系统感染症状,双侧发病可导致肾衰竭。静脉肾盂造影检查,若乳头未完全脱落,造影剂进入乳头周围,则可见肾盏呈杵状变形。若乳头完全脱落,造影剂进入空洞内,但一般每个锥体只有 1～2 个无效腔,且边缘不光整,而髓质海绵肾可在同一锥体内有多个扩大的集合管和囊肿。

(5)钙乳性肾囊肿:其囊肿为紧贴肾窦的小囊肿,分布无规律,囊有结石或钙质沉积,后方伴声影,如结石过小可无声影,但会随体位改变而移动,而海绵肾的结石位于髓质乳头部,不会随体位改变而移动。

(五)治疗和预后

髓质海绵肾主要针对并发症进行治疗,无特殊临床症状和并发症时不需特殊治疗,可定期随访,若出现并发症时按不同情况予以处理。当出现泌尿系统感染时应给予有效抗生素治疗,髓质海绵肾患者中特别是合并结石的患者常可发生泌尿系统感染,革兰阳性葡萄球菌是主要致病菌,应对患者做尿细菌培养＋药敏,根据结果选用有效抗生素治疗,并要对其做长期随访检查。若患者出现结石,应嘱患者多饮水,成人每天至少饮水 2 000 mL,控制高钙饮食以减少钙盐沉积。合并高尿钙症的患者应长期服用噻嗪类利尿剂,有结石形成的患者即使没有出现高尿钙症,也可以服用噻嗪类利尿剂,国外有研究证实噻嗪类利尿剂可以有效降低尿钙、抑制结石形成和增长。如果噻嗪类利尿剂无效或者有服用禁忌,可以口服磷酸盐类药物。因本病多为双侧受累,对于结石的手术治疗应慎重,对肾内结石体积较大或者反复出现临床症状的患者,可以采用体外冲击波碎石术或者经皮肾镜取石术治疗,开放手术并不是必须的。对单侧病变已引起该侧肾功能严重损害的,在全面仔细检查证实病变确实单侧性,而对侧肾功能正常时,可行患肾切除。当结石进入肾盂肾盏及输尿管内造成尿路梗阻时,要及时发现,早做处理。特别是较大的输尿管结石对肾功能损害较大,要高度重视,尽早行体外冲击波碎石术、经输尿管镜碎石术或输尿管切开取石术。

1976 年 Kuiper 统计有 10％的髓质海绵肾患者因为出现结石、败血症和肾衰竭而发生不良预后,而近年来由于有效抗菌药物不断出现,结石治疗手段的更新,以及完善的预防措施,髓质海绵肾患者不良预后的发生率已经明显降低。

二、青少年肾单位肾痨-髓质囊肿病

青少年肾单位肾痨-髓质囊肿病是一组囊性肾病,以肾髓质囊肿形成及隐匿性慢性肾功能不全为特征,临床少见。将这两个病联在一起,主要是因为从病理上不能区分。它们都是遗传性疾病,故有学者统称为遗传性小管间质肾炎。

(一)流行病学与病因

该病为一种罕见病,全世界仅报道 300 余例,国内仅十余例。依据遗传方式的不同,分为常染色体显性遗传和常染色体隐性遗传,其中表现为常染色体显性遗传者称为肾单位肾痨(NPH),儿童期常见;表现为常染色体隐性遗传者称为肾髓质囊性病(MCKD),多见于成人,包括 MCKD1(1q21)和 MCKD2(16p13)两型,出现终末期肾病的年龄分别为 62 和 32 岁。自1951 年Fanconi 首次报道 NPH 以来,陆续报道的 NPH 病例显示了临床表型的异质性,根据出现终末期肾病的年龄不同,主要有 3 种临床表型,即少年型、新生儿型和青年型。少年型最为常见,出现终末期肾病的平均年龄是 13 岁。新生儿型出现终末期肾病的年龄在 5 岁以下,通常不到 2 岁。青年型出现终末期肾病的平均年龄为 19 岁。

迄今已发现 5 个不同的 NPH 基因,包括 NPHP1(2q13)、NPHP2(9q22)、NPHP3(3q22)、NPHP4(1p36)和 NPHP5(3q21),编码蛋白分别为 nephrocystin、inversin、nephrocystin-3、nephrocystin-4 和 nephrocystin-5。NPHP1、NPHP3、NPHP4 基因突变见于伴或不伴肾外并发症的少年型和青年型 NPH,其中 30%～60% 由 NPHP1 基因突变所致,而 NPHP3 和 NPHP4 突变仅占很小的比例。新生儿型 NPH 的致病基因为 NPHP2。NPHP5 基因突变仅见于合并视网膜病变的肾单位肾痨患者。

(二)组织病理学

本病早期肾组织病变轻微,肾小球仅表现为球周纤维化,或无变化。疾病早期,肾脏中等度缩小,表面呈不规则细颗粒状,切面见皮、髓质均变薄,皮髓质界限不清,该处有数目不等(5～50 个)、细小至 2 cm 的圆形薄壁囊肿,内含尿液样液体;晚期类似的囊肿亦可在深部髓质和乳头部见到;大多数皮质亦有细小囊肿(其中 1/4 肉眼看不见)。肾脏活组织检查病理特点为以肾小管和肾间质病变为主,表现为三联征,即肾小管基膜完整性被破坏,表现为不规则增厚或变薄;小管萎缩和囊性变;肾脏间质细胞浸润和纤维化。显微镜下见到的髓质囊肿为重要特征,定位于远曲小管和髓质集合管(图 8-5),肾小球有广泛的非特异性玻璃样变,伴基膜增厚及上皮细胞足突融合,并有肾小球周围纤维化(图 8-6)、肾小管萎缩和程度不等的斑片状间质纤维(图 8-7),以及炎细胞浸润(图 8-8),小管基膜增厚、分层、皱缩(图 8-9)。此外还有非特异的肾小管间质变化,肾小球周围及间质纤维化,肾小球硬化和玻璃样变。免疫荧光阴性。组织学变化与其他原因导致的肾衰表现类似。

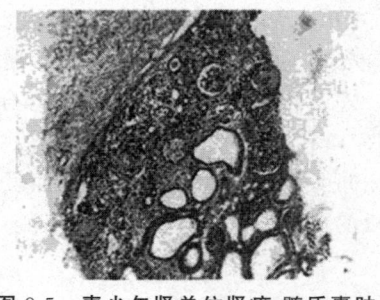

图 8-5　青少年肾单位肾痨-髓质囊肿
病理切片(HE 染色,10×)

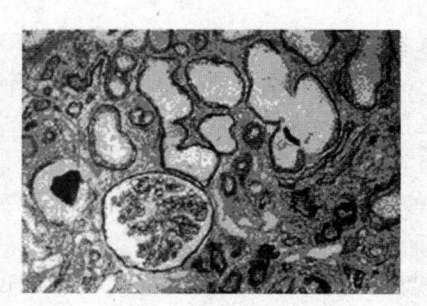

图 8-6　肾小球球周纤维化
(PASM 染色,40×)

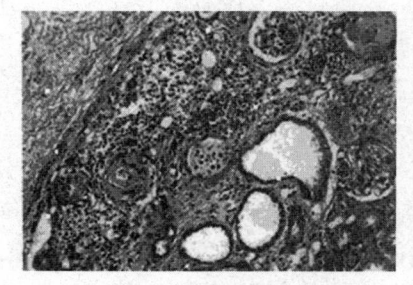

图 8-7　肾小管萎缩和扩张
(PAS 染色,20×)

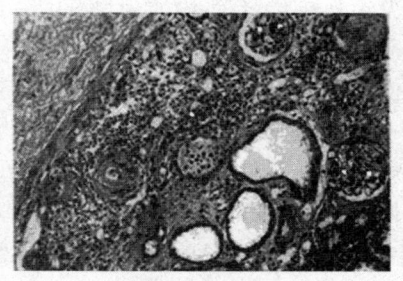

图 8-8　肾间质单核细胞浸润
(HE 染色,20×)

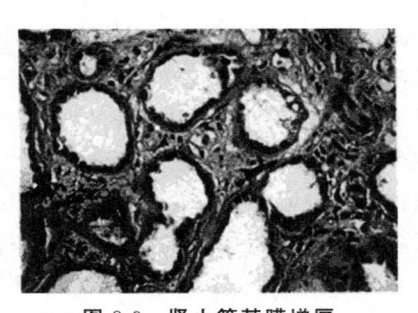

图 8-9　肾小管基膜增厚

（HE 染色，40×）

（三）临床表现

该病属于囊性肾脏病范畴，但与其他类型的囊性肾脏病不同。依遗传方式、起病年龄及临床表现分为二型，即成人型和儿童型。成人型多发病于成人，为常染色体显性遗传，主要表现为肾脏病变，肾外表现较少。儿童型又称少年性肾单位肾痨，为常染色体隐性遗传，少数患者散发，由于无明显的水肿和高血压，往往延误诊断和治疗，是儿童终末期肾衰竭的主要原因之一，占10%～25%。该型发病年龄早，首发症状常为多尿，通常在 6 岁时开始出现，伴烦渴、遗尿、生长发育迟缓。本病由于肾髓质和肾小管受累，肾浓缩功能及对钠的重吸收功能降低，出现低比重尿，尿中失盐、失钾可致低钠、低氯及低钾血症；由于肾脏分泌促红细胞生成素减少，可导致贫血，并且表现较患其他肾病的儿童严重；肾脏 1,25-羟骨化醇产生减少，使肠道对钙的吸收减少，血钙降低，继而出现继发性甲状旁腺功能亢进，晚期出现肾小球功能减低引起氮质血症。部分患儿有肾外表现，包括并发眼、脑、骨骼或肝脏的异常，其中以色素性视网膜炎较常见，可致失明。

3 种少年性肾单位肾痨的临床表型，即少年型、新生儿型和青年型，其临床表现也各具自身特点。无高血压和蛋白尿的表现是少年型 NPH 的显著特点，新生儿型可有高血压、呼吸衰竭和羊水减少等表现，无蛋白尿和血尿是青年型 NPH 的临床特点。Omran 等对一个 340 人的家系研究发现，大部分青年型患者以贫血就诊。10%～15% 的少年型和青年型患者合并肾外表现，最常见的为视网膜营养不良，病情可轻可重，重者早期出现 Leber 黑矇，轻者表现为轻度视力损害和视网膜色素变性（RP）。合并视网膜病变的肾单位肾痨被称为 Senior-loken 综合征（SLSN）。个别患者也出现其他肾外表现，特别是眼运动不能（Cogan 综合征）、肝纤维化、智力发育迟滞等。

（四）诊断与鉴别诊断

1.诊断

由于该病通常起病隐匿，且症状缺乏特异性，早期诊断相对困难，国外有文献对此进行了一些探讨。从临床症状上看，有学者报道此类疾病早期贫血较重，与肾功能不全的程度不符。也有学者报道夜间规律饮水现象可能为早期诊断提供线索。家族史也可为早期诊断提供很好的线索。对于慢性肾衰竭患儿，应重视对家族史的询问，必要时对家族成员进行尿沉渣检查。对于临床疑似，且有家族史的病例，首先需通过绘制家系图确定该病的遗传方式。若遗传特点为代代发病，男女发病比率相等，则考虑常染色体显性遗传；若家系中同代多人发病，男女均有发病，则考虑常染色体隐性遗传，有 NPH 的可能。在实验室检查方面，有学者探讨了影像学技术的早期诊断价值，肾脏 B 超被认为是肾髓质囊性病的一线检查手段，典型特点为肾脏大小正常或稍小，肾实质回声增强，皮髓边界不清，可见多个囊肿。皮髓边界囊肿具有一定的诊断价值。然而，通过对疑似患者的随访发现，囊肿多在疾病晚期出现，早期超声检查通常见不到囊肿。为此 Wise 等探讨了 MRI 的可行性,传统的 MRI 方法不适于肾脏微小病变的检测。但近年来新技术的应用拓展了 MRI 应用的空间,减少了呼吸造成的假象,增加了分辨率。有学者认为,当超声检查得不到确切结论时,MRI 可作为二线检查手段,有可能在疾病的较早期发现囊肿。从肾脏病理上看,若肾小球病变轻微,肾小管病变严重,具备肾小管病变"三联征"者应高度考虑此病。

尽管国外的文献报道 NPH1 是引起儿童期慢性肾衰竭最常见的遗传性肾脏疾病,且该病的早期诊断对患儿的管理、对其家族成员病情的早期发现和监测,以及进一步遗传咨询会有很大帮助,但目前国内对该病尚缺乏足够重视,教科书上也未强调该病的重要性,文献报道的病例并不是很多,部分病例报道缺乏病理诊断依据。因此,首先要重视该病,对有家族史的慢性肾功能不全患儿,首先应考虑到此病的可能性。

随着基因诊断技术的成熟,国外有学者推荐如下方案,首先通过系谱分析确定疾病的遗传方式,对于临床可疑患儿(表现为多尿、多饮,夜间饮水,继发性遗尿,生长迟缓,贫血,血肌酐水平增高),首先进行肾脏超声检查。如果肾脏超声表现为大小正常,回声增强,皮髓边界不清及囊肿,拟诊为 NPH 时,应行分子遗传学诊断。如果分子遗传学不能确诊,应行肾脏病理学检查。

随着 NPH 致病基因的发现,对 NPH 的基因诊断已成为可能。目前国外对 NPHP1 的基因突变分析工作开展得较为深入,对其他类型的 NPH 的基因突变分析工作也在进行中。NPHP1 基因长 83 kb,具有 20 个外显子,其 mRNA 长 415 kb。研究发现,80% 的少年型 NPH 患儿存在大片段 NPHP1 基因纯合缺失,一些患儿存在杂合缺失合并点突变。

有学者推荐如下基因诊断方案,首先检测是否存在 NPHP1 基因大片段纯合缺失。若存在大片段纯合缺失,可确诊。若不存在,可通过原位杂交检测有无杂合缺失,通过 DNA 测序检测有无点突变。若存在,可确诊。若阴性,而临床病理符合 NPH,则考虑其他类型 NPH。

国内尚未开展此病的基因诊断,但对于临床疑似病例,可首先通过临床表现、影像和病理特点判断是否为 NPH-MCKD。有条件时最好进行基因诊断。其中尤其需重视绘制系谱图进行家系分析和肾活组织检查。

2.鉴别诊断

该病需与以下疾病鉴别诊断。

(1)常染色体显性遗传性多囊肾病:肾脏增大,皮质、髓质均有囊肿,并常有肝囊肿、颅内动脉瘤等肾外表现。

(2)髓质海绵肾:一侧或双侧肾内单个或多个锥体内集合管的囊性扩张。罕有引起肾衰竭者,反复血尿伴尿路感染,时有肾绞痛和小结石排出,可有轻度肾浓缩功能减退及高尿钙症。

(3)肾小管酸中毒:虽有类似水电解质紊乱及多饮、多尿,可有肾结石、骨软化、生长发育障碍、酸中毒,但尿呈碱性(或中性),无氮质血症,尿比重在 1.20 以上。

(4)尿崩症:以烦渴、多饮、多尿、低比重尿为特点,常无其他症状。

(5)原发性甲状旁腺功能亢进症:常见于单一甲状旁腺腺瘤引起,主要特征为高血钙症、肾结石、肾钙化症状(如肾绞痛、血尿及进行性肾功能减退)、骨质脱钙表现(如骨质疏松、骨痛)。

(五)治疗和预后

本病无特殊治疗,一般可针对水盐失衡和贫血,采用对症支持治疗。针对慢性肾衰竭,行血液透析和肾移植有一定价值。本病预后差,肾衰竭的紧张速度与遗传方式和性别无关,从诊断到透析的平均时间为 3～4 年。

(李　辉)

第九章

代谢性疾病相关性肾病

第一节　糖尿病肾病

临床实践发现,2 型糖尿病(T2DM)患者的肾损害具有很大的异质性,其病理表现部分符合典型糖尿病肾小球病,部分符合非糖尿病肾病(non diabetic renal diseases,NDRD),还有部分肾脏病理表现不典型。

一、糖尿病性肾血管病变

糖尿病性肾血管病变是指狭义的糖尿病性肾脏疾病,是糖尿病最常见最严重微血管并发症之一,其患病率随着糖尿病患病人数的增加逐年增加。调查显示,我国 1 型糖尿病(T1DM)患者的糖尿病性肾脏疾病累积患病率为 30％～40％,2 型糖尿病为 15％～20％。由于 2 型糖尿病的患病人数多,其所致的糖尿病肾脏病变的人数明显多于 1 型糖尿病。糖尿病肾病引起的终末期肾病已经成为威胁糖尿病患者生命的主要原因。在我国糖尿病肾病导致的终末期肾衰竭占总的终末期肾衰竭的 8％左右,部分经济发达地区已增至 15％。糖尿病性肾血管病变导致的死亡在 1 型糖尿病患者中居首位,在 2 型糖尿病患者中仅次于大血管并发症。

(一)糖尿病性肾血管病变的发病机制

糖尿病性肾血管病变有肾小球硬化,也有肾小管间质的硬化。肾小球硬化在糖尿病肾病早期及中晚期均存在,肾小管病变与肾病的进展密切相关。目前人们认识到 2 型糖尿病肾损害的临床及病理过程与 1 型糖尿病相似,只不过 2 型糖尿病患者肾损害的进展比 1 型快(每 3～4 年进展一期),这可能由于 2 型糖尿病多发生于中、老年人,肾脏已有退行性变,且多有胰岛素抵抗,常合并高血压、高脂血症及高尿酸血症,这些因素也同时损伤肾脏。

近年来,有关糖尿病肾病的发生机制研究的进展主要表现在以下 4 个方面:①鉴定出一些 1 型糖尿病和 2 型糖尿病并肾病的遗传易感基因和因素;②肾小球硬化症与肾血流动力学有关,即与肾入球动脉扩张使肾小球压力升高有密切关系;③清蛋白排泄量既是判断糖尿病肾病病情的良好指标,又是糖尿病肾病的病因之一;④认识到葡萄糖对组织的毒性作用,并将葡萄糖毒性作用的研究深入到了分子水平。1 型糖尿病和 2 型糖尿病其糖尿病肾脏病变的发病时间可能不一致,但最终的病理生理学机制相似,都与高血糖有关。除此之外,2型糖尿病可能还存在其他损害肾脏的因素,如高血压、高血脂、高尿酸、肥胖等代谢异常。可以肯定的一点是,糖尿病肾脏疾病的病因和发病机制是多因素的,各因素之间具有协同或交互作用。

1.遗传因素

并不是所有的糖尿病患者均发生糖尿病肾病。有些患者尽管血糖控制不佳,但并不发生肾损害;而有些患者尽管血糖控制良好,却发生了肾损害,因此提示糖尿病肾脏病变的发生与遗传因素有关。糖尿病肾脏病变种族发病的差异性也提示其与遗传有关。遗传易患性的机制可能包括家族性高血压、胰岛素抵抗、红细胞膜上钠-锂反转移活性升高,以及 N-脱乙酰酶、血管紧张素转化酶基因、Na^+/K^+-ATP 酶基因和醛糖还原酶基因的多态性或亚型差异等。在 2 型糖尿病肾脏病变中,基因改变有:血管紧张素转化酶(DCPI)、血管紧张素原(AGT)、转脂蛋白 E、肝细胞核因子(HNF1)、IL 受体 1 拮抗物(IL-1RN)及激肽释放酶 3(KLK3)、基质金属蛋白酶 9 等。在 1 型糖尿病肾脏病变中,应用多态性方法筛出的相关基因主要有:Ⅳ型胶原(COL4A1)、心房钠尿肽(ANPHpa11)、醛糖还原酶(ALDR1)、G 蛋白亚单位(GNB3)、转化生长因子(TGF)β_1、血管紧张素Ⅱ受体、转脂蛋白 E、内皮素 A 受体及 β_2-肾上腺素能受体等。以上基因多态性的发现对于了解糖尿病肾脏病变的发病机制有帮助,但仍存在问题,如大多数的检查是在发生糖尿病肾脏病变以后做的,很难确定基因改变是疾病本身的原因还是疾病导致的后果,并且糖尿病肾脏病变常合并其他许多疾病(如高血压、脂质代谢紊乱、心血管病变等),很难确定糖尿病就是导致肾脏病变的唯一因素。另外,糖尿病肾脏病变的发生不一定是单基因异常所致,同时环境因素也是促成糖尿病肾脏病变发生的另一个重要因素。

2.血流动力学异常

肾脏血流动力学异常是糖尿病肾脏病变早期的重要特点,表现为高灌注[肾血浆流量(RPF)过高]状态。导致高灌注的原因主要有:①扩张入球小动脉的活性物质(包括前列腺素、一氧化氮、心房钠尿肽等)过多或作用过强;②肾小管-肾小球反馈(TGF)失常;③肾髓质间质压力过低。常常导致蛋白尿生成,肾小球毛细血管切应力改变,局部肾素-血管紧张素兴奋,以及蛋白激酶 C(PKC)、血管内皮生长因子(VEGF)等基因进一步激活。近来认为,近端肾小管中钠、葡萄糖协同转运过强使钠盐在该处过度重吸收是发病的关键。由于这种过度重吸收使鲍曼囊压力降低,肾小球滤过被迫增多;与此同时又使到达致密斑的氯化钠减少,肾小球反馈的抑制作用减弱;同样的机制又使髓质间质的压力改变,反馈性地使入球小动脉过度扩张。导致近端肾小管对钠离子重吸收过强的原因不明,可能与血管紧张素Ⅱ在该处的作用过强有关。不少学者在糖尿病肾脏病变(主要在 1 型)动物模型或患者中发现,与健康对照相反,其肾小球滤过率(GFR)和 RPF 在低盐时不仅不下降,反而更上升,即摄盐与 RPF 改变呈矛盾现象。因此推测:摄盐减少,导致 RAS 更兴奋,近端肾小管摄盐更多,启动增加 RPF 的机制更明显。肾血流量增加和肾高灌注状态可使肾系膜细胞增生。血流动力学改变和一些细胞因子(如 TGF-β 等)的交互作用在糖尿病肾病的发生中起重要作用。血流动力学的异常可通过自分泌或旁分泌使细胞因子和生长因子释放增加,导致细胞外基质蛋白的产生增加。

3.糖代谢异常

(1)高血糖:高血糖对肾脏的影响有以下几方面。①引起肾脏肥大及基膜增厚,增加内皮细胞对清蛋白的渗透性及系膜蛋白质的合成;②导致肾小球内皮细胞、上皮细胞、系膜细胞和肾小管细胞释放转化生长因子(TGF),使细胞增生肥大;③慢性高血糖(尤其是波动性高血糖)增加多元醇通路的活性,在不需要胰岛素的情况下,增加糖的摄取和山梨醇在组织的积累。如在肾组织,山梨醇积聚增多,可引起细胞肿胀,使细胞外液的肌醇进入细胞受限,细胞内肌醇减少,进而影响磷酸化过程,从而使 Na^+,K^+-ATP 酶活性降低及细胞生理功能发生障碍。

(2)糖基化终产物:血糖增高时,葡萄糖分子中的羧基可与蛋白质中的氨基结合形成醛亚胺,醛亚胺再发生一个分子结构的重排反应,形成性质较为稳定的酮胺化合物。在糖化蛋白与未糖化蛋白分子之间及糖化蛋白分子之间互相结合,酮胺化合物分子逐渐增大、堆积,互相交联形成更为复杂的糖基化终产物(AGEs),这一过程进行得非常缓慢且不可逆,不需要酶催化,因而多发生在机体内代谢周期长的蛋白质分子,如胶原蛋白、晶体蛋白等。AGEs 可能是一种致尿毒症性毒性物质,与糖尿病肾脏病变的发生发展相关。AGEs 通过与 AGEs 受体(RAGE)结合后发挥作用,RAGE 在各种肾细胞广泛存在,是 AGEs 的信号转导受体。受体刺激后通过激活NF-κB使前炎症细胞因子表达增加,RAGE 也可作为一种内皮细胞黏附受体使白细胞聚集从而产生炎症作用。AGEs 主要在肾小球滤过,近端肾小管重吸收。RAGE 激活导致内皮细胞转变成肌纤维细胞使肾小管萎缩和间质纤维化。在糖尿病,RAGE 自身表达上调。

AGEs 损伤肾小球的机制可能是:①刺激肾小球系膜细胞产生和释放细胞外基质(ECM)成分,引起肾小球肥大、肾小球硬化;②基膜上的 AGE 可"捕捉"循环血液中的蛋白到基膜上,引起尿蛋白排出增多;③引起单核-巨噬细胞向 ECM 迁移;④于局部形成免疫复合物;⑤与血管内皮细胞结合,引起血管通透性增加,促进释放细胞因子和细胞生长因子,引起肾小球增殖性病变。

透析患者可发生"透析相关性肾淀粉样变性",其主要原因是 AGEs 与 β_2-微球蛋白结合引起淀粉样变性。这些透析患者的血糖可升高,亦可正常,说明蛋白质的糖化和由 AGEs 形成的组织损害并非糖尿病所特有。AGEs 的溶解度低,对酶抵抗,任何原因所致的晚期肾衰竭都不能用透析来清除 AGEs。

AGEs 也加速动脉硬化的进展速度。AGEs 与血管中的蛋白质交联后,改变血管基质成分的结构和功能,使血小板互相聚集,最终形成动脉硬化,使血管弹性下降,脆性增加,但这些改变并无特异性。老年人、肾功能不全者、老年痴呆、皮肤病和白内障患者,也可出现这些病理过程,这可能与这些疾病的病因和病情进展有关。非糖尿病性肾衰竭时,由于尿毒症的氧化作用和羧化作用(氧化应激),使 AGEs 的生成增多并堆积于肾实质内,造成肾脏的各种损害。只是糖尿病患者的蛋白质糖化和 AGEs 生成比其他疾病所致的肾病病变更明显,胰岛移植使血糖正常后,或用药物治疗控制糖尿病后,可防止蛋白质的进一步糖基化,AGEs 的生成亦相应减少。

4.细胞因子和生长因子

(1)生长因子:肾脏多种实质细胞,尤其是系膜细胞合成分泌 TGF-β,并拥有其特异性受体。TGF-β 在糖尿病肾病的发生发展中起着重要的作用,可引起细胞内糖摄入增加。TGF-β 启动分子中有一个被称为"葡萄糖反应元素"的核苷序列,可刺激系膜外基质蛋白的产生,包括纤维连接素以及Ⅰ型、Ⅱ型和Ⅳ型胶原的产生,促进基膜增厚;刺激足突细胞分泌内皮细胞生长因子,从而诱发基膜剥脱与肾小球硬化。高糖、阿马都利及 AGEs 都增加肾小管、系膜细胞TGF-βmRNA和蛋白的表达,通过抑制基质金属蛋白酶从而抑制细胞外基质的降解。结缔组织生长因子(CTGF)是一个富含半胱氨酸的肽(相对分子质量36 000~38 000),目前认为它是在 TGF-β 下游发挥作用,CTGF 可促进肾脏成纤维细胞增殖、细胞外基质合成和化学趋化作用。血管上皮生长因子(VEGF)是一种具有很强微血管渗透性的血管源性因子,可以增加滤过屏障对蛋白的通透性,促进肾小球基膜增厚。VEGF 目前发现至少存在 5 种异构体,在足突细胞、远端小管和集合管均有表达。在足突细胞,细胞外基质蛋白调节 VEGF 的转录。在糖尿病肾病早期 VEGF mRNA 和蛋白的表达是增加的,AGEs 可使 VEGF 表达增加,用抗 VEGF 的单克隆抗体处理糖尿病大鼠,能降低高滤过、清蛋白尿和肾脏肥大。

肾脏是合成胰岛素样生长因子(IGF)的重要部位,系膜细胞上拥有 IGF-1 的受体,并可持续合成和分泌 IGF-1,明显增加 GFR 和肾血流量(RPF),刺激系膜细胞合成胶原Ⅲ。IGF-1 参与糖尿病肾脏病变早期肾小球高滤过和肾小球肥大的发生。PDGF 是一种主要来源于血小板,并对多种细胞具有生长促进作用的肽类细胞活性因子。PDGF 可直接作用于系膜细胞,增加细胞外基质。在代偿性肾肥大及糖尿病肾脏病变的发生机制中,PDGF 及其受体表达增强,使系膜细胞增生,促进肾小球肥大。还有其他的如肝细胞生长因子(HGF)、成纤维细胞生长因子(FGF)等在糖尿病肾脏病变的发病机制中都有一定作用。如 HGF 可导致细胞外基质蛋白在肾小球间质中积聚,导致慢性进行性肾衰竭。FGF 可促进肾小球通透性增加、系膜细胞增殖和活化及新生血管形成等。

(2)肾脏的 RAAS 系统:肾脏能生成肾素、血管紧张素和醛固酮。已经证实 ACEI 和 ARB 能减轻糖尿病肾脏病变,其不仅改善了血流动力学异常,而且还具有抗炎症和抗纤维化的作用。AT Ⅱ 本身在肾细胞能诱导许多前炎症因子、前纤维蛋白生成因子、生长因子、细胞因子、趋化因子的生成。高糖能刺激肾系膜细胞和肾小管细胞肾素和血管紧张素原的产生,继而使局部 AT Ⅱ 浓度增加,然后通过自分泌或旁分泌机制使细胞因子和生长因子分泌增加。局部 AT Ⅱ 的增加可抑制足突细胞 nephrin,nephrin 分子为肾小球滤过屏障,位于上皮细胞足突之间的裂孔隔膜上,它参与肾脏滤过屏障的正常发育并维持其正常功能的表达,使足突细胞对尿蛋白呈超滤过状态,蛋白超滤过又可加重足突细胞的损害。AT Ⅱ 受体通过激活 NF-κB 诱导前炎症因子产生。近期研究发现醛固酮在糖尿病肾脏病变的发生中存在不依赖 AT Ⅱ 的作用,醛固酮拮抗剂-螺内酯能抑制链佐星诱导的糖尿病大鼠肾脏胶原纤维的沉积和 TGF-β_1 表达的增加。新的醛固酮拮抗剂——依普利酮能减少 2 型糖尿病患者的微量清蛋白尿。

(3)炎症因子与氧化应激:糖尿病患者的肾组织活检和糖尿病动物模型可发现,在肾小球和小管间质中存在炎症状态和单核细胞浸润。单核细胞趋化因子-1(MCP-1)是巨噬细胞/单核细胞的重要趋化因子。在系膜细胞,高糖可导致 MCP-1 增加。蛋白尿能与高血糖和 AGEs 相互作用,在足突细胞、肾小管细胞促进趋化因子的表达,浸润的单核细胞释放蛋白酶和纤维蛋白生成细胞因子,包括 TGF-β,这些前炎症因子使肾单元破坏。用抗炎症药物如吗替麦考酚酯可防止糖尿病肾脏病变的发展。人 TNF-α 是由 233 个氨基酸组成,相对分子质量为 26 000 的蛋白质,TNF-α 能使过氧化脂质代谢产物增多,在培养的人肾小球系膜细胞中,可诱导前列腺素(PG)等炎性介质的合成。TNF-α 也能刺激胶原的产生和成纤维细胞的增殖。C 反应蛋白(CRP)是一种由肝脏合成非糖基化的聚合蛋白,受遗传因素、激活的单核细胞、成纤维细胞及某些细胞因子如 IL-1、TNF-α、IL-6 等的调节。CRP 也能直接诱导内皮细胞产生血浆 PAI-1 mRNA 和 PAI-1 蛋白的表达,同时抑制一氧化氮(NO)酶,使内皮功能受损。PAI-1 是调节纤溶活性的关键因子。通过基因转染技术使 PAI-1 基因在肾脏中定位表达,结果显示,随 PAI-1 表达水平增加,局部出现细胞外基质(ECM)过度积聚,在肾小球纤维化区域也可检测出 PAI-1 表达增高。白细胞介素-6(IL-6)作为急性时相反应的调节因子,能刺激肾小球系膜的增殖和细胞外基质的产生,促进糖尿病肾病的发生发展。

氧化应激与糖尿病肾脏病变的发生发展密切相关。有研究发现,从 2 型糖尿病的启动到临床发病的多年时间中,当轻度高血糖导致氧化应激后,蛋白氧化损伤就已经发生。而且在糖尿病肾脏病变患者中,氧化应激可促进单核巨噬细胞活化,介导炎症因子释放,导致蛋白氧化损伤。糖尿病肾脏病变患者的血清蛋白氧化较无糖尿病肾脏病变患者增强,并且与糖尿病肾脏病变氧化应激状态和慢性炎症状态有关。在肾系膜细胞有葡萄糖转运蛋白 4 和 1(GLUT4、GLUT1)。GLUT1 在系膜细胞过度表达刺激细胞外基质蛋白的产生。葡萄糖进入细胞后由于糖酵解和三羧酸循环增加,使电子供体还原型辅酶 I(NADH)和烟酰胺腺嘌呤二核苷酸磷酸(NADPH)产生增加,其结果使超氧化物增加、解偶联蛋白-1(UCP-1)过度表达、蛋白激酶 C(PKC)激活,这些均可使线粒体活性氧(ROS)产生增加。在足突细胞,高糖可使花生四烯酸代谢通路激活,这是不依赖线粒体产生 ROS 的另一条途径。另外,山梨醇旁路激活也可使氧化应激增加。高血糖使甘油二酯(DAG)形成增加,DAG 增加使 PKC 激活,PKC 激活进一步使有丝分裂原活化蛋白激酶(MAPKs)通路激活,MAPKs 也可能通过 ROS 激活,这些通路之间可能存在交互作用。

　　5.其他因素

　　(1)高血压:高血压作为一个危险因素,与糖尿病肾脏病变的发生发展有密切联系。糖尿病肾脏病变与高血压可同时存在,互为因果,形成恶性循环。体循环血压增高,使肾脏呈高灌注和肾血流动力学异常。肾小球内异常的血流动力学通过增加物理的和机械的张力改变肾小球、系膜和上皮细胞的生长和功能,结果导致系膜基质的形成和基膜增厚。异常的肾小球血流动力学也影响某些调节血管舒缩的生长因子肽类的表达,如内皮依赖的松弛因子、内皮素-1 和纤溶酶原激活物等。

　　(2)脂代谢紊乱:研究发现对糖尿病患者进行强化治疗,包括控制血压、血糖、脂质紊乱,不仅能降低大血管事件,而且可以减少微血管并发症如糖尿病肾脏病变(危险率比 $HR=0.39$)、视网膜病变(危险率比 $HR=0.42$)和自主神经病变($HR=0.37$)。脂代谢紊乱促进肾小球硬化的机制包括:①升高肾小球毛细血管内压;②改变肾小球血液流变学等;③经氧化和糖化的低密度脂蛋白(LDL)清除降解减少,促进单核-巨噬细胞释放多种细胞因子和生长因子如 PDGF-B 等,进一步促进肾小球硬化;④胆固醇合成过程中代谢产物可直接激活 NF-κB、PKC 等,诱导内皮素(ET-1)、转化生长因子-β_1(TGF-β_1)等表达。

　　(3)围产期危险因素:新生儿糖尿病多为先天性或 1 型糖尿病,其发生糖尿病肾脏病变及糖尿病肾脏病变的严重性概率与围产期的一些因素有关。Rudberg 调查瑞士全国糖尿病肾脏病变患者的围产期指标发现,出生时低体重儿与成年后的心血管病变、高血压和胰岛素抵抗有关;孕妇吸烟、文化程度较低也增加子女日后发生糖尿病肾脏病变的可能性。这些因素与遗传因素一起或独立起作用,而持续性高血糖是上述危险因素致糖尿病肾脏病变的前提。

　　(4)蛋白尿:硫酸乙酰肝素(HS)是硫酸乙酰肝素蛋白多糖(HSPG)的阴离子蛋白多糖侧链。HSPG 存在于基膜的细胞基质中和细胞膜表面。近年来发现,HSPG 的主要结构形式——集聚蛋白存在于肾小球基膜上。实验证明,用肝素酶水解 HS,或用 HS 抗体中和 HS,肾小球基膜的通透性增加,这说明基膜的选择性通透功能主要是由 HS 决定的。但不同疾病引起蛋白尿的发病机制并不相同。例如,由链佐星诱发的糖尿病肾脏病变动物及由含高糖培养液培养的肾小球细胞,高糖通过降调节使 HS 合成减少,HS 的硫化程度降低,出现蛋白尿。

　　蛋白尿不仅仅是糖尿病肾脏病变的一种表现,而且是肾功能损害的独立预测因素,蛋白尿本身可加重肾小球硬化和肾小管间质损伤,蛋白的滤过和重吸收引起炎症和血管活性物质的释放,导致纤维增殖、间质炎症和系膜细胞损伤。

(5)羰基化应激:在氧化应激过程中,也产生羟甲赖氨酸和戊糖素,并可与丙醛赖氨酸、4-羟化弹性蛋白物、丙烯醛蛋白等一起沉积于糖尿病肾脏病变病灶内。以上五种化合物都是蛋白质的氨基和羟基在氧化应激催化下进行羰基胺缩合的产物。前者由糖类、脂质和氨基酸衍化而来。糖、脂类和氨基酸的毒性产物使蛋白质的羰基化化学修饰过程称为羰基化应激。这类应激可导致糖尿病性肾小球损害。

(6)离子型放射造影剂:离子型放射造影剂为肾毒性物质,糖尿病肾脏病变患者须慎重使用,在有脱水、肾功能严重减退和心力衰竭时须禁用。造影剂对肾小管上皮细胞可能有直接损伤作用,能导致急性肾小管坏死,要尽可能减少低渗、等渗造影剂的用量。

(7)低氧:研究发现轻微贫血能增加 2 型糖尿病伴肾病进展的危险。目前贫血与糖尿病肾脏病变进展的精确机制尚未完全明了。研究认为贫血可能引起肾脏低氧,低氧可诱导 VEGF 和 TGF-β 的生成。细胞因子和生长因子由缺氧诱导因子(HIF-1)调节。

(二)病理改变

糖尿病肾脏病变是一种全肾的病变。肉眼观察可见肾脏体积增大,早期肾脏表面光滑,终末期可呈颗粒状肾萎缩表现。组织学基本病变是基膜样物质增多,并累及系膜细胞,同时有毛细血管基膜增厚和系膜细胞轻度增生。电镜检查示系膜细胞中细胞器增多。免疫荧光检查可见有 IgG、IgM、补体 C_3 和纤维蛋白原呈颗粒样沉着基膜,最终导致肾脏出现典型的肾小球硬化,肾脏体积可增大、缩小或正常。早期病理改变是系膜区扩张,主要是由于细胞外基质沉积和系膜细胞增生所致,肾小球基膜增厚也在早期可见,主要是由于细胞外基质合成增加,排出减少。肾小球上皮细胞(足突细胞)通过 $\alpha_3\beta_1$ 和 $\alpha_2\beta_1$ 整合素黏附在基膜,高糖可使整合素表达调节紊乱,足突细胞减少伴功能障碍。

肾小球的病理改变有 3 种类型,包括结节性肾小球硬化、弥漫性肾小球硬化、渗出性病变,其中以结节性肾小球硬化最具特征性,又称毛细血管间肾小球硬化或 Kimnel-Steil-Wilson 结节(K-W 结节)。

1.弥漫性病变

肾小球系膜基质为嗜酸性的 PAS 染色阳性物质,局限于小叶的中央部分或广泛地播散于毛细血管间,与结节相似。肾小球毛细血管基膜有不同程度的增厚,轻者仅少数毛细血管累及,病理表现如系膜增生型肾炎;如果毛细血管较多,基膜增厚较著,则与基膜增生型肾炎相似。在一个患者中可同时存在结节性病变和弥漫性病变。1 型糖尿病患者在糖尿病起病 4 年后即可出现,而在 2 型糖尿病患者则无法预估。

2.结节性病变

完全形成的结节呈近乎圆形或锥形,直径为 $20\sim200\ \mu m$,是由糖蛋白、糖和脂质组成的一种透明样沉积物,结节随年龄或病程而增大。增大的结节中心呈分叶状,外周可见同心圆形排列的系膜细胞核。肾小管及间质也可发生病理改变,远端肾小管细胞普遍肿胀,上皮细胞空泡变性、基膜增厚,间质病变主要表现为间质纤维化,晚期可见肾小管萎缩、基膜增厚和管腔扩张。

一般认为,K-W 结节为糖尿病肾脏病变的特异性损害,常呈局灶性分布。需与特发性结节性肾小球硬化症鉴别。后者的肾脏病理特征是肾小球硬化呈结节状,伴入球和出球小动脉硬化,肾小球基膜增厚,并见局灶性肾小球系膜溶解和毛细血管微血管瘤形成。在这些病例中,实际上多数仍存在糖代谢紊乱或糖尿病,真正的特发性结节性肾小球硬化罕见,病因未明,可能是肾小球动脉狭窄致肾小球缺血所致。此外,糖尿病性结节性肾小球硬化还应与继发性局灶性肾小球硬化鉴别。

3.渗出性病变

渗出性病变主要表现为包曼囊内的滴状物"肾小囊滴"或肾小球毛细血管周围半月形纤维素帽"纤维素冠"或小动脉玻璃样变。性质似纤维素,有时含脂类物质,病变无特征性。

(三)糖尿病肾病的分期

1987年Mogensen建议将糖尿病所致肾损害分为5期,该分期法现已被临床广泛使用。具体分期如下。

1.1期

肾小球高滤过期。此期主要表现为患者肾小球滤过率(GFR)增加,可增加20%~40%,同时肾脏体积增大。如果及时纠正患者高血糖,上述变化仍可逆转。此期病理检查除可见肾小球肥大外,无其他器质性病变。

2.2期

无临床表现的肾损害期。此期可出现间断微量清蛋白尿,患者休息时尿清蛋白排泄率(UAE)正常(<20 μg/min或UAE<30 mg/d),应激时(如运动等)即增多超过正常值。在此期内,患者GFR仍可较高或已恢复正常,血压多正常。此期病理检查(常需电镜检查确定)已可发现肾小球早期病变,即系膜基质轻度增宽及基膜轻度增厚。

3.3期

早期糖尿病肾病期。出现持续性微量清蛋白尿为此期标志,即使患者未活动,UAE亦达20~30 μg/min或30~300 mg/d水平,但是做尿常规化验蛋白定性仍阴性,此期患者GFR大致正常,血压常已开始升高。病理检查肾小球系膜基质增宽及肾小球基膜(GBM)增厚已更明显,小动脉壁出现玻璃样变。由于糖尿病肾病(糖尿病肾脏病变)病理改变并非增殖性病变,故血尿并不突出。一般认为,从此期起肾脏病变已不可逆转。

4.4期

临床糖尿病肾病期。从尿常规化验蛋白阳性开始糖尿病肾损害已进入此期,而且,常在此后2~3年内病情迅速进展至大量蛋白尿(UAE>3.5 g/d)及肾病综合征。严重肾病综合征病例常出现大量腹水及双侧胸腔积液,利尿治疗相当困难。此期患者GFR常进行性减低,血压明显升高。病理检查肾小球病变更重,部分肾小球已硬化,且伴随出现灶状肾小管萎缩及间质纤维化。

5.5期

肾衰竭期。从出现大量蛋白尿开始,患者肾功能即迅速坏转,常在3~4年内发展至肾衰竭,伴随出现肾性贫血。糖尿病肾脏病变患者常与多数原发性肾小球疾病患者不一样,虽已进入慢性肾衰竭,但是尿蛋白量却不减,仍然呈现肾病综合征。这一特点将会增加晚期糖尿病肾脏病变患者肾脏替代治疗的困难,因为更难维持患者营养,更易出现多种并发症。此时若做病理检查,将只能见到肾脏晚期病变,即多数肾小球硬化、荒废及多灶性肾小管萎缩及间质纤维化。

(四)实验室检查

1.尿蛋白

清蛋白分子直径小于肾小球基膜滤孔孔径,其电荷极性为负,正常时被肾小球基膜负电荷屏障阻挡而不能通过,当肾小球基膜上的电荷屏障被破坏时,均可使血浆蛋白经肾小球滤出增加、肾小管重吸收减少及组织蛋白释放增加,使尿液中蛋白质含量增加,形成蛋白尿。根据尿清蛋白排出量可将糖尿病肾脏病变分为早期肾病期和临床肾病期。早期肾病期又称微量清蛋白尿期,指 24 小时或白天短时收集的尿清蛋白排泄率在 30～300 mg/24 h(20～200 μg/min)。由于尿蛋白受尿液稀释程度及蛋白饮食等诸多影响,因此目前国际上用尿清蛋白/肌酐的比值(mg/g 肌酐)表示,当比值为 30～300 mg/g,肌酐可诊断微量清蛋白尿阳性,但必须 2 次以上阳性,临床上才有意义。夜间尿则其数值下降 25%。如果是半年内连续 2 次尿清蛋白排泄率(UAE)均在 30～300 mg/d,并排除其他可能引起 UAE 增加的原因,如酮症酸中毒、泌尿系统感染、运动、原发性高血压和心力衰竭等,即可诊断早期糖尿病肾脏病变。微量清蛋白尿检测是当前国内、外公认的糖尿病肾脏病变的早期诊断指标。微量清蛋白尿的测定不仅用于糖尿病肾脏病变的早期诊断,还可用于肾功能(GFR)下降的预测。

如常规方法测定尿蛋白持续阳性,尿蛋白定量>0.5 g/d,尿中清蛋白排出量>300 mg/d,或清蛋白的排泄率>200 μg/min,或尿清蛋白/肌酐的比值>300 mg/g 肌酐,排除其他可能的肾脏疾病后,可确定为临床糖尿病肾脏病变。在 1 型糖尿病伴明显蛋白尿患者,肾小球滤过功能每年大约下降 12 mL/min,10 年大约 50% 发生 ESRD,20 年大约 75% 发生 ESRD。在 2 型糖尿病中,因为糖尿病症状的不典型,糖尿病起病时间不确定,尿蛋白和肾小球滤过功能的关系变化较大。

2.糖尿病肾病早期诊断的其他生化指标

(1)尿胱蛋白酶抑制剂 C:尿胱蛋白酶抑制剂 C 由肾小球滤过,不被肾小管重吸收和分泌,在近端肾小管上皮细胞被分解代谢。而且不受性别、肌肉量、饮食、炎症、胆红素、溶血等因素的影响。Mojiminiyi 等报道在 DN 早期,尿胱蛋白酶抑制剂 C(CysC)反映肾小球滤过功能较 β_2-MG、肌酐等更敏感。

(2)Ⅳ型胶原:高血糖刺激肾小球系膜基质中Ⅳ型胶原合成和沉积增加。已发现Ⅳ型胶原在糖尿病患者无尿清蛋白时就高于正常对照者,随着糖尿病肾脏病变进展其增高更明显。在合并其他微血管病变(视网膜病变、神经病变)时,Ⅳ型胶原也都升高,并与尿清蛋白排泄量相关。

(3)硫酸乙酰肝素蛋白多糖(HSPG):在正常情况下,HSPG 维持肾小球毛细血管负电荷屏障。在糖尿病时,肾小球上含量减少,而尿中排出增多。

(4)纤维连接蛋白(Fn):Fn 是肾小球细胞外基质中的固有成分。血浆中 Fn 由肝细胞、血管内皮细胞和血小板产生,与凝血、维持血小板功能、组织修复、红细胞与内皮细胞黏附等有关,与糖尿病微血管病变发生有关。尿中含有 Fn 降解产物,其排泄量也与尿清蛋白呈正相关,与肌酐清除率呈负相关。

(5)转铁蛋白(TRF):TRF 是一种铁结合单体 β_1 球蛋白,属铁结合蛋白家族成员之一。成熟的蛋白分子是由一个氨基酸残基组成的单链糖蛋白,相对分子质量为 8 万左右,TRF 的等电点比清蛋白高。一般来说,具有较高等电点的蛋白质更易滤入肾小球囊,因为后者表面负电荷层对其排斥降低。所以当肾小球发生损害时,TRF 要比清蛋白更早从尿中排出。用 L-精氨酸抑制肾小管重吸收 TRF,发现尿清蛋白排泄量不变而 UTRF 排泄量增加,提示尿 TRF 升高可能是由于肾小管重吸收功能障碍,因而认为尿 TRF 既反映肾小球滤过功能,也反映肾小管吸收功能的损害,可能是较尿清蛋白更早地反映肾损害的标志物。

(6)免疫球蛋白:IgG 是血液中主要免疫球蛋白,多数以单体形式存在,主要由脾和淋巴结合成,不经肾小球滤过,故正常人尿液中含量极低。IgG 为基本不带电荷的大分子蛋白,若尿中增多,表示肾小球病变已达到滤孔屏障损伤阶段。

(7)唾液酸:唾液酸(SA)是构成肾小球基膜的非胶原酸性蛋白成分,构成负电荷屏障。基膜损伤时,尿中 SA 排出增多,特别是尿中与糖蛋白结合的 SA 与总 SA 的排泄率比值与尿清蛋白排泄率呈正相关关系。

(8)转化生长因子 β(TGF-β):TGF-β 是调节肾小球细胞间质沉积物合成和分解的主要生长因子之一。测定尿和血中 TGF-β 的含量可反映肾小球系膜细胞 TGF-β 的生成量,能间接了解肾小球病变的情况,与肾间质纤维化有关。

3.反映肾小管功能障碍的标志物

尿中尚有另一类相对分子质量<7 000 000、可自由滤过肾小球的低分子蛋白质。当肾小管功能正常时,它们可在肾小管全部被重吸收。一旦尿中出现这些蛋白,则表示肾小管重吸收功能障碍。

(1)β_2-MG:β_2-MG 是一种低分子蛋白质,其相对分子质量为 11 800,是由 100 个氨基酸残基组成的一条多肽链,易被肾小球滤过。β_2-MG 从肾小球滤过后,其中 99.9% 部分由近曲小管以胞饮方式摄取,转运到溶解体降解为氨基酸,所以滤过的 β_2-MG 并不回到血液循环中。正常人血中 β_2-MG 含量极微,且合成和分泌非常稳定。血中 β_2-MG 反映肾脏的滤过功能,是判断肾脏早期受损敏感而特异的指标。β_2-MG 是检查肾功能的一种方法,估计 GFR 较血肌酐敏感,可以早期判断肾脏受损。长期糖尿病引起肾小球动脉硬化,使肾小球滤过功能下降,从而导致血 β_2-MG 增高;当肾小管受损时,β_2-MG 重吸收下降,β_2-MG 清除率降低,从而尿中 β_2-MG 明显增高。总之,血 β_2-MG 和尿清蛋白的检测都是糖尿病肾脏病变早期极敏感的检查指标,对尿常规检测蛋白阴性的糖尿病患者,经常联合检测血 β_2-MG 和尿清蛋白,对及早发现肾小球和肾小管的病变,及时控制糖尿病肾脏病变并发症的发生具有重要意义。

(2)α_2-MG:有报道在尿清蛋白排出正常时,尿中 α_2-MG 已显著升高,并与尿转铁蛋白(UTr)、尿清蛋白排出量正相关,它可能比尿清蛋白更早预示糖尿病肾脏病变。

(3)视黄醇结合蛋白(RBP):游离的 RBP 可自由滤过肾小球,在近曲肾小管有 99.97% 被重吸收,并在血液循环中降解。与 β_2-MG 相比,无论在酸性尿,还是不同温度中均很稳定。当尿 pH>6 时,尿 β_2-MG 与 RBP 高度相关。故测量尿 RBP 能更可信地反映近曲小管的功能。

(4)尿蛋白-1(UP1):又叫 Clara 细胞蛋白,由终末支气管内 Clara 细胞分泌,青春期男性尿道也分泌 UP1。在 2 型糖尿病患者中,已发现 UP1 比 α_2-MG 更敏感地反映肾小管功能。

4.尿酶检测

检测尿 N-乙酰-D 氨基葡萄糖苷酶、碱性磷酸酶、γ-谷氨酰转肽酶、β-半乳糖苷酶(GAL)、溶菌酶、氨肽酶和胸腺核糖核酸酶(RNase)等。常用的有 NAG,其相对分子质量为 130 000,广泛存在于近曲小管上皮细胞溶菌酶体内的一种糖分解酶,主要来源于肾组织。研究发现,在糖尿病肾脏病变早期,NAG 已开始升高,并与肾小球损坏程度呈正相关。有些病程不足 2.5 年,尚无肾脏组织学改变时,NAG 就已显著升高,故可作为早期较敏感的诊断指标。

5.其他蛋白

(1)Tamm-Horsfall 蛋白(T-H 蛋白):相对分子质量为 9 500,位于 Henle 袢升支上皮细胞内。当远曲小管受损时,尿 T-H 蛋白增加,随着肾单位减少其排量也减少,可作为 Henle 袢上升支转运功能的标志物。

(2)α_2 糖蛋白 1(apolipoprotein H,又称载脂蛋白 H):有人比较尿清蛋白阴性的糖尿病患者,尿 α_2 糖蛋白 1 比尿 RBP 升高更明显,可能要比尿 RBP 更敏感地反映肾损害。

糖尿病肾脏病变并不仅是肾小球的病变,肾小管损害可能早于肾小球的损害,因为在尚无尿微量清蛋白时,尿中已有多种肾小管蛋白存在。由于对尿清蛋白的基础与临床研究进行得最早、最多,从目前众多的糖尿病肾脏病变生化标志中看,仍以尿清蛋白预测糖尿病肾脏病变最可信,特别是在肾小球病变时。而在其他的标志中,以 UTr、尿 RBP、N-乙酰基葡聚糖胺(NAG)的测定较为敏感、可靠。由于糖尿病肾脏病变是包括肾小球和肾小管损害在内的发展过程,多种指标的测定能更准确地反映糖尿病肾脏病变的真实面貌。

6.肾活检病理学诊断

肾活检病理学诊断具有早期诊断意义,即使在尿检正常的糖尿病肾脏病变患者,其肾脏也可能已存在着组织学改变。光镜下,可见具特征的 K-W 结节样病变;电镜下,系膜细胞增殖,毛细血管基膜增厚。但由于肾活检是一种创伤性检查,不易被患者所接受。在以下情况下,应作肾活检以排外其他肾病:①有管型尿;②有非糖尿病肾病史;③1 周内尿蛋白迅速增加,蛋白尿>5 g/24 h;④有蛋白尿而无视网膜病变者;⑤肾功能下降无蛋白尿者;⑥肾功能快速下降而无明显可解释的原因。

7.肾小球滤过率和肾脏体积测量

肾小球滤过率和肾脏体积测量对糖尿病肾脏病变的早期诊断也有一定的价值。早期肾体积增大,GFR 升高,后期 GFR 下降。糖尿病肾脏病变患者的肾脏体积与慢性肾小球肾炎者不一样,无明显缩小。放射性核素测定肾血浆流量和 GFR,可以反映早期的肾小球高滤过状态。肌酐清除率、血肌酐和血尿素氮浓度测定可反映肾功能,但血尿素氮和血肌酐不是肾功能检测的敏感指标。

(五)临床转归与并发症

糖尿病肾脏病变一旦形成,其病变的发展是很难逆转的,因而糖尿病肾脏病变治疗困难。糖尿病肾脏病变将依其自然发展规律,由早期进展为中期,再进入终末期。经过积极的干预治疗后,其自然病程会明显延长,病情减轻,预后改善。即使发生了终末期糖尿病肾脏病变,积极的治疗也可改善肾功能。而肾移植可使肾功能恢复正常,但因为糖尿病的存在,单独的肾移植效果较差,移植肾仍可迅速发展为糖尿病肾脏病变。胰-肾联合移植或胰岛-肾联合移植将成为治疗终末期糖尿病肾脏病变的最有效途径。

(六)防治

1.一般建议

为了降低肾脏病变风险或延缓肾脏病变进展速度,应当把血糖控制在最佳水平(A 级证据)。

2.筛查

(1)病程≥5 年的 1 型糖尿病患者和所有 2 型糖尿病患者从明确诊断起应当每年检测 1 次尿清蛋白排泄率(E 级证据)。

(2)所有成年糖尿病患者,不管尿清蛋白排泄率如何,都应当每年至少检测 1 次血清肌酐。如果有慢性肾脏疾病(CKD),血清肌酐用来估计肾小球滤过率(GFR)和 CKD 分期(E 级证据)。

由于尿蛋白排泄率存在变异性,因此,3~6 个月内检测结果有 2/3 异常才考虑患者尿蛋白排泄率异常。运动(24 小时内)、感染、发热、CHF、明显高血糖及明显高血压可使尿蛋白排泄率升高。

3.预防

糖尿病肾病预防可分为 3 级:①一级预防是指阻止早期糖尿病肾脏病变的发生;②二级预防是指阻止早期糖尿病肾脏病变向临床糖尿病肾脏病变发展;③三级预防是指阻止已确定为临床

糖尿病肾脏病变的患者向 ESRD 发展。

预防的具体措施:①持久而良好地将血糖控制在理想范围内。这是防治糖尿病肾脏病变发生发展的关键,糖尿病防治和并发症试验(DCCT)已肯定了理想的血糖控制能有效地预防糖尿病肾脏病变的发生发展。②持续良好地控制血压。这是保护肾脏并阻止糖尿病肾脏病变进展的重要因素;血压最好控制在正常范围或接近 17.3/11.3 kPa(130/85 mmHg)。③定期检测、及时发现微量清蛋白尿。微量清蛋白尿是早期诊断和逆转糖尿病肾脏病变的重要标志。2 型糖尿病一经诊断就应检查是否有糖尿病肾脏病变,因在 2 型糖尿病诊断时,就有 7% 的患者存在微量清蛋白尿;1 型糖尿病在诊断后 5 年要进行糖尿病肾脏病变的评估。如果糖尿病患者开始无微量清蛋白尿,以后每年要对其进行肾病情况评估,尤其是对代谢控制不好者。④系统教育、系统监测和系统治疗糖尿病,这是科学、规范地防治糖尿病肾脏病变的可靠途径。⑤发生糖尿病肾脏病变后,要尽量避免使用对肾有损害和疗效不确切的药物。⑥适时透析及肾或胰肾联合移植可延长患者的生命,减少糖尿病肾脏病变患者的早逝。

(七)治疗

糖尿病肾病的治疗应是综合性的,除了内科的一般治疗和对症治疗外,特殊而较有效的治疗方法主要有 3 种:①血液透析;②门诊患者连续腹膜透析(CAPD);③肾移植或胰-肾移植。但对糖尿病肾病患者来说,单独的肾移植效果较差,最理想的是胰-肾联合移植或胰岛-肾联合移植。

常规治疗措施主要包括饮食治疗、控制血糖、控制血压、纠正脂代谢紊乱等。

1.一般治疗

(1)戒烟、减轻体质量:吸烟可加重蛋白尿、加速各种原因所致 CKD 的病情进展。体质量指数的增加是 CKD 进展的独立危险因素。肥胖使肾小球内压增加,导致肾脏血流动力学改变,使肾损害发生的危险性增加。体质量减轻可改善血流动力学、减少尿蛋白的排泄。

(2)避免高蛋白饮食:限制蛋白饮食可减少尿蛋白,对于蛋白尿基线水平较高者尤其明显。高蛋白饮食可减弱肾素-血管紧张素系统(RAS)受体阻滞剂的降尿蛋白作用。ACEI 治疗结合低蛋白饮食可获得比单一治疗更好的效果,ACEI 使肾小球后血管扩张,而低蛋白饮食使肾小球前血管收缩,两者均降低了肾小球内压,改善了滤过膜通透性。对于肾功能正常的临床糖尿病肾病患者,蛋白质宜控制在 0.8 g/(kg·d),而对于肾小球滤过率已下降者,蛋白质摄入量应减少至 0.6 g/(kg·d),有条件的可每天补充复方 α-酮酸制剂0.12 g/kg。肾功能不全时,最好选择动物蛋白,尽量以鱼、鸡等白色肉代替猪、牛等红色肉,一般认为,要少用或不用植物蛋白。但近年的研究认为,干制豆类食物的营养素和纤维素丰富,为高质量蛋白质类,除提供营养成分外,对机体还有某些保护作用,如豆类食品可降低血清胆固醇,改善糖尿病病情,有助于减轻体重。此外,大豆中含有的异黄酮等具有许多生物作用,除降低胆固醇、改善血管功能和维持骨矿密度外,还可减轻女性行经期的不适,对保护肾脏也有益。对肾功能正常的糖尿病肾脏病变患者来说,只要不超过蛋白质的允许摄入量,豆类蛋白质至少不亚于其他来源的蛋白质。透析后按透析要求增加蛋白量,可能对某些患者更有利。总热量基本与非糖尿病肾病患者相似,除非是肥胖患者,一般患者应保证每天 125.5～146.4 kJ/kg 热量,防止营养不良。

(3)限制盐摄入:高盐饮食与蛋白尿加重相关,控制饮食中盐摄入量,可改善蛋白尿。低盐饮食降低蛋白尿与血压降低及肾脏血流动力学改善有关。对于服用 ACEI、ARB 等药物的患者,低盐饮食可增加这些药物的降尿蛋白作用,还具有独立于降压作用以外的降蛋白作用。盐应少于 6 g/d,出现肾功能不全时应降至 2 g/d。

2.控制血糖

英国糖尿病前瞻性研究(UKPDS)、DCCT 等研究均证实,严格的血糖控制可以明显减少糖尿病肾病的发生。但是否有助于延缓糖尿病肾病的发展还缺乏足够的证据。目前多数指南均将糖化血红蛋白 A1c 目标值定为 6.5％以下,但 2008 年 2 个大型循证医学研究糖尿病和心血管病行动(ADVANCE)、控制糖尿病患者心血管疾病风险性行动(ACCORD)的结果提示,将糖化血红蛋白 A1c 控制在 6.5％以下,虽然可以减少糖尿病肾病的发生,却不能减少心血管事件,反而可能增加患者的病死率。因此,2008 年美国肾脏病协会指出,无论是否并发糖尿病肾脏病,糖尿病患者的糖化血红蛋白 A1c 应控制在 7.0％左右,不宜过低。另外,我们在应用糖化血红蛋白A1c 作为血糖监测指标时,需要注意某些疾病状态对其检测值的影响,例如贫血或其他可致红细胞寿命缩短的疾病可导致糖化血红蛋白 A1c 检测值偏低,而尿毒症(由于酸中毒及氨甲酰化的影响)能使检测值偏高。

因此,临床上应积极采取饮食、运动、药物和血糖监测等多种手段,尽可能使患者的糖化血红蛋白A1c<6.5％,空腹血糖<6.0 mmol/L,餐后 2 小时血糖<7.8 mmol/L。由于糖尿病肾脏病变时肾脏对药物的排泄能力下降,有肾功能不全时更明显,使用经肾排泄的药物需相应减少剂量,以避免低血糖的发生,而且在降糖药物的选择上,以不加重肾损害的药物为主。有部分研究提出噻唑烷二酮类(TZDs)可减少蛋白尿,但目前循证医学证据不足。CKD 3～5 期的糖尿病患者由于胰岛素和口服降糖药物的肾脏清除率下降,且肾脏糖异生功能受损,患者发生低血糖风险增加。应该加强血糖监测,调整药物剂量,并避免使用完全依赖肾脏排泄的口服降糖药物如第一代磺胺类、双胍类药物等。在糖尿病肾脏病变的早期和肾功能正常或轻度受损时,1 型糖尿病患者选用胰岛素治疗,可适当加用 α-葡萄糖苷酶抑制剂,2 型糖尿病可选用格列喹酮、非磺酰脲类胰岛素促泌剂、胰岛素增敏剂和 α-葡萄糖苷酶抑制剂。二甲双胍以原型由尿排出,肾功能不全时,可导致其在体内大量聚集而可能引起乳酸性酸中毒,因此,糖尿病肾脏病变患者仅有轻度的肾功能不全时,即应严格禁止使用。由于肾功能受损,胰岛素的降解和排泄均减少,易产生蓄积作用,发生低血糖,因此胰岛素应从小剂量开始,最好选用半衰期短的短效或超短效制剂。

3.降压治疗

高血压可导致糖尿病肾脏病变的发生和发展,并促使肾功能损害加重。研究显示长期有效地控制血压可减慢 GFR 的下降速度和改善生存率,无论对早期或后期的糖尿病肾脏病变都有良好的作用。在微量清蛋白尿阶段,控制血压可完全阻止部分患者糖尿病肾脏病变的进展。降压药物首选 ACEI 和 ARB。常与利尿剂或钙通道阻滞剂(CCB)合用。此外,β受体阻滞剂等也可选用。理想的抗高血压药物应减慢或阻止肾病进展的作用,而且不增加胰岛素抵抗,对糖、脂肪代谢无不良影响。

(1)RAS 抑制剂。

ACEI:有高血压的糖尿病患者和 CKD 1～4 期的患者应使用 ACEI 或 ARB 治疗,同时联合利尿剂可增强其疗效。ACEI 和 ARB 类药物可通过减少尿蛋白排泄,延缓肾脏病进程。协助研究组卡托普利试验证实,ACEI 用于 1 型糖尿病大量清蛋白尿患者可有效降低清蛋白尿,减慢GFR 下降速度和肾衰竭的发生。

近年来的大量研究证实,ACEI 不仅具有良好的治疗高血压的作用,而且还有许多特殊的肾脏保护作用。如:①ACEI 通过拮抗 AT Ⅱ 相对优势地扩张出球小动脉,改善肾小球内高压、高灌注和高滤过状态;②缩小肾小球滤过膜孔径,改善肾小球滤过膜选择通透性,减少血浆大分子物质滤出,可使蛋白尿减少30%,降低蛋白尿的危害,防止毛细血管基膜增厚;③阻止系膜细胞对一些大分子颗粒的吞噬作用,可减轻因蛋白尿导致的系膜增生;④减慢细胞外基质形成,促进细胞外基质的降解,使已损伤的肾脏组织得到某种程度的恢复;⑤改善肾小管间质的病变。即使是"正常血压"者,ACEI仍有减少尿蛋白、延缓糖尿病肾脏病变肾损害进程的治疗作用。而在临床蛋白尿阶段,抗高血压治疗对减慢糖尿病肾脏病变恶化的疗效相对较差。因此,有人提倡,糖尿病肾脏病变一旦确诊,就应给予一定量的ACEI保护肾脏。ACEI减少了尿蛋白排出量,降低了GFR,其降低尿蛋白排泄量的作用往往比其降压更明显,这是ACEI成为目前控制糖尿病肾脏病变患者高血压中应用最广泛的首选药物的主要原因。但ACEI对1型糖尿病和2型糖尿病并发肾脏病变的疗效有一定差异。在2型糖尿病患者中,ACEI的疗效有差异,有些患者可表现出肾脏保护作用,而另一些患者则没有,甚至其降压作用也很差。其原因未明,可能与个体的疾病特征有关(如ACE基因多态性),也可能与一些肾脏因素改变了机体对ACEI的反应性有关。所谓肾脏因素主要指GFR与尿蛋白排泄率的"偶联",包括肾血管、肾小球、肾小管、肾小管间质及年龄等因素。

糖尿病肾脏病变合并高血压的目标血压:尿蛋白<1 g/d时,血压应降低至17.3/10.7 kPa(130/80 mmHg)[平均动脉压为12.7 kPa(95 mmHg)];尿蛋白>1 g/d时,血压应降至16.7/10.0 kPa(125/75 mmHg)[平均动脉压为12.3 kPa(92 mmHg)]。但对存在肾动脉硬化的老年人,应从小剂量开始,以免降血压过度。若非血压极高需迅速降压,一般宜首选长效ACEI。ACEI较为常见的不良反应为持续干咳,停药可消失,偶可出现高血钾、粒细胞减少、皮肤红斑、味觉异常和直立性低血压等。当肾衰竭进入终末期时,ACEI易于在体内蓄积,使血钾和血肌酐增加不超过30%,如升高十分明显,往往提示有血容量不足、肾灌注减少或肾动脉狭窄等器质性病变存在,应考虑减量或停药。使用ACEI应注意的是:①血肌酐<265 μmol/L,可用ACEI,首选双通道排泄药物;②血肌酐>265 μmol/L,有争议,若使用需高度警惕高血钾(监测血肌酐及血钾变化,用药后两个月,宜每1~2周检测1次);③双侧肾动脉狭窄患者禁用;④脱水患者禁用;⑤孕妇禁用;⑥血液透析患者,需注意所用ACEI药物的蛋白结合率,结合率低者易被透析清除,需透析后服药;⑦ACEI与促红细胞生成素合用,可影响其疗效;⑧与非甾体抗炎药合用时,可能影响ACEI的降压疗效,并致血肌酐异常升高。

ARB:ARB是近年来新出现的一类抗高血压药物,疗效与ACEI相似,但作用位点不同。ARB选择性阻滞ATⅡ的1型受体,因此血浆中的ATⅡ增加,ATⅡ又作用于其Ⅱ型受体,使之兴奋,其结果是受ATⅡ的Ⅱ型受体调节的组织出现继发性血管扩张和抗增生作用,从而达到治疗糖尿病肾脏病变的目的。ARB除用于糖尿病肾脏病变的治疗外,对充血性心力衰竭有特别疗效。但对糖尿病肾脏病变的疗效是否比ACEI更佳,尚待进一步观察。RENAAL等试验对2型糖尿病大量清蛋白尿患者的研究证实,ARB可减慢GFR下降速度和肾衰竭的发生。目前的资料显示,与ACEI比较,ARB对心血管的血流动力学影响小于ACEI,达到与ACEI相同降压效应所引起的不良反应比ACEI少。

现用的制剂有缬沙坦和厄贝沙坦。缬沙坦每天用量80 mg,如果血压降低不理想,可将剂量增加至160 mg,或与其他抗高血压药合用。可与食物同服,亦可空腹时服用。突然停用不会出现血压反跳或其他临床不良反应。已知对该产品各种成分过敏者以及孕妇、哺乳期妇女禁用。厄贝沙坦成人通常起始和维持剂量为每次150 mg,每天1次,可与或不与食物同时服用,治疗3周后达到最大抗高血压效应。在部分患者中,每天剂量可增加到300 mg。血容量不足的患者

(例如应用大量利尿剂)起始剂量应为每次 75 mg,每天 1 次。老年人或有肾功能损害的患者,包括透析的患者不必调整起始剂量。ARB 同样有可能引起高血钾,因此要注意监测,特别在肾功能不全时,但其高血钾的发生率和程度均较 ACEI 低。

(2)钙通道阻滞剂:CCB 通过阻断钙依赖的受体后信号传导抑制细胞膜上钙通道,降低细胞内钙浓度,导致血管舒张,降低肾小球毛细血管压力,从而起到保护肾功能的作用。CCB 是美国糖尿病协会推荐的用于糖尿病肾脏病变的二线降压药,不宜单独用于治疗糖尿病肾脏病变高血压,常和 ACEI 或 ARB 合用,有更明显的降压效果和减少蛋白尿的作用,特别适合于收缩期血压增高者。常用药物有尼群地平、氨氯地平、硝苯地平等。尽管理论上 CCB 抑制钙离子通过细胞膜进入胰岛素 B 细胞而影响胰岛素的分泌,但实际应用中,该药小剂量即能起降压作用,而不影响胰岛素分泌和糖代谢。INSIGHT(硝苯地平控释片的国际研究:治疗高血压的一线用药)试验还证实硝苯地平控释片可减少新的糖尿病的发生。

(3)β 受体阻滞剂:一般认为,β 受体阻滞剂可能影响血脂代谢、加重外周血管病变、降低胰岛素的敏感性和掩盖低血糖反应,还可能增加糖尿病的发生率,因此不太适合糖尿病患者的降压治疗。但在英国糖尿病前瞻性研究中,用选择性 β_1 受体阻滞剂阿替洛尔和卡托普利治疗 2 型糖尿病患者可同样有效地降低微量清蛋白尿和清蛋白尿的发生率。另一项对 1 型糖尿病合并高血压及蛋白尿的患者进行的短期研究发现,阿替洛尔和依那普利均可以显著降低清蛋白尿,但前者不能抑制 GFR 的下降。因此,美国糖尿病协会推荐其作为治疗糖尿病肾脏病变的二线降压药物。

(4)利尿剂:包括噻嗪类利尿剂和袢利尿剂,其降压机制与减少总体钠量有关。利尿剂尤其是噻嗪类利尿剂可使血糖升高,产生高尿酸血症等,不应作为糖尿病肾脏病变降压治疗的一线药物。一些国际大型研究中提示利尿剂可增强 ACEI 或 ARB 的降压作用,有助于患者的血压达标。

(5)α 受体阻滞剂:哌唑嗪、酚妥拉明对糖和脂类代谢无不利影响,可用于治疗重症高血压,但此类药有反射性心动过速及直立性低血压等不良反应,而糖尿病肾脏病变患者常合并自主神经病变,易出现直立性低血压,因此应用此类药物时应注意。

4.调脂治疗

血脂紊乱[高密度脂蛋白胆固醇(HDL-C)降低、甘油三酯和低密度脂蛋白胆固醇(LDL-C)升高]在糖尿病并发慢性肾脏病患者中十分常见,它增加了患者的心血管疾病风险。

(1)糖尿病并发 CKD 1~4 期患者 LDL-C 目标值应该低于 1 000 mg/L,治疗目标是使其降到700 mg/L 以下。

(2)CKD 1~4 期患者在 LDL-C>1 000 mg/L 时应该开始他汀类药物治疗。研究证实他汀类药物可有效降低 LDL-C 水平,从而降低糖尿病并发 CKD 1~3 期患者的心血管风险。

(3)无心血管疾病的 2 型糖尿病血液透析患者不推荐常规使用他汀类药物治疗。CKD 5 期患者需要区别对待,有大型临床对照试验证实阿托伐他汀不能改善 2 型糖尿病持续性血液透析患者的心血管疾病预后,因此对于无心血管疾病的 2 型糖尿病血透患者不推荐常规使用他汀类药物治疗。

5.降低尿蛋白

蛋白尿不仅是糖尿病肾病的主要临床特征之一,而且也是糖尿病肾病发生、发展的独立危险因素。虽然我们强调控制血糖、血压、血脂,但其控制目标都有一个下限,唯独对于尿蛋白的控制则是越低越好。然而目前还缺乏疗效确切的降蛋白药物,ACEI 和 ARB 类药物仍然是目前公认的降蛋白药物,但其降蛋白效果往往需要应用较大剂量。其他常用的降蛋白药物包括胰激肽原酶、己酮可可碱、前列地尔、舒洛地特及中药等,但对于大量蛋白尿疗效均不肯定。目前,有学者开始尝试应用免疫抑制剂治疗大量蛋白尿,取得了一定疗效,但尚处在临床摸索阶段。

6.科学规律运动

糖尿病肾病早期,可以选择以快走为主的有氧运动,每天饭后半小时左右,避免长时间强度非常大的能持续升高血压的运动。若出现临床蛋白尿就不宜进行较大强度的运动。

7.其他治疗

(1)吡多胺:吡多胺能抑制麦拉德反应,使 AGEs 和羧甲基赖氨酸显著下降,并显著抑制糖尿病大鼠蛋白尿、血肌酐的升高,表明吡多胺能改善氧化还原失衡,抑制糖尿病肾脏病变的进展。

(2)氨基胍(AG):AG 是 AGEs 的抑制剂,能够阻止结缔组织生长因子的表达,降低 AGEs 在组织中的水平,抑制系膜细胞的肥大。目前在美国此类药物已经进入临床研究阶段。一些胍类复合物(氨基胍)比蛋白质中赖氨酸的 ε-氨基更活跃,可与早期糖基化蛋白质形成一种不活泼的物质,代替了 AGEs 的形成,阻止 AGEs 在血管壁上的积累,同时可抑制醛糖还原酶及一氧化氮(NO)合酶的作用。NO 是一种很强的扩血管物质,能直接升高组织血液流量并介导其他内皮细胞依赖的扩血管物质如组胺、缓激肽与 5-羟色胺的扩血管和增加血管通透性的作用。一些动物实验提示糖尿病早期组织器官血流量增加如血管通透性的改变部分由 NO 合成增加所致。目前尚无氨基胍对糖尿病患者慢性并发症防治的临床报道,其药物动力学及临床长期应用的不良反应有待评价。

(3)阿利吉仑:可结合到肾素分子的活性位点上,阻断肾素裂解血管紧张素原,同时抑制血管紧张素 Ⅱ 和醛固酮的产生,伴有器官损害的动物模型发现肾素抑制剂具有远大的前景,临床试验正在进行中。

(4)血管紧张素转化酶-2(ACE2):ACE2 与 ACE 分布基本相同,也存在于肾组织中,能催化 AT Ⅰ 生成 AT129,并催化 AT Ⅱ(128)生成 AT127,通过与其受体结合发挥扩血管等效应,也能通过拮抗 AT Ⅱ 而发挥上述效应。2002 年已有用血管肽酶抑制剂奥马曲拉治疗自发性高血压大鼠的试验,发现它能增加 ACE2 活性,刺激 AT127 生成,降低高血压,但由于其不良反应明显而未应用于人类。目前,这类新药还在继续研究中。

(5)葡萄糖耐受因子(GTF):能够通过增加血糖在肝细胞、脂肪细胞和心肌细胞中的转运而减少脂质过氧化产物的产生,从而逆转糖尿病大鼠糖耐量异常导致的损害。试验表明,与未接受 GTF 治疗的大鼠相比,治疗组能明显降低含氮氧化物的免疫活性,推测 GTF 可能在细胞水平表达胰岛素样作用并减少氧化应激物质的产生而达到治疗作用。

(6)螺内酯:炎症在糖尿病肾脏病变的发病机制中起重要作用,醛固酮通过前炎性介质和致纤维化细胞因子诱导心肌纤维化和血管炎症,还通过 NF-κB 转录途经的激活诱导 MCP-1 的过量表达。实验证明在培养的系膜细胞和近端肾小管细胞,醛固酮的阻断剂-螺内酯能抑制 NF-κB 转录途径的激活和减少 MCP-1 的产生,减慢肾脏炎症进展,对肾脏有保护作用,但对 2 型糖尿病大鼠的血糖和血压并没有影响。

(7)吗替麦考酚酯:是一种新型、高效的免疫抑制剂,主要通过非竞争性、可逆性抑制嘌呤从头合成途径的限速酶——次黄嘌呤单核苷酸脱氢酶,强烈抑制 T、B 细胞增殖而发挥免疫抑制作用。吗替麦考酚酯联合胰岛素治疗糖尿病大鼠在高血压、蛋白尿、肾小球高滤过、巨噬细胞浸润和广泛的肾小球硬化方面比单用胰岛素效果明显,但对血糖影响不明显。

(8)线粒体内膜转移酶44(TIM44):氧化应激反应中产生的活性氧主要由线粒体产生,在糖尿病微血管病变中起重要作用。TIM44的功能是将线粒体热休克蛋白70结合到TIM23复合物上的锚着点,并将线粒体中的一些前蛋白转运到线粒体基质。将TIM44质粒通过转基因技术每周注射到单侧肾切除链佐星(STZ)糖尿病大鼠的尾静脉中,8周后发现该治疗能缓解蛋白尿和肾脏的肥大,抑制超氧化物的产生和肾脏细胞的分裂、凋亡。体外实验证明,TIM44的转基因治疗逆转了高糖诱导的代谢和细胞异常。这些实验表明TIM44可作为糖尿病肾脏病变干预治疗的一个新手段。

(9)蛋白激酶C(PKC)抑制剂:PKCβ抑制剂芦布妥林在动物实验中能降低尿清蛋白,使GFR正常,减轻肾小球损伤。大剂量的维生素B_1的应用可减轻尿清蛋白,可能是阻断了PKC所致。

(10)ALT-711:一种AGEs的交联断裂剂。在动物实验中,能明显降低血压、尿蛋白排出和肾损害。

(11)醛糖还原酶抑制剂:可减少细胞内山梨醇积聚,能降低糖尿病肾脏病变早期的蛋白尿和GFR。

(12)弹性蛋白酶:用弹性蛋白酶治疗2型糖尿病患者。结果显示:大量蛋白尿组治疗6个月及12个月后尿蛋白排出无明显差异;微量清蛋白尿组治疗6个月及12个月后尿蛋白排出均明显下降。弹性蛋白酶为一种胰蛋白酶,能通过水解弹性蛋白调节动脉和结缔组织的弹性蛋白质代谢。在动物实验中,发现弹性蛋白酶可抑制肾小球基膜增厚,对2型糖尿病肾病患者也有治疗作用。

8.肾功能不全的治疗

其治疗方案与其他原因所致的慢性肾功能不全相似,包括结肠透析药物的使用(包醛氧淀粉,商品名析清)、透析(以维持性血液透析和持续的不卧床腹膜透析)、肾移植或胰-肾联合移植及支持对症治疗。对于终末期糖尿病肾脏病变患者,只能接受透析治疗,以延长生命。透析时机的选择:无论是血液透析还是腹膜透析,终末期糖尿病肾脏病变的透析时机应稍早于非糖尿病的慢性肾衰竭。当肌酐清除率在20 mol/min时,应考虑透析治疗或肾移植。血液透析治疗3年存活率为50%,5年存活率为30%,9年存活率仅10%左右。肾移植5年存活率可高达65%,10年存活率可达45%左右。因此肾移植是较有效的治疗方法,但单纯肾移植的缺点是不能防止糖尿病肾脏病变的再发生,也不能使其糖尿病并发症和合并症改善。移植后使用免疫抑制剂对糖尿病患者有种种不利影响。因此,胰-肾联合移植为目前最理想的方法。多数糖尿病肾脏病变患者接受的是胰-肾联合移植术,少数患者先行肾移植继行胰腺(胰岛)移植或仅作胰腺(胰岛)移植。不同的移植方式、移植种类及移植程序对疗效有较大影响。资料表明,肾移植是1型糖尿病患者伴肾脏病变的有效治疗途径。由于目前尚有移植技术的众多问题没有解决,故必须在手术风险、免疫抑制剂不良反应和生命质量(QOL)之间权衡利弊。对于那些非终末期肾衰竭的糖尿病肾脏病变患者来说,并无充足的理由接受胰(胰岛)-肾移植,除非其糖尿病肾脏病变本身危及生命的风险程度已经超过了移植手术的风险。除同种移植外,近10年内已开始在人体内用异种胰岛移植。

总之,对糖尿病肾脏病变目前尚无特效治疗,其治疗应是综合性的,但各期的治疗效果有所不同。治疗应重在预防,定期检测,早期发现,早期治疗,控制血糖及血压在理想水平。对终末期糖尿病肾脏病变患者,胰-肾联合移植为其最理想的治疗选择。

二、糖尿病肾感染病变

糖尿病患者免疫功能低下,易发生感染,其发生率为 35％～90％,而且患者多病情较重,感染不易控制,同时感染加剧了糖尿病的糖、脂肪、蛋白质的代谢紊乱,容易诱发高血糖危象。病程的长短和并发症的存在亦与糖尿病肾感染的发生频率密切相关。

(一)常见的主要病因

(1)皮肤的完整性是机体抵御细菌的第一道防线,糖尿病的血管及周围神经病变常使皮肤容易破损,导致细菌的入侵。

(2)高浓度血糖利于细菌的生长繁殖,且抑制白细胞的趋化性、移动性、黏附力、吞噬能力及杀菌力,同时糖尿病易存在高黏血症及大中血管病变,导致血流缓慢,妨碍细胞的动员和移动。

(3)糖尿病伴营养不良及低蛋白血症,免疫球蛋白、抗体、补体生产减少。

(4)糖尿病常伴有失水,有利于细菌的生长繁殖。

(5)血管硬化,血流减少,组织缺血缺氧,有利于厌氧菌的生长。

(二)糖尿病常见的肾感染

糖尿病常见的肾感染是急性肾盂肾炎和急性局灶性细菌性肾炎,比较严重的感染是肾皮质化脓性感染,急性肾乳头坏死。

1.急性肾盂肾炎(APN)

APN 是由各种病原微生物感染直接引起的肾小管、肾间质和肾实质的炎症。

(1)临床表现:急性肾脏感染主要表现为严重菌尿伴有寒战、高热、腰痛和肋脊角叩痛的一组综合征,查体可以发现肾区叩痛及肋脊角压痛等体征。如尿检提示大量白细胞、大量脓尿或严重菌尿,则可作出急性肾盂肾炎的临床诊断。APN 是肾实质的感染性炎症,病变不仅限于肾盂,在一部分 APN 患者的肾组织内可有瘢痕形成,CT 描述为"急性小叶状肾单位"。这种表现尤见于有糖尿病和有膀胱输尿管反流的 APN 患者。

糖尿病患者存在易于发生泌尿系统感染的背景因素,包括自主神经病变使膀胱排空延迟、发生糖尿病肾病导致机体整体防御功能下降等,导致糖尿病患者的急性肾盂肾炎逐渐增多,且多数反复发作,尤以女性居多。

(2)实验室检查:尿液分析和尿细菌培养有助于确诊急性肾盂肾炎。美国传染病学会对肾盂肾炎的定义是:尿液细菌培养中菌落≥10 000 集落单位/mm³,并有相应的临床症状;菌落计数为 1 000～9 999 集落单位/mm³ 时,对男性和妊娠妇女的确诊有帮助。尿标本通常为无菌技术采集的中段尿。几乎所有急性肾盂肾炎患者均有脓尿,脓尿可经白细胞酯酶试验和氮试验确定。尽管在其他疾病状况下也可见到白细胞集落,但同时出现尿路感染的症状时,则特别提示急性肾盂肾炎。糖尿病患者肾盂肾炎主要的病原菌是大肠埃希菌,其次是 β 链球菌,并且容易发生真菌性感染。

尿液的革兰染色分析和抗体包被细菌检测可帮助选择最初治疗的抗生素,并帮助确定亚临床性尿路上部感染病例的具体患病位置。90％的急性肾盂肾炎患者的尿液细菌培养呈阳性,尿培养样本的采集应在首次应用抗生素治疗前。并对住院患者进行血液培养,其中约 20％的患者可呈阳性结果。但是血培养的结果并不能改变急性肾盂肾炎患者的治疗措施,而且阳性结果并不意味着急性肾盂肾炎的病程复杂。因此,血培养在临床不能确诊时有意义。

APN 主要声像图表现为肾盂壁充血、水肿,黏膜糜烂、溃疡形成,肾盂壁厚度≥1.2 mm,呈

"双线征",其内侧的强回声带为肾盂黏膜表面与肾盂腔内液体所形成的界面反射,中间低回声带为黏膜、肌层回声,外层的强回声带为外膜回声,此为肾盂肾炎的直接征象;同时由于肾盂黏膜表面脓性纤维性渗出物及由于累及肾间质破坏肾小管的重吸收和浓缩能力,毛细血管流体静水压增高,肾盂静脉通透性增高,常引起肾盂轻度扩张,内可见液性暗区,此征可作为肾盂肾炎的间接征象。

(3)治疗。急性肾盂肾炎治疗的目的主要为:①清除进入泌尿道的致病菌;②预防和控制败血症;③防止复发。许多因素可使糖尿病患者易于发生泌尿系统感染,但是血糖控制的不良,并不会直接增加泌尿系统感染的发生。大肠埃希菌仍是主要的病原菌,其次是β链球菌。与正常人相比,糖尿病患者更容易发生真菌感染。抗生素的选择与其他非糖尿病患者一样,但建议用足14天的疗程,最好静脉用48小时的头孢菌素。如果复发,疗程应延长至6周,并做影像学检查,如果为真菌感染,治疗应更加积极用抗真菌药冲洗肾盂,口服或肠外使用抗真菌药物。在治疗前还应该进行尿培养及药敏试验。如果在用药48~72小时仍未见效,应根据药敏试验选用有效药物治疗,在治疗后追踪复查。如连续治疗5天后仍有菌尿,则需复查尿细菌培养及药敏试验,并据此改用更有效的药物,静脉用药治疗的时间可以延长至2周,此后改为口服抗生素治疗。如果患者近1年中已有多次症状性尿路感染发作,则应在抗感染治疗的同时进行背景疾病筛查。对于有高热、剧烈腰痛、血白细胞计数显著升高或出现严重的全身中毒症状的中、重度急性肾盂肾炎患者,宜采用联合使用多种抗生素治疗。

2.急性局灶性细菌性肾炎(AFBN)

AFBN是指局限于一个或多个部位的肾实质的无液化细菌感染性炎症。目前认为本病为逆行感染所致,感染范围是由反流到肾脏的叶或多个叶所决定,故也称为急性叶性肾炎。其病因及病理与急性肾盂肾炎相同。

本病多发生于青壮年,急性起病,以患侧腰痛和发热为主要表现,可伴有寒战、恶心呕吐、间断肉眼血尿、尿频尿急、腹痛等非特异性症状。患者血白细胞计数均有不同程度升高,符合急性细菌性炎症的一般表现。绝大多数患者肾功能无明显异常,体检多出现患侧肾区叩击痛,部分患者可触及肿大的肾脏。

影像学检查的典型表现:B超多见患肾体积增大,肿物局部回声减低,皮髓质分界消失。脾脏增大是此病炎症性改变的一个特征。静脉肾盂造影见肾盏穹隆变细,受压移位。CT检查平扫患肾轮廓增大,肿物呈等或低密度改变,边界不清,增强扫描不均匀强化,边界趋于清楚但不规则。CT重建显示楔形改变是AFBN特有征象。

本病属非特异性炎症,及时合理的抗感染治疗后,病灶可以消退,否则可发展为肾脓肿、肾周脓肿。血或尿培养为合理应用抗生素提供了准确依据,在培养未果或阴性时,则按经验用药。如进展为肾脓肿或肾周脓肿,应尽早采用手术引流或B超引导下经皮穿刺抽脓。

3.肾皮质化脓性感染

肾皮质化脓性感染是一种比较少见的肾实质感染性疾病,临床表现与普通的肾盂肾炎极为相似,但其危害性和严重程度要远远超过普通的肾盂肾炎,如治疗不及时可能导致病情恶化甚至死亡。

肾皮质化脓性感染的发病机制较为复杂,局部和全身抵抗力下降,如患有糖尿病,使用免疫抑制剂等易感染此病。主要发病原因是身体其他部位的化脓性感染病灶经血液到达肾皮质并引起感染。脓肿未形成前多称为急性局灶性细菌性肾炎或急性细菌性叶间肾炎、急性多灶性细菌性肾炎,脓肿形成后称肾皮质脓肿、肾皮髓质脓肿和肾多发性脓肿。

肾皮质化脓性感染的诊断和分型主要依靠 B 超和 CT 检查。目前的 CT 平扫加增强被认为是最敏感和有特殊意义的检查方法。它不仅能确定诊断,还能明确病变范围和评估肾感染程度及是否存在其他的潜在疾病(如肾结石等)。MRI 检查主要用于碘过敏试验阳性或不适合做 CT 检查的患者,静脉肾盂造影检查可帮助除外肾结核等疾病,但其表现为间接征象,且需要做肠道准备。

对于肾皮质脓肿,应在积极抗感染的同时,采用手术切开引流或 B 超引导下穿刺引流治疗。一般认为,当脓肿直径<3 cm 时可保守治疗,直径>5 cm、中心部液化坏死,且明显突向肾外,或破入肾周围的脓肿应及时手术切开引流,如肾皮质破坏严重,而对侧肾功能正常时,可考虑行患肾切除。术前要积极加强对潜在疾病和原发病的控制,对较短时间内改善患者的病理生理紊乱至关重要。对于糖尿病患者,只有有效控制感染,才能使患者血糖降低,病情稳定。

4.肾乳头坏死

肾乳头坏死又名坏死性肾乳头炎、肾髓质坏死、坏死性肾盂肾炎等。本病多伴发于严重肾盂肾炎、糖尿病、尿路梗阻及止痛剂肾病等,是一种严重的肾间质疾病。本病的发生与肾缺血、髓质乳头血管病变及感染有关。

肾脏血流量的 85%～90%分布在皮质,髓质仅占 10%～13%,越近肾乳头血供越差,其血源几乎皆由近髓肾单位的出球小动脉经直小血管而来,且受髓质中浓度梯度的影响,黏稠度逐渐增高,血流缓慢,故为肾乳头缺血性坏死的常见部位。

(1)临床表现:肾乳头坏死按起病急缓可分为急性和慢性两型;按病理部位可分为肾髓质型及肾乳头型。患者年龄多在 40 岁以上,女性多于男性。急性肾乳头坏死常在糖尿病基础上突然起病,寒战高热,肉眼血尿及脓尿,多伴有尿路刺激征和腰痛等急性肾盂肾炎的表现,如肾乳头坏死组织脱落或血块堵塞输尿管则引起绞痛及少尿,甚至无尿,严重双侧广泛性肾乳头坏死者可出现急性肾衰竭。病情进展迅速,如未及时治疗,预后极差,患者多死于败血症或急性肾衰竭的并发症。慢性肾乳头坏死多在慢性间质性肾炎基础上发生,起病隐袭,临床表现类似慢性间质性肾炎或反复发作性慢性肾盂肾炎,患者可出现肾小管功能障碍,如多尿、夜尿、尿浓缩功能及酚红排泌率降低,尿酸化功能障碍而引起肾小管性酸中毒等,并有持续镜下血尿和脓尿以及进行性肾功能减退,最后出现慢性肾衰竭、尿毒症。

(2)肾乳头坏死的诊断:主要依据如下。①尿液中找到脱落的肾乳头坏死组织,病理检查证实;②静脉肾盂造影见肾乳头部有弓形或环形阴影,乳头坏死脱落或被吸收可见杵状或斑点状阴影及充盈缺损,慢性者尚可见肾髓质及乳头部钙化阴影,肾影缩小,轮廓不规则。如肾功能不全静脉肾盂造影可能不满意,可做逆行肾盂造影明确诊断。临床上如有糖尿病患者出现明显血尿、严重尿路感染、肾绞痛及对治疗反应差,肾功能日趋恶化,应高度拟诊肾乳头坏死,并积极进行有关检查。

(3)肾乳头坏死的治疗:主要是控制病因,积极治疗原发病,防治感染,根据感染细菌种类及药敏结果,早期选用足量有效抗菌药物;加强支持和对症处理。早期局部可予肾区透热或肾囊周围封闭;大量出血应予以止血及输血等;如坏死组织或血块致梗阻时,可插入输尿管导管用链激酶冲洗肾盂或置管引流,并可由此注入抗生素;对单侧急性肾乳头坏死,如呈暴发性感染,或乳头坏死大量血尿不止,或引起严重梗阻者应作病肾切除;双侧广泛肾乳头坏死,出现急性肾衰竭时则按急性肾衰竭处理。

(张国军)

第二节　高尿酸血症肾病

随着经济水平的提高及生活水平的改善,居民饮食结构发生了巨大的变化,高蛋白质和高嘌呤食物的不断摄入,使得高尿酸血症的发生率不断增加。高尿酸血症逐渐变成一种常见病,在西方国家的发病率平均为 15% 左右,我国发病率约为 10%,且近年发病率有增高趋势。高尿酸血症常伴随肾脏疾病和心血管疾病,因此目前对其的研究已成为热点。国外研究发现,高尿酸血症是肾脏疾病发生和发展的独立危险因素,其危险指数高于蛋白尿。为了真正认识高尿酸血症对肾脏的影响,国外已成功建立了高尿酸血症的实验动物模型,这为今后的研究打下了基础,有力地推进了该方面研究的进展。

一、定义及病因

(一)定义

血尿酸水平男性 $>416\ \mu mol/L$,女性 $>386\ \mu mol/L$,诊断为高尿酸血症。

(二)病因

尿酸是嘌呤代谢的终产物,人体内尿酸总量的 4/5 由细胞内核酸分解代谢产生,其余的 1/5 是由人体摄入的含有丰富嘌呤的食物产生。尿酸生成过程中有谷酰胺磷酸核糖焦磷酸转移酶、次黄嘌呤核苷磷酸脱氢酶、腺嘌呤琥珀酸合成酶、次黄嘌呤鸟嘌呤磷酸核糖转移酶和黄嘌呤氧化酶 5 种酶的参与。人体每天生成并排泄的尿酸有 $600\sim700\ mg$,其中 1/3 通过肠道排泄,另外 2/3 通过肾脏排泄。尿酸的排泄分为 4 步:首先 100% 通过肾小球滤过,然后 $98\%\sim100\%$ 被近曲肾小管重吸收,随后 50% 左右的尿酸被肾小管重分泌,分泌后的约 40% 再次被肾小管重吸收。最终从尿中排出的尿酸是重吸收后的剩余部分,大约有 10%。

二、发病机制

人类缺少尿酸分解酶,而其他大多数动物体内均存在尿酸分解酶,能使尿酸进一步分解成尿囊素,尿囊素为无毒物质,水溶性好,容易随尿排出,很少在体内蓄积,不产生结晶,也不会沉积在组织内形成痛风结石,因此高尿酸血症和痛风是人类特有的疾病,尿酸升高机制可分为产生过多和(或)尿酸经肾脏清除过少 2 种。

(一)尿酸升高机制

1.尿酸生成过多

(1)外源性嘌呤摄入过多:血清尿酸含量与食物内嘌呤含量成正比,严格控制嘌呤摄入量可使血清尿酸含量降至 $60\ \mu mol/L$,尿中尿酸分泌降至 1.2 mmol/L,正常人尿中尿酸排出量随血尿酸浓度增加而增加。正常成人进食低嘌呤饮食,每天尿中尿酸排出量可低于 400 mg;如进食高嘌呤饮食,每天尿酸排出量可 $>1\ g$;在正常饮食情况下,每天尿酸平均排出量为 700 mg。可见,严格控制饮食中的嘌呤含量对降低血尿酸是非常重要的。

(2)内源性嘌呤产生过多:内源性嘌呤代谢紊乱较外源性因素更重要。嘌呤合成过程中酶的异常如磷酸核糖焦磷酸酸合成酶活性增加,次黄嘌呤-鸟嘌呤磷酸核糖转移酶缺乏,葡萄糖-6-磷酸酶缺乏,谷酰胺磷酸核糖焦磷酸转移酶和黄嘌呤氧化酶的活性增加,均可导致内源性嘌呤含量的增加。

(3)嘌呤的代谢增加:某些情况如横纹肌溶解、肿瘤的放化疗、过度运动等都可加速肌肉ATP 的降解,产生过量的嘌呤。

2.肾脏对尿酸的清除减少

尿酸通过肾脏代谢的途径主要经过肾小球的滤过、近端肾小管对原尿中尿酸的重吸收、分泌和分泌后重吸收。肾功能减退使肾小球滤过率降低,或近端肾小管对尿酸的重吸收增加和(或)分泌功能减退时,均可导致血尿酸升高而致病。

(二)尿酸引起肾脏损伤机制

1.高尿酸血症引起肾脏内皮细胞的损伤

有研究发现,尿酸可通过抑制 NO 产生和刺激内皮细胞增殖而导致内皮细胞损伤。

2.高尿酸血症诱导高血压和肾小球肥大

有动物实验显示:高尿酸血症的大鼠解剖后发现肾小球肥大、纤维化甚至硬化。

3.高尿酸血症诱导产生肾小球血管病变

高尿酸血症大鼠模型肾脏病理显示:高尿酸血症导致肾脏损伤主要表现为入球小动脉增厚、肾皮质血管收缩,肾小球内高压,轻度小管间质纤维化和肾小球肥大,最终出现肾小球硬化。此外,尿酸可通过激活 P38MAPK 和 AP-1 途径,增加 MCP-1 的表达从而刺激炎症反应,引起血管平滑肌的损伤。

三、临床表现

(一)尿酸肾病

尿酸肾病又称痛风性肾病,该病起病隐匿,多见于中老年患者,85%的患者在 30 岁后发病,男性多见,女性多在绝经后出现。早期表现为轻微的腰痛及轻度的蛋白尿,尿蛋白以小分子蛋白尿为主。由于尿酸结晶沉积于肾小管-肾间质,导致肾小管损伤,所以尿浓缩和稀释功能障碍为肾脏受累的最早指征。晚期,肾病变累及肾小球,使肌酐清除率逐渐下降。

(二)尿酸结石

原发性高尿酸血症发生尿酸结石的危险性高,是正常人的 1 000 倍,尿酸生成增多且从肾脏排泄量增大,可促进高尿酸患者形成尿酸结石。结石大者可引起肾绞痛及肉眼血尿。大的结石可引起尿路梗阻致使尿流不畅,引起继发性尿路感染,在临床上表现为肾盂肾炎。

(三)急性尿酸肾病

起病急骤,由短时间内大量尿酸结晶堆积于肾脏集合管、肾盂和输尿管所致少尿型急性肾衰竭。

四、诊断及鉴别诊断

具备以下条件提示尿酸肾病的诊断:①男性患者有小至中等量的蛋白尿伴镜下血尿或肉眼血尿、高血压、水肿、低比重尿伴发关节炎症状;②血尿酸升高($>390 \mu mol/L$),尿尿酸排出量增多($>4.17 mmol/L$),尿呈酸性(pH<6.0);③肾脏病和关节炎并存或肾脏病前后出现关节炎者。肾活检为肾间质-肾小管病变,在肾小管内找到尿酸盐结晶可确诊。

鉴别要点如下。①尿酸肾病:血尿酸和血肌酐升高常不成比例,血尿酸/血肌酐>2.5,而其他原因引起的慢性肾衰竭血尿酸/血肌酐<2.5，并且高尿酸血症出现于氮质血症之前。②高尿酸血症：多为间质性肾损害，并常有尿酸性尿路结石。③排除肿瘤及化疗和利尿剂所导致的继发性高尿酸血症。

五、治疗

控制高尿酸血症是防治高尿酸血症肾病的重要措施。

(一)饮食控制

避免进食嘌呤含量丰富的食物如动物内脏、沙丁鱼等。避免过多的肉食，肉类含嘌呤多且使尿呈酸性。控制蛋白摄入量，不超过 1.0 g/(kg・d)，多食新鲜蔬菜及水果和富含维生素的饮食。避免饮酒，乙醇可使血乳酸量增高，乳酸对肾小管排泄尿酸有竞争性抑制作用。

(二)多饮水

每天饮水 2 000～4 000 mL，维持每天尿量 2 000 mL 以上，有利于排除尿酸，防止尿酸盐结晶形成及沉积。

(三)碱化尿液

有利于防止尿酸在肾间质沉积，将尿 pH 维持在 6.5～6.8 范围最为适宜。碱化尿可使尿酸结石溶解。但过分碱化有形成磷酸盐及碳酸盐结石的危险。常用的碱性药物为碳酸氢钠 1.0～2.0 g，1 天 3 次，口服；或枸橼酸合剂 20～30 mL，1 天 3 次，口服。

(四)促进尿酸排泄的药物

此类药物适用于血尿酸高但肾功能正常的患者。此类药物能阻止近端肾小管对尿酸的主动重吸收，增加尿酸的排泄从而降低血尿酸。常用的药物有：丙磺舒，开始用量为 0.25 g，1 天 2 次，如果没有食欲下降、恶心、呕吐等不良反应，可将剂量增至 1 g，1 天 3 次，口服；当血尿酸水平降至 360 μmol/L 时改为维持剂量，0.5 g/d。苯溴马隆适用于长期治疗高尿酸血症与痛风。

(五)抑制尿酸合成的药物

此类药物通过竞争性抑制尿酸合成过程中的酶来减少尿酸的生成。此类药物不增加尿酸的排泄，对肾脏无损害，适用于大多数血尿酸高的患者。主要有别嘌醇，起始剂量为 100～200 mg，1 天 2 次，口服；必要时增至 300 mg，1 天 2 次，口服；血尿酸水平降至 360 μmol/L 时改为维持量 100～200 mg/d。肾功能不全者，可酌情减量。常见的不良反应是肝功能损害。

(六)分期用药

另外，高尿酸血症的患者特别是关节炎急性发作时，应避免应用水杨酸、噻嗪类利尿剂、呋塞米、依他尼酸等抑制尿酸排泄的药物。急性期控制关节炎疼痛的药物以秋水仙碱效果最好，起始剂量为 0.5 mg，每小时 1 次或者 1 mg，每天2 次，直至有胃肠道反应如腹部不适、稀便即停药。

新近的一些研究提示高尿酸血症是肾脏病进展的一个独立危险因素。因此严格控制血尿酸是减少肾损害及降低心血管系统疾病发生率的重要措施。

（徐　毅）

第三节　脂蛋白肾病

脂蛋白肾病(lipoprotein glomerulopathy，LPG)临床通常表现为类似Ⅲ型高脂蛋白血症伴有血清 ApoE 的明显升高,同时肾活检病理可见肾小球内大量脂蛋白栓子形成。自 1987 年日本学者 Saito 等在第十七届日本肾脏病学会地区年会上首次将该病报道后,1989 年 Sak-aguchi 等正式将该病命名为脂蛋白肾病并获公认,目前已报道约 65 例,大多数来源于亚裔,国内自 1997 年陈惠萍等首例报道以来,病例数逐渐增多,其中南京报道例数最多为 17 例,广东、上海、北京等地也有零星报道。发病年龄为 4～69 岁,男女之比为 2:1,多数患者为散发性,少数表现为家族性发病。

一、发病机制

本病的发病机制目前尚不十分明确,由于所有患者的血浆 ApoE 水平为正常人 2 倍以上(即使无高脂血症时 ApoE 也异常升高),加上部分患者有明确的家族史,目前普遍认为其发病与脂蛋白的代谢有关,血浆载脂蛋白 E 的异常及载脂蛋白 E 基因变异在本病的发生中可能起了重要作用。

(一)ApoE 家族及其多态性

ApoE 是由 299 个氨基酸残基组成的糖蛋白,相对分子质量为 34 145,主要存在于血清乳糜微粒(CM)及其残体、极低密度脂蛋白(VLDL)中,也存在于 β-VLDL 及高密度脂蛋白(HDL)的亚群 HDL1 中,主要由肝脏合成,肝外组织如肾、脾、大脑、单核、巨噬细胞也能合成。其一级结构为单链多肽,二级结构为富含 α-螺旋结构和 β-片层结构,以保持分子结构的稳定性,并形成两个分别位于氨基末端和羧基末端的对水解作用较稳定的区域,但其三级结构相对比较松散易变。ApoE 与脂类结合后形成 VLDL、CM 和一部分 HDL,成为构成这些脂蛋白所必需的蛋白成分。ApoE 是存在于肝脏的 LDL 受体及肝与肝外组织 ApoB/E(LDL)受体的配体,在肝脏等组织摄取 CM 残粒、HDL1 及 VLDL 时起重要作用,有助于将外周的胆固醇运至肝脏经代谢排除,ApoE 是血液中最重要的载脂蛋白成分之一,对机体的脂类代谢影响极大。第 140～160 位氨基酸为受体结合部位,该位置的氨基酸发生变化,会改变 ApoE 与受体的结合力,从而影响脂类代谢。

(二)ApoE 的遗传多态性

ApoE 基因位于 19q13.2,该染色体还编码 ApoC-2 及 LDL 受体基因。该基因包括 4 个外显子和 3 个内含子。ApoE 基因经过点突变成为复等位基因,故在人群中常表现为遗传多态性,即出现多种异构体。根据正常人群中血清 ApoE 蛋白等电聚焦电泳的带谱表型可以将 ApoE 分为 3 种异构体即 E2、E3、E4,它们分别是等位基因 ε2、ε3、ε4 的编码产物,这 3 种表型的氨基酸序列在 112/158 位存在多态性。E3(112Cys/158Arg)是最常见的表型,其次为 E4(Cys112-to-Arg),E2 较少见,有 4 个基因型,分别为 E2(Arg158-to-Cys),E2(Lys146-to-Gln),E2(Arg145-to-Cys),E2-Christchurch(Arg136-to-Ser),其中 E2(Arg158-to-Cys)最常见。这种基因型和表型之间的矛盾提示,在 LPG 患者中存在 ApoE 异构体。不同的 ApoE 异构体与脂蛋白受体亲和力不同,目前 LPG 可能的发生机制如下:不同的 ApoE 异构体对肝脏 ApoE 受体结合力不同,导致清除减少;不同 ApoE 异构体所带电荷不同,受肾小球基膜负电荷屏障的作用,而使其清除产生差异;脂蛋白对毛细血管袢和系膜区有亲和性,而在肾脏局部原位沉积;肾脏本身能够产生 ApoE,局部代谢清除障碍。

也有人认为脂蛋白肾病发生的另一可能机制是 ApoE 基因存在多个突变位点。对 ApoE 基因型和表型不符的 LPG 患者的 ApoE 进行测序分析,发现所有患者均携带新的突变位点,目

前报道的有 *ApoE-2 Kyoto*（25Arg→Cys），*ApoE-2 Sendai*（145Arg→Pro），*ApoE-1 Tokyo*（在 141～143 缺失 Leu，Arg，Lys），*ApoE-1* 在 487～540 外显子 54bp 的缺失（在 156～173 缺失 18 个氨基酸），ApoE Maebashi（在 142～144 缺失 3 个氨基酸）。最近，美国又报道了 1 例新的突变位点（Arg147→Pro）。而将 *ApoE2 Sendai* 基因转染到 *ApoE* 基因缺失的小鼠，使小鼠患 LPG，进一步证实 ApoE2 Sendai 与脂蛋白肾病有关。尽管如此，*ApoE* 发生突变是否是 LPG 的发病机制仍存在争议，如国内陈姗等对 17 例 LPG 患者 *ApoE* 基因的全长序列分析，并未发现基因突变的存在。同时目前已知的 ApoE 突变体很多，但不同基因型或不同突变体患者临床表现和肾脏病理改变并未发现明显差异，是否还有其他因素参与了脂蛋白肾病的发病还需进一步探索。

（三）ApoE 多态性与 LPG

尽管 LPG 常伴有高脂血症或类似Ⅲ型高脂蛋白血症，但绝大多数患者病变仅限于肾脏，这一现象似乎表明 LPG 在原位形成。Watanabe 等报道一种肾脏形态学改变类似 LPG 的非肥胖和非糖尿病大鼠，血浆胆固醇和甘油三酯水平无明显升高，认为聚集在肾小球中的 ApoE 和 ApoB（与血浆脂质水平无关）加速了肾小球病变的进展和蛋白尿。因此，有人提出 LPG 的发生是由于 ApoE-2 与肝脏 ApoB/E 受体的结合力远比 ApoE-3 低，从而导致了携 ApoE-2 基因型患者血清 ApoE 水平的升高，此外，ApoE-2 比 ApoE-3 多带一个负电荷，肾小球基膜的负电荷屏障使 ApoE-2 的清除率较低，从而导致其在肾小球的沉积。尽管如此，目前对异常 ApoE 的脂蛋白结构引起肾小球直接损害的发病机制尚未完全清楚。

二、病理改变

（一）光镜

肾小球体积明显增大，毛细血管袢高度扩张，袢腔内充满淡染的、无定形、不嗜银的"栓子"（脂蛋白栓子），可为层状及网眼样结构，有时呈现为"指纹样"外观。无明显"栓子"的肾小球可见系膜区轻至重度增宽，基质增多，由于重度系膜增生，肾小球也可呈现分叶状改变。晚期肾小球则呈现局灶节段或球性硬化。系膜细胞及基质呈轻重不同的节段性增生，基膜未见明显增厚。周围肾小管细胞中可见散在的细小脂滴，间质未见明显病变。

（二）免疫组化/免疫荧光

油红 O 染色阳性和苏丹Ⅲ阴性证实袢腔内为脂蛋白"栓子"，而特征性病变为特殊免疫荧光染色可发现栓子内有 ApoB、ApoE 和 ApoA 沉积，尤其是 ApoB 和 ApoE 必不可少。此外常可见免疫球蛋白和补体沿肾小球毛细血管袢沉积，但无特异性。

（三）电镜

肾小球毛细血管袢腔内充满排列成指纹状的低电子密度的嗜锇样物质（脂蛋白"栓子"），内含有许多大小不等的颗粒和空泡，红细胞和内皮细胞被挤压至毛细血管袢边。其他非特异性超微结构改变包括上皮细胞足突融合、微绒毛化、胞质内富含溶酶体，系膜细胞和基质的插入及新形成的基膜等。

三、临床特点

LPG 病变主要累及肾脏，且以肾小球受损为主。典型 LPG 临床表现为中至重度蛋白尿，常表现为肾病综合征；异常血浆脂蛋白类似Ⅲ型高脂蛋白血症；常伴肾功能进行性减退。最近尚有研究发现大多数患者呈多形性镜下红细胞尿。LPG 患者可以有高脂血症,尽管大多数患者以甘油三酯升高为主,但患者血脂的改变仍缺乏特征性。最具有特征性的指标是血清 ApoE 水平异常升高,常高于正常的两倍以上。但系统受累的临床表现罕见,动脉粥样硬化、肝功能异常等病变也不常见。部分患者血压可升高,但恶性高血压少见。肾脏体积常增大。近年来解放军肾脏病研究所总结了 16 例脂蛋白肾病,与 Saito 等于 1999 年总结的全世界 32 例患者相比较(其中 25 例为日本患者),发现中国人脂蛋白肾病患者虽然在年龄分布、男女性别比,以及临床表现和病理改变上与国外报道一致,但还存在自己的一些特点:①国外常见家族性发病,亲属中可见蛋白尿,肾功能异常和血浆 ApoE 水平升高。而国内的研究中仅 2 例表现为家族性发病,尚未发现大的家系发病。②国外报道脂蛋白肾病可为轻重度蛋白尿,多表现为肾病综合征,血尿不常见。而国人多存在不同程度的镜下血尿。③国外高脂血症不常见,有时类似Ⅲ型高脂血症,血浆 ApoE 常为正常值的 2 倍以上,而国内的研究中所有患者均存在高甘油三酯血症,总胆固醇正常或只是轻度升高,ApoE 虽显著增高,但仅 5 例超过正常值 2 倍以上。④此外,国人多存在不同程度贫血,而且贫血和肾功能、小管间质病变无相关性,骨髓中未见大量脂质沉积。⑤多数患者肾脏体积明显增大。

四、鉴别诊断

(一)肾脏原发性脂类沉积症

1.Fabry 病

临床上主要表现为感觉异常、肢端疼痛及血管角质瘤。肾脏受累时,常表现为蛋白尿,尿浓缩功能受限。病理检查见肾小球足细胞呈严重的泡沫样改变,电镜下可见大量含有髓磷小体的溶酶体聚集,系膜细胞及内皮细胞也可有类似改变。肾小管以远曲小管和集合管受累为主,血管内皮细胞常出现空泡样变,严重者可出现动脉硬化。

2.Niemann-Pick 病

本病鞘磷脂在单核巨噬细胞及内皮细胞中蓄积。肾脏受累的主要特征性病变为肾小球毛细血管内皮、足细胞、小管上皮、血管内皮及肾间质中有较大的空泡细胞存在。

3.异染性白质萎缩病

大脑是本病的主要受累器官,但肾脏也常出现脂类的异常沉积。肾脏脂类沉积主要发生在远端集合管、远曲小管及髓袢段的细胞内,肾功能常不受影响。

4.黏膜脂质病

本病主要累及机体的成纤维细胞。在肾脏主要累及肾脏成纤维细胞、肾小球足细胞,表现为明显的气球样变,内含多量清亮的空泡。

5.家族性卵磷脂胆固醇酰基转移酶缺乏症

肾损害是本病的主要表现之一,患者可出现蛋白尿、镜下血尿,晚期有时可发生终末期肾衰竭。病理上主要表现为肾小球内泡沫细胞的积聚及系膜区内皮下出现大量致密的不规则样颗粒。

6.家族性Ⅲ型高脂血症

脂蛋白肾病患者存在某些类似Ⅲ型高脂血症的脂蛋白代谢紊乱的临床表现,因此以下几点有助于两者鉴别:脂蛋白肾病患者不存在加速性动脉硬化症的临床表现;脂蛋白肾病患者不发生黄色瘤和透壁性心肌梗死;Ⅲ型高脂血症患者常为 ApoE2/2 表型;Ⅲ型高脂血症患者肾小球系膜区可见泡沫细胞,无确切的肾小球形态学改变。

(二)继发性脂类沉积病

1.肾病综合征

各种原因导致的肾病综合征,大量脂类物质经滤过重吸收后,都会导致其肾内沉积,其主要累及近端肾小管,表现为空泡变性;也可累及肾小管基膜,引起基膜的增厚、撕裂及空泡变性。

2.Alport 综合征

本病无高脂血症,肾脏主要表现为基膜增厚、撕裂及变薄等改变。

3.肝硬化

肝病累及肾脏的主要表现为系膜区增宽、系膜基质增生、系膜区及内皮下出现致密的不规则脂类颗粒沉积。

(三)其他肾小球肾炎

1.局灶性节段性肾小球硬化

本病无论在疾病早期还是晚期,肾小球毛细血管袢膨胀不明显,无脂蛋白栓子。

2.膜增生性肾小球肾炎

本病增生性病变明显,呈分叶状,周边袢弥漫双轨征,无脂蛋白血栓。

五、治疗

到目前为止,LPG 尚无可靠治疗方案。曾经应用激素、免疫抑制剂和抗凝药物治疗,但效果欠佳,近年来采用降脂及免疫吸附等疗法取得了较好效果。降脂治疗不仅能减少尿蛋白,改善高脂血症,而且有可能逆转肾小球病理变化。如 Arai 等使用苯扎贝特(400 mg/d)治疗 1 例 LPG ApoE2Kyoto(Arg25Cys),2 年后血浆清蛋白从 2.1 mg/mL 渐升至 4 mg/mL,病理检查肾小球内脂蛋白栓子几乎完全消失。Ieiri 等联用非诺贝特(300 mg/d)、戊四烟酯(750 mg/d)、二十碳五烯酸乙酯(1 800 mg/d)和普罗布考(500 mg/d)治疗 1 例 36 岁表现为肾病综合征的 LPG 的女性患者,11 个月后尿蛋白消失,肾小球内脂蛋白栓子完全消失。

解放军肾脏病研究所黎磊石院士于 2000 年首次创新性地使用葡萄球菌 A 蛋白(SPA)免疫吸附(IA)治疗 LPG,8 例 LPG 患者接受 SPA 免疫吸附治疗后,尿蛋白、血清肌酐、胆固醇、甘油三酯及 ApoE 水平均明显下降,重复肾活检示肾小球毛细血管袢内脂蛋白栓子显著减少或消失。长期随访显示,吸附治疗有保护肾功能,延缓疾病进展的作用,对 LPG 患者定期行免疫吸附治疗有益于延缓疾病进展,改善患者预后。全血脂蛋白直接吸附(DALI)是最近发展起来的新的血脂净化技术,可以直接从全血中清除脂蛋白。吸附柱由聚丙烯酸盐配体包裹的聚丙烯酰胺珠组成,带负电荷的聚丙烯酸盐配体与带阳电荷的 ApoB LDL 和 Lp(a)结合,选择吸附这些脂质成分,使血 LDL、Lp(a)及 TG 水平明显下降。脂蛋白肾病患者体内可能存在 ApoE 变异体,其与 LDL 受体的亲和力下降,而致清除减少,而 DALI 治疗可通过化学作用直接清除血中的脂蛋白成分,减少局部的脂蛋白沉积。既往 Saito 等曾报道 2 例应用特异性 LDL 吸附治疗脂蛋白肾病的患者,治疗效果不佳。但解放军肾脏病研究所应用 DALI 治疗 1 例患者后,肾组织局部脂蛋白栓子明显减少,患者尿蛋白减少,血肌酐维持稳定。

尽管如此,LPG 治疗仍仅限于个案报道,均缺乏有力的数据支持。LPG 致终末期肾病肾移植亦偶有报道,但移植后 LPG 均复发。

(张 倩)

第四节 代谢综合征肾损害

一、代谢综合征的定义

代谢综合征(metabolic syndrome,MS)是由遗传基因(胰岛素、胰岛素受体及受体后胰岛素信号传递途径中物质基因突变)和环境不利因素(体力活动减少、营养过度等)综合作用导致机体出现胰岛素抵抗(IR)而诱发。多个国际学术机构都对 MS 做出诊断标准或定义,1999 年世界卫生组织对 MS 所作的定义是糖耐量减退或糖尿病,并伴有另外 2 项或 2 项以上的成分,如高血压、高甘油三酯血症和(或)低高密度脂蛋白(HDL)胆固醇血症、中心性肥胖或微量蛋白尿。2005 年4 月14 日,国际糖尿病联盟(IDF)又发布了 MS 的新定义:中心性肥胖(定义为欧洲人男性腰围>94 cm,女性腰围>80 cm,中国人、日本人及南亚人有其种族特有的腰围标准),并有以下诸项中的 2 项:①甘油三酯升高,至少1.7 mmol/L(150 mg/dL);高密度脂蛋白-胆固醇降低[男性<0.9 mmol/L(40 mg/dL),女性<1.1 mmol/L(50 mg/dL)];②血压升高,高于17.3/11.3 kPa(130/85 mmHg);③空腹高血糖,定义为血糖>5.6 mmol/L(100 mg/dL)或过去诊断过糖尿病或糖耐量受损。几项大型流行病学研究显示,MS 的各种成分之间并非互相独立,而是彼此相关的,它们均与高胰岛素血症存在一定的关系。IR 是 MS 的中心环节,是共同病因学基础,但血管内皮功能异常、微量蛋白尿、高瘦素血症、高尿酸血症、高凝状态等非传统因素亦参与其中。

二、流行病学

代谢综合征发病率日益增加。由于 MS 患者具有高血压、高血糖、高血脂、肥胖等多种代谢紊乱,而这些因素单独或合并存在时均可引起肾脏损害,甚至肾衰竭,因此对代谢综合征与肾脏疾病的关系更加值得关注。微量蛋白尿(microalbuminuria,MA)是肾脏受损的早期标志物之一。来自第 3 次美国国家营养健康调查报告的多因素分析显示:代谢综合征能显著增加慢性肾脏病(CKD)和微量蛋白尿的危险性(经过调整的相对危险比分别为 2.6 和 1.9);并且随着代谢综合征组分数目的增加,CKD 和微量蛋白尿的危险性也相应增加(含有 3、4、5 个组分时,则 CKD 的多变量调整相对危险比分别为 3.38、4.23、5.85;微量蛋白尿的多变量调整相对危险比分别为1.62、2.45、3.19)。最近,一项 6 217 例的流行病学研究表明代谢综合征患者发生 MA 和慢性肾脏疾病的危险性分别增加5.85 倍和 3.1 倍,Rowley 等最新的研究表明,代谢综合征患者中 MA的发生率为 22.2%(男性)、26.9%(女性),并且随着代谢综合征数的增加,MA 的发生率可增高至 36%。

三、代谢综合征对肾脏的损害作用

实验研究发现代谢综合征动物模型较正常动物肾小球滤过率(GFR)和肾血浆流量显著增加,血浆肾素和胰岛素浓度均高出 2~3 倍;早期肾脏病理改变为肾小球体积增大,鲍曼囊腔扩大,系膜细胞增生,肾小球转化生长因子β表达增加。代谢综合征可引起肾小球高灌注、高滤过状态进而使肾小球增生肥大,如不给予积极干预则引起肾脏组织结构重塑,最终导致肾脏纤维化和肾功能的进行性丧失。

四、代谢综合征对肾脏损害的表现和可能机制

(一)代谢综合征的中心性肥胖导致的肾脏损害

肥胖是代谢综合征的核心组成成分,目前国外有研究显示肥胖可导致肾脏的损害,即肥胖相关性肾病(ORG)。Kambham 等分析 1986－2000 年间 6 818 例肾活检资料后发现:ORG 的发病率从 0.2％增加到 2％,ORG 临床起病隐匿,发病年龄较晚,与原发性局灶节段性肾小球硬化(FSGS)相比,较少出现大量蛋白尿和肾病综合征,血浆清蛋白较高,血浆胆固醇较低,水肿的发生较少。肥胖相关性肾病肾脏病理在光镜下表现为两种形态,单纯性肾小球肥大者称为"肥胖相关性肾小球肥大症"(OB-GM),肾小球肥大及局灶节段性肾小球硬化者称为"肥胖相关性局灶节段性肾小球硬化症"(OB-FSGS),还有一部分表现为类糖尿病样改变,如轻度、灶性系膜硬化或轻度系膜增生等。OB-GM 患者肾小球滤过率(GFR)常增高或正常,OB-FSGS 患者 GFR 常随肾脏病理改变加重而下降,但肾功能损害进展相对缓慢。以往认为 ORG 预后好,较少进展为终末期肾脏疾病(ESRD),但此后有研究显示 OB-FSGS 的 5 年肾存活率为 77％,10 年肾存活率为 51％。肥胖相关性肾病的具体机制尚不明确,但有研究表明脂肪组织分泌的脂肪细胞因子可激活交感神经系统,并通过肾素血管紧张素和肾脏浓缩作用而减弱尿钠排泄,增强肾小管对钠的重吸收导致水钠潴留,引起继发性高血压,也可由于其引起的长时间的肾小球高滤过导致肾小球的损伤。而脂肪组织通过分泌瘦素、TNF-α 和 IL-6 会影响能量代谢,促进炎症反应,通过增加胰岛素抵抗、氧自由基的增多、减少抗氧化酶的表达等机制均可引起肾脏损伤。总的来说,肥胖可能通过肾脏血流动力学改变、系膜细胞增生和肥大、脂质的沉积及高瘦素血症等机制加重肾脏损害。

(二)代谢综合征的胰岛素抵抗引起的肾脏损害

目前认为胰岛素抵抗最常发生于代谢综合征患者,是发病的中心环节及致病基础。它不仅提示了新发糖尿病、心血管事件及全因死亡的高危险性,同样也是发生肾损害、导致肾衰竭的独立危险因素。且有动物实验证实,肾脏的结构和功能改变在发生临床糖尿病前的高胰岛素血症阶段已出现。临床可表现为蛋白尿、高血压,也可是肾病综合征。病理改变是肾小球毛细血管基膜的增厚,系膜基质增多和肾小球的硬化,典型表现为结节性肾小球硬化和弥漫型肾小球硬化症。其损伤机制分析:①胰岛素抵抗对肾脏的直接影响:胰岛素主要作用于肾小管,胰岛素抵抗时出现的高胰岛素血症使血压的钠敏感性增加,肾小球内压力增高,从而导致微量蛋白尿。Vedovato等研究证实肾小球内压力与微量蛋白尿及胰岛素抵抗程度呈正相关。②胰岛素抵抗通过生长因子加重肾损害,胰岛素抵抗及高胰岛素血症增强肾小球系膜细胞分泌胰岛素样生长因子(IGF-1),并促进细胞增生,抑制系膜细胞的凋亡,降低基质金属蛋白酶的活性,导致基质增多及肾脏的纤维化,IGF-1 还可以显著增加肾血流量和肾小球滤过率,加重肾脏损害。多元醇通路活性的增加引起肾脏细胞功能异常。③胰岛素抵抗通过一氧化氮加重肾损害:胰岛素可促进一氧化氮释放增加从而导致内皮依赖性的血管舒张,而 IR 可导致内皮功能障碍,引起微量蛋白尿。④另外有研究显示,胰岛素抵抗的一个特征是游离脂肪酸(FFA)的增多,导致血管内皮功能受损,进而可能导致肾脏损害。胰岛素抵抗所致肾小球血流动力学改变引起肾脏高滤过、高灌注以及蛋白激酶 C(PKC)活性升高最终导致肾小球细胞外基质增多、积聚等。

（三）代谢综合征的高脂血症和肾脏损害

高脂血症可以引起肾脏损害在动物实验及临床研究中都得以确认，Moorrh 等首先提出"脂质肾毒性"的概念，动物研究结果表明血脂异常与局灶性肾小球硬化和肾功能损害有密切的关系。有研究表明 MS 患者随血脂升高，血、尿 β_2-MG 升高，UAER 增加。脂质紊乱肾损害可表现为肾小球脂质的沉积、肾小球硬化和上皮细胞的损伤、系膜细胞增多和细胞外基质的聚集及肾脏间质的损伤。高血脂可刺激肾脏固有细胞增殖及细胞外基质大量合成，加速肾功能恶化。肾小球内脂质聚集，单核细胞吞噬脂质形成泡沫细胞。泡沫细胞可以释放多种炎症因子，促进系膜基质产生，从而参与肾小球硬化的发生。而且高脂血症对足突细胞有直接毒性作用。在诱导的肥胖及 2 型糖尿病动物模型中发现甘油三酯和胆固醇合成的重要转录因子 SREP-1/2 表达增多，LDL 增多，脂质沉积损伤内皮细胞，导致动脉粥样硬化而引起肾脏的损害。

（四）代谢综合征的高血压肾脏损害

在代谢综合征人群中高血压患病率极高。高血压是肾脏损害的重要独立危险因素，能增加肾脏疾病的发病率及肾衰竭的发生率和致死率。高血压肾损害病理改变主要表现为良性肾血管硬化。入球小动脉较出球小动脉更易受累，表现为动脉玻璃样变和动脉肌内膜增厚、管壁-管腔比值增加、顺应性下降、管腔狭窄，引起某些肾单位的缺血性皱缩至硬化、肾单位功能低下、肾小管萎缩及肾间质纤维化、肾小管功能受损。临床上病情进展缓慢，患者常首先出现夜尿多、尿比重低及尿渗透压低等远端肾小管浓缩功能障碍表现，尿改变轻微（轻度蛋白尿、少量镜下血尿及管型尿），而后才逐渐出现肾小球功能损害。其损伤机制是高血压引起的血流动力学改变和非血流动力学因素如活性氧簇的增加和代谢异常等导致肾脏血管及肾脏实质的损伤。2002 年 Fogo 等对 62 例高血压肾硬化症患者肾脏病理进行了半定量分析，发现血压水平与肾脏形态学变化并不平行，支持其他因素参与致病；目前认为脂肪组织本身也是一个"内分泌器官"，它能够分泌包括 PAI-1、瘦素、抵抗素等能参与局灶节段肾小球硬化致病的物质。国际著名肾脏病学者 Kincaid-Smith 最近提出的新观点认为高血压肾硬化症患者中肥胖和胰岛素抵抗比高血压本身发挥更大致病作用。

（五）代谢综合征与尿酸相关性肾脏损害

代谢综合征中肥胖、高脂血症、糖耐量异常可分别引起嘌呤代谢加速，抑制肾小管上皮细胞对尿酸的排泄以及促进 5 磷酸核糖合成途径，尿酸生成增多，尿酸盐析出结晶，沉积于肾小管及间质，引起高尿酸性肾病，表现为间质性肾炎、肾小管功能受损及肾脏尿酸结石。Toprak 等对 266 名高尿酸血症患者研究发现，肾病发生率为 15.1%，而血尿酸水平正常的人群，肾病发生率仅为 2.9%，提示高尿酸血症是肾脏功能损害的又一危险因素。Abate 等进一步研究发现，胰岛素对正常肾脏的尿液酸化功能具有调控作用，由于尿酸性肾结石患者对胰岛素抵抗而使肾脏 H^+ 排泄增加、尿 NH_4^+ 和枸橼酸等碱性物质排泄减少导致尿 pH 过低，提示尿 NH_4^+ 排泄减少和低尿 pH 可能是肾脏对胰岛素抵抗的表现之一，这些缺陷可导致尿酸沉淀增加而促进尿酸结石的形成。这可导致尿酸沉积的危险，进而引起或加重以肾小管间质损害为主的慢性痛风性肾病。研究证实肾损害与血尿酸升高的水平和持续时间长短呈正比。即使是轻度尿酸增高也会导致血管收缩、肾小球高压，引起肾脏损害。

（六）代谢综合征与慢性炎症反应所致肾脏损害

目前已经证实，炎症标志物升高与代谢危险因素及动脉粥样硬化性疾病进展加速有关，继而加重了 MS 患者肾脏损害的发生和发展。脂肪组织内大量脂肪细胞和巨噬细胞均可释放多种炎症因子,如 C 反应蛋白(CRP)、细胞因子白细胞介素-6(IL-6)、肿瘤坏死因子-α(TNF-α)、瘦素、转化生长因子-β(TGF-β)。上述因子促进并加重了肾小球肥大,激活肾素-血管紧张素系统,导致肾小球出现高灌注、高滤过、加重肾小球硬化。2 型糖尿病患者血液中的 CRP、IL-6、TNF-α 等炎症标志物和炎症因子较健康人群显著升高。而高血糖导致的氧化应激又可加剧炎症反应。所以系统性慢性炎症直接参与了糖尿病的发生与发展。炎症因子不仅可以通过调节炎症过程的关键激酶 IKK 等,导致外周组织 IR,而且也会诱发胰岛 β 细胞本身的 IR 而影响葡萄糖对胰岛素合成和分泌的调节作用。早在 2005 年 Sesso 及其同事报道:在女性健康研究的参加者中,血清 CRP 水平增加与发生高血压的危险呈正相关。这种高的 CRP 水平可以增强炎症反应,而直接作用于动脉壁、内皮细胞或其他细胞,促进动脉炎症,升高血压,促进动脉粥样硬化形成,最终导致肾脏损害。

总的来说,代谢综合征由于其包含的多个因素,其导致的肾脏损害的机制可能是相互联系,表现多样性,且肾脏损害的临床表现也是多种多样的。

五、代谢综合征引起肾脏损害的预防与治疗前景

虽然肾脏具有强大的代偿功能,代谢综合征引起的肾脏损害可能是隐匿性和慢性迁延的,但仍应给予足够重视。丹麦 Steno 糖尿病中心研究证实全面控制 MS 各组分,可使 2 型糖尿病患者肾脏损害风险下降 61%,危险比率为 0.39(95% 可信区间,0.17~0.87),所以防治 MS 肾损害必须对其各危险因素进行综合干预。在二级预防方面,应特别强调对代谢综合征的基本发病机制的治疗和调节,进而防止代谢综合征各危险因素对肾脏等器官的损害。

改变不良的生活方式,包括戒烟、改变饮食结构、适量增加运动以降低体重,可改善胰岛素抵抗,降低蛋白尿,最终达到预防及改善糖尿病和心血管疾病目标。合理的饮食(低胆固醇、减少单糖摄入量,增加蔬菜、水果、粗粮)能显著降低肾小球的高压力、高滤过状态以及减轻肾小球肥大等组织学改变,而且应该作为首选和基础治疗。有研究发现,通过减轻体重可以减缓高血压,减少 MA,减轻肾脏高灌注、高滤过状态。降低体重最适宜的目标为 1 年内降低体重的 7%~10%,持续体重减轻直至 BMI<25 kg/m²。研究显示通过控制饮食能减少代谢综合征的流行程度,改善内皮细胞功能,改善血浆甘油三酯、血糖、血压水平。增加体力活动应以实用、规律、适度为原则,推荐标准方案为每周至少 5 天,每天至少 30 分钟中等强度运动(如快走)。单纯吸脂术也能达到改善腹型肥胖的目的,但并不能改善胰岛素抵抗和心血管危险因素。通过改变生活方式逆转体内 IR 状态,积极控制血糖、血压、调节脂代谢紊乱,改善机体代谢紊乱对肾脏也具有积极的保护作用。

综合性治疗代谢综合征的各危险因素包括:①控制体重,如饮食和运动,必要时辅以减肥药物如奥利司他及盐酸西布曲明。②控制血脂,主要降低 TG 和 LDL-C 水平及升高 HDL-C 的水平,可选用他汀类或贝特类药物治疗,力争使各项血脂指标达到正常水平。研究表明积极的降脂治疗可以改善肾小球滤过、减少蛋白尿的排出,并可抑制慢性免疫炎症反应。③控制血压,首选 ACEI 和 ARB,必要时联合钙通道阻滞剂、β 受体阻滞剂等其他降压药治疗,目标血压应控制在 18.7/12.0 kPa(140/90 mmHg)以下。糖尿病患者目标血压降至 17.3/10.7 kPa(130/80 mmHg),若出现临床糖尿病肾病,尿蛋白>1 g/d 时则需降低至 16.7/10.0 kPa(125/75 mmHg)。ACEI 和 ARB 类药物尚有对肾脏直接的保护作用。Toblli 等证实,联合应用贝那普利和依贝沙坦降压治疗,可以明显减轻大鼠肾小球硬化。④降低胰岛素抵抗及调节糖代谢异常是代谢综合征的治疗

中心环节,目前改善胰岛素抵抗常用药物有 ACEI/ARB、PPARγ 激动剂、二甲双胍类降糖药等,特别是 ACEI/ARB 类药物能促进胰岛素信号传导,增加胰岛素的敏感性,增加葡萄糖转运子-4 的表达和活性,增加脂连素的水平,降低 TNF-α、IL-6 等水平。某些 ARB 类药物如替米沙坦尚能选择性激活 PPARγ,增强胰岛素敏感性,降低 TG 和 LDL-C,减轻炎症及氧化应激的发生,降低血压,抑制血管平滑肌和内皮细胞的增生。研究发现 2-羟基雌二醇能抑制肥胖的发展,提高内皮功能,控制血压,降低血浆胆固醇水平。同时有研究证实 MS 患者给予抗炎及抗氧化应激治疗及上调 AMPK 和丙二酰 CoA 的表达也可能是有效的干预手段。

随着对 MS 肾损害发病机制的深入研究,全面控制和干预 IR、肥胖及 MS 各个组分,监测肾脏损害的早期指标,可以减轻和延缓与 MS 相关的肾脏病变的发生及发展。

（汤　娜）

第十章

自身免疫性疾病相关性肾病

第一节 狼疮性肾炎

系统性红斑狼疮(systemic lupus erythematosus,SLE)是一种累及多系统多脏器的自身免疫性疾病,育龄期女性较易受累。SLE 所致肾损害称为狼疮性肾炎(lupus nephritis,LN)。LN是我国常见的继发性肾小球疾病,其临床表现多样。轻者仅表现为无症状蛋白尿或血尿;部分患者表现为肾病综合征,伴有水肿、高血压或肾功能减退;少数患者起病急骤,肾功能短期内恶化甚至发生急性肾衰竭。如活动性病变未得到有效控制,病情迁延不愈,部分患者可逐渐进展至慢性肾衰竭。存在肾小管间质损伤者,表现为低比重尿、低分子蛋白尿,可伴随 1 型肾小管酸中毒。

一、发病机制

LN 的发病机制尚不完全明确,可能涉及遗传(基因变异、HLA Ⅱ类分子多态性、补体遗传缺陷、非组织相容性复合物基因)、环境(药物、部分工业/农业化学衍生物、烟草、染发剂、紫外线)、内分泌紊乱(雌激素、催乳素升高)、免疫系统异常等多个方面。上述致病因素的相互作用可导致:①T 辅助细胞活化,B 细胞增殖,从而产生损伤性自身抗体。动物试验显示应用抗核抗体PL2-3 可诱导肾脏局部产生 B 细胞刺激因子,导致小鼠自身抗体水平显著升高,并进展为狼疮性肾炎。②免疫应答调节紊乱导致抗体与免疫复合物大量产生而不能下调,从而损伤组织器官。近期在狼疮性肾炎患者 MHC 基因区域发现了 5 个与狼疮性肾炎相关的独立危险突变,引起MHC Ⅰ类和Ⅱ类分子抗原呈递异常,参与了狼疮性肾炎的发病机制。③循环或原位免疫复合物沉积于肾脏不同部位,导致不同的肾脏病理类型。

SLE 的组织损害主要与自身抗体的作用有关,体内存在多种高滴度的自身抗体,其中以抗核抗体的阳性率最高(可达 95%),主要包括抗 DNA 抗体、抗组蛋白抗体、抗 RNA 结合的非组蛋白抗体、抗核糖核蛋白抗体(主要是 Smith 抗原,简写为 Sm 抗原),其中抗双链 DNA 和抗 Sm抗体的检测对 SLE 的诊断具有相对特异性,其阳性率分别为 60% 和 30%。免疫复合物介导大多数内脏的损伤病变(表现为Ⅲ型超敏反应)。肾及其他器官的小血管中可检出 DNA-抗 DNA复合物的存在;低水平的血浆补体浓度和肾小球等小血管中补体和免疫球蛋白的沉积,则进一步说明免疫复合物为本病发生的重要原因。

二、病理

(一)病理改变

1.光镜

狼疮性肾炎的病理改变复杂多样,主要为肾小球病变。肾小球细胞增生是 LN 的病理特点,细胞增生可发生在不同的部位,如系膜区、毛细血管内或毛细血管外。系膜细胞增生分为轻度增生定义为 $3\mu m$ 厚切片中非血管极系膜区有系膜细胞 $4\sim5$ 个、中度有 $6\sim7$ 个和重度有 8 个及以上,并伴有基质增多。常伴随系膜区免疫复合物的沉积。毛细血管内增生定义为血管腔内细胞数增多,包括内皮细胞及血液白细胞(中性粒细胞、单核细胞和(或)淋巴细胞)浸润,导致毛细血管腔狭窄或阻塞。毛细血管外增生,即新月体形成,壁层上皮细胞多层增生占据 10% 以上的鲍曼囊腔。肾小球在病变范围上可分为弥漫性和局灶性。如病变分布广泛,超过肾穿刺组织全部肾小球数目的 50%,则为弥漫性病变;如小于全部肾小球数目的 50%,称为局灶性病变。

结合临床症状,LN 病理改变又分为活动性病变,或非活动性和慢性病变。活动性病变的组织学特征可表现为中重度毛细血管内增生,纤维素样坏死,肾小球基底膜断裂,浸润白细胞坏死产生核固缩或核碎裂。光镜下可看到免疫复合物主要沉积于内皮下和系膜区,在 Masson 染色中表现为系膜区嗜复红物沉积,或较大的内皮下沉积物沿毛细血管壁节段性沉积,形成血管壁明显增厚,呈强嗜伊红性均质环状结构,称为铁丝圈样或"白金耳"样改变,电镜下显示为毛细血管基膜内皮下大量电子致密物沿管壁沉积所致。在部分区域,由于内皮下新生的基底膜可产生双轨,常常伴有系膜插入。大块内皮下沉积物可突出进入毛细血管腔形成腔内免疫复合物聚集体,形成透明血栓样结构,为假血栓样改变。在一些活动性增生性病变中,肾小球毛细血管腔内的纤维蛋白也可同时积聚,形成均质样真正的微血栓。

苏木素小体是 LN 罕见但是独有的特征,在 HE 染色中表现为模糊、淡紫色结构(裸核),其在细胞死亡后被挤压出来,通常小于正常的细胞核。抗核抗体与这些裸核结合,导致粗染色质凝集,嗜碱性增加,从而产生苏木素小体。苏木素小体可见于活动性毛细血管内增生性肾炎(Ⅲ型或Ⅳ型),但是在活检组织中较少见到(约占 2%),具有诊断意义。

小管间质和血管病变包括肾小管萎缩、间质炎症、间质纤维化、动脉粥样硬化、血管免疫复合物沉积、血栓形成和动脉炎等。这些病变应根据组织累及的程度给予半定量分级(无、轻、中、重)。由于 LN 的分型主要基于小球病变,这些伴随的小管间质病变和血管病变需在肾穿刺诊断报告中单独列出,加以描述。

2.免疫荧光

由于 LN 是由多种自身抗体形成的免疫复合物引起发病,因此免疫荧光检查中多数指标包括免疫球蛋白:IgG、IgA、IgM,均可不同程度阳性,同时补体 C_3、C_{1q} 也可不同程度阳性,称为"满堂亮",其为 LN 特异性表现。IgG 染色在免疫复合物中较强,IgG 的各亚型 IgG_1、IgG_2、IgG_3、IgG_4 都可阳性,以 IgG_3 阳性最多见。轻链 κ 和 λ 均为阳性。抗磷脂酶 A2 受体抗体一般为阴性。另外,免疫复合物也可沉积于小管、间质和血管。罕见情况下仅见免疫复合物在球外沉积。对患者的皮肤(特别是红斑处的皮肤)做 IgG 免疫荧光检查时,可见表皮与真皮交界处有连续线状阳性,称为狼疮带,有辅助诊断意义。

IgG 免疫荧光染色有时显示肾小管上皮细胞核阳性,呈斑点状分布,提示部分与小管上皮细胞核结合的抗核抗体在冰冻切片的过程中被暴露,称为"组织抗核抗体",但这种现象并不和LN疾病的活动程度相关。这种"组织抗核抗体"也可以出现在其他一些有血清抗核抗体升高的自身免疫性疾病中,可能会与免疫复合物沉积相混淆,这时需仔细观察鉴别,以及需要与电镜相结合予以确认。

3.电镜

在电镜中可看到不连续的电子致密物沉积,与免疫荧光相对应。几乎所有的LN均存在多少不等的系膜区免疫复合物沉积,伴有上皮下、膜内及内皮下多部位的沉积。轻型LN(Ⅰ型和Ⅱ型)主要有少量电子致密物在系膜区沉积,而Ⅲ型和Ⅳ型LN,常在系膜区有大量高密度电子致密物呈团块状沉积,并伴有内皮下和(或)上皮下沉积,特别在内皮下大量电子致密物呈弯月状沉积,是光镜中白金耳形态的电镜下结构。Ⅴ型LN则以上皮下颗粒状电子致密物沉积为主。此外LN的沉积物中也可形成亚结构,如指纹样、晶格状、微管或纤维丝样排列。指纹样亚结构是平行排列的微管状结构,直径在10~15 nm,这些排列通常是弯曲的,类似人类的指纹,但也可以是直线或者是管状的。注意有时这些亚结构的存在可能同时合并了Ⅲ型混合型冷球蛋白血症,需要细心鉴别。其他LN的常见超微结构包括细胞内管网状内容物,通常位于内皮细胞,罕见情况下可见于肾小球上皮细胞和系膜细胞。此结构也可见于干扰素治疗及HIV或其他反转录病毒感染。足突融合反映外周毛细血管壁损伤和免疫复合物沉积的程度,大致和蛋白尿的严重程度相关(图10-1)。

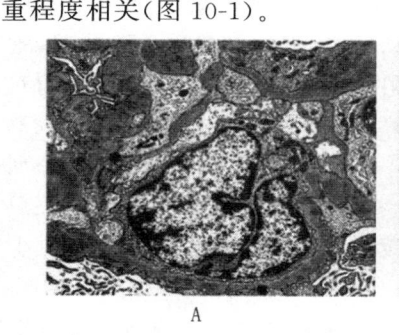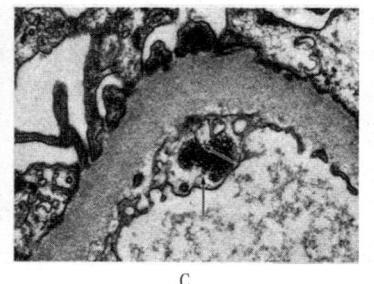

A   B   C

图10-1　狼疮性肾炎电镜下表现

A.肾小球系膜区大量致密物沉积,基底膜内、上皮下少量沉积,基膜不规则增厚(EM×3 000);

B.细胞内指纹样亚结构(EM×60 000);C.内皮细胞质内有细胞内管网状内容物(EM×13 500)

(二)病理分型

1.病理分型的发展

(1)自20世纪50年代初肾活检病理检查应用于临床后,研究者发现LN的病理组织学表现不一。1974年世界卫生组织正式公布了LN的病理学分类。1982年国际儿童肾脏疾病研究病理学顾问委员会对上述分类进行了完善。1995年Churg、Bernstein和Classock等在原分类基础上进行了改进。国际肾脏病学会和肾脏病理学会工作组根据近年的工作经验,提出了一个更为全面的修订方案。国际肾脏病学会/肾脏病理学会工作组狼疮性肾炎的病理分型如下。

Ⅰ型(轻度系膜病变):光镜下肾小球正常免疫荧光下系膜区可见免疫复合物沉积。

Ⅱ型(系膜增生性病变):光镜下见单纯系膜细胞增生或系膜区增宽,免疫荧光或电镜下可见系膜区免疫复合物,可能伴有少量上皮下或内皮下复合物沉积。

Ⅲ型(局灶性病变):活动或非活动性的局灶节段(或球性)毛细血管内或毛细血管外肾小球

肾炎,累及少于50％的肾小球。一般可见局灶内皮下免疫复合物沉积伴或不伴系膜区改变。①Ⅲ(A)：活动性病变：局灶增生性 LN。②Ⅲ(A/C)：活动性和慢性病变：局灶增生和硬化性 LN。③Ⅲ(C)：慢性非活动性病变伴肾小球硬化：局灶硬化性 LN。

Ⅳ型(弥漫性病变)：活动或非活动性的弥漫节段(或球性)毛细血管内或毛细血管外肾小球肾炎,累及超过50％肾小球。一般可见弥漫内皮下免疫复合物沉积伴或不伴系膜区改变。此型被分为2种：弥漫节段性(Ⅳ-S)LN,即50％以上受累小球为节段性病变；弥漫球性(Ⅳ-G)LN,即50％以上受累小球为球性病变。节段性定义为少于50％血管袢受累的一种肾小球病变。此型包括弥漫性白金耳沉积,但很少或无肾小球增生的病例。①Ⅳ-S(A)。活动性病变：弥漫节段增生性 LN。②Ⅳ-G(A)。活动性病变：弥漫球性增生性 LN。③Ⅳ-S(A/C)。活动性和慢性病变：弥漫节段增生和硬化性 LN。④Ⅳ-G(A/C)。活动性和慢性病变：弥漫球性增生和硬化性 LN。⑤Ⅳ-S(C)。慢性非活动性病变伴肾小球硬化：弥漫节段硬化性 LN。⑥Ⅳ-G(C)。慢性非活动性病变伴肾小球硬化：弥漫球性硬化性 LN。

Ⅴ型(膜型病变)：光镜、免疫荧光和电镜下可见球性或节段性上皮下免疫复合物沉积伴或不伴系膜区改变。Ⅴ型 LN 可能与Ⅱ型或Ⅳ型同时出现,在这种情况下,两种类型都需诊断。

Ⅵ型(晚期硬化型病变)：超过90％的肾小球球性硬化,且残余肾小球无活动性病变。

(2)ISN/RPS分型历经十余年检验,被认为较以往分型更清楚和准确地描述了病变的特征,诊断重复性较高,是目前主要采用的诊断依据。但在实际应用中仍存在一些问题,主要在分类中每例都要区分球性病变与节段性病变,活动性病变与慢性非活动病变,但这些界限并不明确,常有不同阶段的病变混合,实际操作困难。该分类也有一定的局限性,其侧重于肾小球损害,而对肾小管、间质和血管的病变重视不够。近年来,对 LN 分型中的一些细节进行了重新定义,取消了分类中区分 S/G,A/C 等要求,并做出一些补充和相关推荐。修改后狼疮性肾炎的病理分型如下。

Ⅰ型(轻微系膜病变性 LN)：光镜下肾小球基本正常,免疫荧光和(或)电镜下系膜区可见少量免疫复合物沉积。

Ⅱ型(系膜增生性 LN)：光镜下见肾小球系膜细胞增生及基质增多,系膜区增宽,荧光或电镜可见系膜区免疫复合物,可以伴有少量上皮下或内皮下沉积。

Ⅲ型(局灶性 LN)：肾小球出现局灶节段(或球性)毛细血管内皮细胞数增加,或伴少量新月体形成,病变累及少于50％的肾小球。荧光和电镜显示系膜区及内皮下为主免疫复合物沉积,可伴有上皮下内皮下多处少量沉积。同时有肾小管灶性萎缩,间质灶性炎症细胞浸润及纤维组织增生。

Ⅳ型(弥漫增生性 LN)：肾小球出现弥漫节段(或球性)毛细血管内皮细胞数增加(系膜细胞、内皮细胞增生或循环白细胞),或新月体肾炎。病变累及超过50％肾小球。可出现膜增生病变、白金耳、微血栓等多样病变。如出现弥漫性白金耳,但肾小球轻度或无细胞增生,仍属于Ⅳ-LN。荧光和电镜显示系膜区、内皮下、上皮下或膜内多部位较多量或大量免疫复合物沉积。

Ⅴ型(膜性 LN)：光镜下肾小球基膜弥漫增厚,可伴有节段性系膜细胞增生和基质增多。免疫荧光和电镜下可见广泛或节段性上皮下为主的免疫复合物沉积,伴或不伴系膜区沉积。如同时有大量内皮下沉积,则说明Ⅴ型 LN 同时合并有Ⅱ型或Ⅳ型病变.在这种情况下,两种类型都需诊断,即Ⅲ型＋Ⅴ型或Ⅳ型＋Ⅴ型。

Ⅵ型(进展硬化性 LN)：超过90％的肾小球球性硬化,且残余肾小球无活动性病变。肾小管大量萎缩,间质广泛纤维化。

2.病理与临床特点

最新 LN 共分为六型,各病理分型之间可以相互转换或合并。

(1)Ⅰ型,轻微病变性 LN(图 10-2):光镜下肾小球基本正常,免疫荧光在系膜区可见免疫复合物沉积,同时电镜观察到系膜区存在电子致密物。如果光镜、免疫荧光和电镜均未发现异常,则不能诊断为Ⅰ型 LN。

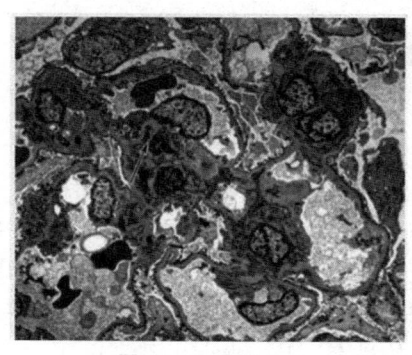

图 10-2　Ⅰ型 LN

临床上,通常无血尿或蛋白尿,肾功能正常,但可有系统性红斑狼疮的全身表现或血清学检测阳性。

(2)Ⅱ型,系膜增生性 LN(图 10-3):光镜下,肾小球节段性或较广泛的系膜细胞增生伴系膜基质增多。免疫荧光和电镜检查可显示系膜区为主免疫复合物沉积。

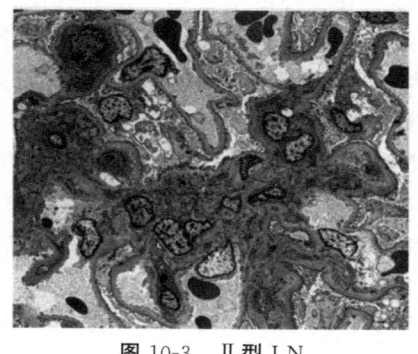

图 10-3　Ⅱ型 LN
系膜区有电子致密物沉积,伴系膜细胞轻度增生(EM×4 500)

临床上,大部分患者无或仅有轻度肾脏异常的表现,小于 50% 的患者表现为轻度血尿或蛋白尿(<1 g/d),肾功能检测正常,<15% 的患者出现肾小球滤过率轻度下降。如有大量蛋白尿需注意排除足细胞病。尽管肾小球病变相对较轻且呈非活动性表现,但在不超过 25% 的患者血清中可检测到抗体强阳性。

(3)Ⅲ型,局灶性 LN(图 10-4):病变累及小于 50% 的肾小球。受累肾小球常表现为节段性或球性毛细血管内皮细胞数增加,增生节段可与球囊壁粘连或节段性硬化,或伴毛细血管壁纤维素样坏死和新月体,有时可见透明血栓和苏木素小体。Ⅲ型 LN 中许多病变都是活动性病变,在描述中需要加以注明。免疫荧光及电镜检查显示Ⅲ型 LN 也是系膜区为主电子致密物沉积,但多有内皮下沉积及少量上皮下沉积。

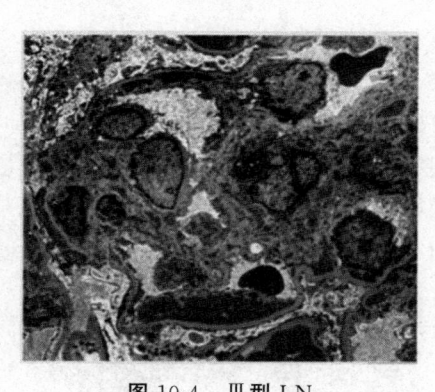

图 10-4　Ⅲ型 LN

系膜区和内皮下电子致密物沉积(EM×7 500)

　　Ⅲ型 LN 临床表现各异,超过 50％的患者血清学证据提示疾病活动,表现为高滴度抗核抗体、ds-DNA 和低补体血症,但是这些血清学数据并不总是和组织学异常的严重程度相关。约 50％患者存在血尿,25％～50％的患者出现蛋白尿,约 1/3 患者存在肾病综合征,但是肾功能不全并不常见,仅影响 10％～25％的患者。1/3 患者出现高血压。节段性硬化较多、非活动性肾小球病变者更常见高血压和肾功能减退。

　　(4)Ⅳ型,弥漫增生性 LN(图 10-5):累及大于/等于 50％的肾小球。受累小球中病变可以是节段性或球性。弥漫增生性 LN 主要显示肾小球毛细血管内皮细胞数增加伴系膜基质增多,可伴血管袢纤维素样坏死,或血管壁高度嗜伊红性增厚,即白金耳样改变等病变,以及白细胞浸润、透明血栓、苏木素小体和新月体形成等各种活动性病变不同程度的组合。肾小球增生性改变可类似膜增生性、毛细血管内增生性或新月体肾炎改变。膜增生改变常形成分叶状,伴随系膜插入和基底膜双轨改变。毛细血管内病变除了内皮细胞增生外,常有单核细胞及中性粒细胞浸润。个别病例增生不明显,而白金耳样结构非常弥漫时,也应列入Ⅳ型 LN。肾小球增生性病变可逐渐进展至节段性或球性肾小球硬化。免疫荧光常表现为"满堂亮"现象,主要沉积在系膜区和血管袢。电镜下则可见系膜区、膜内、上皮下及内皮下多部位电子致密物沉积。有白金耳样改变时则见内皮下弯月状大量电子致密物沉积。和Ⅲ型一样,散在的上皮下沉积并不少见,但如果上皮下颗粒样沉积累及至少 50％肾小球,且在受累的肾小球中累及的毛细血管袢比例超过 50％,需考虑同时合并Ⅴ型(图 10-6)。

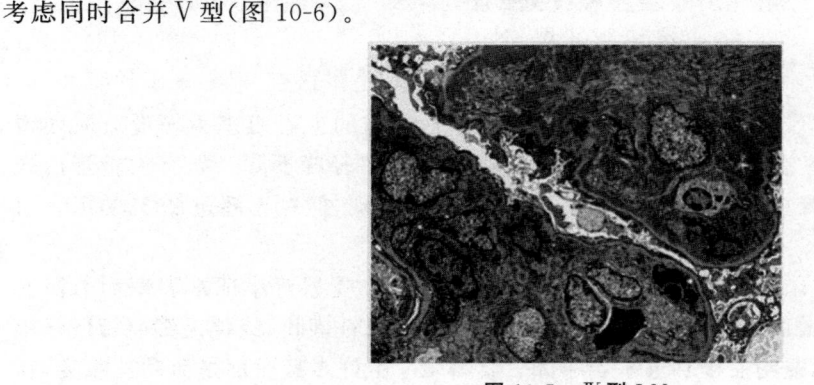

图 10-5　Ⅳ型 LN

肾小球系膜区和内皮下大量电子致密物沉积(EM×5 000)

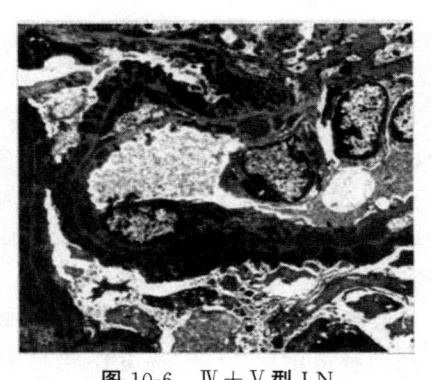

图 10-6　Ⅳ＋Ⅴ型 LN

毛细血管基膜上皮下和内皮下均可见大量电子致密物沉积,基膜显著增厚(EM×7 500)

　　Ⅳ型 LN 临床上常伴随较为严重的肾脏表现,患者常存在活动性血清学标志,包括抗 ds-DNA升高和低补体血症。将近 75％患者存在活动性尿沉渣。高血压和蛋白尿较为常见,约 50％患者存在肾病范围蛋白尿。采用肾小球滤过率评估肾功能,约超过 50％的患者可能存在肾功能不全。

　　(5)Ⅴ型,膜性 LN(图 10-7):定义为弥漫性上皮下颗粒样免疫复合物沉积光镜或免疫荧光显示＞50％肾小球受累,且在受累的小球中累及的毛细血管袢比例超过 50％,常伴随系膜区免疫复合物沉积,可有不同程度的节段性系膜细胞增多。在早期阶段,光镜下肾小球基底膜增厚可不明显,随着疾病进展,由于基质沉积增多,钉突形成可导致基底膜增厚。

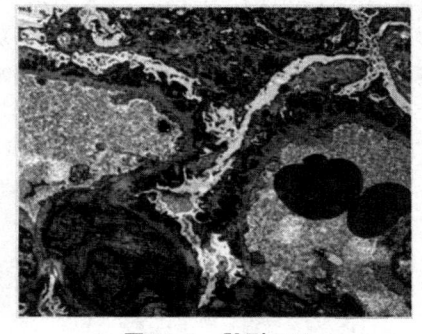

图 10-7　Ⅴ型 LN

上皮下和系膜区大量电子致密物沉积(EM×7 500)

　　免疫荧光 IgG 以肾小球毛细血管袢为主沉积。电镜下除大量上皮下沉积,还可看到散在的内皮下免疫复合物沉积。但如果光镜下看到内皮下也出现较多量免疫复合物,根据累及面积需考虑合并Ⅲ型或Ⅳ型。由于Ⅴ型 LN 也可以引起慢性化病变,导致节段硬化或球性硬化,因此对于这些硬化性病变需仔细鉴别是否既往存在增生、坏死或新月体等,在诊断上决定是否合并Ⅲ型或Ⅳ型。

　　Ⅴ型 LN 需和原发性膜性肾病和其他原因导致的继发性膜性肾病相鉴别,包括药物、感染(HBV 和 HCV 等)和肿瘤。病理上,LN 可表现为系膜细胞增多、系膜区域内皮下免疫复合物沉积、免疫荧光满堂亮,C_{1q}染色阳性、球外免疫复合物沉积、组织抗核抗体和内皮细胞管网状内容物等。抗磷脂酶 A2 受体抗体常为阴性,而在大部分特发性膜性肾病患者中抗磷脂酶 A2 受体抗体为阳性。

临床上,Ⅴ型 LN 常表现为较多的蛋白尿和肾病综合征,然而,仍有不超过 40% 的患者存在非肾病范围蛋白尿(<3 g/d),其中约 20% 患者在肾活检时蛋白尿<1 g/d。血尿可存在于半数患者中。活动性血清学证据、高血压和肾功能不全较Ⅲ或Ⅳ型 LN 少见。将近 50% 的患者存在低补体血症。患者可能缺乏肾外表现,肾脏疾病的起始可能早于 SLE 的诊断数月或数年,部分患者发病时抗核抗体阴性。Ⅴ型 LN 患者发生肾静脉血栓形成和肺栓塞的风险较高。

(6)Ⅵ型,硬化型 LN:≥90% 的肾小球发生球性硬化,且有临床或病理证据显示这些硬化小球由 LN 所致。无活动性病变的证据,大部分小球呈球性硬化,也可能存在一些节段性硬化,残余肾小球可有系膜细胞增多,基底膜增厚或陈旧的纤维性新月体伴鲍曼囊的断裂。此型通常伴随严重的小管萎缩、间质纤维化和动脉硬化。免疫荧光和电镜显示在硬化小球内、小管间质,以及血管壁残存免疫复合物沉积。Ⅵ型可由Ⅲ型、Ⅳ型或Ⅴ型 LN 逐步进展而来,如果没有连续肾活检的资料,很难判断硬化小球是由哪一型转化而来。

此型需和任何原因导致的终末期肾病相鉴别。病理学特征表现为残余免疫复合物沉积,组织抗核抗体阳性和内皮细胞内管网状内容物支持Ⅵ型 LN 的诊断。如果缺乏这些特征性病变,临床 SLE 病史和既往肾活检显示活动性 LN 也支持该诊断。

临床上,肾功能不全和高血压常见。多数患者不存在活动性血清学证据,但是可能持续存在镜下血尿和少量蛋白尿。

(三)狼疮性肾炎的活动性和慢性指数

狼疮性肾炎的肾活检除了要根据上述病理特点进行病理分型外,还要求对肾组织病变的活动性和慢性损伤进行半定量评分,以利于临床治疗和监测疾病进展提供有效的依据。这些评分应包含在肾活检报告中。目前主要沿用美国国立卫生研究院评分系统(表 10-1)。

表 10-1　美国国立卫生研究院狼疮性肾炎活动性和慢性指数

分类	项目	评分
活动性指数(0~24)	毛细血管内皮细胞增多	(0~3)
	中性粒细胞浸润/核碎裂	(0~3)
	内皮下透明样物质沉积	(0~3)
	纤维素样坏死	(0~3)×2
	细胞/纤维细胞性新月体	(0~3)×2
	间质炎症细胞浸润	(0~3)
慢性指数(0~12)	肾小球节段和(或)球性硬化	(0~3)
	纤维性新月体	(0~3)
	小管萎缩	(0~3)
	间质纤维化	(0~3)

0,无;1+,<25%;2+,25%~50%;3+,>50%。因考虑和不良预后显著相关,新月体和纤维素样坏死需双倍积分。活动性指数 0~24 分,慢性指数 0~12 分。尽管尚有争议,但一般认为活动性指数>7 分和慢性指数>3 分与较差的预后相关。

三、临床表现

(一)LN 相关其他肾小球病变

除了典型的肾小球病变分型以外,还需关注其他肾小球损害,应列入诊断中。这些病变包括狼疮足细胞病和抗中性粒细胞胞浆抗体相关性肾炎。

1.狼疮足细胞病

临床常表现为肾病综合征,电镜下可见足突广泛融合,多数患者系膜区可见免疫复合物,但外周毛细血管壁没有沉积物(图 10-8)。目前发病机制尚不清楚,可能由于 T 细胞激活所介导,也可能与使用非甾体抗炎药相关,或者偶然合并原发性微小病变/FSGS。激素治疗较为敏感。

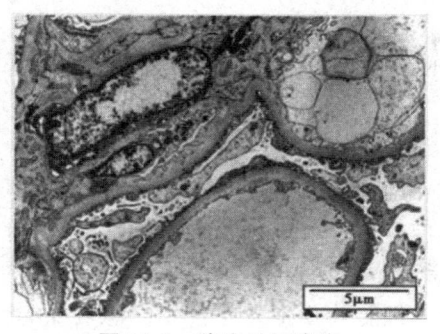

图 10-8　狼疮足细胞病
电镜下示肾小球系膜区少量电子致密物沉积,毛细血管袢足细胞足突广泛融合

SLE 患者中偶尔也可发生塌陷型肾小球病变,临床上常表现为大量蛋白尿,肾功能快速进展至终末期,其是否归于特发性塌陷型肾小球病变或属于狼疮足细胞病仍有争议。

2.抗中性粒细胞胞浆抗体相关性肾炎

在部分 LN 患者中,活检表现为显著的肾小球血管袢纤维素样坏死、新月体形成,但却缺乏明确的毛细血管内增生或内皮下沉积物,需考虑存在抗中性粒细胞胞浆抗体相关性肾炎。寡免疫复合物性坏死性新月体性肾炎与 LN 不同,不伴有肾小球免疫复合物沉积。部分典型免疫复合物介导的 LN 患者可能也存在抗中性粒细胞胞浆抗体血清学阳性,提示可能两种自身免疫性疾病的共存。此时治疗需在免疫抑制剂的基础上增加血浆置换等治疗。

(二)LN 相关性血管病变

LN 相关性血管病变包括血管免疫复合物沉积、狼疮血管病、血栓性微血管病、坏死性血管炎、动脉粥样硬化等。后四者均与肾脏生存率降低相关。

1.血管免疫复合物沉积

免疫荧光显示免疫复合物沉积于血管壁,IgG 伴或不伴 IgM、IgA、C_3、C_{1q}颗粒样沉积于小动脉的内膜或中层,但并无任何光镜改变,在电镜中也可见颗粒样免疫复合物沉积,发生于 10% 的 LN 患者中,一般不影响预后。

2.狼疮血管病

光镜下发现细小动脉管壁纤维素样坏死,管壁嗜伊红物沉积,管腔狭窄或闭塞,称为狼疮血管病。这些沉积物 IgG、补体和纤维蛋白阳性,提示同时存在免疫复合物沉积和血管内凝血。此病变常见于严重的Ⅳ型 LN 患者中,提示预后较差。值得注意的是,这些病变并无血管周围间质炎症的证据,因此病变本质不是血管炎。

3.血栓性微血管病

血栓性微血管病常发生于抗磷脂抗体综合征的患者中,在 LN 的活检中占 10%～32%。病理上,多发性毛细血管腔内和小动脉内纤维素样血栓形成。另外,肾小球基底膜分层,内皮下疏松层增宽和系膜溶解,血管壁可出现黏液样水肿、红细胞碎片滞留和纤维素样坏死。临床上,呈快速进展性肾衰竭,与成人 HUS 相类似。有研究显示,纤溶障碍可能是部分 SLE 患者易于形成肾脏微血栓的原因之一。另外,ADAMST13 抗体可能导致类似 TTP 样综合征。其他肾小球内的栓子可能和抗磷脂抗体综合征相关。血清中存在狼疮抗凝物的患者易于产生肾小球内栓子。在这些患者中,即使没有伴随的免疫反应的参与,肾小球内的栓子可能是主要的致病事件,从而导致肾脏疾病的进展。血栓性微血管病可与各型 LN 同时存在,也可能是肾活检中独立的表现。

4.坏死性动脉炎

相对比较罕见,其特征为小动脉和细动脉的纤维素样坏死,伴随血管壁的炎细胞浸润。在 LN 患者中提示预后较差。

5.动脉粥样硬化

动脉血管内膜纤维性增厚和细动脉血管壁的透明变性也可在 LN 患者中发现,尤其存在于高血压和高龄的患者中。这些病变不仅可促进肾脏疾病进展,同时对患者的生存有不利影响。

(三)狼疮性肾炎小管间质病变

间质炎症、纤维化,小管上皮细胞改变常发生于 LN 患者中,严重活动性小管间质性肾炎常见于Ⅲ型或Ⅳ型。在肾病范围蛋白尿的患者中,近端肾小管胞浆内可出现脂质空泡和蛋白吸收滴。近端肾小管损伤常表现为刷状缘丢失、核增大、核仁显著、有丝分裂特征等。在活动性增生性肾小球肾炎中,可见到红细胞管型。严重的增殖性 LN 可出现间质水肿和炎细胞浸润,多数情况下浸润细胞是淋巴细胞和浆细胞,但中性粒细胞也不少见,反映疾病活动性更强。免疫荧光有时显示 IgG 和补体呈颗粒样沿小管基底膜沉积。IgG 在小管壁呈线样沉积较罕见,提示抗肾小管基底膜抗体的存在。颗粒样小管基底膜沉积在电镜下可见电子致密物,而线样沉积者电镜下不能观察到电子致密物。在一些患者中,小管间质疾病可独立于肾小球疾病,甚至在少见的情况下只有小管间质病变,而无肾小球累及。目前研究显示,浸润的 T 细胞和单核细胞通过介导间质损伤和纤维化在 LN 的慢性损伤中起决定性作用。

(四)狼疮性肾炎的病理类型转化

LN 表现为多样的临床特点和免疫学特征,上述的分类或亚型也仅代表疾病连续发展的不同阶段。受到临床治疗和患者机体内在因素等的影响,LN 可以从一种类型转化为其他类型,可以自发转化,也可以是治疗的结果。如从Ⅲ型病变可转化为Ⅳ型。治疗不当的患者中,Ⅱ型或Ⅴ型也可转化为Ⅳ型。

(五)其他

1.非狼疮性肾炎

在 SLE 患者中虽存在临床肾脏损伤的证据,但肾活检也可出现非免疫复合物介导的病理损害,包括微小病变、局灶节段肾小球硬化、IgM 肾病、薄基底膜肾病、高血压肾硬化、淀粉样变和急性过敏性间质性肾炎等。

2.静息型 LN

在 SLE 患者中存在肾脏病理学改变,但无临床肾脏损伤的证据。患者尿沉渣、肌酐清除率正常,蛋白尿＜300 mg/d,但可存在活动性血清学证据。在静息型弥漫增生性 LN 中,活检可示活动性Ⅳ型 LN 的特征,但无明显的临床表现。

3.药物诱导的 LN

其诊断标准:①使用相关药物前无狼疮的证据;②使用药物后出现抗核抗体阳性和至少一项 SLE 的其他临床特征;③终止药物后血清学和临床改善。有超过 80 种药物可引起 SLE,包括肼屈嗪、普鲁卡因胺、异烟肼、甲基多巴、奎尼丁、米诺环素、氯丙嗪等。与特发性 SLE 患者相比，药物诱导的 SLE 患者通常年龄较大，男女比例相等，抗核抗体阳性(99%)，抗组蛋白抗体阳性(95%)，关节痛、肌痛、胸膜炎和发热较多见。抗 ds-DNA 和抗 Sm 抗体常阴性，血补体大多正常。面部皮疹和中枢神经系统疾病罕见。起病隐匿，可在起始药物治疗 1 个月到数年间起病，肾脏累及较少见(<5%)，任何类型的 LN 均可见，局灶增生和新月体形成发生率较高。

四、实验室检查

(一)血液测定

部分患者出现白细胞计数减少，血小板降低，贫血；红细胞沉降率增快，C 反应蛋白增高。

(二)尿液测定

1.血尿

镜下血尿 80%，肉眼血尿 1%~2%，红细胞管型 10%。

2.蛋白尿

几乎所有 LN 患者有蛋白尿，40%~65% 有肾病范围的蛋白尿。

(三)肾功能检查

40%~80% 患者肾功能异常，血尿素氮、肌酐和胱抑素 C 升高；10%~20% 呈急进性肾炎表现，1%~2% 出现急性肾损伤。

(四)血电解质测定

高钾血症发生率 15%。

(五)免疫学试验

1.抗核抗体

狼疮性肾炎患者阳性率在 90% 以上，但无特异性。

2.抗 dsDNA

抗 dsDNA 见于 75% 未治疗狼疮性肾炎患者，比抗核抗体特异，但不如抗核抗体敏感；高滴度抗 dsDNA 提示存在 SLE，可作为随访的标志物。

3.抗单链 DNA 抗体

许多风湿性疾病阳性，与 LN 病程不相关。

4.Sm 抗体

Sm 抗体诊断 SLE 和 LN 特异性高，但只有 25%~30% 患者阳性。

5.抗 C_{1q} 抗体

抗 C_{1q} 抗体反映 LN 活动性比抗 dsDNA 更相关，有预后作用。

6.抗磷脂抗体

抗磷脂抗体包括狼疮抗凝物阳性，密螺旋体实验假阳性，抗心磷脂抗体阳性。

7.补体

在未治疗 LN 患者，C_3 和 C_4 降低，C_4 降低反映补体经典途径激活。部分 LN 患者，C_4 降低但 C_3 正常，说明有遗传性 C_4 缺乏或存在冷球蛋白。

(六)影像学检查

LN 早期，影像学检查肾脏体积大小正常；但在 LN 晚期，肾脏体积缩小。

五、诊断

LN 虽以肾脏为主要受累器官,但常常伴有其他脏器的损害,包括不明原因的发热、关节炎及皮肤黏膜损害,可有心血管、中枢神经系统、造血系统、消化系统受累及多发性浆膜炎等。

SLE 的诊断主要根据美国风湿病学会和狼疮国际临床合作组修订的诊断标准如下。

(一)临床诊断标准

临床诊断标准包括:①急性或亚急性皮肤狼疮;②慢性皮肤狼疮;③非瘢痕性脱发;④口腔/鼻溃疡;⑤累及≥2 个关节的滑膜炎;⑥浆膜炎(胸膜炎或心包炎);⑦肾脏损害(蛋白尿>500 mg/d,红细胞管型);⑧神经系统损害;⑨溶血性贫血;⑩白细胞计数减少;⑪血小板计数减少。

(二)免疫学诊断标准

免疫学诊断标准包括:①ANA 阳性;②抗 ds-DNA 阳性;③抗 Sm 抗体阳性;④抗磷脂抗体阳性;⑤低补体;⑥直接抗人球蛋白试验阳性。

诊断标准是累积的,无须同时符合:患者必须满足至少四项诊断标准,其中包括至少一项临床诊断标准和至少一项免疫学诊断标准,或患者经肾活检证实为 LN 伴抗核抗体或 ds-DNA 抗体阳性。

美国风湿病协会发布的 LN 临床指南中,LN 的诊断标准为,在确诊 SLE 的基础上,出现肾脏损害的表现,如持续性蛋白尿(≥0.5 g/d 或≥+++)或管型(可为红细胞、血红蛋白、颗粒等)。同时肾活检证实肾小球抗核抗体或抗双链 DNA 抗体阳性,并经肾活检明确病理分型。综合以上即可诊断狼疮性肾炎。

六、治疗

LN 的治疗包括诱导期和维持期治疗,诱导治疗应尽可能达到完全缓解,至少应达到部分缓解,缓解后的维持治疗时间应至少 3 年。高危患者需要长期治疗。治疗过程中需要定期随访,以调整药物剂量或治疗方案、评估治疗反应和并发症。提高患者和肾脏长期存活率,提高生活质量是治疗 LN 的最终目标。

影响 LN 患者预后的高危因素如下。①患者特征:非洲或西班牙裔男性;儿童起病;频繁复发;不完全缓解;神经精神性狼疮;诊断时蛋白尿>4 g/d。②血清学特征:抗磷脂抗体或抗磷脂综合征;持续性低补体血症;dsDNA 抗体滴度;C_{1q}抗体高滴度。③组织学特征:新月体性肾炎;血栓性微血管病;弥漫性间质小管损伤。

(一)非特异性治疗

1.羟氯喹

羟氯喹可降低 LN 的发病率及复发率,并能延缓终末期肾病的进展,减少血管栓塞及具有调脂作用,可作为 LN 的基础治疗。

2.ACEI/ARB

控制血压、降低蛋白尿。

3.其他

他汀类药物调节血脂;碳酸氢钠纠正代谢异常(如酸中毒);抗凝、抗血小板聚集(尤其在肾病综合征患者中);控制盐和蛋白质的摄入;肥胖者减轻体重等。

（二）免疫抑制治疗

肾脏病理类型及病变活动性是选择 LN 治疗方案的基础，不同病理类型优先选择的诱导和维持治疗方案见表 10-2。除病理类型和 AI、CI 评分外，治疗方案和药物剂量还应根据患者的年龄、营养状态、肝功能、感染风险、肾脏损伤指标（如尿蛋白定量、尿沉渣红细胞计数和 SCr 水平）、肾外脏器损伤、生育意愿和既往免疫抑制剂的治疗反应等情况进行个体化选择。

表 10-2　狼疮性肾炎病理类型与治疗方案

病理类型	诱导方案	维持方案
Ⅰ型	激素，或激素＋免疫抑制剂控制肾外狼疮活动	
Ⅱ型	激素	吗替麦考酚酯或硫唑嘌呤
Ⅲ型和Ⅳ型	激素＋吗替麦考酚酯或＋环磷酰胺，或多靶点	吗替麦考酚酯或多靶点，贝利尤单抗
Ⅲ＋Ⅴ型和Ⅳ＋Ⅴ型	激素＋多靶点，钙调磷酸酶抑制剂或吗替麦考酚酯	多靶点或吗替麦考酚酯，贝利尤单抗
Ⅴ型	激素＋多靶点，或钙调磷酸酶抑制剂	吗替麦考酚酯或硫唑嘌呤，贝利尤单抗
Ⅵ型	激素控制肾外活动	激素
狼疮足细胞病	激素，或激素＋吗替麦考酚酯或钙调磷酸酶抑制剂	吗替麦考酚酯或钙调磷酸酶抑制剂
狼疮血栓性微血管病＋/－LN	如肾功能损伤严重，需激素、免疫抑制剂联合血浆置换	吗替麦考酚酯、多靶点或硫唑嘌呤

（三）顽固性 LN 的治疗

顽固性 LN 的定义国际上缺乏统一标准，通常认为活动性 LN 接受初始免疫抑制治疗任何时间内出现肾损伤加重（SCr 升高，蛋白尿增加），或诱导治疗 6 个月无反应（未获得部分缓解标准）属于顽固性 LN。顽固性 LN 的治疗：①确认患者依从性（服用吗替麦考酚酯者检测血霉酚酸水平，使用环磷酰胺治疗者，检查其注射记录）；②如怀疑转为慢性病变或合并血栓性微血管病等其他疾病，应进行重复肾活检，根据病理改变、血清学和临床指标调整免疫抑制治疗方案；③切换吗替麦考酚酯为环磷酰胺，或环磷酰胺切换为吗替麦考酚酯；④联合吗替麦考酚酯/钙调磷酸酶抑制剂采用多靶点治疗方案或加利妥昔单抗或考虑延长环磷酰胺静脉冲击疗程；⑤静脉注射免疫球蛋白或血浆置换（特别是伴血栓性微血管病或难治性 APS）。还可采用自体干细胞移植或蛋白酶体抑制剂等。

（四）LN 女性患者的妊娠处理

生育期女性 LN 患者如有生育欲望，前提是 LN 完全缓解至少 3 年再怀孕。在计划妊娠期间，应停用 RAS 抑制剂；免疫抑制治疗强度不应降低；怀孕前至少 3 个月停用吗替麦考酚酯或环磷酰胺，至少 4 个月避免使用生物制剂，换用硫唑嘌呤；如不能耐受硫唑嘌呤，可选用钙调磷酸酶抑制剂治疗妊娠期 LN；如 LN 活动，可加大激素剂量。

七、预后

LN 的肾脏 5 年和 10 年存活率已分别上升为 83％～92％和 74％～84％，其预后与病理类型及其程度、临床症状、治疗疗效、性别和种族等因素相关。

（张国军）

第二节　过敏性紫癜性肾炎

　　过敏性紫癜是一种急性小血管炎,其临床特征为非血小板减少性紫癜皮疹、非变形性关节炎、胃肠道损害、肾小球肾炎。由于 1837 年 Schönlein 首先报告紫癜与关节炎有关,1874 年 Henoch 补充紫癜累及胃肠道,1899 年进一步补充紫癜累及肾脏,因此,过敏性紫癜又称为 Henoch-Schönlein purpura(HSP)。过敏性紫癜性肾炎(Henoch-Schönlein purpura nephritis, HSPN)是 HSP 的肾损害,是一种常见的继发性肾小球肾炎。HSPN 常表现为血尿、蛋白尿,部分患者可伴高血压和肾功能不全。HSPN 患者可因致敏原性质不同、个体反应性差异及血管炎累及的器官和病变程度不同,在临床和肾脏病理上呈现不同的改变,对治疗的反应和预后也有较大差异。部分儿童患者可自愈。

一、发病机制

　　HSP 的发病与细菌、病毒等病原体感染,以及食物(异种蛋白)、药物和其他因素(寒冷刺激、尘螨、昆虫叮咬、植物花粉、动物羽毛吸入和疫苗接种等)的变态反应有关。黏膜免疫的异常导致机体产生糖基化异常的 IgA1 增多,继而导致机体抗糖基化异常 IgA1 的抗体增多,抗原抗体形成复合物,沉积在肾脏,激活补体,导致炎症及肾脏固有细胞损伤、增殖,甚至新月体形成。

二、病理

(一)光镜

　　HSPN 病理改变类似于 IgA 肾病的病理改变。HSPN 典型的光镜检查特点为系膜增生性肾炎,系膜病变包括系膜细胞增多和系膜基质增宽,可为局灶性或弥漫性。有些病例的病理表现类似于膜增生性肾炎,肾小球基底膜出现"双轨征"。可伴不同程度新月体形成,新月体可"小""大"、可"新"可"旧"。新月体可为节段性或环性,可为细胞性,也可为细胞纤维性或纤维性。严重情况下,肾小球内出现中性粒细胞和单个核细胞浸润,甚至出现节段性襻坏死。肾小管萎缩和肾间质纤维化程度与肾小球损伤程度一致。

(二)免疫荧光

　　免疫荧光检查可见以 IgA 为主的免疫球蛋白在肾小球内沉积,IgG、IgM 和 C_3 常伴随沉积。主要沉积部位是系膜区,也可见于内皮下。

(三)电镜

　　电镜检查可见肾小球系膜区有电子致密物沉积(图 10-9),伴系膜细胞增殖和系膜基质增多。电子致密物也可见于内皮下。免疫电镜证实电子致密物主要是 IgA 伴 C_3 和 IgG 沉积。严重新月体形成时出现肾小球毛细血管壁断裂。

(四)病理分型

　　HSPN 按国际儿童肾病研究标准分为六级。Ⅰ级:轻微病变;Ⅱ级:单纯性系膜增生;Ⅲ级:系膜增生伴 50% 以下肾小球新月体形成和(或)节段损害;Ⅳ级:系膜增生伴 50%～75% 肾小球有新月体形成和(或)节段损伤;Ⅴ级:系膜增生伴 75% 以上肾小球有新月体和(或)节段损伤;Ⅵ级:"假性"膜增生性肾炎。

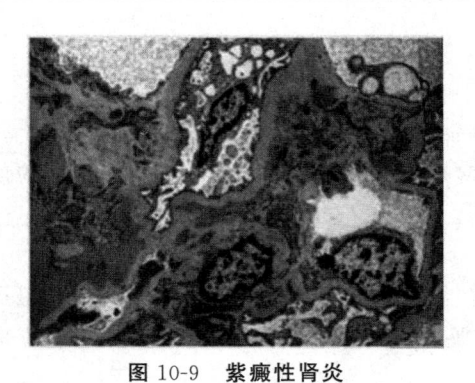

图 10-9 紫癜性肾炎
电镜检查可见肾小球系膜区有电子致密物沉积(EM×5 000)

最近有学者将 HSPN 肾脏病理改变给予半定量评分,内容包括肾小球的分叶状、系膜增殖、新月体、粘连、纤维素性血栓、球性硬化、节段硬化,肾小管基底膜增厚、萎缩和扩张,肾间质纤维化、炎症,动脉硬化和动脉壁炎症。分别将这些指标定义为活动性或慢性,并根据严重程度给予 0~3 分,最后计算总分、活动性指数积分和慢性化指数积分。对 53 例患者经过平均 7.3 年的随访,发现这一半定量评分系统对预后的预测价值比国际儿童肾病研究的分级标准更敏感。

三、临床表现

(一)全身表现

HSP 通常累及皮肤、胃肠道、关节和肾脏,但临床上并不是所有患者均有上述全部器官受累的表现。全身症状包括发热、乏力和虚弱。皮肤病变通常发生在四肢,也可发生于其他部位,表现为出血性皮疹,压之不褪色,皮疹分界清晰,或融合成片。皮肤活检可见 IgA 免疫复合物沉积。25%~90%患者出现胃肠道表现,如腹部绞痛、恶心、呕吐和血便。关节病变最常累及的部位是踝关节和膝关节,表现为关节痛或关节肿胀。

(二)肾脏表现

HSP 肾脏受累情况报道不一,尿常规检查发现 40%~60%的 HSP 患者发生 HSPN。一般情况下,全身症状和体征出现数天或数周后发生活动性肾脏病变,表现为镜下血尿和蛋白尿。儿童患者即使无肾脏病临床表现,尿检仍能发现红细胞超出正常范围。一些患者临床表现为肾病综合征,少数患者出现肾功能不全表现。肾外临床表现与肾脏病变严重程度无明显相关性。部分患者可以肾脏损害表现作为 HSP 的首发表现。

四、诊断与鉴别诊断

(一)诊断

HSPN 的诊断必须符合:①有过敏性紫癜的皮肤紫癜等肾外表现;②有肾损害的临床表现,如血尿、蛋白尿、高血压、肾功能不全等;③肾活检表现为系膜增殖、IgA 在系膜区沉积。

(二)鉴别诊断

就诊时没有紫癜的 HSPN,需与原发性 IgA 肾病、血管炎肾损害、狼疮性肾炎、急性肾小球肾炎等肾脏疾病鉴别,追问病史,包括回顾皮疹的形态和分布、关节和胃肠道症状有助于 HSPN 诊断。紫癜合并肾损害的患者,需与特发性血小板减少性紫癜、血栓性血小板减少性紫癜鉴别,血小板数量和功能的检查有助于鉴别诊断。

五、治疗

本病有一定的自限性,特别是儿童病例。对一过性尿检异常者不需特殊治疗,但应注意观察尿常规变化。对于其肾炎的治疗,以及糖皮质激素和免疫抑制剂的使用,与 IgA 肾病类似,可参照 IgA 肾病的治疗。

(一)一般治疗

急性期应注意休息、保暖、停用可疑过敏药物及食物,避免接触可疑变应原。腹痛明显和便血者可应用 H_2 受体拮抗剂、肌内注射维生素 K_1、阿托品等。酌情采用抗过敏、抗感染、降压和利尿治疗。

(二)糖皮质激素治疗

临床表现为肾病综合征,或尿蛋白定量>1 g/d,病理表现为活动增殖性病变的患者,可用糖皮质激素治疗。激素可减轻蛋白尿,缓解胃肠道症状、关节肿痛及皮肤紫癜。泼尼松初始剂量 $0.6\sim1.0$ mg/(kg·d),服用 8 周后逐渐减量,每 2～4 周减 10%,逐渐减量至隔天顿服,维持量为隔天 5～10 mg,总疗程 6 个月以上。对于有细胞性或细胞纤维性新月体形成、毛细血管袢坏死的患者,首选甲泼尼龙冲击治疗,剂量 0.5～1.0 g/d,静脉滴注,连用 3 天,根据病情需要可追加 1 个疗程,间歇期及疗程结束后,改为泼尼松口服 0.6～1.0 mg/(kg·d),减量方案同上。

(三)免疫抑制剂治疗

对于明显新月体形成、单用激素效果不佳的患者,可联合使用其他免疫抑制剂,如环磷酰胺、吗替麦考酚酯、环孢素 A、来氟米特、咪唑立宾、雷公藤总甙等。

1.环磷酰胺

静脉或口服用药。静脉用环磷酰胺剂量为 $0.75/m^2$ 体表面积,每月 1 次,连用 6 个月改为每 3 个月静脉滴注 1 次,总剂量<12 g。肾功能不全者环磷酰胺剂量减半;环磷酰胺冲击后如出现血白细胞减少,下次剂量减半或停药。应用环磷酰胺时要注意性腺抑制、出血性膀胱炎、骨髓抑制等不良反应。用药时应充分水化、定时排尿、处理胃肠道症状,如果发生感染则暂缓用药。

2.吗替麦考酚酯

起始治疗剂量成人(1.0～1.5)g/d×6 个月,然后逐渐减量,总疗程 9～12 个月。吗替麦考酚酯剂量调整方案:①治疗初期有严重消化道症状者剂量可减半,待症状减轻后逐渐增加至治疗剂量;②治疗过程中如出现血白细胞减少,剂量减半或停药;③如果并发感染,吗替麦考酚酯减至 0.5 g/d 或暂停,激素同时减量,待感染完全控制后加至原剂量。

(四)RAS 抑制剂治疗

RAS 抑制剂可使用 ACEI/ARB 治疗,这两类药物除降压作用外,还具有减少蛋白尿、减轻肾脏炎症和纤维化的作用。用药期间注意防止出现低血压、咳嗽、高钾血症等不良反应。

(五)抗凝治疗

有新月体形成、明显纤维蛋白沉积或肾病综合征患者,可给予低分子量肝素、双嘧达莫、硫酸氯吡格雷、舒洛地特等抗凝、抗血小板治疗。

(张国军)

第三节　IgG₄ 相关性肾病

  IgG₄ 相关性疾病(IgG₄-related disease,IgG₄-RD)是一组可能累及多个脏器的系统性炎症纤维化疾病,常伴血清 IgG₄ 水平升高。病理特点是 IgG₄ 阳性浆细胞浸润及席纹状纤维化。IgG₄-RD 可累及肾脏,分为两大类。①肾脏直接受累的 IgG₄ 相关性肾病(IgG₄-related kidney disease,IgG₄-RKD):包括 IgG₄ 相关性肾小管间质性肾炎、继发于 IgG₄ 相关性疾病的膜性肾病;②以肾后性梗阻为主要表现的 IgG₄-RKD:包括腹膜后纤维化或输尿管炎性假瘤压迫等,本节旨在介绍 IgG₄-RD 直接累及肾脏的病变。

一、发病机制

  IgG₄-RD 病因未明。目前 IgG₄-RD 研究多集中于自身免疫性胰腺炎,认为发病可能与遗传因素有关,环境、感染、肿瘤等因素促使机体免疫系统紊乱,最终导致 IgG₄-RD 发生。针对 IgG₄-RD 发病机制的研究多集中天然免疫和获得性免疫两个方面。研究推测,IgG₄ 在变应原的耐受性和某些感染因子的应答中起作用,但其生理作用知之甚少,尚未确定 IgG₄ 抗原靶位,也不清楚 IgG₄ 抗体的致病性。血清和组织中 IgG₄ 浓度的升高并不是 IgG₄-RD 特有,很多疾病都可能出现,推测 IgG₄ 抗体本身并不致病,只是代表对于疾病某一过程的反应性调节。IgG₄-RKD是否存在相似的发病机制、IgG₄ 抗体是否直接造成免疫复合物沉积,诱发肾脏损害,目前尚无针对性研究。

  有学者发现活化的 Toll 样受体和核苷酸结合寡聚化结构域蛋白样受体,包括核苷酸结合寡聚化结构域蛋白-2,可以识别致病性微生物成分,诱导外周血 B 细胞产生大量 IgG₄。B 细胞中活化的核苷酸结合寡聚化结构域蛋白-2 甚至可以通过不依赖 T 细胞的方式诱导 IgG₄ 的产生。研究推测,活化的 Toll 样受体和核苷酸结合寡聚化结构域蛋白样受体通过调节 B 细胞活化因子和肿瘤坏死因子家族及其增殖诱导配体从而影响 B 细胞的存活、成熟、抗体生成和转化,诱导不依赖 T 细胞的免疫反应,调节 IgG₄ 的分泌水平。

  在获得性免疫方面,目前认为该病存在变态反应背景并有免疫介导。30%~50%患者有过敏史、嗜酸性粒细胞增多和 IgE 升高。

  此外,因 IgG₄-RD 常合并自身免疫性疾病,有 30%~70%的 IgG₄-RD 患者血清学检查可出现低补体血症及抗核抗体等多种抗体阳性,且对激素治疗敏感,因此有学者认为其发病可能与自身免疫功能异常相关。IgG₄-RKD 的纤维化过程及机制研究尚在探索阶段。

二、病理

(一)光镜

1.IgG₄ 相关性肾小管间质性肾炎

  病变呈局灶节段或弥漫分布,皮髓质均可受累,通常与邻近正常组织分界清楚。典型特点为肾间质大量淋巴细胞、浆细胞浸润,同时还可见嗜酸性粒细胞浸润,但少见中性粒细胞浸润。肌成纤维细胞活化,导致细胞外基质过度堆积,间质显著增宽,残存肾小管间距增宽。肾小管区域多为轻度灶性单核细胞性小管炎。炎症细胞浸润区域肾小管萎缩,有的肾小管毁损,仅残留基膜结构,部分肾小管因免疫复合物沉积致肾小管基底膜增厚。PASM 染色可见浸润细胞周围特征性的"席纹状"纤维化。席纹状纤维化,类似于车轮的轮辐,呈螺旋环状,由梭形细胞自中心发出环绕形成,又称"鸟眼"征。Raissian 等将 IgG_4 相关性肾小管间质性肾炎肾脏病理分 3 种类型:①急性间质性肾炎,伴少量纤维化;②部分间质纤维化,伴炎症细胞浸润;③寡细胞性重度纤维化。

2.IgG_4 相关性疾病的膜性肾病

肾小球大致正常或毛细血管袢增厚,基底膜弥漫增厚、钉突形成,PASM 及 Masson 染色上皮下及钉突之间颗粒状嗜复红蛋白沉积。

3.血管病变

血管也可受累,可见 IgG_4 浆细胞动脉炎,小动脉壁 IgG_4^+ 浆细胞浸润,没有纤维素样坏死。闭塞性静脉炎少见。

(二)免疫荧光

1.IgG_4 相关性肾小管间质性肾炎

80% 以上的 IgG_4 相关性肾小管间质性肾炎患者存在肾小管基底膜的免疫复合物颗粒状沉积,以 IgG 为主,多伴有补体 C_3,κ 和 λ 轻链的沉积。部分患者可观察到 C_{1q} 的沉积。

2.IgG_4 相关性疾病的膜性肾病

免疫球蛋白和补体沿毛细血管壁或系膜区呈颗粒状沉积,其中 IgG 和 C_3 沉积最常见。对肾组织中 IgG 沉积的亚型进行检测,发现以 IgG_4 亚型为主,其他三型变异较大。特发性膜性肾病系膜区也以免疫复合物 IgG_4 沉积为主,故两者要加以鉴别。

(三)免疫组化

1.IgG_4 相关性肾小管间质性肾炎

IgG_4^+ 浆细胞的数量增加(高倍镜视野 >10 个)、IgG_4^+/IgG^+ 浆细胞的比率 $>40\%$。

2.IgG_4 相关性疾病的膜性肾病

炎症细胞密集区 IgG_4^+ 浆细胞 >10 个/HP 或 IgG_4^+/IgG^+ 浆细胞 $>40\%$,抗磷脂酶 A2 受体抗体阴性。

(四)电镜

IgG_4 相关性肾小管间质性肾炎:肾小管基底膜上有电子致密物沉积;IgG_4 相关性疾病的膜性肾病:肾小球上皮下电子致密物沉积。

三、临床表现

IgG_4-RD 临床表现多样,累及多个器官,如自身免疫性胰腺炎、硬化性胆管炎、库特纳肿瘤、米库利兹病、眼眶炎性假瘤、腹膜后纤维化、自身免疫性垂体炎、桥本甲状腺炎、里德尔甲状腺炎、间质性肺炎、主动脉夹层或动脉瘤等。常伴血 IgG_4 升高(>135 mg/dL),但是部分患者血 IgG_4 可正常。

(一)肾脏损害及血清学检查

IgG_4-RKD 常与肾外损害同时或相继出现。IgG_4-RKD 累及唾液腺和淋巴结最常见,发病时平均受累脏器数为 3.4 个。近半数 IgG_4-RKD 患者出现少至中等量蛋白尿,部分患者可出现血尿,但程度不严重,通常不出现红细胞管型,未累及肾小球的患者罕见出现肾病综合征范围内的蛋白尿。可表现为急/慢性肾衰竭。血清 IgG、IgE 水平升高,伴低补体血症。

(二)影像学改变

增强 CT 可见肾皮质为主多发强化低密度影;弥漫性肾脏肿大和不强化。可见单发性肾占位病变,类似肾癌。可累及肾盂、输尿管,出现轻度肾盂/输尿管积水,管壁增厚是全周性的,不向周围组织浸润,通常内膜上皮正常,即使管腔狭窄,内腔面也保持平滑。评价肾实质病变方面,增强 CT 最常用,但是对于血肌酐升高的患者,可能诱发对比剂肾病,可改用 MRI 进行评价。

四、诊断与鉴别诊断

(一)诊断

关于 IgG$_4$-RKD 的诊断标准目前有 2 个,分别为日本肾脏病学会 IgG$_4$-RKD 的诊断标准和梅奥医学中心 IgG$_4$ 相关性肾小管间质性肾炎的诊断标准。

(二)鉴别诊断

1.本病与 Castleman 病相鉴别

Castleman 病常伴有全身症状,如发热、体重减轻、盗汗、厌食;患者有肝脾大,常见腹水、胸腔积液和心包积液;组织学特点为淋巴结结构保留,淋巴滤泡明显增多,很多表现为扩张、血管增多或退行性改变,滤泡间区浆细胞明显增生,淋巴窦常扩张伴深染的淋巴液。多中心 Castleman 病属于高白细胞介素-6(IL-6)综合征,有时可见高 IgG$_4$ 血症和组织中 IgG$_4$ 阳性细胞增多,但是没有席纹状纤维化和 TBM 免疫复合物沉积,其治疗反应和预后与 IgG$_4$-RD 不同,即使能满足 IgG$_4$-RD 标准,也不属于 IgG$_4$-RD。

2.本病与抗中性粒细胞胞浆抗体相关性小血管炎相鉴别

抗中性粒细胞胞浆抗体相关性小血管炎主要是肉芽肿性血管炎和嗜酸性肉芽肿血管炎,影像学可出现占位病变,25% 抗中性粒细胞胞浆抗体相关小血管炎在肾间质可出现大量 IgG$_4$ 阳性的浆细胞,可伴有大量嗜酸性粒细胞浸润,但是血清抗中性粒细胞胞浆抗体阳性,肾间质有时可见典型的肉芽肿样炎症和坏死,TBM 无免疫复合物沉积,肾小球呈坏死性/新月体性肾炎。而 IgG$_4$-RKD 没有纤维素样坏死,抗中性粒细胞胞浆抗体阴性,TBM 有免疫复合物沉积,可供鉴别。

3.本病与狼疮性肾炎相鉴别

年轻女性多见,多种自身抗体阳性。需要注意以小管间质损伤为主要表现的狼疮性肾炎。狼疮性肾炎除了 TBM 免疫复合物沉积外,可见肾小球的多种免疫复合物沉积,呈现"满堂亮"表现。IgG$_4$-RKD 可出现低滴度抗核抗体阳性,需要鉴别。

4.本病与药物相关 TIN 相鉴别

肾活检可见弥漫性间质水肿,炎症细胞浸润明显,以淋巴细胞、浆细胞和嗜酸性粒细胞为主,其特征性小管表现是小管外单层小、中淋巴细胞浸润。可见肾间质上皮细胞肉芽肿形成。部分病例可见 IgG 线样沉积,但 IgG$_4$$^+$ 浆细胞数比例不高,没有席纹状纤维化。

5.本病与干燥综合征肾损伤相鉴别

原发性干燥综合征最常见的肾损害是小管间质性肾炎。其病理特点以浆细胞和淋巴细胞为主在间质浸润并伴肾小管萎缩及纤维化,TBM 无免疫复合物沉积,免疫组化无 IgG$_4$$^+$ 浆细胞浸润。

6.IgG$_4$ 相关性疾病的膜性肾病与原发性肾小球疾病相鉴别

IgG$_4$-RKD 主要累及肾小管间质,但是也可出现小球损害包括膜性肾病。IgG$_4$ 是原发性膜性肾病沉积的主要 IgG 亚型。原发性膜性肾病通常 M 型抗磷脂酶 A2 受体抗体阳性,IgG$_4$ 相关性疾病的膜性肾病检测抗磷脂酶 A2 受体抗体阴性。

五、治疗

根据 IgG$_4$-RD 治疗的国际专家共识,在治疗前必须排除肿瘤和其他类似表现的疾病,如 Castleman 病等。有症状的 IgG$_4$-RKD 主张积极治疗,糖皮质激素是一线治疗。

(一)糖皮质激素

除非存在反指征,否则糖皮质激素是 IgG$_4$-RKD 的一线治疗药物。起始剂量为 0.6 mg/(kg·d),或 30~40 mg/d,初始剂量维持 2~4 周,后逐步减量,每 1~2 周减量 5 mg/d,维持剂量为 5~10 mg/d,鉴于 IgG$_4$-RKD 激素治疗后复发较为常见,因此多数学者推荐小剂量激素维持至少 2 年。

(二)免疫抑制剂

对于糖皮质激素抵抗和存在糖皮质激素使用反指征的患者,使用激素联合免疫抑制剂或单独使用免疫抑制剂治疗 IgG$_4$-RKD,如甲氨蝶呤、硫唑嘌呤及环磷酰胺等。新近研究显示,单用利妥昔单抗清除 B 细胞治疗在 IgG$_4$-RKD 的治疗中有效。

(三)肾移植

肾移植治疗效果目前缺少依据。

六、预后

IgG$_4$-RD 是近年来新认识的一种累及多器官或组织的系统性疾病,其长期预后仍不清楚。通常 IgG$_4$-RKD 进展较为缓慢,预后优于其他肾小球疾病和非 IgG$_4$ 相关的 TIN,早期(发病后 2 年内)治疗更有助于保护器官功能。多数患者对激素治疗有效,但在激素维持治疗过程中和停药后,部分患者可能复发。

未治疗患者中严重并发症和死亡的原因包括肝硬化和门静脉高压症、腹膜后纤维化、主动脉瘤并发症(包括夹层)、胆管阻塞、糖尿病和其他疾病。有研究表明 IgG$_4$-RD 提高恶性肿瘤风险,IgG$_4$-RD 也可能是一种副癌综合征。在诊断该病时,需要排除和筛查肿瘤。

(司　芳)

第四节　类风湿关节炎相关性肾病

类风湿关节炎(rheumatoid arthritis,RA)是一种慢性炎症性系统性自身免疫性疾病。基因易感和环境因素的相互作用是导致类风湿关节炎发病的主要病因。该病发病高峰为 40~60 岁,女性发病风险为男性的 2~3 倍。临床表现多样,以关节滑膜炎病变为主,可导致关节畸形,也可引起肾脏、心血管等多脏器损害。RA 患者较正常人更易发生慢性肾脏病及肾小球肾炎。RA 患者可发生多种肾脏损害,既可以与疾病本身相关,也可为治疗药物的不良反应所致。

一、发病机制

RA 相关性肾病病理类型多样,总体以系膜增生性肾小球肾炎和膜性肾病最常见,其中系膜增生性肾小球肾炎占 $1/3 \sim 2/3$。根据病因 RA 相关性肾病主要分为以下三大类。

(一)RA 继发的肾小球肾炎

RA 继发的肾小球肾炎包括系膜增生性肾炎、膜性肾病、局灶节段坏死性肾炎和血管炎。系膜增生性肾小球肾炎可能与类风湿关节炎本身有关,因为与无肾病的 RA 患者相比,肾病患者常伴有更高的类风湿因子(rheumatoid factor,RF)。RF 是类风湿关节炎中经典的自身抗体,IgM 和 IgA 型 RF 是针对 IgG Fc 片段的致病因子。

(二)抗风湿药物相关的肾损伤

抗风湿药物相关的肾损伤包括:①非甾体抗炎药可引起急慢性肾小管间质性肾炎;②缓解病情抗风湿药如金制剂(发生率 $1\% \sim 3\%$)、青霉胺(7%)、布西拉明和抗肿瘤坏死因子 α 生物制剂可引起膜性肾病。

(三)继发性淀粉样变

主要与慢性炎症引起血清相关蛋白 A 升高有关,可导致继发性淀粉样变。

二、病理

(一)系膜细胞增生和系膜基质增多

系膜增生性肾小球肾炎最常见的病理学改变是系膜细胞增生和系膜基质增多,伴或不伴 IgA 沉积。但其中不伴 IgA 沉积者比例高于伴 IgA 沉积者。其次为膜性肾病,少数为局灶节段坏死性肾炎、膜增生性肾病。免疫荧光:系膜增生性肾小球肾炎多见 IgM、IgA 和 C_3 沉积。系膜区 IgA 沉积与类风湿关节炎的持续时间和血清 IgA 水平升高正相关,系膜区 IgM 沉积则与 IgM 类 RF 的血清水平正相关。系膜增生性肾小球肾炎伴 IgA 沉积者常伴补体 C_4、C_{1q} 沉积。系膜增生性肾小球肾炎不伴 IgA 沉积者则以 IgM 和 C_3 沉积为主。

(二)RA 合并膜性肾病

RA 合并膜性肾病病因存在显著差异,我国 RA 合并膜性肾病患者大多无药物使用史,与 RA 本身相关;国外报道则相反,药物引起的膜性肾病占绝大多数。推测原因可能与国外金制剂、青霉胺、生物制剂等药物使用较多有关,如依那西普和阿达木单抗引起的膜性肾病,除肾小球毛细血管袢基膜增厚,其系膜区常有免疫复合物沉积,又称为不典型膜性肾病。免疫荧光:膜性肾病患者单纯 IgG 和 C_3 沉积只占 20%,其余 80% 的患者多伴 IgG、IgA 或 IgM,均同时伴 C_3、C_4、C_{1q} 沉积。电镜下主要在肾小球毛细血管袢上皮下颗粒状电子致密物沉积,常伴有系膜区少量沉积。

(三)局灶节段坏死性肾炎

少数 RA 可发生局灶节段坏死性肾炎。近年来 RA 相关局灶节段坏死性肾炎报道日渐增多。病理改变主要为肾小球局灶节段性改变,节段性系膜细胞程度不一的增生及基质增多,多伴有新月体,或伴有节段性纤维素样坏死,并有部分肾小球硬化,局灶节段坏死性肾炎患者球性硬化和伴新月体的比例显著高于系膜增生性肾小球肾炎和膜性肾病患者。免疫荧光多见 IgM 和 C_3 沉积。

(四)肾 AA 型淀粉样变性

肾 AA 型淀粉样变性也是 RA 相关性肾病的一种。RA 是风湿类疾病中最易发生 AA 型淀粉样变性的疾病,约占 83%,常发生在伴有长期活动性、畸形的关节炎患者中。肾小球系膜区大量浅伊红均质物沉积。

(五)血管炎性肾损害

约 24% RA 患者可伴血管炎性肾损害。肾脏病理可表现为寡免疫沉积型新月体肾炎或局灶节段坏死性肾炎,可见抗中性粒细胞胞浆抗体阳性。核周型抗中性粒细胞胞浆抗体阳性率差异较大,为 1.7%~68.0%。

(六)肾小管间质及血管病变

40% 以上的 RA 患者伴有慢性肾小管间质损伤,包括小管萎缩,间质纤维化和间质单核细胞浸润。以系膜增生性肾小球肾炎伴 IgA 沉积和局灶节段坏死性肾炎患者发生率较高,且小管间质损伤程度明显,而膜性肾病患者小管间质病变则较轻。63% 以上的患者存在间质血管病变,主要表现为小动脉管壁增厚,弹力层分层及细动脉壁玻璃样变性。在系膜增生性肾小球肾炎伴 IgA 沉积和局灶节段坏死性肾炎患者中多见动脉纤维素样坏死和栓塞,小动脉炎细胞浸润。

三、临床表现

RA 肾损害临床表现多样,多表现为单纯蛋白尿和(或)血尿,甚至出现肾病综合征、肾功能不全。其中蛋白尿发生率为 60%,肾病综合征发生率为 43%,血尿发生率为 45%~58%。

(1)RA 患者系膜增生性肾小球肾炎伴与不伴 IgA 沉积的患者临床表现有所差异。日本研究发现,两组人群在尿检异常和肾功能上无明显差别。国内研究发现,系膜增生性肾小球肾炎伴 IgA 沉积者血尿发生率显著高于不伴 IgA 沉积者,肾功能损害更严重,但尿蛋白水平及大量蛋白尿的发生率低于后者。

(2)RA 合并膜性肾病临床上常表现为肾病综合征,但也可以是非肾病范围蛋白尿或血尿,肾功能不全少见。蛋白尿多在治疗第 1 年出现,停药后可好转,平均需要 9~12 个月缓解。而非甾体抗炎药引起的膜性肾病发病快,缓解需 3~10 个月,复发概率小。

(3)RA 伴局灶节段坏死性肾炎患者临床表现较重,多见蛋白尿和血尿,常伴有肾功能下降。有学者总共纳入 10 例伴局灶节段坏死性肾炎的类风湿关节炎患者,均存在血尿和蛋白尿,9 例患者出现肾功能明显下降。激素联合环磷酰胺治疗可使蛋白尿和血尿减轻,RF 和抗中性粒细胞胞浆抗体滴度下降。

(4)近年来,由于更有效控制疾病活动性,RA 伴肾脏 AA 型淀粉样变性发病率有所下降。淀粉样蛋白在肾组织中沉积与肾功能显著负相关,肾小球中无淀粉样蛋白沉积患者肾功能可保持稳定。随着对 RA 的有效治疗,淀粉样物质可以消退,蛋白尿也可缓解。

(5)RA 伴血管炎临床可表现为皮肤溃疡(88%)、神经病变(42%)、脾大、皮下结节、指趾梗死、RF 滴度升高和低补体血症。

四、诊断

RA 临床诊断目前参考美国风湿病学会联合欧洲抗风湿联盟修订的诊断标准。RA 患者若伴有血尿、蛋白尿或肾功能异常者,应行肾穿刺活检以明确病理类型。虽然肾脏受累的确切诊断来自肾活检病理,但患者的临床症状和实验室检查也有助于鉴别诊断。例如 RA 患者发生肾功能不全多见于肾脏淀粉样变性及止痛剂肾病,少见于膜性肾病和系膜增生性肾小球肾炎。血尿多见于系膜增生性肾小球肾炎。无应用金制剂、青霉胺和非甾体抗炎药的病史,膜性肾病的可能性较小。继发性淀粉样变性主要见于长期慢性,活动性 RA 患者。

五、治疗

如肾脏病变为抗风湿药物(金制剂、青霉胺、环孢素、止痛剂等)的不良反应所致,需立即停用;如肾脏病变由 RA 继发,则以治疗类风湿关节炎为主。以甲氨蝶呤、柳氮磺胺吡啶、来氟米特为代表的缓解病情抗风湿药可以有效减少滑膜炎,降低全身炎症活动。羟氯喹和氯喹可作为辅助用药。缓解病情抗风湿药亦可联合使用,如甲氨蝶呤、柳氮磺胺吡啶和羟氯喹的三联用药已在临床使用。环孢素和金制剂由于药物毒性,当主要药物无效时可使用。近年来以肿瘤坏死因子抑制剂依那西普为代表的生物制剂应用逐步增多,还包括阿巴西普、利妥昔单抗、托珠单抗等。有学者发现,生物制剂治疗类风湿关节炎患者可以有效减缓患者进入 G3 期的风险和肾功能下降的速率。

肾病快速进展者需加用激素和(或)免疫抑制剂如环磷酰胺治疗。在伴肾脏淀粉样变的 RA 患者中,依那西普可显著减少蛋白尿及血清淀粉样蛋白 A 水平,并可降低患者血清肌酐水平。

（司　芳）

第五节　强直性脊柱炎相关性肾病

强直性脊柱炎(ankylosing spondylitis,AS)是一种慢性进行性炎症性关节疾病,主要侵犯骶髂关节、脊柱棘突、脊柱旁软组织及外周关节,并可伴有关节外损害,如葡萄膜炎,虹膜炎,肾脏损害,主动脉关闭不全,肺纤维化与囊性变等。AS 以男性多见,男女之比约为 5∶1,发病年龄通常在 13～31 岁。AS 的病因未明,流行病学调查发现,基因和环境因素在本病的发病中发挥重要作用。研究证实 AS 的发病和 HLA-B27 密切相关,并有明显家族发病倾向。近年来,文献报道 AS 相关性肾病有所增多,发生率在 AS 疾病中占 10%～30%。

一、发病机制

AS 相关性肾病的发病机制主要包括 AS 直接引起的肾脏病变、治疗药物导致的肾脏病变和肾脏淀粉样变性。

(一)AS 直接引起的肾脏病变

随着对 AS 发病机制和伴随的肾脏病理的研究深入,发现 AS 相关性肾病可有多种免疫因素介导的病理改变,包括 IgA 肾病和膜性肾病等。国内 AS 相关性肾病病理改变以 IgA 肾病最为多见。AS 和 IgA 肾病有着相同的免疫特点,在 AS 相关性肾病患者中血清 IgA 水平大多升高,提示可能存在着某些导致 IgA 及相关复合物产生过多或代谢障碍的因素。近来研究发现,AS 患者 CD89 表达受损,通过影响 IgA 及其相关免疫复合物的循环利用或分解代谢,改变其与受体结合的亲和力,从而造成肾脏损害。AS 合并膜性肾病比较少见,很难区分这两种疾病同时存在是因果关系还是简单的并存。文献报道 AS 患者体内的循环免疫复合物激活了补体系统,然后通过免疫反应造成肾脏损害。引起 AS 的某些免疫原依靠自身的形状和功能定植在上皮下的基底膜处，然后与血液循环中的特定抗体相结合，形成导致膜性肾病的特定免疫复合物。

(二)治疗药物导致的肾脏病变

AS 患者需要长期服药治疗，因此出现肾脏损害时往往需要考虑药物性肾损害。非甾体抗炎药是 AS 患者的最常用药物，非甾体抗炎药对于肾脏的影响：①通过抑制舒张血管的前列腺素改变肾脏的血流动力学，影响肾脏的微循环，从而损伤肾功能，造成急性肾损伤；②间质性肾炎；③微小病变。有报道使用青霉胺和金制剂治疗 AS 患者可继发膜性肾病。

(三)肾脏淀粉样变性

国外报道 AS 患者中肾淀粉样变性的发生率较高，但在国内并不常见。长期持续存在的炎症反应可致 AA 型淀粉样变性。

二、病理

(一)AS 直接相关的肾脏病变

肾活检病理改变并不均一，以 IgA 肾病和膜性肾病最多见，膜增生性肾炎和局灶节段性肾小球硬化少见，常伴有肾小管间质或血管病变。免疫荧光下可见免疫球蛋白如 IgG、IgA 及补体沉积。AS 的基本病变是血管炎症，因此，AS 相关 IgA 肾病既有急性血管炎性病变，表现为新月体形成、祥坏死、肾脏小血管炎症、纤维素样坏死，同时也有慢性血管病变导致的球性/节段性硬化和间质纤维化。

(二)治疗药物导致的肾脏病变

非甾体抗炎药引起的急性肾损伤，光镜下常见单个或成簇的肾小管上皮细胞脱落，严重时可致肾小管基底膜裸露，裸露区域附近的细胞扁平、变宽。如引发急性间质性肾炎，突出表现为间质弥漫性炎细胞浸润伴间质水肿，浸润细胞主要为 T 细胞、单核细胞、巨噬细胞，可伴有浆细胞、嗜酸性粒细胞和中性粒细胞。如未得到积极治疗，形态学检查可逐渐出现小管萎缩和间质纤维化。非甾体抗炎药亦可导致微小病变，电镜下表现为足突广泛融合。

(三)肾脏淀粉样变性

初期表现为肾小球系膜区无细胞性增宽，晚期基底膜增厚，大量无结构的淀粉样物质沉积。呈淡伊红均质状，肾小管基底膜、肾间质和血管均可受累。刚果红染色阳性，偏振光显微镜下呈苹果绿双折光现象。电镜下可见无分支、僵硬、排列紊乱的细纤维状结构（直径 8～12 nm）。AS 相关性淀粉样变多为 AA 型，高锰酸钾预处理后刚果红染色转为阴性，免疫组化抗 AA 蛋白染色阳性。

三、临床表现

(一)初期症状

AS 一般起病比较隐匿，好发于青年男性，早期可无任何临床症状，有些患者在早期可表现出轻度的全身症状，如乏力、消瘦、长期或间断低热、厌食、轻度贫血等。由于病情较轻，患者大多不能早期发现，致使病情延误，失去最佳治疗时机。

(二)关节表现

AS 患者多有关节病变，且绝大多数首先侵犯骶髂关节，以后上行发展至颈椎。少数患者先由颈椎或几个脊柱段同时受侵犯，也可侵犯周围关节，早期病变处关节有炎性疼痛，伴有关节周围肌肉痉挛,有僵硬感,晨起明显。也可表现为夜间疼痛,经活动或服止痛剂缓解。随着病情发展,关节疼痛减轻,而各脊柱段及关节活动受限和畸形,晚期整个脊柱和下肢变成僵硬的弓形,向前屈曲。

(三)肾脏表现

AS 相关性肾病的临床表现与肾脏病理类型相关,大多出现在 AS 诊断后,偶有在 AS 关节症状之前出现。临床上可表现为尿检异常,包括镜下血尿和(或)蛋白尿,其中血尿合并蛋白尿多见,占 46.7%～60.0%。蛋白尿程度不一,多数为少量蛋白尿,大量蛋白尿仅占 10.5%。5.3%～40.0%患者出现慢性肾功能不全,21%患者出现高血压,42.1%患者出现小管间质损害。部分患者也可表现为持续肉眼血尿,急进性肾炎等。

(四)实验室检查表现

活动期患者可见红细胞沉降率增快,C 反应蛋白增高。轻度贫血和免疫球蛋白轻度升高。RF 多为阴性,但 RF 阳性并不排除 AS 的诊断。虽然 AS 患者 HLA-B27 阳性率达 90%,但无诊断特异性。因为健康人也有阳性。HLA-B27 阴性患者只要临床表现和影像学检查符合诊断标准,也不能排除 AS 可能。

肾脏受累患者表现为镜下血尿,严重时可出现肉眼血尿,常伴不同程度的蛋白尿,部分可达肾病综合征范围,肾功能有不同程度受损。小管间质损害患者表现为尿酸化能力下降、尿 NAG 酶升高和禁水后尿渗透压下降。

影像学检查具有确定诊断意义。AS 最早的变化发生在骶髂关节。X 线片显示骶髂关节软骨下骨缘模糊,骨质糜烂,关节间隙模糊,骨密度增高及关节融合。通常按 X 线片骶髂关节炎的病变程度分为 5 级,0 级:正常;Ⅰ级:可疑;Ⅱ级:有轻度骶髂关节炎;Ⅲ级:有中度骶髂关节炎;Ⅳ级:关节融合强直。脊柱的 X 线片表现有椎体骨质疏松和方形变,椎小关节模糊,椎旁韧带钙化,以及骨桥形成。晚期广泛而严重的骨化性骨桥表现称为"竹节样脊柱"。对于临床早期或可疑病例,可选择 CT 或 MRI 检查。

(五)其他表现

AS 可侵犯全身多个系统,并伴发多种疾病,如心血管、肺部及神经等系统损害。25%～30%患者可累及眼部,出现结膜炎、虹膜炎、眼色素膜炎或葡萄膜炎。

四、诊断

AS 相关性肾炎的诊断首先是临床明确 AS 的诊断,伴有相应的肾脏病理改变。典型 AS 诊断并不困难,1987 年,Linden 推出 AS 新的诊断标准,此标准提出重视家族史及 HLA-B27 阳性在 AS 诊断中的作用。值得注意的是,部分 AS 患者临床症状(腰痛、腰部活动受限)相对较轻。由于腰背痛是普通人群中极为常见的一种症状,但大多数为机械性非炎性背痛,而本病则为炎性疼痛。国际 AS 评估工作组专家推荐诊断炎性背痛标准为以下 5 项中至少满足 4 项:①发病年龄<40 岁;②隐匿起病;③症状活动后好转;④休息时加重;⑤夜间痛(起床后好转)。符合上述 5 项指标中的 4 项,诊断 AS 炎性背痛,其敏感性为 79.6%,特异性为 72.4%。AS 患者伴发的急性或慢性肾脏疾病,必须考虑 AS 相关性肾病可能,必要时进一步行肾活检明确诊断。Linden 推出 AS 新的诊断标准如下。

(1)炎症性下腰痛,45 岁以前发病。

(2)HLA-B27 阳性或家人有 AS 病史,具有下列任何一项:①无法解释的反复胸痛或僵硬;

②单侧眼葡萄膜炎及肌腱、韧带与骨骼交接处的炎症;③其他血清学检查阴性脊椎关节病变。

(3)腰椎运动范围受限。

(4)扩胸范围受限。

(5)X线证实骶髂关节炎。

五、治疗

(一)针对AS的治疗

AS尚无根治方法。但是患者如能及时诊断及合理治疗,可以达到控制症状并改善预后。应通过非药物、药物和手术等综合治疗,缓解疼痛和僵硬,控制或减轻炎症,保持良好的姿势,防止脊柱或关节变形,必要时矫正畸形关节,以达到改善和提高患者生活质量的目的。

1.非药物治疗

(1)患者教育:对患者及其家属进行疾病知识的教育是整个治疗计划中不可缺少的一部分,有助于患者主动参与治疗并与医师的合作。

(2)体育锻炼:劝导患者坚持合理体育锻炼,以取得和维持脊柱关节的最好位置,增强椎旁肌肉和增加肺活量。

(3)保持正确体位:站立时应尽量保持挺胸、收腹和双眼平视前方的姿势。坐位也应保持胸部直立。应睡硬板床,多取仰卧位,避免促进屈曲畸形的体位。

(4)物理治疗:对疼痛或炎性关节或软组织给予必要的物理治疗。

(5)其他:如戒烟等。

2.药物治疗

(1)非甾体抗炎药:可迅速改善患者腰背部疼痛和晨僵,减轻关节肿胀和疼痛,增加活动范围,对早期或晚期AS患者的症状首选治疗,但对于合并肾功能损害的患者应谨慎使用。

(2)生物制剂:抗肿瘤坏死因子-α拮抗剂,包括依那西普、英夫利西单抗和阿达木单抗。多项随机双盲安慰剂对照试验治疗AS,总有效率为50%～75%。

(3)柳氮磺胺吡啶:可改善AS的关节疼痛、肿胀和发僵,并可降低血清IgA水平及其他实验室活动性指标,特别适用于改善AS患者的外周关节炎。

(4)糖皮质激素:一般不主张口服或静脉全身应用糖皮质激素治疗AS。因其不良反应大,且不能阻止AS的病程。

(5)其他药物:部分男性难治性AS患者应用沙利度胺后,临床症状和实验室指标均明显改善。对上述治疗缺乏疗效的患者,AS外周关节受累者可使用甲氨蝶呤和抗风湿植物药。

3.外科治疗

髋关节受累引起的关节间隙狭窄、强直和畸形是本病致残的主要原因。人工全髋关节置换术是最佳选择,置换术后绝大多数患者的关节痛得到控制,部分患者的功能恢复正常或接近正常,置入关节的寿命90%达10年以上。

(二)针对AS相关性肾病的治疗

首先应明确病因,以原发病治疗为主,再根据病理类型进行相应治疗。

1.IgA肾病

IgA肾病应在诊断时和随访期间观察蛋白尿、血压和肾小球滤过率以评估肾病进展的风险。如无禁忌证,推荐患者长期使用ACEI/ARB治疗。经3～6个月有效地支持治疗(包括

ACEI/ARB、控制血压),蛋白尿仍持续≥1 g/d 且肾小球滤过率＞50 mL/(min·1.73 m²)时,可考虑糖皮质激素 0.5～1.0 mg/(kg·d)治疗,总疗程半年。

2.膜性肾病

膜性肾病应区分是源于药物还是源于 AS 本身,药物导致的膜性肾病应尽早停药。AS 导致的膜性肾病应积极治疗原发病,蛋白尿患者可给予 ACEI/ARB 治疗。对于上述治疗无效的膜性肾病患者,可考虑糖皮质激素联合免疫抑制剂治疗。

3.药物导致急性肾损伤

尽早停用相关药物,保持内环境稳定,预防和治疗并发症。

4.药物导致小管间质性肾炎

尽早停用相关药物,如肾活检显示有活动性病变,无晚期组织瘢痕化,可考虑糖皮质激素治疗。

5.药物导致微小病变

尽早停用相关药物,并使用糖皮质激素治疗。

6.肾淀粉样变

积极治疗 AS,不宜采用免疫抑制治疗。

六、预后

研究证明有多个指标对判断 AS 的预后有参考价值,包括髋关节炎、腊肠样指或趾、非甾体抗炎药疗效差、红细胞沉降率升高(＞30 mm/h)、腰椎活动度受限、寡关节炎和发病年龄＜16 岁。AS 相关肾脏损害也不容忽视,其后果严重,是 AS 患者终末期死亡的主要原因之一。

(司　芳)

第六节　自身免疫性甲状腺疾病相关性肾病

甲状腺作为人体最大的内分泌腺体,分泌的甲状腺激素作用于全身多种器官和组织,在调节机体生长发育、组织分化、新陈代谢等方面起着重要作用。对于肾脏,甲状腺激素不仅促进肾脏的生长发育,而且对维持正常肾脏功能也具有重要作用。甲状腺功能的异常可以导致肾脏发生多种病理生理改变。一方面,甲状腺激素异常可引起血流动力学改变和水电解质(钾、钠、钙、磷等)紊乱,导致肾脏的排泄功能受到影响;另一方面,某些甲状腺疾病(如自身免疫性甲状腺疾病)本身是由免疫机制异常所致,机体的免疫异常同时也可以导致肾脏损伤,导致继发性肾脏疾病的发生和发展。

自身免疫性甲状腺疾病(autoimmune thyroid disease,AITD)是由遗传因素、环境因素和内源性因素共同作用引起的一组自身免疫性疾病,包括弥漫性毒性甲状腺肿(Graves 病)、慢性淋巴细胞性甲状腺炎(又称桥本甲状腺炎)、特发性甲状腺功能减退、产后甲状腺炎等,患者可有甲状腺功能亢进、甲状腺机能减退或甲状腺机能正常等多种临床表现。与此同时,部分患者常发现有肾脏病变累及,出现自身免疫性甲状腺疾病相关肾病,临床表现蛋白尿、肾病综合征或肾小管功能紊乱,以及肾功能减退。

一、发病机制

AITD 相关肾病的确切发病机制至今未明,目前认为与自身免疫紊乱、甲状腺激素异常、抗甲状腺药物,以及脂代谢紊乱、动脉粥样硬化等因素有关。近年研究发现,许多 AITD 是 IgG_4 相关疾病的一部分。

AITD 为自身免疫性疾病,患者体内可见多种抗甲状腺成分的自身抗体,如甲状腺球蛋白抗体、甲状腺微粒体抗体、甲状腺胶质抗体和甲状腺细胞表面抗体等。目前,免疫病理已证实了多种甲状腺抗原或相应抗体(如甲状腺球蛋白、甲状腺微粒体抗原、Fucosyl-GM1 抗体等)可沉积在肾小球基底膜或系膜区。此外,甲状腺和肾脏存在共同抗原,如 megalin(gp330)等,AITD 产生的针对甲状腺成分的自身抗体也会同样针对肾脏,导致原位免疫复合物和(或)循环免疫复合物形成,参与致病。动物实验证实给家兔注射甲状腺球蛋白,使其抗体产生过剩,可产生上皮免疫复合物沉积,引起膜性肾病。部分 AITD 相关肾病患者采用免疫抑制治疗后蛋白尿明显减少,也支持免疫因素参与疾病发病。

肾脏是甲状腺激素重要的靶器官之一,甲状腺激素水平过高或过低都会造成肾脏结构和功能的改变(表 10-3)。如甲状腺功能亢进(简称甲亢)时由于甲状腺激素产生过多,心排血量增加、周围血管阻力减小等血流动力学的改变可导致肾脏血流量增加,肾小球滤过率、肾小管重吸收率及排泄增加;甲状腺功能亢进时代谢率增加,肾单位需超负荷工作以排泄增加的代谢废物。长期肾脏负担增加势必损伤肾小球滤过膜,通透性增加,致轻度蛋白尿,少数出现大量蛋白尿。肾小管也会受多种因素作用,引起功能失调或上皮细胞损伤。

表 10-3　甲状腺功能异常时肾脏变化

项目	甲状腺功能亢进	甲状腺功能减退
心排血量	增加	下降
外周血管阻力	下降	增加
RAS 活性	增加	下降
肾血流	增加	下降
肾小球血管收缩	下降	增加
肾小球滤过面积	增加	下降
球-管反馈	增加	增加
肾小球滤过压	增加	下降
GFR	增加	下降
蛋白尿	增加	增加
肾小管离子转运活性	增加	下降
肾小管质量	增加	下降
浓缩能力	下降	下降

AITD 相关肾病分为两类,一类主要是由于体内多种自身抗体的调节紊乱,形成免疫复合物在肾脏沉积,引起膜性肾病等改变;另一类可能与治疗抗甲状腺药物对肾脏的损伤有关,其中硫脲类抗甲状腺药物丙硫氧嘧啶是最常见的肾损害药物。20 世纪 90 年代 Dolman 等首先发现丙

硫氧嘧啶可引起抗中性粒细胞胞浆抗体阳性的小血管炎,其可能机制:①丙硫氧嘧啶的代谢产物与三磷酸胸腺嘧啶竞争,因而抑制了外周淋巴细胞 DNA 的合成,进而导致免疫调节异常;②丙硫氧嘧啶的代谢产物作为半抗原可与中性粒细胞胞浆中的多种胞质抗原和胞核抗原等大分子结合,形成具有免疫原性的复合物,被 T 细胞识别,进而活化 B 细胞产生自身抗体;③感染状态下,中性粒细胞被完全激活可以发生脱颗粒反应,释放髓过氧化物酶,使丙硫氧嘧啶转化为反应氧族,造成血管内皮损伤;丙硫氧嘧啶与髓过氧化物酶结合,改变了酶的亚铁血红素结构,之后改变了结构的酶就成为半抗原,可诱导抗中性粒细胞胞浆抗体的产生,介导血管损伤。血管炎影响全身多个系统,以肾损伤最为常见。除了引起新月体肾炎外,抗甲状腺药物还引起 IgA 肾病、微小病变肾病及膜性肾病等其他病理类型的肾病。文献还报道丙硫氧嘧啶可引起药物性狼疮、急慢性间质性肾炎等。

此外,甲状腺功能减退患者常出现代谢紊乱,如高尿酸血症、高脂血症等,均可引起肾脏损伤。甲状腺功能减退患者的血脂异常表现为总胆固醇、甘油三酯增高,尤其是低密度脂蛋白升高为主。血脂异常刺激肾脏固有细胞增殖,导致足细胞足突融合,滤过屏障受损,蛋白尿进一步刺激足细胞转化为纤维样细胞,参与肾小球硬化。同时,高脂血症激活促炎症因子及促生长因子,刺激细胞外基质大量合成,导致肾脏结构与功能的损伤;其次甲状腺功能减退患者常合并动脉粥样硬化,而后者是肾损伤的重要危险因素之一。动脉粥样硬化的形成与血脂异常直接相关。而甲状腺功能减退时舒张外周小动脉平滑肌的 T_3 下降导致的血压升高,以及内皮细胞功能障碍均促进动脉粥样硬化的发生和发展。同时,TSH 可通过减低一氧化氮合酶、前列腺素,升高内皮素-1 影响内皮细胞功能等独立于血脂的途径造成动脉粥样硬化。动脉粥样硬化不仅导致临床上约 90% 肾血管疾病,还作用于肾实质和肾内血管,引起肾脏滤过功能下降及肾组织缺血缺氧,肾脏长期缺血缺氧可引起肾脏不可逆性损伤。

二、病理

(一)光镜

肾穿刺活检显示 AITD 相关肾病的病理类型多种多样,其中最常见病理类型是膜性肾病,其他依次为 FSGS、系膜增生性肾小球肾炎、IgA 肾病、微小病变型肾病。如与抗甲状腺药物有关,则多表现为抗中性粒细胞胞浆抗体相关性血管炎。有报道 AITD 时肾脏病理表现为混合型,如系膜增生并膜性肾病或毛细血管内增生并膜性肾病。个别病例可伴有严重的肾小管间质性肾炎。

(二)免疫荧光及免疫组织化学

根据病理类型的不同呈不同的免疫荧光表现,大多数患者肾小球基膜和(或)系膜区可见颗粒状 IgG、IgM 及 C_3 沉积。药物相关的抗中性粒细胞胞浆抗体相关性血管炎与原发性抗中性粒细胞胞浆抗体相关性血管炎的寡免疫复合物特点不同,荧光检查常提示为免疫复合物型。

经免疫组织化学检查,肾小球毛细血管基底膜上皮侧和(或)系膜区可见颗粒状沉积的甲状腺球蛋白等甲状腺相关抗原,但部分患者未检出甲状腺相关抗原或抗体沉积。

(三)电镜

膜性肾病患者肾小球基膜上皮侧和系膜区可见电子致密物沉积。

三、临床表现

本病多见于中年女性,在患甲状腺疾病后不久或数年后发病,也有部分患者肾病表现先于甲状腺疾病症状。AITD 相关肾病临床可表现为肾炎综合征或肾病综合征。多数患者早期表现为轻度蛋白尿,少数患者可表现为肾病综合征,镜下血尿偶见。大多数患者不伴有高血压及肾功能损害,少数可有高血压及肾功能损害。患者肾小管间质损害一般较轻,少数甲状腺功能亢进患者可合并肾小管酸中毒。而药物诱导的抗中性粒细胞胞浆抗体相关性血管炎影响全身多个系统,其中肾脏为最常受累脏器。临床症状多表现为血尿、蛋白尿及水肿等肾炎综合征,严重者甚至发生急性肾损伤。AITD 相关肾病未及时控制的情况下,随着病程延长可发展为尿毒症。

尿素氮、肌酐及尿酸的增高是可逆的,甲状腺激素治疗可逆转和部分恢复患者的肾脏功能。但是,随着甲状腺功能减退时间的延长,许多患者甲状腺功能由暂时性甲状腺功能减退发展成永久性甲状腺功能减退,而永久性甲状腺功能减退促使肾脏损害,甚至发展到不可逆转的肾功能不全,即氮质血症及尿毒症。

AITD 相关肾病临床表现的轻重与肾脏病理类型相关。膜性肾病 Ⅰ～Ⅱ 期患者多无血尿、高血压及肾功能损害,局灶节段硬化性病变患者可有血尿、高血压及肾功能损害,系膜增生性肾炎(IgA 肾病)患者则有血尿、蛋白尿。另外有报道,在 AITD 相关肾病过程中,可发生如乙型肝炎、糖尿病、红斑狼疮等新的疾病,并造成机体病情迁延加重,促进病情发展。

四、诊断与鉴别诊断

(一)诊断

目前 AITD 相关肾病的诊断尚无共识,具备以下几点应考虑诊断:①AITD 病史;②血清甲状腺球蛋白抗体、MCA 升高;③蛋白尿;④肾活检:免疫荧光检查发现肾小球基底膜免疫沉积物中有甲状腺球蛋白等多种抗体成分;⑤根据病史、体检及化验检查除外糖尿病、肝病、系统性红斑狼疮、多发性骨髓瘤等导致肾病综合征的其他主要疾病。其中肾活检病理改变在诊断上起着十分重要的作用,不仅为诊断提供较充分依据,还可以确定病理类型,指导制定治疗方案,并提示预后。

该病尽管常有前驱的甲状腺疾病史,但可能数月或数年后才发生蛋白尿或肾病综合征,故极易被忽视。因此,对水肿、蛋白尿的甲状腺疾病患者要动态观察尿蛋白变化,争取做肾脏免疫病理学检查;对肾病综合征患者亦应常规行有关的甲状腺功能检查,对可疑患者还应检测甲状腺球蛋白抗体和甲状腺微粒体抗体,以及免疫学指标的变化,以协助诊断。

(二)鉴别诊断

肾脏疾病与甲状腺疾病常常同时发生,两者之间存在一定联系。因此,ATID 相关性肾病与原发性肾脏疾病继发甲状腺功能减退的鉴别难度较大,由于肾脏免疫病理的甲状腺相关抗体阳性率低,因此不能以肾组织中是否存在甲状腺球蛋白作为鉴别依据。

肾病综合征时,包括甲状腺结合球蛋白在内的大量蛋白自尿中丢失,可导致继发性甲状腺功能减退。但一般肾病综合征血 TSH 降低、FT_3、FT_4 正常或略偏高,而原发性甲状腺功能减退患者血 TSH 升高,FT_3、FT_4 减少。

肾衰竭也常常影响到甲状腺分泌、代谢功能,引起 FT_3、FT_4 降低。但这种情况下不会引起甲状腺球蛋白抗体、甲状腺微粒体抗体及免疫学指标的变化。

五、治疗

AITD 相关肾病的治疗目前尚缺乏共识。病因治疗即积极治疗自身免疫性甲状腺疾病具有重要作用。早期发现、早期诊断加上及时有效地治疗 AITD 甚至可以逆转肾脏损害。对于原发性甲状腺功能亢进患者应用丙硫氧嘧啶或甲巯咪唑等药物,甲状腺功能减退或桥本甲状腺炎患者给予甲状腺激素替代治疗。而甲状腺功能亢进药物引起的抗中性粒细胞胞浆抗体相关性小血管炎,首先应立即停用抗甲状腺功能亢进药物,然后根据临床表现、脏器受累程度及抗体滴度决定是否应用糖皮质激素或免疫抑制剂,必要时血液净化治疗。

针对肾脏病变,文献报道甲状腺激素替代治疗、RAS 抑制剂、糖皮质激素、免疫抑制剂和甲状腺切除术均可能有效。当 AITD 伴少量蛋白尿时单纯甲状腺素替代治疗可能有效;给予 ACEI/ARB 可通过多种机制减少蛋白尿,保护肾功能;根据尿蛋白量和病理类型可加用糖皮质激素,必要时加用环磷酰胺或其他免疫抑制剂;一旦患者出现肾病综合征表现时,单纯肾上腺皮质激素和免疫抑制剂治疗亦不能使蛋白尿减少,更应强调对 AITD 本身的充分治疗。少数文献报道对甲状腺球蛋白抗体、MCA 高滴度阳性患者还可考虑手术切除部分甲状腺,以减少抗原来源,但尚需要更多的临床资料证实。

同时应重视 AITD 相关肾病的并发症治疗及长期随访。长期甲状腺功能减退时可形成高脂血症、高尿酸血症均会加大肾小球动脉硬化及间质损害的概率,辅以降脂、降尿酸治疗可延缓肾脏病变的发展。另外,临床上在肾病综合征时大量蛋白尿可造成甲状腺结合球蛋白的丢失,常可加重甲状腺功能减退,故此类患者的甲状腺替代治疗剂量通常需增加。对仅有血中 TSH 升高者,要注意经常动态监测并检测其他指标,观察有无变化,利于早期发现、早期治疗,且减少并发症的发生。

六、预后

AITD 相关肾病的转归与治疗时机、肾脏病变类型相关。AITD 相关肾病如早期发现、早期治疗、有效控制原发甲状腺疾病,同时肾脏病理改变较轻(如微小病变、轻度系膜增生、膜性肾病 Ⅰ～Ⅱ期等)的患者预后良好。而治疗延误,甚至出现并发症,则治疗困难,预后不良。需要指出的是 AITD 相关肾病与原发性肾小球疾病相比,更易复发,尤其 AITD 病变活动可导致肾脏损害的进一步加重,并较前更难以治疗。

(宁 超)

第七节 干燥综合征肾损害

干燥综合征是以淋巴浆细胞对外分泌腺体浸润为特点的慢性自身免疫性疾病,受累腺体包括唾液腺和泪腺,患者常出现眼干、口干等症状。除外分泌腺以外,干燥综合征还可累及肺、肾、皮肤等出现相应症状。部分干燥综合征患者出现肾脏损伤,主要导致肾小管间质性肾炎,也可出现肾小球病变。临床可出现肾小管酸中毒、蛋白尿和血尿、肾功能损伤等。干燥综合征也可合并类风湿关节炎、系统性红斑狼疮等,称为继发性干燥综合征。

一、发病机制

环境、遗传、病毒感染等多因素导致唾液腺上皮损伤并释放自身抗原,在具有遗传易感性的个体启动了白细胞介素-1 和白细胞介素-2 的释放,活化 T 细胞,持续激活 B 细胞并合成自身抗体,通过多种机制导致肾脏损伤。患者循环中出现自身抗体可与抗原结合形成循环免疫复合物。循环免疫复合物滞留在肾小球,刺激系膜细胞增殖和细胞外基质蛋白的合成,导致肾小球损伤,可出现冷球蛋白相关膜增生性改变。机体可产生针对远端肾小管和集合管各种转运蛋白的自身抗体,作用于肾小管和集合管,导致电解质紊乱和远端肾小管酸中毒。循环中激活的 T 细胞、B 细胞和浆细胞可浸润肾间质,导致间质性肾炎。肾小管自身抗原的表达可进一步增强上述反应。间质炎细胞浸润可导致小管炎,启动小管萎缩和间质纤维化,发展为慢性肾脏病。

二、病理

干燥综合征肾损害主要表现为慢性小管间质性肾炎和肾小球病变,以前者为主。

(一)光镜

1.慢性小管间质性肾炎

局灶或弥漫性淋巴细胞、单核细胞和浆细胞浸润。淋巴细胞浸润常见,T 细胞和 B 细胞的浸润程度相近。B 细胞为主的浸润类型占 10%。70% 患者可出现浆细胞浸润,以浆细胞为主的浸润类型占 25%。肉芽肿和嗜酸性粒细胞少见。可见肾小管上皮扁平,基底膜增厚,小管萎缩,间质纤维化。

2.肾小球病变

肾小球病变包括冷球蛋白相关 MPGN、膜性肾病、系膜增生性肾炎、IgAN、FSGS 和新月体肾炎。冷球蛋白相关性 MPGN 可见肾小球分叶,系膜细胞增殖,系膜增宽,单核细胞浸润,基底膜增厚"双轨",袢腔内可见包含 IgM 和 IgG 的冷球蛋白栓子,电镜下可见微管样结构。

(二)免疫荧光

除非存在肾小球损伤,一般没有免疫复合物沉积,很少数患者 TBM 或间质出现 IgG 和 C₃ 沉积。

(三)电镜

如果存在肾小球病变,可出现系膜区和毛细血管袢电子致密物沉积。肾小管基底膜偶见免疫复合物沉积。

三、临床表现

干燥综合征人群患病率 0.01%～0.1%,女性好发,男女比例为 1:9,多数 45～55 岁发病。临床表现除了角膜结膜炎(眼干)和口干,10%～30% 还可出现皮肤血管炎,其中 30% 伴冷球蛋白血症,球蛋白升高,补体下降。干燥综合征是最常见的非丙肝感染相关的混合型冷球蛋白血症的原因。2%～9% 干燥综合征患者发生非霍奇金 B 细胞淋巴瘤。50%～90% 患者 SSA 阳性,抗核抗体、SSB、RF 也可阳性。

干燥综合征肾损害常发生于干燥综合征诊断后 2～7 年。干燥综合征出现肾损伤的比例差别较大(5%～30%),取决于是否完整地进行肾小管的功能检查,以及是否排除了继发性干燥综合征。

干燥综合征肾损害主要是小管间质性肾炎,占肾活检的肾功能异常患者 2/3。TIN 可表现为单纯的电解质紊乱,如远端肾小管酸中毒、尿崩症、范可尼综合征、获得性巴特综合征和吉泰尔曼综合征,继发于远端肾小管酸中毒的肾结石和肾钙化;也可出现血肌酐上升,以及少量蛋白尿。

在我国,70％干燥综合征患者出现肾小管酸中毒。但除此以外,TIN 临床症状轻微,发病隐匿,临床表现常常被低估,定期检测晨尿 pH、渗透压、蛋白尿、肾功能和电解质有助于早期发现 TIN。

干燥综合征可累及肾小球,出现蛋白尿和血尿,甚至肾病综合征,冷球蛋白血症相关MPGN,其次为膜性肾病。冷球蛋白相关 MPGN 占肾活检干燥综合征的 5％～30％。临床表现为急性肾炎综合征、急进性肾炎,可伴冷球蛋白血症血管炎的其他系统损伤。

四、诊断与鉴别诊断

(一)诊断

首先需要满足干燥综合征的诊断标准。根据美国-欧洲原发性干燥综合征诊断标准,如果符合第Ⅳ或Ⅵ项,全部 6 条中满足任意 4 条即可诊断;4 条客观标准中满足 3 条也可诊断。美国-欧洲原发性干燥综合征诊断标准如下:

(1)Ⅰ:有 3 个月以上的持续眼部干涩感,或有反复发作性眼部沙子感,或每天需用 3 次以上的人工泪液。凡有其中任何一项者为阳性。

(2)Ⅱ:有 3 个月以上的持续性口干症状,或有反复出现或持续不退的唾液腺肿大,或进食时需用水送下,凡有其中任何一项者为阳性。

(3)Ⅲ:Schirmer 试验阳性(≤5 mm/5 min)或角膜染色试验阳性。

(4)Ⅳ:下唇黏膜活检,单核细胞浸润灶≥1(浸润灶是指每 4 mm² 的腺体组织内有 50 个以上的淋巴细胞聚集)。

(5)Ⅴ:腮腺造影,唾液腺放射性核素扫描,或唾液流率≤1.5 mL/15 min,3 项中有一项为阳性。

(6)Ⅵ:血清抗 SSA、抗 SSB 抗体有一项达到有诊断意义为阳性。

排除标准:头颈放疗史、HCV 感染、AIDS、淋巴瘤患者、结节病、移植物抗宿主病、使用抗胆碱能药物。

干燥综合征可合并类风湿关节炎、系统性红斑狼疮等,称为继发性干燥综合征,其肾脏损伤与原发性干燥综合征不同,需要鉴别。因为干燥综合征肾损害从临床到病理均不具有特异性,因此诊断干燥综合征肾损害需要临床进一步查找肾外脏器受累情况,明确干燥综合征诊断是否成立。

(二)鉴别诊断

1.IgG₄ 相关肾病

IgG₄ 相关肾病是一种系统性炎症纤维化疾病,可累及多个器官系统,包括胰腺、胆道、主动脉、肺、唾液腺和泪腺、甲状腺、硬脊膜和肾脏等,可引起类似干燥综合征口眼干燥表现,需要和干燥综合征肾损伤相鉴别。IgG₄ 相关肾病主要类型之一是肾小管间质病变,称为 IgG₄ 相关性肾小管间质肾炎。IgG₄ 相关性肾小管间质性肾炎与干燥综合征的鉴别见表 10-4。

表 10-4　IgG₄ 相关性肾小管间质性肾炎与干燥综合征的鉴别

项目	IgG4 相关性肾小管间质性肾炎	干燥综合征
发病年龄(岁)	65	45～55
性别	男性居多	女性居多

续表

项目	lgG4 相关性肾小管间质性肾炎	干燥综合征
急性肾衰竭	多见	少见
泪腺及唾液腺肿大	轻	重
血清 IgG_4 升高	显著	不显著
低补体血症	有	无
血嗜酸性粒细胞增多	明显	无
自身免疫性胰腺炎	多见	少见
肾小管间质细胞浸润	IgG_4^+ 浆细胞＞10/HP	T、B 细胞及浆细胞

2.药物相关性过敏性间质性肾炎

其间质浸润炎细胞以嗜酸性粒细胞为主。

3.结节病

结节病可导致慢性小管间质性肾炎,需要鉴别。但结节病相关的小管间质损伤的主要特点在于肉芽肿形成,干燥综合征很少出现肾间质肉芽肿。

五、治疗

对于没有 TIN,肾功能正常的单纯电解质紊乱,如远端肾小管酸中毒,使用碳酸氢钠/枸橼酸钾等药物纠正即可。但在多数情况下电解质紊乱是 TIN 的结果,使用糖皮质激素有助于更好地控制电解质紊乱,改善肾功能,改善 TIN。干燥综合征出现冷球蛋白相关性膜增生性肾炎常需要糖皮质激素联合免疫抑制剂治疗。新近使用抗 CD20 单抗治疗干燥综合征相关冷球蛋白血症血管炎取得较好疗效。

六、预后

干燥综合征肾损害临床进展缓慢,预后相对良好。

（宁　超）

第十一章

肾 衰 竭

第一节　急性肾衰竭

急性肾衰竭(ARF,简称急性肾衰)是临床常见的一种综合征。由于各种原因引起的双肾排泄功能在短时间内(数小时或数天)肾小球滤过率下降至正常值的50%;代谢迅速减退,氮质废物堆积体内;水、电解质、酸碱平衡紊乱失调;血肌酐和尿素氮进行性升高(通常血肌酐每天可上升88.4～176.8 μmol/L,尿素氮上升3.6～10.7 mmol/L),常伴有少尿或无尿,预后情况各异。

急性肾小管坏死导致的急性肾衰竭,临床上常表现为少尿期、多尿期及恢复期3个阶段。急性肾衰竭也有尿量不减少者,称为非少尿型急性肾衰竭。

一、病因病机

(一)病因分类

急性肾衰竭可见于各种疾病,尤其常见于内科、外科和妇产科疾病。不同原因所致急性肾衰竭发病机制不同,临床表现及治疗预后也不尽相同。如及早诊断和治疗,则肾功能可完全恢复。若病情严重,诊治不及时,或并发多脏器功能衰竭,病死率很高。

按发病因素将急性肾衰竭可分为3类:即肾前性急性肾衰竭、肾实质性急性肾衰竭、肾后性急性肾衰竭。

1.肾前性急性肾衰竭

由于肾前因素而致机体有效微循环血容量减少,肾血流量灌注不足引起急性肾功能损害,肾小球滤过率降低,肾小管对尿素氮、水和钠的重吸收相对增加,使血尿素氮升高,尿量减少,尿比重增高,多见于下列情况。

(1)血容量不足:多种原因的失血、体液丢失,如严重的外伤、外科手术、烧伤、呕吐、腹泻、大量腹水、大量运用利尿剂等。

(2)有效循环血容量减少:常见于肾病综合征、肝功能衰竭,大量应用血管扩张药或麻醉药物等。

(3)循环功能不全:见于充血性心力衰竭、心源性休克、严重心律失常、心脏压塞等。

（4）肾脏血流动力学的自身调节紊乱：见于血管紧张转换酶抑制剂、前列腺素抑制剂等的应用导致肾血流量灌注不足。

2.肾实质性急性肾衰竭

由于各种肾脏实质性病变或肾前性肾衰竭发展而导致的急性肾衰竭。

（1）肾小管病：急性肾衰由肾小管疾病导致者占 40％～60％，其中以急性肾小管坏死（ATN）最为常见。病因可分为两类，即肾毒性物质或肾缺血而致，如药物、造影剂、重金属、有机溶剂、生物毒素，以及血管内溶血、血红蛋白尿、胆红素尿、轻链蛋白及高钙血症均可引起肾小管损伤，导致急性肾衰。

（2）肾小球疾病：任何原因引起急性肾小球肾炎综合征，如各型急进型肾小球肾炎、急性肾小球肾炎、狼疮性肾炎等。

（3）急性间质性肾炎：如药物过敏，如青霉素类、利福平、磺胺类等，严重感染休克败血症所致。

（4）肾小血管和微血管疾病：如原发性或继发性坏死性血管炎、恶性高血压肾损害、妊娠高血压综合征、溶血性尿毒症综合征、产后特发性急性肾衰竭等。

（5）肾动静脉阻塞：常见于肾脏的双侧或单侧肾动脉或肾静脉血栓形成，或胆固醇结晶栓塞，夹层动脉瘤出血压迫肾动脉，导致急性肾衰竭。

（6）某些慢性肾脏疾病：在某些诱因作用下，如感染、心力衰竭、尿路梗阻、使用肾毒性药物、水电解质紊乱等，使肾功能急骤减退，导致急性肾衰竭。

3.肾后性急性肾衰竭

由于各种原因引起的急性尿路梗阻，下尿路梗阻使上尿路压力升高，形成大量肾积水而压迫肾实质，使肾功能急骤下降，常见于结石、前列腺肥大、尿道狭窄、神经源性膀胱、肿瘤、血块堵塞、各种原因引起的输尿管狭窄等。

（二）发病机制

急性肾衰是由于多种病因及多种因素参与，常是多种因素综合作用的结果。目前尚无一种学说能完全解释各种急性肾衰病机。现在大多数学者认为：着重于肾缺血或肾中毒引起肾小管损伤学说。

1.肾小管损伤

当肾小管急性严重损伤时，由于肾小管阻塞和肾小管基底膜断裂，引起肾小管内液反漏入间质，从而引起急性肾小管上皮细胞变性坏死，肾间质水肿，肾小管阻塞，肾小球有效滤过率下降。

2.肾小管上皮细胞代谢障碍

肾小管上皮细胞的代谢障碍，导致肾小管上皮细胞坏死。

3.肾血流动力学的改变

肾缺血和肾毒素的作用致血管活性物质释放，引起肾血流学动力改变，导致肾血液灌注量不足，肾小球滤过率下降而致急性肾衰。

主要的血管活性物质有肾素-血管紧张素系统、前列腺素、儿茶酚胺、内皮素、心钠素、抗利尿激素、血管内皮舒张因子、肿瘤坏死因子等。

4.缺血再灌注损伤

肾缺血再灌注损伤主要为氧自由基及细胞内钙含量超负荷，使肾小管上皮细胞内膜脂质过氧化增强，导致细胞功能紊乱，以致细胞坏死。

5.表皮生长因子

肾脏是体内合成表皮生长因子的主要部位之一,但对肾脏的修复与再生起重要作用。急性肾衰时由于肾脏受损,使表皮生长因子合成减少。在恢复期,肾小管上皮细胞的表皮生长因子及其受体数量明显增多,血肌酐和钠滤过分数下降,提示表皮生长因子与肾损害修复有关。

二、临床表现

(一)病史

急性肾衰竭常继发于各种严重所致的周围循环衰竭,严重的肾脏疾病或肾中毒,尿路梗阻等疾病,但也有个别病例无明显的原发病。

(二)尿量变化

急骤地发生少尿,严重者可无尿(<500 mL/24 h),也有个别病例多尿表现,如处理得当,数天或数周出现多尿期。

(三)尿毒症症状

患者可不同程度出现腰痛、软弱无力、食欲缺乏,或口中有氨臭味,甚至可出现胸闷气短、烦躁不安、嗜睡、意识障碍等。

(四)水钠潴留

由于少尿可出现水肿或全身水肿、高血压、肺水肿、呼吸困难、咯血泡沫痰、两肺布满湿啰音,合并脑水肿者甚至可见嗜睡、躁动、惊厥、昏迷等。

(五)电解质紊乱酸碱失衡

高钾血症可见胸闷、肢体麻木、心率缓慢、心律失常、室颤、停搏、酸中毒出现、恶心呕吐、呼吸深大。

三、诊断

由于引起急性肾衰竭的各种疾病,致病因素多种多样而各有很大差异,在治疗手段上也有很大不同,为此诊断与鉴别诊断的确切与否,给予有效治疗的正确与否直接关系到患者的肾功能恢复。虽然有70%～80%的肾功能急性衰竭是由急性肾小管坏死引起的,但也不能主观、简单地做出诊断,所以面对急骤发生少尿和迅速发生氮质血症患者,必须尽可能明确病因,作出正确判断,才能采取相应治疗,消除逆转急性肾衰。

(一)病史

常继发于各种严重的疾病所致的周围循环衰竭和肾中毒后,如外伤、烧伤、呕吐、腹泻、脱水,严重细菌感染,药物中毒等。原有肾小管、肾小球、间质性肾病、尿路梗阻性疾病等。

(二)体征

少尿型急性肾衰,可有明显的体征、酸中毒及神经系统改变,如昏睡、烦躁、意识模糊、呼吸深长、血压下降、腰痛等。

(三)实验室检查与其他检查

1.尿液分析

尿液分析对肾前性和肾小管坏死的急性肾衰竭有重要意义,包括尿常规镜检、尿比重、渗透压、肾衰指数、排泄分数等。

2.尿酶的测定

如 N-乙酰 B 氨基葡萄糖苷酶（NAG）；r-谷氨酰转肽酶（r-GT）等均可显著升高。因这些酶来自肾脏，尤其是肾小管，当肾脏、肾小管受损时，尿酶被大量释放入尿液中，故尿酶增多。这是肾脏，尤其是肾小管损伤的重要指标。在检查尿酶留取标本时应注意生殖腺分泌物污染。因这些污染物中酶含量较高，易影响结果的准确性。

3.血液检验

血肌酐、尿素氮急骤上升，β_2-微球蛋白增高，肾小球滤过率下降。

(四)指甲、头发肌酐测定

由于指甲和头发的生长都需要相对较长时间，因此，取修剪下来的指甲头发，检测肌酐值，将其与血肌酐值相对照，有一定临床意义。

一般若指甲或头发肌酐正常，而血肌酐升高，则提示急性肾衰竭。若指甲或头发肌酐及血肌酐均升高，则提示慢性肾衰竭。

(五)肾脏影像学检查

1.彩色 B 超检查

彩色 B 超检查为最常规检查，简便易行，诊断意义大，一般急性肾衰双肾体积增大，肾实质及皮质增厚，肾脏血流动力学改变受阻；诊断肾动脉狭窄和肾脏缺血性灶病变有重要意义。鉴别肾前性急性肾衰和急性肾小管坏死：当急性肾小管坏死时，肾阻力指数（RI）明显升高；当肾前性肾衰不缓解时，RI 进行性升高，而且临床约一半的急性肾小球肾炎、急性间质性肾炎、狼疮性肾炎患者的 RI 升高。

彩色 B 超可诊断肾后性急性肾衰竭，如对双侧肾积水、结石、肿瘤、前列腺肥大、膀胱源性潴留等尿路梗阻性疾病做出较确切的诊断。

2.CT、MRI 检查

通过体层扫描检查肾脏，可发现肾脏的形态大小、组织结构是否异常，如肾积水、肾周脓肿、肿瘤，对适宜肾静脉造影患者，增强扫描能辨认肾血管，判断肾静脉血栓形成及肾动脉狭窄，主要应用于肾性和肾后性的急性肾衰竭的诊断。

四、鉴别诊断

对急性肾衰竭的诊断，首先应明确是否为 ARF，当确认为 ARF 时应鉴别病因、病理性质，是否为肾前性、肾性或肾后性，应采取排除法。因这 3 型的治疗原则大不相同且预后各异，因此鉴别诊断十分重要，以求最佳治疗方案。常需与以下疾病鉴别。

(一)肾前性氮质血症与急性肾小管坏死鉴别诊断

肾前性急性肾衰竭常由肾外因素引起的周围循环衰竭，肾脏血流灌注不足，而导致肾小球滤过率急剧下降而发病。此时肾脏本身无器质性病变，而是处于一种应激反应状态。

较常见的有：各种原因引发的休克、失钠失水、失血、充血性心力衰竭和严重的肝脏疾病等。但若这种肾前性氮质血症状态持久不能缓解，肾血流量持续灌注不足，时间＞2 小时，则可能发展至急性肾小管坏死（ATN）。

两者治疗上截然不同，肾前性氮质血症，需要大量补液补血；而急性肾小管坏死，应严格控制输入液量，以防止急性心力衰竭、肺水肿、水中毒。尿的检查指标可以帮助进一步鉴别，所以鉴别是否肾前性氮质血症与急性肾小球坏死非常重要。

(二)肾后性氮质血症与急性肾小管坏死的鉴别诊断

肾后性氮质血症又称急性阻塞性肾病,如果及时解除梗阻,肾功能可迅速得到改善,如长期梗阻超过几个月,则可造成不可逆的肾脏损害,如详细询问病史和结合临床检查并不难诊断。如果临床有导致阻塞的原发病因病史,如结石、肿瘤、前列腺肥大、骨盆外伤史、尿道损伤、尿道感染狭窄、宫颈、阴道、会阴放疗后损伤尿道,长期有排尿不利异常者,脊柱外伤,膀胱源性等,通过临床影像学检查多可确诊。

(三)急性肾小管坏死诊断依据

(1)既往无肾脏病史,此时发病,有引起急性肾小管坏死的病因,如肾缺血、中毒等。

(2)经补液扩容后尿量仍不增多。

(3)指甲、头发肌酐检验在正常范围。

(4)B超检查显示双肾增大或正常。

(5)多无严重的贫血,只呈中度贫血,但应除外失血和溶血所致贫血。

(6)血尿素氮、肌酐迅速升高,肌酐清除率较正常值下降50%以上。

(7)排除肾前性和肾后性氮质血症和其他因肾脏疾病引起的急性肾衰。

(四)与肾小球疾病、肾间质疾病及肾血管疾病等肾脏本体引起急性肾衰竭鉴别诊断

1.肾小球疾病所致的急性肾衰竭

尿蛋白(＋＋＋)~(＋＋＋＋),24小时尿蛋白多超过2.0 g,多伴血尿,红细胞管型,颗粒管型,伴有高血压、水肿、原发性肾小球炎所致的急性肾衰,常见于新月体肾炎、重症急性肾小球肾炎及IgA肾病。继发性肾小球疾病,见于系统性红斑狼疮,过敏性紫癜性肾炎等。

2.急性间质性肾炎

有可疑药物应用史,有过敏表现,如皮疹、发热、血IgE升高、尿中白细胞增多、尿蛋白轻微,血尿及红细胞管型尿少见,常表现尿糖阳性,血糖正常。

3.肾血管性疾病

如急性双侧肾静脉血栓形成,双侧肾动脉闭塞,经彩色多普勒,肾血管造影,可确诊。

4.微小血管炎致急性肾衰

临床呈急性肾炎综合征表现,尿蛋白(＋＋＋)~(＋＋＋＋),伴血尿及红细胞管型尿,原发性小血管炎ANCA常阳性,继发性血管炎多见于系统性疾病,如系统性红斑狼疮。

5.其他

如肾小管内盐类结晶、肝肾综合征、移植肾排异等,可根据病史和其他相应实验室检查,诊断不难。

对于急性肾衰竭需及时判断病因、采取正确的治疗方案,有时也不容再等待复杂的各项检查结果。况且有些医院不具备相应的检查条件,故详细地询问病史,仔细的体格检查,往往简单的实验检查,如血尿常规及血肌酐、尿素氮等结果进行分析,绝大多数病例可以作出ARF的病因诊断。

五、病理诊断

在肾脏疾病中,ARF起病急骤,病因复杂而各异,在临床初步诊断的基础及时治疗,常可很快恢复或延缓进展,如误治失治,有相当数量的患者可在短时期内死亡或进展为慢性肾衰竭而影响预后,为此在有条件的情况下和患者病情允许的条件下,应及早进行病理检查。肾活检在

AFR 的诊断和治疗中具有很主要的位置,对判断病因和病变性质、轻重程度、预测转归,指导、确立治疗方案有着重要意义。

六、诊断标准

(一)急性肾衰竭诊断标准

(1)常继发于各种严重疾病所致的周围循环衰竭或肾中毒后,但也有个别病例可无明显的原发病。

(2)急骤地发生少尿(<400 mL/24 h),但也有非少型表现者,在个别严重病例(肾皮质坏死)可表现无尿(<100 mL/24 h)。

(3)急骤发生和与日俱增的氮质血症。

(4)经数天至数周后,如处治恰当,会出现多尿期。

(5)尿常规检查,尿呈等张(比重 1.010～1.016)、蛋白尿(常为＋～＋＋)、尿沉渣检查常有颗粒管型、上皮细胞碎片、红细胞和白细胞。

(二)急性肾小管坏死临床分期

急性肾小管坏死,临床通常分为少尿期、多尿期、恢复期 3 个阶段。

1.少尿期

突然出现少尿(尿量<400 mL/d)或无尿(尿量<100 mL/d),同时伴有氮质血症、电解质紊乱、酸碱平衡失调,一般少尿期持续 2～3 天到 3～4 周,平均 10 天左右。

2.多尿期

少尿期后,尿量逐渐增多,6 天后尿量可多达 3 000～5 000 mL/d,血尿素氮、血肌酐开始下降,氮质血症症状改善。多尿期因大量水分及电解质随尿排出,可出现脱水和低血钾、低血钠等电解质紊乱情况。

3.恢复期

多尿后肾功能逐渐恢复,血尿素氮、血肌酐降至正常范围。

(三)病情分级标准

1.参照《中药新药治疗急性肾衰竭的临床研究指导原则》分类

(1)重度:血肌酐＞884 μmol/L,血尿素氮＞24.99 mmol/L。

(2)中度:血肌酐为 442～884 μmol/L,血尿素氮为 14.28～24.99 mmol/L。

(3)轻度:血肌酐为 176.8～442 μmol/L,血尿素氮为 7.14～14.28 mmol/L。

2.按每天血尿素氮增加数值分类

(1)重度:每天血尿素氮增加＞10.71 mmol/L。

(2)中度:每天血尿素氮增加 5.355～10.71 mmol/L。

(3)轻度:每天血尿素氮增加<5.355 mmol/L。

七、治疗

(一)防治急性肾衰竭出现

在未进入临床 ARF 之前,就应充分认识到可能导致 ARF 发生的诱因,并采取有效的防范措施,这是最有效预防 ARF 发生的方法。

1.积极控制感染

对机体不同系统的感染,尽早作出确诊,选择有效的抗生素治疗,防治中毒休克。

2.及时纠正血容量

急性缺血性 ARF 在发病初期,多数伴有血容量不足而引发休克,如外伤、产伤、呕吐、腹泻、烧伤等失血失液,应及时纠正补充血液及胶体、晶体液,以纠正血容量不足,是至关重要的一环。这即是治疗措施,也是诊断手段。如难于判断血容量是否充分时,应参考尿比重和尿渗透压指标,80%的患者可明确诊断。另外,还有部分病例可能正处于肾前性 ARF 向肾性过渡阶段,此时,还要防止补充容量过度而发生肺水肿、心力衰竭。在扩容时,严密观察血压、脉搏、呼吸、尿量、尿比重等情况。

3.利尿剂的应用

如经过补充容量,若此时尿量仍少于 30 mL/h,可用 20％甘露醇 250 mL 静脉推注(15～20 分钟)。甘露醇可降低入球小动脉阻力,由于渗透性作用,使血浆水分增加,使肾小球毛细血管内胶体压降低,增加小球有效滤过压,减轻肾小管或间质水肿,临床上可产生渗透性利尿效果。如果仍无效,不主张重复应用,因甘露醇可导致肺水肿,并可能使肾功能恶化。

呋塞米(速尿)的应用:早期应用呋塞米(速尿),有预防发生 ARF 的作用。呋塞米可使扩张的肾内血管前列腺素合成增加,使肾血流重新分配。通过排钠利尿,减轻肾小管肿胀,去除肾小管的阻塞。通常首剂 100 mg 静脉注射,4 小时后再给 200～400 mg,如仍无尿,再重复应用或增加剂量。

4.血浆代用品及抗胆碱药物的应用

如右旋糖酐-40,本品能提高血浆胶体渗透压,吸收血管的水分而补充血容量,维持血压;并能使已经聚集的红细胞和血小板聚集降低,血液黏滞性从而改善微循环,防止休克后期的血管内凝血;抑制凝血因子 Ⅱ 的激活,使凝血因子 Ⅰ 和 Ⅷ 活性降低,以及其抗血小板作用均可防止血栓形成,尚具有渗透性利尿作用。静脉滴注后立即开始从血流中消除,$t_{1/2}$ 约为 3 小时,临床常用于各种休克的治疗。除补充血容量外,能改善微循环和组织灌注,可用于失血、创伤、烧伤、感染中毒性休克等,还可早期预防因休克引起的弥散性血管内凝血等。

山莨菪碱(654-2)注射液:本品为阻断 M 胆碱受体的抗胆碱药,可使平滑肌明显松弛,并能解除血管痉挛(尤其是纵血管),同时有镇痛作用,注射后迅速从尿中排出,适用于感染中毒性休克。

上述两种药物的应用方法:右旋糖酐-40 250～500 mL(儿童不超过 20 mL/kg),加入山莨菪碱注射液 20～40 mg,抗休克时滴注速度为 20～40 mL/min,在 30～60 分钟可滴注入 500 mL。随时观察尿量,如尿量逐渐增多时,可缓慢滴注。疗程和用量视病情而定,通常每天 1 次或 2 次,或隔天 1 次。

当初次应用右旋糖酐时需做皮试,如果有过敏体质或皮试阳性者禁用。偶有变态反应,如皮疹、哮喘、热源反应而寒战高热,如发现立即停用,对症治疗。用量过大时可致出血。血尿、经血增多、鼻血、皮肤黏膜出血等,有充血性心力衰竭者禁用。

5.高能物质的应用

ATP 等高能物质对 ARF 的肾脏有保护作用,输入 ARF 患者体内 ATP 和 Mg^{2+},可使肾小管濒临死亡的细胞恢复功能。Mg^{2+} 可防止 ATP 的脱氨和去磷酸化作用,从而使体内 ATP 维持较高水平,Mg^{2+} 也有助于维持细胞结构。

（二）一般治疗

1.休息

对所有的 ARF 患者,在少尿期或无尿期应绝对卧床休息,多尿期应注意水分的摄入,注意室内空气流通。恢复期在室内适当活动,仍需注意过度疲劳。

2.营养治疗

急性肾功能不全者,多数存在着营养不良状态,而且在发生 ARF 后,在多种因素作用下可出现高分解状态,也可加重营养不良,可以增加患者的病死率。且合并其他合并症的概率增高,所以在 ARF 的患者营养治疗中显得尤为重要。

尤其是在机体受到严重打击后,如复杂的外科手术、脓毒血症、复合性创伤和大面积烧伤,在以上情况下出现的 ARF 都有高分解代谢改变。为此,营养治疗显得非常重要。营养支持治疗可以在 ARF 患者中促进肾脏功能的恢复,静脉滴注氨基酸治疗可以使患者的临床症状和代谢紊乱得到显著改善,静脉给予高张糖和必需氨基酸可以减慢肾功能的恶化,并减少对透析的需要。而且胃肠外营养可以导致患者血清钾和磷的下降。另外,在肾脏替代疗法时,可适当提高蛋白质的入量及注意维生素和微量元素的补充。

从营养的补充途径而言,口服是营养补充的最安全、最简便的途径,但对于不能进食口服的 ARF 患者,一般可采用鼻饲、胃肠外营养及静脉疗法等。

（三）对致病因素的控制

(1)积极纠正水、电解质、酸碱失衡。

(2)严格控制感染,选择敏感有效的抗生素。

(3)及时纠正休克,补充血容量,或用药物纠正。

(4)消除病因或诱因,脱离、排除毒性损害,禁用肾毒性药物。

(5)及早治疗原发病,如肾后性、梗阻性疾病,采用外科及内科措施。

（四）急性肾衰竭的透析时机

因内外学者一般认为:在没有出现临床并发症之前即开始透析,或早期预防性透析是有益的。因为发生 ARF 的年龄不同,原发病不一,病情复杂多变,生理功能紊乱差异较大,内科治疗效果及预后差异较大。医者应详细分析病情的发展,严密观察应用药物等综合治疗。不可逆转者应及时进行血透治疗,防止并发症的产生和加重病情进展。为保持机体内环境的稳定,肾替代疗法具体标准如下。

(1)少尿:24 小时＜500 mL;无尿:24 小时＜100 mL 者。

(2)高血钾 K^+＞6.7 mmol/L。

(3)严重酸中毒 pH＜7.1。

(4)氮质血症 BUN＞30 mmol/L。

(5)肺水肿。

(6)尿毒症脑病。

(7)尿毒症心包炎。

(8)尿毒症神经病变或肌病。

(9)严重的血钠异常 Na^+＜115 mmol/L 或＞160 mmol/L。

(10)高热。

(11)存在可透析性药物过量。

（五）非少尿型急性肾衰竭治疗

临床上很多少尿型 ARF 的早期不表现非少尿型，只不过非少尿期存在时间较短，或被忽视。急性间质性肾炎并发的 ARF，20％～60％为非少尿型。在 ATN 中，由肾毒性引起的 ARF，11％～25％为非少尿型，造影剂引起的占 12％。非少尿型 ARF 也分肾前性、肾性和肾后性。非少尿型 ARF 的肾功能 ATN 菊粉清除率降低，肾小管功能均比肾前性差，但优于少尿型 ATN，临床症状，需要透析人数、平均住院日也比少尿型好。

非少尿型 ARF 很少有水潴留，从临床症状和生化检查指标上看也较轻。多数患者不用透析，肾功损害可以恢复。如果要透析治疗，应注意不要除水或少除水，必要时在透析治疗中需输液以补偿强迫超滤的液体丢失。

另外，注意病因治疗和对症治疗，临床护理等。

（闫永凤）

第二节　慢性肾衰竭

慢性肾衰竭（CRF，简称慢性肾衰）是多种原发性或继发性慢性肾脏疾病共同的归宿，是一组进行性肾单位毁损。慢性肾衰竭是以肾脏组织结构变化，排泄功能、内环境的稳定功能、内分泌功能及其他内脏组织功能损害，以及由此产生的代谢紊乱和临床症状为特征的综合征。本病是严重危害人类健康和生命的常见病，近年来患病率明显上升。早期确诊、早期防治各种慢性肾脏疾病尤为重要。

一、病因病机

（一）病因

慢性肾衰竭的发病是由多种因素引起的，一般分为原发性肾病、继发性肾脏疾病及其他疾病所致。

1.原发性肾病

慢性肾小球肾炎在原发性肾病中最为常见，其次为肾小管间质性肾炎、遗传性肾病。

2.继发性肾病

全身系统性疾病和中毒等因素导致的肾脏继发性损害，如糖尿病、系统性红斑狼疮、过敏性紫癜、痛风病、长期高血压、肾血管性疾病、多种药物性肾损害、尿路结石、肿瘤、狭窄、前列腺肥大等梗阻性疾病。

3.其他

血容量的改变，如呕吐、腹泻、失血及手术、烧伤等因素导致血容量减少休克，肾脏血流灌注不足，感染性休克致肾脏血流灌注不足等因素。

（二）慢性肾衰竭渐进性发展加重因素

慢性肾衰竭进展的因素是多方面的，与肾脏病本身的基础病发展有关，也与其他某些因素有关。

1.高血压

高血压是导致肾小球硬化或残余肾单位丧失的主要因素之一,是影响肾功能进展的主要因素。高血压不仅可加速肾功能损害的进展,而且还可损害心、脑周围血管等靶器官,从总体上影响患者的预后。如原发性高血压、肾性高血压、肾血管性高血压、内分泌性高血压均可加速肾功能损害的进展。

2.蛋白尿的作用

肾小管液中过多的清蛋白、转铁蛋白等均可导致肾小管中产生有害物质,如氧自由基、补体、趋化因子等而致肾小球、肾小管损伤;也可刺激肾内生长因子分泌,引起肾小球系膜细胞增殖,或间质纤维细胞增殖,致细胞外基质增多,促进肾小球硬化或间质纤维化的发展。故临床应重视蛋白尿的诊断和控制,通过蛋白定量的测试结果来判断蛋白尿的严重程度。

3.高蛋白饮食

实验研究及临床观察显示,高蛋白饮食可引起肾小球高滤过、肾小管高代谢、蛋白尿增加、氮质血症及肾组织损伤加重,是导致慢性肾衰进展的重要因素之一。高蛋白饮食可引起实验动物肾组织内血管紧张素Ⅱ及某些生长因子的表达上调,引起肾组织某些固有细胞的凋亡和其他损伤。

4.尿毒症毒素的作用

某些尿毒症毒素如甲基胍、酚类、甲状旁腺激素、AGE 等对肾脏组织具有损害作用,也是慢性肾衰竭病程进展的因素之一。由于 CRF 时 $1,25-(OH)_2D_3$ 的缺乏,低钙血症、高磷血症等因素,可致继发性甲状旁腺功能亢进的发生,过多的甲状旁腺激素可引起软组织转移性钙化,致肾小管上皮细胞内钙沉着过多,引起肾小管间质钙化致肾单位损伤。

5.高脂血症的作用

高胆固醇血症可引起肾小球系膜细胞和内皮细胞的损伤,一定浓度的氧化低密度脂蛋白可刺激系膜细胞分泌细胞外基质,或诱导肾小球系膜细胞凋亡。

6.慢性缺氧

有学者提出"慢性缺氧学说",慢性缺氧可激活肾衰动物肾组织,如血管紧张素Ⅱ和某些生长因子的表达增强,诱导细胞外基质增多,故可促进肾小管间质损伤,在肾组织硬化或纤维化过程中起着重要作用。

7.肾小球后缺血

近年肾小球后缺血在肾间质纤维化中的作用已引起重视,有关实验研究表明,球后缺血与肾小管萎缩、间质纤维化关系密切。

8.其他因素

贫血、营养不良也可能在 CRF 的病程中起一定作用。过度疲劳、情志激动、烟酒嗜好,均可引起血管紧张素的分泌增加、血压升高、肾血流灌注不足,皆可促进慢性肾衰的进展。

(三)病理机制

慢性肾衰竭进展的机制研究已取得了不少进展,学者们提出了不少学说,如健存肾单位学说、矫枉失衡学说、肾单位高滤过学说、肾单位高代谢学说、脂质代谢紊乱学说、尿毒症毒素学说、营养缺乏学说,某些血管活性物质、细胞因子和生长因子在 CRF 中的进展作用等。

1.肾单位高滤过和高代谢作用

有学者研究认为,CRF 时残余肾单位,肾小球出现高灌注和高滤过状态,是导致肾小球硬化和残余肾单位进一步丧失功能的主要原因之一。由于高滤过作用,可促进系膜细胞增殖和基质的增加,导致微动脉瘤的形成,内皮细胞损伤和血小板聚集增强,炎性细胞浸润,系膜细胞凋亡等,所以进一步引发肾小球硬化发展,肾单位损伤进一步加重。另一方面脂质代谢异常,也参与肾小球硬化过程,引起肾小球系膜和内皮细胞的损伤。其机制与过程与中大动脉粥样硬化机制相似。

肾小管高代谢时 CRF 残余肾单位肾小管代谢亢进,是肾小管萎缩、间质纤维化和肾单位进行性损害的重要因素之一。高代谢致肾小管氧消耗增加和氧自由基增多,小管内液 Fe^{2+} 的生成和代谢酸中毒,所引起补体旁路的激活和膜攻击复合物的形成,均可造成肾小管-间质损害。

2.肾小球系膜细胞、肾小球或肾小管上皮细胞表型转化的作用

近来研究表明肾小球系膜细胞、肾小球或肾小管上皮细胞的表型转化,在肾组织硬化或纤维化过程中起着重要作用,甚至起关键作用。其原因是,在某些生长因子、细胞因子等的刺激或诱导下,肾间质成纤维细胞可转变为肌成纤维细胞。因此,肾间质肌成纤维细胞增多是间质纤维化的重要标志之一。此外,肾小球或肾小管上皮细胞转化,在局灶节段性或球性肾小球硬化中均起重要作用,是评估肾功能损害发展趋势和预后的重要指标之一。

3.细胞因子、生长因子的作用

近年研究表明,某些生长因子、细胞因子和某些炎症介质或化学趋化因子,均参与肾小球间质的损伤过程,并在促进细胞外基质增多中起重要作用,从而促进肾小球硬化肾间质纤维化过程。

4.血管活性物质及醛固酮的作用

肾组织内某些血管活性物质,如血管紧张素Ⅱ、内皮素均参与肾小球、肾小管-间质的损伤过程。在 CRF 中时,这些物质不仅能增高肾小球内压力,而且可促进或刺激肾小球系膜、肾小管-间质的细胞外基质增多,并可刺激转化生长因子过度表达与分泌,并进而引起细胞外基质增多。醛固酮增多也参与肾小球损伤后的肾小球硬化过程。

5.凝血-纤溶因子的作用

某些降解细胞外基质的蛋白酶表达变化,纤溶酶原激活抑制物等表达上调,在肾小球硬化和肾间质纤维化的发生发展中,具有重要作用。

6.肾组织细胞的凋亡作用

CRF 肾小球内细胞凋亡、增多与肾小球硬化及 CRF 程度呈明显正相关,提示细胞凋亡,可能在 CRF 进展中起某种作用。

二、临床表现

慢性肾衰竭临床表现非常复杂,呈多样性,无特异性。

(一)病史及临床症状

1.多有肾病病史

可出现腰痛酸累、食欲缺乏、恶心呕吐、头痛、疲乏困倦或嗜睡,常伴有多系统症状表现。

2.少尿或多尿

部分患者可出现多尿、夜尿增多。

3.高血压

常见高血压,可为原发性高血压的持续或恶化,也可在肾衰过程中发生。

4.水肿或胸腹水

可因水液代谢失调出现水肿,甚则出现胸腹水。

5.贫血

本病患者当血清肌酐超过 300 μmol/L 以上时,常出现贫血症状,如面色苍白,或暗黄,无光泽等。

(二)实验室及影像学检查

1.肾功能检查

血尿素氮、血肌酐上升,血肌酐＞133 μmol/L,尿素氮＞8.0 mmol/L,肾小球滤过率＜80 mL/min,二氧化碳结合率下降,血尿酸升高。

2.尿常规

蛋白尿、血尿、管型尿、低比重尿。

3.电解质

常表现高钾、高磷、低钙等。

4.B超检查

多数可见双肾缩小,实质回声粗乱。

5.常见并发症

有上消化道出血、肾性骨病、心血管系统等损害表现。

三、诊断与鉴别诊断

(一)诊断

慢性肾衰竭临床表现复杂,它可累及多个系统,而且各个系统病变的严重程度各有不同。因此症状表现也不一。肾功能损害、代谢障碍及各系统异常表现如下。

1.患有肾系疾病者

如原发性肾小球肾炎和继发性肾脏损害者。

2.肾功能检查

尿素氮、血肌酐持续升高者,肾小球滤过率下降。

3.B超检查

大多数有致肾体积缩小,并回声粗乱表现者。

4.排尿异常

早期常出现多尿、夜尿增多,晚期常有少尿、无尿、水肿。

5.水、电解质紊乱

酸碱平衡失调,出现代谢性酸中毒、高血钾、低血钙等。

6.血液系统症状

贫血、出血倾向、血沉快、低补体血症、白细胞生成障碍。

7.消化系统症状

消化系统是尿毒症的早期表现,常有食欲缺乏、恶心、呕吐、呃逆、大便秘结不爽,也是引起营养不良的主要原因。消化性溃疡、慢性肾功能不全引发消化性溃疡者可占 30％左右,症状可不典型或不明显,常引起消化道出血等严重并发症,引发失血休克,危及生命。

8.神经肌肉疾病

患者多数表现为乏力、头痛、注意力不集中、嗜睡、失眠,进而含有性格改变;记忆力减退,反应淡漠,以及神经肌肉兴奋性增强,如肌肉痉挛、抽搐;尿毒症末期则可出现惊厥、谵妄、幻觉或昏迷;晚期常有周围神经病变。

9.皮肤病变

面色苍白或暗黄,皮下瘀斑,皮肤瘙痒和表皮脱落,皮肤弹性差,口腔黏膜干黏及尿素霜的形成。

10.内分泌功能失调

慢性肾衰时,垂体、甲状腺功能一般比较正常;血浆活性维生素 D、血浆促红细胞生成素降低,肾分泌前列腺素 A_2、E_2 减少。

由于肾降解作用的减弱,胰岛素、胰高血糖素及甲状旁腺素等作用时间延长,血浆胃泌素及血浆血管活性肽激素亦升高。

慢性肾衰时,性功能常有障碍,男性可有阳痿;血浆催乳素常增加可导致男性乳房发育症。女性患者可有性欲差、月经失调、闭经不孕等。

11.代谢失调

主要表现有体温过低,糖耐量降低,高脂血症,蛋白质和氨基酸缺乏,以及代谢产物潴留等,如尿素、肌酐、尿酸等。

12.循环和呼吸系统异常

慢性肾衰竭常表现有高血压、心力衰竭,多由细胞外液容量过多引起;少数患者由高肾素血症引起。

心力衰竭是慢性肾衰的重要死因之一,也是加重尿毒症的重要因素。高血压会引起心血管损害和加重肾损害。

尿毒症因水钠潴留常可引起肺充血水肿,X 线特征是肺门周围充血,呈蝴蝶状分布。

13.微量元素代谢失调与骨病

高磷血症:因消化道吸收的磷和由细胞分解的磷,不能经肾脏充分排出蓄积而成。低钙血症:高磷血症可抑制肠钙的吸收,并能促钙沉积于骨内而导致低钙血症。此外,肾脏病变时,羟化酶减少,活性维生素 D 生成不足,肠吸收减少;尿毒症时 PTH 动员骨钙的作用减弱,均是导致低钙血症的原因。尿毒症骨病常有几种表现。

(1)骨质疏松症,多见于长期透析患者。

(2)纤维素骨炎较常见。

(3)尿毒症性软骨病,常见于小儿肾性佝偻病。

(4)骨硬化症较少见。

14.感染

肾衰竭合并感染是常见的并发症,可促使肾功能恶化,常为主要死因。感染常无明显发热等表现,难于发现。另外,肾衰者较易发生真菌感染。

(二)鉴别诊断

一般而言,慢性肾衰竭诊断并不难,但由于病程时间较长,基础病较复杂,病变可危及全身多个系统脏腑,而且患者主诉某个系统的某个方面。因此,在临床上诊断和鉴别诊断本病应从病史、病因、病性和临床辅助检查进行鉴别诊断。

1.与慢性肾脏病基础上的急性肾衰竭相鉴别

慢性肾衰竭急性加重与慢性肾脏病基础上的急性肾衰竭的鉴别很有临床价值,尤其是对那些缺乏系统的连续的肾功能测定记录的患者,更应详细地鉴别诊断。因治疗预后不同,慢性肾脏疾病基础上的急性肾衰,常见于以下4种情况。

(1)原有肾脏疾病发展加重,经积极治疗可使肾功能恢复,最常见的是狼疮性肾炎。

(2)在原有肾脏疾病过程中,由于并发症或治疗措施不得当,出现肾前性肾脏血流灌注不足,或肾单位血流灌注不足而致的急性肾衰竭。

(3)原有肾脏疾病在治疗用药时导致伴发肾小管坏死或急性肾小管间质肾炎。

(4)如肾脏疾病时的恶性高血压(肾实质性高血压)导致急性肾衰竭。

2.与急性肾衰竭相鉴别

急性肾衰竭发病原因多明显,如感染性休克、外伤、孕产、烧伤、大汗、呕吐、腹泻时失血失液过多、休克引发的肾血流灌注不足、药物引起的急性肾小管坏死等,临床不难鉴别。

四、诊断标准与分期标准

(一)诊断标准

(1)有慢性肾脏疾病史及肾脏系统疾病病史。

(2)内生肌酐清除率(Ccr)＜80 mL/min。

(3)血肌酐＞133 μmol/L。

(二)慢性肾功能不全分期标准,4个阶段(四期)

(1)肾功能不全代偿期:Ccr 50～80 mL/min,肌酐 133～177 μmol/L。

(2)肾功能不全失代偿期:Ccr 20～50 mL/min,肌酐 178～442 μmol/L。

(3)肾衰竭期:Ccr 10～20 mL/min,肌酐 443～707 μmol/L。

(4)尿毒症期:Ccr＜10 mL/min,肌酐＞707 μmol/L。

五、治疗

慢性肾衰竭的治疗,因涉及多系统组织的病理功能变化,临床表现各异不一。为此,治疗本病时以一般治疗、原发病的治疗、对症治疗、并发症的治疗、替代疗法等为法则。其论治原则及目标是控制肾小球硬化的进展,延缓肾功能不全的恶化。

(一)一般治疗

1.注意休息

当发现慢性肾功能不全时,即使在代偿期和失代偿期也要注意休息,可参加轻微劳作和活动,避免疲劳。而对于症状较明显,肾功能损害较严重时,应卧床休息,减少活动,可减轻肾血流灌注不足,延缓肾功能不全的进展。

2.改善居住环境

保持室内空气流动,温湿度适宜,随气候变化增减衣被而预防感染。

3.饮食治疗

饮食治疗是慢性肾衰竭治疗方案中重要一环。在原发病发作初早期就应引起重视,即开始饮食治疗,以防治肾功能不全的发生,缓解尿毒症症状,延缓肾功能不全的进展和恶化。

(1)低钠饮食可减轻水钠潴留而致水肿、高血压的出现。

（2）应用低蛋白、低磷饮食，单用或加用必需氨基酸或 α-酮酸（EAAKA）具有减轻肾小球高滤过和肾小管高代谢的作用。

（3）对糖尿病和非糖尿病性肾功能不全者，应用低蛋白饮食[0.6 g/(kg·d)]明显延缓 GFR 下降速度，并可减少糖尿病患者蛋白尿的程度。应用低蛋白饮食加 α-酮酸治疗在延缓 CRF 进展方面，可比单独低蛋白饮食取得更为显著的效果。

（4）必需氨基酸的营养治疗：由于慢性肾衰竭的患者，同时存在着氨基酸的失调，因此，在低蛋白的基础上，加用必需氨基酸治疗，尤其是对中晚期的慢性肾衰者，不仅可纠正氨基酸代谢紊乱，还可以改善蛋白质的营养状况，应用剂量在 0.1 g/(kg·d)，相当于最小需要剂量的必需氨基酸，或在此剂量的基础上加用 1 倍。

（5）食物蛋白的摄入营养：关于食品蛋白的选择，适量补充植物蛋白，如大豆、赤小豆、黑豆。植物蛋白为主的饮食对增加肾小球高滤过的作用低于肉类蛋白质，且植物蛋白含饱和脂肪酸少，不含胆固醇，因而还具有降脂、降压作用，不仅不会导致营养不良，相反还可以改善营养不良的状况。尤其是大豆蛋白是一种安全蛋白，富含有人体所必需氨基酸，而且大豆蛋白能显著降低蛋白尿，对肾病大量蛋白尿及肾衰竭患者可安全使用，用量为每天 30 g 即可。

（6）对于血透或腹膜透析患者蛋白质的补充：因透析患者常有蛋白质的丢失，并可出现营养不良，为此，患者应每天蛋白摄入量 1.0～1.2 g/(kg·d)，比正常人大约多 1/3。

（7）高热量的摄入：摄入足够的糖类和脂肪，以保证机体足够的热量，这样就可以减少蛋白质为提高热量而分解，使低蛋白饮食中氮得到充分的利用。另外，还需摄入富含 B 族维生素，尤其是叶酸、维生素 B_6 等的食物。对于病情重、消耗多的患者可通过静脉补充。

（8）水、钠、钾的摄入：有少尿、高血压、水肿者，需限止水钠的摄入；对有少尿、高钾倾向者，应限食富含高钾的食品。

（二）重视对基础疾病的治疗

基础疾病是指能引起慢性肾衰竭的原有的肾、泌尿系统基础肾病，包括原发性肾小球、肾小管-间质性病及继发性肾脏疾病。这些疾病均可导致肾脏组织结构改变和功能变化，最终导致慢性肾衰竭。

按病因学和病理学分类，可以分为原发性和继发性肾小球疾病、糖尿病肾病、肾血管性疾病、肾小管-间质性疾病、囊性肾病和移植性肾病等。以慢性肾小球肾炎多见。

（三）对症治疗

1.水、电解质、酸碱平衡失调的治疗

肾脏是调节水、电解质和酸碱平衡重要的器官和生理功能之一。对保证机体的正常新陈代谢，稳定内外环境起着十分重要的作用。当各种原因引起的肾脏疾病出现肾衰竭时，水电解质、酸碱平衡就会受到影响，甚至可出现严重的代谢紊乱，当其紊乱程度超过机体正常最大的代偿能力时，可对生命造成极大威胁，如不及时纠正可引起死亡。同时在血透疗法时，也会对机体、水、电解质、酸碱平衡有不同影响。

（1）水代谢失调治疗：机体水的调节主要受肾小球滤过率（GFR）的影响，并通过肾小管稀释-浓缩尿液、再吸收作用来完成。正常肾小球滤过率为 80～120 mL/min。滤过的原尿大部分被肾小管重吸收。正常每天尿量为 1 500～2 000 mL，这主要依赖肾髓质高渗环境及垂体分泌的抗利尿激素（ADH）在肾远曲小管对水重吸收的调节作用。在失水时，尿液可浓缩到 300～400 mL/d，而水过多时，排出稀释性尿液可达 10 L/d，表明肾脏有很强大的稀释浓缩功能。当出现肾衰竭时,由于肾单位的破坏,GFR 下降出现少尿,或由于肾小管-间质受损,不能保持渗透压的梯度,逆流倍增机制作用削弱,使尿稀释、浓缩功能障碍,以致出现夜尿增多或多尿,从而可出现水代谢失调,而致水在机体内潴留或失水。

失水的处理:当肾功能不全时,由于肾对水分的调节能力很差,当患者继发感染、发热、出血、呕吐、腹泻时,更加重了体液的丢失,如不注意适当补液,或不适当应用利尿剂都很容易引起失水。失水临床表现:当肾衰竭出现失水时,除尿毒症其他表现外,可感到口渴、黏膜干燥、乏力、尿量减少和血压下降等症状。严重者出现脱水表现,如嗜睡、幻觉、躁动不安以致昏迷。因严重失水时肾脏灌注不足,GFR 下降,血尿素氮、肌酐可增高,而加重尿毒症症状。治疗:一般轻度失水时,可通过口服补液纠正;重度失水时,如重度失水和不能口服者时,急需静脉扩容补液。因肾衰竭患者肾脏调节水的能力差,每天补液总量应分次补给,不宜过量,以免造成水过多,一般最初8 小时先补需要量的 1/2。另外,补液时严密观察心肺功能,避免补液量过大过快而引发急性心力衰竭、肺水肿。

水过多的处理:一般在慢性肾衰终末期尿少时,由于肾脏的排泄功能障碍,常可出现水潴留。其发病机制为:①肾小球毁损,或病变使滤过面积减少;②到达髓袢稀释段的滤过液减少,使尿液不能充分稀释;③分解代谢亢进,组织破坏后释出水分,内生水产生过多,超过肾的排泄能力等导致水的潴留,产生水过多。水过多临床表现:当肾衰竭出现水过多时,因机体渗透压发生改变,一般轻度水过多,往往受尿毒症的症状掩盖,仅有体重增加。当机体水分明显增加时,有效血液循环量增加,同时可出现稀释性低钠血症,产生水中毒,表现全身水肿、血压升高、肺水肿及心力衰竭。当血钠明显降低,血浆渗透压下降时,细胞外液向细胞内转移,可引起脑细胞水肿,表现乏力、头痛、厌食、视力模糊、嗜睡、躁动、惊厥、昏迷等神经系统症状。治疗:严格限制水的摄入,静脉滴注呋塞米(速尿),CRF 时,用量每次 100～200 mg 为宜。有严重低钠血症伴神经系统症状者,可注射高渗盐水,5％的氯化钠 6 mL/kg 可以提高血钠浓度 10 mmol/L,原则上按血钠提到120～125 mmol/L 计算用量。心功能不全者应慎用。有肺水肿、心力衰竭、低钠性水肿者立即进行血液透析,清除体内过多水分。

(2)钠代谢失调治疗:钠是体内重要的阳离子之一,是细胞外液最主要的溶质。机体主要是通过钠的排泄量的增加或减少来保持钠的恒定。肾脏是钠的排泄主要器官,占体内钠总排出量的 98％～99％,对保钠代谢平衡起着十分重要的作用。当体内钠过多时,尿中排钠增加;反之排钠减少。非肾衰竭患者,在正常饮食条件下,只排泄 0.5％～1％经肾小球滤过的钠,而 CRF 患者Na^+排泄分数达 30％之多。因此,CRF 患者除外 GFR 下降到极低水平时,一般均能维持体内的钠平衡。肾脏主要是通过肾小管对钠离子的重吸收来调节钠的代谢平衡,而肾小管对钠的吸收多少又受 GFR、肾血流动力学、肾自主神经活力、醛固酮、利尿激素及其他体液因子,如前列腺素、血管舒张素、心房肽等影响。每天肾小球滤过钠约为 24 000 mmol/L,但实际尿中排出钠仅占滤过的 1％以下,即钠滤过率＜1％。肾小球滤过的钠几乎被肾小管重吸收,其中近端肾小管重吸收占 60％～70％,正常时吸收量很恒定,并不因进食钠多少而有所差异。维持钠的内环境恒定,主要依赖远端肾小管和集合管精细的调节。由于肾脏调节钠的机制受到破坏,而不能代偿时就会出现钠代谢紊乱。

低钠血症的处理:当血清钠低于 135 mmol/L 时,可称为低钠血症,但体内总钠含量不一定降低,可能增加或减少,也可以正常。因此,按体钠的情况及引起低钠血症的原因不同,将 CRF所致的低钠血症分为两种类型。①稀释性低钠血症(相对低钠血症):此时体内钠正常或增加,但由于水过多或由于水潴留,较钠潴留更为严重,引起血容量急剧增加,血钠稀释所致。也可以由于低钾时,钠向细胞内转移或用高渗液体时,细胞内水分向细胞外转移,造成血钠减少。稀释性低钠血症常见于 CRF 患者因长期限盐,少尿或大量补液时。②缺钠性低钠血症(绝对低钠血症):是指钠的摄入不足,不能补充肾脏或肾外钠的丢失时,血钠及体内钠的总量减少。此时,常伴有失水,且失钠多于失水时。CRF 时出现缺钠性低钠血症,常由于以下因素引起:①肾小管受损,对醛固酮反应性降低致肾小管对钠的重吸收能力下降。较常见的有慢性肾盂肾炎、肾髓质囊性病、先天性多囊肾、止痛药肾病及慢性间质性肾炎等引起的 CRF。②应用渗透性利尿剂也可能会加重缺钠的倾向。③呕吐、腹泻、多汗、过度损失。④不适当的限钠和使用利尿剂致钠丢失过多等。

低钠血症的临床表现:稀释性低钠血症患者常发生水中毒表现;而缺钠性低钠血症由于钠的降低,可导致细胞补液渗透压降低,抗利尿激素分泌减少,肾水分排出增多,钠和水丢失的结果是细胞外液量的减少,有效循环血容量不足,肾血流量降低,进一步促使 GFR 下降。对于病情相对稳定和没有症状的早期 CRF 患者,可出现明显的尿毒症症状。水钠严重缺失者,还可出现头晕、极度乏力、恶心、不思饮食、直立性低血压、脉细而速、肌肉痉挛、抽搐等低血容量症状。严重者可发生低血压,甚至休克而陷入昏迷。

低钠血症的治疗:各种原因引起的 CRF 因其引起低钠血症的病理基础不同,补钠治疗的方法也不尽相同,因此,在纠正低钠血症之前,首先必须准确了解失钠的原因、类型、程度及心肺功能状况,是否伴有其他电解质、酸碱平衡失调存在。补钠治疗的原则和方法是:轻度低钠不合并临床表现者,主要是对基础疾病的治疗,通过饮食调节,增加钠的摄入来补充纠正。稀释性低钠血症主要是因为水在体内的潴留,在补钠的同时应注意应用排钠利尿剂。缺钠性低钠血症,一般在钠丢失的同时,合并有水的丢失,其治疗原则是在补钠的同时,要补充水分。

按以下公式计算钠的缺失量:[142(mmol/L)－血钠测定值(mmol/L)]×体重(kg)×0.6＝所缺钠量(mmol/L)。将上式除以 17 即需补钠的克数(因 1 g 钠＝17 mmol),一般可用生理盐水或 3％的氯化钠补充总量的 1/2。前者每 1 000 mL 可提供 Na^+ 154 mmol,后者每 1 000 mL 可提供钠 513 mmol,以后根据临床反应和电解质结果酌情补充。缺钠症状明显者也可谨慎给予 5％或 10％的氯化钠,但 3 小时内不能超过 200 mL。通过血透纠正低钠血症时,可将透析液钠浓度调整到 145 mmol/L。CRF 尤其是尿毒症晚期,肾脏调节钠的能力较差,如果摄入钠过大过快,极易导致水钠潴留、水肿、高血压,甚至诱发心力衰竭,或脑桥脱髓鞘病变。故在纠正低钠血症时不能操之过急,应随时测定血钠浓度。纠正治疗的目标:急性低钠纠正达到血钠135 mmol/L 即可。慢性低钠血症纠正达到 125 mmol/L 为宜。在补钠的过程中应注意补钾补镁,纠正酸碱平衡失调。高钠血症的处理:高钠血症是指血钠＞145 mmol/L,CRF 时可因机体摄入钠增多,肾脏排泄减少,以及各种原因引起大量失水而多于失钠,导致血液浓缩而发生高钠血症。CRF 患者,高钠血症较低钠血症更常见,尤其是终末期 CRF。肾脏对钠的调节几乎完全丧失,对摄入钠和水的变化不能引起正常的排泄反应,常因尿钠排出减少而致血钠增高。如果此时摄钠过多,极易造成水钠过度潴留出现水肿、高血压,甚至诱发心力衰竭。

高钠血症临床表现:高钠血症使细胞外液渗透压升高,细胞内水移至细胞外,造成细胞内失水。因脑细胞极易受到脱水损害,故临床上高钠血症以神经、精神症状表现为主。症状较重与血钠升高的程度有关,急性高钠血症的临床表现较缓慢发展的高钠血症明显。初期症状表现多不明显,病情逐步发展,则表现为神志恍惚、易激动、烦躁不安、精神淡漠、嗜睡、肌张力增高、腱反射亢进、抽搐癫痫样发作,昏迷甚至死亡。值得注意的是:高钠血症所致的神经、精神症状常易与尿毒症所致的神经系统症状相混淆,故临床应注意鉴别。

高钠血症的治疗:根据 CRF 时引起的血钠增高原因不同,应采取不同的治疗方案。如血钠增高,由于大量失水,主要以补充水分为主,但在纠正高渗状态时不宜过急,以免输液过快,水分进入细胞内造成脑细胞水肿。初期给予 5% 葡萄糖溶液,待血钠回降,尿比重降低后,可适当补充含电解质的溶液,如 5% 葡萄糖盐水。对于钠潴留所致的高钠血症,主要是积极治疗原发病因,限制钠盐的摄入。使用排钠利尿剂,严重者静脉注射呋塞米 80~100 mg,高钠血症如伴有严重的高血压或心力衰竭,应尽早透析治疗,以祛除过多的水、钠,防止肾功能进一步恶化。

(3)钾代谢紊乱治疗:健康人正常饮食时,每天排钾 50~80 mmol,其中肾的排泄量占 90%~95%。人体钾离子与钠离子相反,钾离子 98% 存在于细胞内,尽管细胞外液钾离子仅占总量的 2%,血清钾仅占总量的 0.3%,但对维持人体的正常生理功能极为重要。正常血清钾浓度为 3.5~5.5 mmol/L。钾代谢平衡主要依靠以下几方面。①体内外平衡:钾摄入与排出平衡,正常人每天从尿中排钾 50~100 mmol(占钾排出总量 80%),必须从食物中摄取 3~4 g 以补充。醛固酮、血钾浓度,以及全身钾总量是钾体内外平衡的主要调节因素。②细胞内外平衡:细胞内液的钾浓度约为细胞外液的 40 倍,维持两者正常梯度平衡,主要依靠于细胞膜上 Na^+-K^+-ATP 酶所起的“钠泵”作用,使细胞排钠潴钾。体液 pH 是钾离子细胞内外分布的重要调节因素。

机体对钾平衡的调节能力是很强的,正常人每天排泄滤过钾的 10%,但在进展性的 CRF 患者,其排泄的钾可达正常人的 2~3 倍。CRF 时钾代谢平衡机制受到破坏,可出现钾代谢平衡紊乱,但血钾增高或降低视钾的摄入量多少、排出尿量的多少及机体对钾代谢适应能力的变化而异。CRF 患者若 24 小时尿量 >1 000 mL 时,不伴有严重便秘,或过度钾负荷,即使 GFR <5 mL/min 仍可较长时间内维持钾代谢平衡,一般不出现高钾血症,此时,主要是由于远曲小管和结肠在醛固酮等因素作用下排钾代偿性增加。通常正常人经粪便排泄的钾只是摄入量的 10%,而在 GFR <10 mL/min 时,粪便排钾量显著增加,可达摄入钾的 30%~50%。CRF 终末期,肾调节钾代偿能力明显降低,在急性内源性或外源性钾负荷增加的情况下,难于维持钾代谢的平衡,尤其是少尿、无尿时,易出现高钾血症。但少数肾功能损害不十分严重者,如 GFR 30 mL/min 左右,并无钾负荷增加。代谢性酸中毒或分解代谢增强病理情况下,也发生持久的高钾血症。有人认为可能是球旁小体压力感受器敏感性降低,肾素分泌不足,继发性醛固酮分泌不足或球-管损害不一致的结果。某些肾小管-间质疾病所致的 CRF,由于肾小管调节钾平衡的能力减退,尿内失钾增多,可出现低钾血症。

高钾血症的处理:当血钾高于 5.5 mmol/L 时为高钾血症,多见于 CRF 终末期。引起高血钾的原因常是由多方面因素所致,但肾衰竭时 GFR 明显降低,少尿、无尿而钾排出减少,是引起血钾增高的主要因素。其他原因还包括有:①钾摄入过多,补钾过量,输入大量库血,使用大量含钾药物。②药物所致肾排钾减少,如转换酶抑制剂,保钾利尿药,非激素类抗炎药,β 受体阻滞剂等。③代谢性酸中毒时,钾从细胞内外溢,亦可出现高钾血症,血 pH 下降或升高 0.1,可使血钾提高或降低 0.8 mmol/L。④有效血容量减少。重度失水、休克、血液浓缩,使肾血流量减少,进入肾远曲小管的钠减少,K^+、Na^+ 交换减少,加以周围循环衰竭,组织缺氧和酸中毒,也促进钾从细胞内释放。⑤感染、手术、创伤、溶血、发热时体内产生钾增加。

高血钾的临床表现:高钾血症主要是由于细胞外液钾离子对心肌、骨骼肌毒性作用而引发的症状。①心血管症状:高浓度钾时对心肌有抑制作用,心率缓慢、心律失常,如室性期前收缩,房室传导阻滞,室颤以至心脏骤停。心电图改变,随血钾上升而恶化。早期 T 波高耸而尖,基底较窄;血清钾达 8 mmol/L,P 波消失,QRS 波改变,血清钾达 10 mmol/L 时,QRS 增宽,以后随着血清钾的进一步升高,ST 段与 T 波融合,T 波增宽,与 QRS 波形成双向波浪形,最后出现心室纤颤。②神经肌肉症状,肌肉应激性减弱,患者乏力、四肢软弱、动作迟缓,以致四肢呈松弛性瘫痪和肌麻痹。也可见肌肉酸痛、四肢苍白、湿冷,偶见神志模糊、嗜睡、腱反射消失。

高血钾的治疗:高钾血症临床上应注意心电图表现及测试血钾浓度,当血钾>5.5 mmol/L 时应进行治疗。①停止使用含钾药物及含钾的食物。当血钾>6.5 mmol/L 时,应做紧急处理,注射 10％葡萄糖酸钙 20 mL,可降低静息电位,暂时缓解高钾心脏毒作用,但作用均维持 15～20 分钟,注射后 5～7 分钟若无效,可重复注射,有效后可再用 2～4 g 加入 10％葡萄糖注射液 1 000 mL 中,静脉滴注维持。②用 5％碳酸氢钠 75～100 mL,5～10 分钟静脉注射,可碱化细胞外液,促使钾向细胞内转移,尤其是适宜有酸中毒者。另外,50％葡萄糖 60 mL 加胰岛素 10 U 静脉注射。③采用葡萄糖-胰岛素溶液静脉滴注,葡萄糖与胰岛素比例为(3 g～4 g)：1 U,可促使钾向细胞内转移,但作用较短,必须配合其他治疗。透析疗法:血液透析效果快,使用无钾透析液 1 小时后,换用正常钾浓度透析液,血液透析是治疗高钾血症最有效的方法。

低钾血症处理:血清钾为 3.5 mmol/L 时为低钾血症。肾小管调节钾的平衡能力减退而致的低钾血症,在 CRF 时并不常见,主要见于某些慢性肾小管-间质性病变所致的 CRF 者,尤其是合并有肾小管性酸中毒患者。也可见于肾后性肾衰,解除尿路梗阻后突然大量利尿时,均可使大量钾从尿中排出。CRF 患者也可以因钾摄入不足,腹泻、呕吐、长期使用排钾利尿剂,或继发性醛固酮增多,导致低钾血症。

低钾血症临床表现:轻度低钾血症临床可无表现,当血钾低于 3 mmol/L 时,可出现倦怠、乏力、感觉异常,由于肠麻痹而腹胀。严重者发生迟缓性瘫痪,呼吸肌麻痹,心脏早期表现为心率较快,房性和室性期前收缩,心电图显示低钾改变,心动过速,ST 段下降、T 波平坦、倒置,出现 U 波,以后出现多源性或室性心动过速,严重者心室扑动或颤动,出现阿-斯综合征而猝死。

低钾血症的治疗:治疗前必须先了解患者肾功能情况,尿量多少,以及低钾原因。轻者嘱患者多进食含钾高的食物,停用排钾利尿剂,有下列情况之一者,可给予补钾治疗。①血钾低于 2.5 mmol/L 无症状;②血钾为 2.5～3.0 mmol/L 有不典型的临床症状;③血钾为 3.0～3.5 mmol/L 有明显低钾血症症状。轻者采取口服钾,一般给予 10％氯化钾 30～60 mL 分次口服。合并肾小管性酸中毒所致低钾可给予 10％氯化钾 15～30 mL 加入 5％～10％葡萄糖注射液 1 000 mL 中静脉滴注,静脉补钾速度宜缓慢,稀释浓度不超过 3％,速度以每小时 20 mL 为宜(1 mmol＝39.1 mg)。

(4)代谢性酸中毒的治疗:体液酸碱的恒定,细胞活动才能正常地进行。正常人血液 pH 为 7.35～7.45,平均 7.4,肾脏主要通过重吸收碳酸氢盐和排泄酸性物质来调节人体的酸碱平衡,对维持血 pH 正常起着十分重要的作用。

人体内的酸性物质主要来源于糖、脂肪、蛋白质氧化分解的最终产物二氧化碳和水,二氧化碳和水在碳酸酐酶的作用下生成碳酸,成人每天生成碳酸 60 mL,少部分二氧化碳和碳酸用于合成代谢,大部分则由肺排出体外。

另外,糖、脂肪、蛋白质分解代谢过程中也产生一些有机酸,如 β-羟丁酸、乙酰乙酸、乳酸、尿酸等;含磷酸根的物质,如磷脂、核蛋白等;在代谢过程中水解后可释放磷酸;含硫的有机物,如含硫氨基酸,在体内氧化可产生硫酸。这些酸不能变为气体而由肺排出,属非挥发酸,又称固定酸,必须经肾脏随尿液排出体外。正常人每天由固定酸产生的 H^+ 为 $50 \sim 90$ mmol。酸性物质的另一类来源是从食物中直接摄取,包括服用酸性药物。当 CRF 患者肾小球滤过酸性代谢产物减少时,会发生磷酸根、硫酸根、乳酸、尿酸等固定酸的潴留。当 GFR 下降到 $50 \sim 60$ mL/min 时,对酸负荷的排泄能力开始下降,此时,血清中 HCO_3^- 已减少,由于肺的代偿功能使 HCO_3^- 与 PCO_2 比值保持不变,临床往往无明显的酸中毒表现。当 GFR 下降到 $20 \sim 30$ mL/min 时,HCO_3^- 维持在 20 mmol/L 左右,血 pH 仍可在正常范围。当肾衰竭进一步加重,GFR <10 mL/min 时,几乎所有患者均发生酸中毒,HCO_3^- 明显降低,pH 显著下降,阴离子间隙增大。

CRF 患者发生酸中毒的机制:①肾小管重吸收碳酸氢盐减少;②肾小管分泌氢离子、酸化尿液的能力减退;③肾小球滤过酸性代谢废物减少 3 方面因素。

肾小管重吸收 HCO_3^- 的能力减低:正常人尿液的 pH 一般在 $5.0 \sim 7.0$,最大变动范围为 $4.0 \sim 8.0$,说明肾脏具有排酸和排碱的功能作用。HCO_3^- 的重吸收是通过肾小管上皮细胞主动分泌 H^+。在碳酸酐酶的作用下,H^+ 与近端肾小管中的 HCO_3^- 迅速发生反应,产生 CO_2。管腔中的 CO_2 弥散到近端肾小管上皮细胞内,形成 HCO_3^- 回吸收入血。实验资料表明,人体在无肾衰竭的情况下发生代谢性酸中毒,血浆 HCO_3^- 水平降低,这时 HCO_3^- 几乎全部被近端肾小管重吸收而排出酸性尿。而 CRF 患者发生酸中毒时,血浆 HCO_3^- 明显下降,但尿中仍有大量 HCO_3^- 而排出碱性尿,这说明肾小管重吸收 HCO_3^- 能力明显下降。然而肾小管重吸收 HCO_3^- 的能力取决于肾小管上皮细胞主动分泌的 H^+ 浓度、管腔中 CO_2 弥散程度及碳酸酐酶的含量。通过使用碳酸酐酶抑制剂(乙酰唑胺的治疗剂量为 $3 \sim 12$ mg/kg)观察到由尿排泄的 HCO_3^- 减少到滤过量的 20%,如加大乙酰唑胺的剂量则尿中的 HCO_3^- 达到滤过量的 50%,这说明肾小管内碳酸酐酶对 HCO_3^- 的重吸收作用起着重要作用。CRF 患者对 HCO_3^- 的重吸收率下降的原因可能是由肾小管功能性改变造成的。这可以解释部分患者肾小管上皮细胞无特殊组织的或生化改变却出现酸中毒的原因,但更多的是因为肾受损,功能肾单位数量减少,碳酸酐酶活性降低,H^+ 与肾小管液中的 HCO_3^- 产生 CO_2 减少,不能使 CO_2 弥散到近端肾小管上皮细胞内与水生成 HCO_3^- 回吸收入血,从而使肾小球滤过的 HCO_3^- 随尿排出增多。另外,残存肾单位的肾小管管腔增粗,滤液流速加快,使滤液中的 HCO_3^- 不能被肾小管充分吸收而经尿排出。除此之外,部分 CRF 患者合并继发性甲状旁腺功能亢进,甲状旁腺激素抑制肾小管上皮细胞碳酸酐酶的活性,这从给动物体内注射 PTH 后其 HCO_3^- 排出明显增多的事实已得到说明。

可滴定酸的生成及排泄减少:正常机体内代谢产生的磷酸盐、硫酸盐被中和生成中性盐 (Na_2HPO_4),后者流经远端肾小管,通过 H^+-Na^+ 交换转化为可滴定酸:$Na_2HPO_4 + H^+ \rightarrow NaH_2PO_4 + Na^+$,$NaH_2PO_4$ 随尿排出体外,同时通过尿液酸化过程排出 H^+,回吸收 $NaHCO_3$,CRF 患者对以上的反应降低,故排泄可滴定酸明显减少。

胺的生成与排泄减少:尿胺的生成底物是氨 (NH_3),氨来自血浆中的谷氨酰胺和某些氨基酸。在肾小管细胞中由谷氨酰胺酶和氨基酸氧化酶催化下生成的氨与肾小管分泌的 H^+ 结合成 NH_4^+,NH_3 在近端肾小管产生,NH_4^+ 则在远端小管生成。

CRF 患者尿胺的排泄量明显减少,因为其肾小管受损害,谷氨酰胺酶减少和肾小管泌 H^+ 功能减低,致使胺的生成和排泄量减少。CRF 患者在没有合并症时,阴离子间隙(AG)>20 mmol/L 者不常见,血清 pH 很少 <7.30,如阴离子间隙 >20 mmol/L,提示除有酸性产物潴留及尿酸化功能减低外,还可能有体内酸性物质的产生增多。这种酸负荷增加,可使患者部分出现酸中毒的临床症状,往往需要给予药物纠正。

肾小球滤过酸性代谢废物减少,出现磷酸根、硫酸根和有机酸潴留,导致阴离子间隙(AG)增加,这是尿毒症酸中毒的特征。

CRF 患者酸中毒的临床表现:CRF 患者虽有慢性酸中毒存在,但多数患者尚能耐受,主要由于一系列肾内外代偿性改变维持体液的 pH,然而这是以机体一系列代偿功能增加为代价的,一旦出现应激情况,则可引起较严重的酸中毒。在中度以上的代谢性酸中毒,二氧化碳结合率 <13 mmol/L(30 容积)时才有较明显的症状。

呼吸系统表现:呼吸深大而长,这种呼吸是对酸中毒的一种代偿性表现。

消化系统表现:食欲缺乏、腹痛、胀闷、恶心呕吐。

神经系统表现:有虚弱无力、头痛、躁动不安,严重者可有昏迷。

心血管系表现:因心肌收缩力减弱,可出现心力衰竭,并使血管扩展,血压下降。

上述症状可能与酸中毒时,体内多种酶的活性受抑制有关,如当 pH<7.2 时,肾上腺素的作用被阻断,而使心肌收缩力减弱。其机制为:①H^+ 可竞争性地抑制 Ca^{2+} 与肌钙蛋白中钙结合亚单位结合;②H^+ 可影响 Ca^+ 内流;③H^+ 可影响心肌细胞内质网释放 Ca^{2+}。酸中毒通过引起脑组织内 γ-氨基丁酸水平增加、氧化磷酸化过程减弱及 ATP 供应不足而对中枢神经系统产生抑制作用。酸中毒可致患者中枢神经系统代谢紊乱,意识障碍,呼吸中枢和血管运动中枢麻痹从而使患者死亡,是尿毒症最常见的死因之一。

CRF 患者酸中毒治疗:积极治疗原发病,纠正引起酸中毒的原因及改善肾功能是治疗代谢性酸中毒的前提。严重的酸中毒必须及时予以纠正,但对于伴有心力衰竭者若过分强调完全彻底纠正酸中毒而大量静脉补碱,则有一定的危险性,应严格低钠饮食,在严密观察下,给患者以少量多次的碳酸氢钠。需要注意的是要处理的不光是酸中毒本身,而是 CRF 患者的整体情况。

中等度的酸中毒对患者并无十分的影响。

轻度酸中毒(CO₂ 结合力 17～20 mmol/L)可纠正水、电解质紊乱而得到改善。

中度酸中毒(CO₂ 结合力 13～16 mmol/L)可口服碳酸氢钠 1～2 g,每天 3 次。

重度酸中毒(CO₂ 结合力 <13 mmol/L)应严密观察病情及静脉补碱,至 CO₂ 结合力升至 17 mmol/L,每提高 1 mmol/L 需要 5%碳酸氢钠 0.5 mL/kg。

在静脉补碱过程中,当避免低钙抽搐,要酌情给予钙剂静脉注射。如 10%的葡萄糖酸钙 10～20 mL 静脉注射。

严重而难于纠正的酸中毒,应尽快采用血液透析予以纠正,以抢救患者生命。

2.铝、镁、铜、锌、硒、微量元素代谢异常的治疗

(1)铝:在肾衰竭时,有几种微量元素可滞留于血中,其中值得注意的是铝,铝的排泄量随着肾功能的受损而减少,容易产生高铝血症。加之服用含铝多的药物或食物,或长期透析时用铝含量较高的水而出现铝的蓄积和中毒,临床表现为神经系统、骨骼系统及造血功能受损害。大量的铝沉积,可导致透析性脑病和抗维生素 D 软骨症。

(2)镁:低镁血症一般发生在 GRF 的初早期,其因是镁从粪便中排出增多,在高钙饮食时吸收与镁发生竞争所致。一般临床多无表现。在肾衰终末期,GFR<30 mL/min 时,常有镁潴留,当镁达到 2.5～4 mmol/L时,临床可表现中枢神经系统功能受到抑制而传递发生障碍,各种反射减退,肌肉软弱无力、吞咽困难、嗜睡、呼吸肌麻痹、心脏传导阻滞等。此时不宜应用含镁药物。通过血透治疗可达到恢复目的。

(3)铜:铜的含量随着 GFR 的降低而逐渐增多。持续高铜血症可加重肾损害,使肾衰竭进一

步发展。

（4）锌：锌血浆水平下降是 CRF 患者常见的并发症,已被国内外学者证实。下降程度与血浆清蛋白水平相平行,其因是患者限制含锌高的肉类、海鲜类食物量所致,血浆清蛋白下降及 $1,25-(OH)_2D_3$ 下降使锌在肠道吸收减少。锌在体内参与多种酶的组成,是某些酶的激活剂,并可稳定、调节、改善细胞膜的功能。所以,当患者长期缺锌时,常可出现贫血,易感染,伤口不愈合及肾损害,未成年患者可致生长发育障碍。当血锌减低时,可增加含锌高的食物或口服锌制剂给予补充。

（5）硒：慢性肾衰竭患者血浆中硒的含量常降低,可能与饮食结构改变有关。硒可促进淋巴细胞产生抗体;并可加强吞噬细胞的功能作用;另外还有抗细胞膜脂质过氧化作用。当硒降低时,易发生肿瘤、贫血、组织损伤、视力减退、易感染等。体内硒减低时,应多进食含硒高的食品或口服硒制剂补充。

六、CRF 患者并发症的治疗

（一）钙、磷代谢异常与肾性骨病治疗

慢性肾衰竭时存在钙、磷代谢异常和肾性骨病。钙、磷代谢异常主要表现为血磷升高,血钙降低及钙磷乘积异常。肾性骨病也称为肾性骨营养不良,主要表现为骨矿化及骨代谢异常,它可以发生于肾功能不全的早期和终末期肾病透析患者,表现为不同的病理类型及病理生理特征,其主要机制包括维生素 D 的缺乏、甲状旁腺功能亢进(甲旁亢)和铝沉积。随着多种肾替代疗法广泛应用,肾性骨病成为尿毒症的主要并发症。

1.病因及发病机制

（1）维生素 D 代谢异常：肾脏是合成维生素 D 活性代谢产物 $1,25-(OH)_2D_3$ 的主要器官,位于近端肾小管上皮细胞线粒体内的 $1-\alpha$ 羟化酶将 $25-(OH)D_3$ 转化为 $1,25-(OH)_2D_3$。维生素 D 的重要作用在于维持正常的钙磷乘积,保证骨矿化。其对骨代谢的调节作用包括:①通过维持正常的细胞外液钙磷水平,增加骨化部位钙磷浓度,促进正常骨化;②直接促进骨有机质如胶原蛋白或其他非胶原蛋白的合成;③增加破骨细胞活性,并抑制成骨细胞的活性。

慢性肾衰患者体内 $1,25-(OH)_2D_3$ 水平降低,其血浆水平与肾小球滤过率(GFR)存在直接关联。慢性肾衰患者 $1,25-(OH)_2D_3$ 降低可能以下列因素有关:①肾实质减少及磷潴留抑制 $1,25-(OH)_2D_3$ 合成;②尿毒症直接影响肾小管线粒体功能,肾小管(主要是远曲小管)线粒体 $1-\alpha$ 羟化酶合成减少,而导致 $1,25-(OH)_2D_3$ 的生成减少;③$1,25-(OH)_2D_3$ 的底物 $25-(OH)D_3$ 缺乏;④酸中毒抑制 $1,25-(OH)_2D_3$ 合成。此外,慢性肾衰患者存在 $1,25-(OH)_2D_3$ 抵抗,生理剂量的 $1,25-(OH)_2D_3$ 不能逆转已形成的骨软化,而超剂量的 $1,25-(OH)_2D_3$ 才能改善临床症状和生化指标。

（2）继发性甲状旁腺功能亢进：慢性肾功能不全早期即出现甲状旁腺激素(PTH)升高,升高程度与肾功能损害程度相一致。$1,25-(OH)_2D_3$ 缺乏及血磷浓度升高导致血钙水平降低,是刺激 PTH 分泌的重要因素。但低钙血症并非慢性肾衰竭的继发甲状旁腺亢进的必要条件。慢性肾衰时,甲状旁腺细胞的 $1,25-(OH)_2D_3$ 受体密度和结合力降低,并且对 $1,25-(OH)_2D_3$ 作用抵抗;血 $1,25-(OH)_2D_3$ 水平下降,导致其对甲状旁腺分泌 PTH 的抑制作用降低。近期发现甲状旁腺细胞存在能结合 Ca^{2+} 的钙敏感受体,慢性肾衰时钙敏感受体减少,从而导致钙调零点上移。

PTH 一方面通过骨细胞上的受体介导提高破骨细胞的数量和活性,促进骨吸收,并通过激

活骨膜内原始细胞,加速细胞分解;另一方面 PTH 可使成骨细胞和成纤维细胞增加,促进纤维组织形成。PTH 在循环钙、磷水平的调节中具有重要作用。PTH 能够促进骨质中钙的溶解,增加肠道钙吸收及远端肾小管对钙的重吸收,从而提高血钙浓度。PTH 促进尿磷排泄,这种作用超过了其对骨质中的磷酸盐溶解和肠道磷吸收的刺激作用,最终导致血磷水平降低。

(3)铝中毒:肾脏是机体铝排泄的主要器官,故慢性肾衰患者处于铝中毒的危险之中。透析液和含铝磷结合剂是慢性肾衰患者铝中毒的主要原因。铝中毒对骨骼系统的影响表现为减少骨细胞数量,可使未成熟的成骨细胞死亡,或使已成熟的成骨细胞失活,并且抑制 1-α 羟化酶活性,使 $1,25-(OH)_2D_3$ 生成减少,抑制骨矿化。此外,铝中毒还可导致 PTH 活性降低。

(4)铁的沉积:铁可沉积于矿化骨-骨样组织交界面,铁沉积与动力缺乏性骨病有关。

(5)糖皮质激素与骨病:糖皮质激素可抑制骨形成,但不影响骨吸收,导致骨量减少,易出现骨折。此外糖皮质激素也可导致骨坏死。

(6)性激素与骨病:雌激素缺乏可造成骨重建失衡,性腺功能异常致雌激素缺乏,可能与女性骨病的发生有关。

(7)透析相关性因素骨病:慢性肾衰患者循环 β_2-微球蛋白水平升高,β_2-微球蛋白水平升高沉积在关节中,造成关节与骨病变。透析相关性淀粉样病变多见于长期透析患者,典型表现为腕管综合征,肩、髋、膝和脊柱关节也常易被侵犯。另外,透析方式及透析液钙浓度也可影响血钙、磷水平及酸中毒的纠正,透析膜的生物不相容性,可激活免疫反应,影响骨细胞的活性。

2.病理分类

肾性骨病根据组织形态学改变可以分为 5 种类型:即轻度骨损害型、纤维性骨炎、骨软化、动力缺乏性骨病和混合性骨病。

(1)轻度骨损害型:类骨质覆盖表面增加,骨形成率(每天 1 μm 类骨质表面上新矿化的骨量)不低于正常。

(2)纤维类骨炎:骨细胞增生活跃,骨转化率增高,高骨转运导致不规则排列的异常骨样纤维囊肿形成,骨质减少,交织骨样组织增多并提前被不完全矿化形成异常增粗的骨小梁,周围骨小梁纤维化面积≥0.5%,骨强度降低,骨折危险性增加。

(3)骨软化:骨转运和重塑降低,非矿物性骨基质沉积或骨样容积增加,类骨质覆盖面积增加(≥15%)。

(4)动力缺乏性骨病:与骨软化相似,骨形成率降低,但类骨质覆盖面积不增加。

(5)混合性骨病:由甲旁亢和矿化缺陷引起,骨形成率可升高、正常或降低,但多升高,表骨质覆盖面积增加(≥15%),周围骨小梁纤维化面积增加(≥0.5%)。

3.病理生理类型

按照病理生理学特点,肾性骨病可分为下列类型。

(1)高转化性骨病:按继发性甲旁亢引起的骨病,典型组织形态学改变为囊性纤维性骨炎。

(2)低转化性骨病:包括动力缺乏性骨病、骨软化。

(3)铝中毒性骨病:指铝在骨中沉积引起的骨组织改变,骨铝染色阳性表面≥25%,骨形成率低于正常。铝中毒性骨病不同程度地并发于其他类型肾性骨病中,尤以低转化性骨病多见。

4.临床表现

慢性肾衰竭性骨病临床表现可与肾功能损害程度不平行,部分钙磷代谢异常和肾性骨病,尤其是早期可无临床症状,高转化骨病和低转化骨病的临床表现往往相似。

(1)肾病骨病的典型表现:骨痛和近端肌无力。骨痛常为全身性,以下半身持重骨为重,骨骼畸形致身材矮小,严重者可出现骨折,骨折最易发生在肋骨,骨痛与骨折以低转化性骨病多见。

(2)肌无力:近端肌无力以下肢明显,临床进展缓慢,患者走路摇晃不稳,可出现企鹅步态。

(3)皮肤瘙痒:皮肤瘙痒也是晚期慢性肾衰竭最常见的并发症之一,多见于血 PTH 过高,高血钙、高钙磷乘积者,其他症状表现包括转移性钙化、关节炎、带状角膜炎和红眼综合征等。

5.辅助检查

(1)血钙:在肾功能不全晚期,GFR<30 mL/min 时,血清钙降低,低血钙的发生率较高,甲旁亢所致的骨病和混合性骨病时,血清钙浓度低于正常;而低转化性骨病时,则正常或偏高。

(2)血磷:肾功能减退时患者的血清磷水平升高,通常肾小球滤过率下降 20~50 mL/min 时,血清磷仅开始上升,但某些患者 GFR 为 60 mL/min 时血磷已开始上升。

(3)血 PTH:全段 PTH(iPTH)从甲状旁腺直接分泌入血,测定循环 iPTH 含量比测定某些片段更敏感,具有特异性。慢性肾功能不全患者,PTH 水平随着 GFR 下降而升高。这种病理生理变化,可能是骨矿物质代谢异常最早期的标志。高转运骨病时,血 PTH 水平多在 200 pg/mL 以上,而低转运骨病时,大多低于 100 pg/mL。将血 PTH 和碱性磷酸酶(AKP)水平综合考虑,能够提高判断肾性骨病类型的敏感性,二者均升高为高转运性骨病,二者均下降则多为低转运性骨病。

(4)血碱性磷酸酶(AKP):AKP 在高转化性骨病和混合性骨病时明显升高,低转化骨病时多数正常。AKP 有许多同工酶,存在于肝、骨和肠道等不同组织和器官,其中骨同工酶(骨特异性碱性磷酸酶,BAP)与成骨细胞活性密切相关。血 BAP 水平能很好地反映骨形成情况,对诊断各型骨病具有很高的敏感性和特异性。

(5)维生素 D_3:慢性肾衰时血 1,25-$(OH)_2D_3$ 含量降低,其水平与肾功能水平是平行的。

(6)血清骨钙素:慢性肾功能不全时,骨钙素水平早期即可升高。骨钙素与骨形成指标及骨吸收指标均有一定的相关性,但与骨形成指标的相关性更好。

(7)铝含量检测:机体的铁负荷状态对铝在骨组织中的沉积有重要影响。铁缺乏(铁蛋白<100 μg/L)时,可导致正常铝负荷情况下血铝升高;铁过多时(铁蛋白>800 μg/L)时,即使血铝低于正常(30 μg/L),仍可存在严重的骨铝沉积;只有当铁正常时,基础血铝超过 30 μg/L,才提示铝过多。结合血 PTH 水平不升高(<150 μg/L),则高度提示铝中毒性骨病。

(8)X 线检查:甲旁亢骨病典型 X 线表现是骨膜下侵蚀,主要发生于中指、锁骨远端和胫骨近端。此外,囊性病变和棕色瘤也是其影像学特征。假性骨折带是软骨病的特征性 X 线表现,常见于骨盆和肋骨。X 线检查还能有效发现转移性钙化。

6.诊断

慢性肾衰患者骨病的发生率非常高,开始透析的慢性肾衰患者 98%~100%有骨组织学改变,但多数患者没有特异性的临床表现。早期诊断较困难,诊断肾性骨病主要依据慢性肾功能不全病史、临床症状和体征、血生化指标、X 线及超声波检查等。

骨活检是确诊及病理分型的唯一方法。

7.治疗

(1)控制磷酸盐代谢:控制高磷血症能够促进血钙升高,PTH 下降,降低钙磷乘积,从而减少转移性钙化。一般要求血磷控制在 1.4~2.4 mmol/L,降低血磷的方法主要限止磷的摄入,使用磷结合剂和透析降低血磷。

常用的磷结合剂包括含铝磷结合剂,如氢氧化铝。此药由于在骨和中枢神经系统的毒性作用,近年已不作为降低血磷的首选药物。

含钙磷结合剂:如碳酸钙、醋酸钙等,钙剂能在肠道结合磷酸盐,在降低血磷的同时,可升高血钙,并可抑制 PTH 的分泌,是目前广泛应用的治疗慢性肾衰钙磷代谢异常的药物,但在严重高磷血症时不主张应用。

(2)调节钙代谢:补充钙剂可升高血钙浓度,抑制甲旁亢,改善骨软化,每天摄入的元素钙应达到 $1 \sim 1.5$ g,血钙浓度应维持在 2.25 mmol/L 以上。

(3)维生素 D 治疗:维生素 D 治疗的目的在于升高血钙浓度,预防、治疗继发性甲旁亢及肾性骨病。与过去相比,近年应用维生素 D 治疗的指标更为放宽,除骨病理 X 线确定甲旁亢骨病为明确适应证外,血 PTH 超过正常值 $2 \sim 3$ 倍,以及儿童慢性肾衰、低钙血症、骨痛、肌肉疼痛及血 AKP 升高等情况也应考虑维生素 D 治疗。但血 PTH 值低于正常值 $2 \sim 3$ 倍或高钙高磷血症时,不主张应用维生素 D,原因是慢性肾衰时血 PTH 含量保持 $2 \sim 3$ 倍水平,才能维持机体钙磷平衡;而且相对较低水平 PTH 时,使用维生素 D 可能造成动力缺乏性骨病;而高钙高磷血症状态下使用维生素 D 容易导致转移骨化。

对慢性肾衰患者治疗时,必须补充具有生物活性的维生素 D。

目前,临床常用的活性维生素 D 制剂有:$1,25-(OH)_2D_3$(钙三醇)和 $1_\alpha,25-(OH)D_3$(阿法骨化醇)通常采用口服给药。对于轻、中度继发性甲旁亢患者,首先给予 $1,25-(OH)_2D_3 0.25 \sim 0.5$ μg/d,每 $1 \sim 2$ 个月根据血钙、磷及 iPTH 水平进行调整,最好在夜间睡眠前肠道钙负荷最低时服药,这样高血钙的发生率低,而同样能达到抑制 PTH 的作用。

发生中、重度继发性甲旁亢时,为提高治疗有效性,减少不良反应,可以进行大剂量维生素 D 冲击治疗。多数采用口服给药,腹膜透析患者每次给予 $1 \sim 3$ μg,每周 2 次,血液透析患者每周 $2 \sim 3$ 次。根据血 iPTH 水平调整剂量,血 iPTH 水平为 $600 \sim 1200$ pg/mL 时,每次 $2 \sim 4$ μg;血 iPTH 水平超过1 200 pg/mL时,每次 4 μg;血 iPTH 水平超过 1 600 pg/mL 时,每次 6 μg。

根据病情可选择静脉给药(冲击疗法),其优点是药物不经胃肠道代谢,直接分布到组织中,生物效应高,高钙血症的发生率低,其适应证和剂量与口服冲击疗法相同。静脉冲击疗法尤其是适用于血液透析患者,可在透析后用药。

应用维生素 D 治疗继发性甲旁亢的目标应控制血 PTH 为正常水平的 $2 \sim 3$ 倍,即维持于 $150 \sim 200$ μg/mL,其原因是慢性肾衰时,需要比正常人高的 PTH 才能达到正常的骨转化。维持骨形成率及成骨细胞表面,而过度抑制 PTH 还可造成动力缺乏性骨病。应用维生素 D 的其他不良反应还有高钙血症和转移性骨化。为防止这些不良反应,可采用低钙透析液。

注意含钙磷结合剂的使用:严重高血钙时,减少维生素 D 的剂量。对于高血磷、高血钙者禁忌使用维生素 D。

(4)血液净化治疗:根据患者的血钙水平,采用处方透析,或增加透析频度以纠正钙磷代谢紊乱,或者进行血液灌流,有助于体内 PTH 的清除率,但易反跳,不能替代药物治疗。

(5)外科手术治疗:对甲状旁腺功能亢进,甲状旁腺显著增大,X 线检查有纤维性骨炎,骨质疏松改变,血钙>2.87 mmol/L,血 PTH 超过正常水平 5 倍者,持续高 AKP,严重骨痛、肌无力,皮肤瘙痒,转移性钙化,高磷血症等,经内科治疗抵抗无效者可行外科手术治疗。

(二)并发呼吸系统损害与治疗

在慢性肾衰竭时呼吸系统受损即使没有明显的临床症状和体征,患者均有机械通气和血流动力学的改变。主要表现：①肺活量下降，轻度限制性通气障碍；②二氧化碳弥散能力减退；③纠正贫血后二氧化碳的弥散能力和血尿素氮呈负相关和肌酐清除率呈正相关。

1.病因、发病机制及临床表现

尿毒症患者由于免疫功能低下，易受外界致病因素的影响而发生支气管炎、支气管肺炎、间质性肺炎、胸腔积液等表现。特别是合并肺部感染，在肺部感染时，有少数患者为结核菌感染，是急慢性肾衰竭的主要死亡原因之一，应特别引起重视。

（1）合并肺部感染：尿毒症合并肺部感染是呼吸系统最常见的问题，是导致慢性肾衰患者死亡的主要原因之一。因慢性肾衰患者细胞免疫功能明显低下，极易发生各类致病微生物的感染，肺结核的发生率也比较高。临床表现常有发热、体温高、咳嗽、咳痰、呼吸困难等。实验室、X线胸片检查有异常表现，结合临床表现诊断并不难。

（2）尿毒症肺：尿毒症肺是一种独特的肺部充血、水肿，其形成原因在于肺水肿、低蛋白血症、间质性肺炎、心力衰竭等有关。患者不一定有全身体液容量过度表现，但却有特征性的心腔内压和肺毛细血管楔压升高。

其发生机制可能与尿毒症毒素致肺的毛细血管通透性增高，微血管中溶质和液体与肺间质之间的交换出现不平衡，肺间质水潴留有关。

X线的表现特征：肺门区呈中心性肺水肿，周围肺区正常，呈蝴蝶状分布。

再则，慢性肾衰竭的患者常发生代谢性酸中毒，影响氧的转运。此外，还可导致肺血管收缩，加重心脏负荷，肺淤血水肿。

（3）尿毒症胸膜炎：尿毒症胸膜炎在尿毒症患者中较为常见，占尿毒症患者15%～20%。发生机制尚不清楚，可能与尿毒症毒素潴留、损害胸膜及炎症发生有关，但与尿毒症严重程度及肌酐、尿素氮浓度无关。胸膜炎可发生于单侧或双侧，大多数患者有胸痛，部分患者可有低热表现。

诊断主要排除感染和其他疾病。当积液较多时，可做胸腔积液穿刺术，积液多为漏出液，少数可为血性。血性积液主要原因可能是血液透析时的肝素化所致。

（4）肺钙化：CRF患者发生转移性钙化很常见，由于同时有肺纤维化、肺水肿、感染存在，诊断很困难，很易忽视，应特别引起注意。其临床表现常诉气短，动则加甚，但临床体征很少。病理改变为肺组织变硬，肺泡间隔为钙化的主要部位，肺泡间隔增宽，重量增加。目前，病理机制尚不清楚，可能与甲旁亢有关。

2.治疗

（1）尿毒症肺的治疗：主要依靠充分的透析清除体内积蓄过多的毒性代谢产物，排除过多的水、钠潴留，减轻心脏负荷，改善肺组织的充血、水肿。同时要积极防治肺部感染，一旦发现应尽早、尽快选用有效的抗生素迅速加以控制，防止对肺的进一步损害。

（2）肺部感染治疗：合并肺部感染者要及时尽早发现，明确诊断。尽早、尽快选择敏感有效的抗生素迅速进行控制治疗，同时祛痰止咳，保持呼吸道畅通。

（3）胸膜炎的治疗：积液多为漏出液，积液较多、胸闷时可做胸腔积液穿刺术治疗。当并发感染时尽快选用敏感有效的抗生素控制。

（4）肺钙化的治疗：注意低磷摄入、调整钙的入量。

（三）并发循环系统的损害与治疗

慢性肾衰竭患者继发心、脑血管疾病是最常见和最严重的并发症之一。据有关资料报道，约50%的透析患者死于心、脑血管疾病，是此类患者死亡的第一位原因。病变早期可无明显的临床症状,但影像学检查可发现大动脉内膜-中层厚度增加,并有粥样斑块形成。在血液透析1～3年的患者中,动脉疾病发生率超过5％,明显高于同龄正常人。一旦形成则进展迅速,因此被称为"加速性心血管病"。慢性肾衰竭和血液透析患者心血管疾病主要包括两大类:①左心室心肌病变导致的心肌病;②冠状动脉供血不足造成的缺血性心脏病。病程进展致晚期,这两种病可互为因果,相互促进,最终导致循环功能衰竭而死亡。

1.发病原因

慢性肾衰和行血透的患者,并发心脑血管病变的因素是多方面的,它包括糖尿病、高血压、脂质代谢异常、纤维蛋白异常、贫血、血浆容量扩张、低蛋白血症、促凝血因子、酸血症、氧化应激、动静脉瘘、动脉硬化等的变化,均是心脑血管病变的危险因素。

(1)高血压:高血压在慢性肾衰竭的患者中是最常见的并发症,在透析治疗中,仍有约65％的患者未能满意地控制血压。其中有80％～90％的患者为容量依赖性高血压,10％～15％是肾素依赖性高血压。高血压可导致左心室的室腔容积增加,缺血性心脏病及心功能衰竭,高血压在左心室肥厚形成中具有十分重要的作用,而平均动脉压升高是导致左心室肥厚的关键。平均动脉压升高1.3 kPa(10 mmHg),左心室向心性肥厚的发生率升高48％,病死率升高22％。

(2)动脉硬化:动脉硬化的病理表现为动脉扩张,内膜中层增殖,动脉顺应性降低及动脉波反射的早期恢复下降,最终出现左心室肥厚。血流动力学异常改变,是造成动脉硬化的原因之一。这种病理改变是否可逆,目前尚不清楚。

(3)贫血:贫血是慢性肾衰竭的患者血流超负荷、左心室容量增加及左心室肥厚的原因之一。并且贫血与心功能衰竭,甚至病死率关系密切。

据统计显示:血细胞比容在0.26±0.05的范围内,每降低0.01患者的病死率升高14％,血红蛋白低于80 g/L时,病死率明显升高。

(4)容量超负荷:血容量增加是导致高血压左心室肥厚的重要原因,动静脉瘘也是与心脏增大增生有关,可导致超负荷的心肌病。目前,对动静脉瘘引起的血流动力学改变而致的危害因素尚缺乏足够的认识。

(5)氧化应激:CRF的氧化应激是由于体内的氧化物质增加和抗氧化能力下降的双重作用造成的。血液透析患者的氧化水平进一步升高。氧化应激促进体内低密度脂蛋白(LDL)形成氧化修饰型LDL($_{ox}$-LDL)。循环中高水平的$_{ox}$-LDL是动脉粥样硬化形成的重要因素。此外,氧化应激能促进多种糖、脂质和蛋白质的非酶氧化反应,生成具有活泼性质的羰基化合物,如甲基乙二醛、乙二醛、丙二醛及3-脱氧葡萄糖醛酮等。活性羰基化合物能够直接作用于细胞或修饰蛋白,产生病理效应。

(6)脂质代谢异常:慢性肾衰竭和透析患者,常存在着脂质代谢异常。脂质代谢异常有3种情况:①极低密度脂蛋白(VLDL)和中间密度脂蛋白(LDL)升高,并导致高甘油三酯血症。②富含甘油三酯的LDL无变化或轻微升高。③高密度脂蛋白中(HDL)中的HDL$_2$成分减少,导致HDL胆固醇浓度降低。血液透析患者LDL水平升高,而且LDL的结构和成分发生改变,无论在体内或体外均比正常人更容易被氧化成为$_{ox}$-LDL。

(7)钙、磷异常及继发性甲状旁腺功能亢进:低钙血症与缺血性心脏病有明显的关联。甲状旁腺功能亢进可能是心肌细胞死亡和心肌纤维化的主要原因。心肌纤维化导致心肌增殖、扩张性心肌病和心功能衰竭;而钙磷乘积的异常升高会导致血管和心脏瓣膜钙化。

(8)营养不良、低蛋白血症:因尿毒症患者长期胃肠功能紊乱,引发食欲缺乏、恶心、呕吐及长期透析的丢失致使全身营养不良,通常表现为低蛋白血症及氨基酸、微量元素、维生素缺乏。已证实低蛋白血症是缺血性心脏病、心功能衰竭及患者死亡的重要危险因素之一。营养不良可导致心肌坏死和心肌组织及一些重要成分减少,造成左心室扩张,心功能不全。免疫功能低下而常引发细菌、病毒感染。

腹膜透析患者低蛋白血症比血液透析患者更加普遍和严重,这可能是腹膜透析患者晚期(2 年后)存活率低于血液透析患者的原因之一。

慢性肾衰的"微血管炎反应状态"是指以细胞因子驱动的,以促氧化过程为特征的慢性炎症状态。营养不良和炎症反应与慢性肾衰患者心血管并发症有密切关系,故最近国外学者提出营养不良-炎症反应-动脉粥样硬化理论,值得引起重视和认识。

2.发病机制

(1)心肌病。

左心室肥厚:左心室肥厚既是机体为维持正常血流动力学的代偿,也是一种逐步恶化的病理过程。心脏肌节数量增加和管壁增厚能够维持心室壁张力的稳定,降低能量消耗,心脏无须大幅度增加室壁张力,即可产生较高的血管内压力。

然而,左心室肥厚的不利影响在于降低了心肌内毛细血管密度,减少冠脉回流和心内膜下灌注,导致心肌纤维化,引发心律失常和心功能障碍。长期持续的左心室高负荷会导致血液透析患者心肌细胞凋亡发展为心肌病。此外,血液灌流降低营养不良、甲状旁腺功能亢进等均能导致心肌死亡。心肌细胞死亡后,左心室进行性扩张,心肌收缩功能降低。

左心室扩张:即使处于同一血压水平,CRF 患者左心室内径也比同龄、同性别正常人明显增大,36%～38%的 CRF 患者左心室内径超过正常范围。

CRF 患者左心室扩张的主要原因是:由于水钠潴留、动静脉瘘和贫血,导致的容量超负荷,心脏持续地高输出,以及由于营养不良、低蛋白血症和心肌灌注不足造成心肌死亡。

动脉病变:影响收缩压和脉压的主要因素是动脉的顺应性和动脉波反射的早期改变。CRF 时这两个指标均降低。动脉顺应性降低可导致大动脉扩张和动脉内膜-中层增厚,这种病变类似老年性动脉硬化的改变,但与动脉粥样硬化的改变有所不同,病变原发于血管中层,呈弥漫性扩张和大动脉硬化。动脉增粗及内膜-中层增厚与血管内的血流量和血流速度增加有关。

实验与临床研究均证明,血流的慢性增加可导致动脉内径增宽和动脉壁增厚,使心脏负荷增加。

瓣膜钙化与主动脉狭窄:28%～55%的透析患者被发现有动脉瓣钙化,其原因可能与循环钙、磷水平升高有关。有 3%～13%的血液透析患者出现主动脉狭窄,而且病变进展迅速,进一步加重左心室肥厚。

心肌纤维化:发现 CRF 患者的心脏间质纤维化的严重程度比原发性高血压和糖尿病患者更为严重。其原因为甲状旁腺功能亢进是这种病变的重要原因之一;肾素-血管紧张素系统激活,可能是间质纤维化形成的重要原因,因为血管紧张素转化酶抑制剂(ACEI)对间质纤维化具有抑制作用。此外,细胞外基质蛋白的异常修饰及修饰后蛋白对细胞的激活也可能参与了间质纤维化的形成。间质纤维化可造成心肌收缩功能障碍,左心室顺应性降低和心律失常。

(2)缺血性心脏病。

动脉粥样硬化:缺血性心脏病是 CRF 及透析患者的主要发病原因。透析患者动脉粥样硬化的发生率明显高于正常人。除高血压、吸烟等一般人群传统的危险因素外,CRF 本身特异性危险因素参与了动脉粥样硬化的形成,如血管损伤、凝血因子异常、脂质代谢紊乱、营养不良、氧化应激等。

非动脉粥样硬化性缺血性心脏病:慢性肾衰竭可出现血管平滑肌增殖和内皮细胞损害,心肌毛细血管密度降低,心肌内小动脉壁增厚,血管内膜-中层增殖,以及交通动脉硬化等。这些病变影响心肌供血供氧,尤其发生于大冠状动脉或小冠状动脉血管壁时,容易诱发冠心病。此类病变称为非动脉粥样硬化性缺血性心脏病。并且非动脉粥样硬化性病变还可造成左心室肥厚。另外,CRF 时心脏内能量生成转化障碍及调节失衡,而且,继发性甲状旁腺功能亢进使心脏对缺血缺氧的易感性提高。

(3)心功能衰竭:心功能不全是慢性肾衰的严重并发症和重要的死因,占慢性肾衰病死率的45.6%,因心功不全和心律失常而死亡者占慢性肾衰死因的第二位(22.6%)。

心功能衰竭是由于心肌收缩功能障碍或舒张功能障碍造成。事实上舒张功能障碍是透析患者频繁发作及顽固性充血性心力衰竭常见的原因。左心室肥厚也可导致舒张功能障碍。透析患者的心脏病理改变与高血压心脏病相似,但比增生性心肌病轻。心肌纤维化和心肌舒张功能障碍导致的左心室硬化均造成左心室充血障碍。心肌收缩功能障碍与缺血性心脏病、血流动力学改变异常及尿毒症毒素有关。肾脏替代治疗,特别是肾移植术后,心肌收缩功能得到部分甚至完全恢复。心功能不全也可导致缺血性心脏病。左心室肥厚会影响冠状动脉血液供应,不仅造成左心室的局部损伤,并可进一步损害左心室的收缩和舒张功能。

(4)心包炎:心包炎、心包积液是常见的并发症之一,发生率占15.3%。透析患者中有3%~4%死于心包病。心包炎分为尿毒症心包炎和透析相关性心包炎两种。前者主要发生于透析前或透析刚开始时。

心包炎的形成原因与尿毒症毒素、水电解质失衡、继发性甲旁亢和感染等有关;后者可能与透析不充分,以及使用肝素、血小板功能降低和感染等因素有关。表现为纤维素性心包炎,可发展为包囊性、纤维化、亚急性或慢性缩窄性心包炎。

3.临床表现

(1)动脉粥样硬化:动脉粥样硬化和非动脉粥样硬化性心脏病均表现为缺血性心脏病,可出现心绞痛,血液透析时可诱发心绞痛。

(2)心肌病变:最突出的临床表现是左心室肥厚、左心室舒张功能下降、心律失常、充血性心力衰竭,并可导致缺血性心脏病。

(3)心包炎:心包炎时可出现胸痛,卧位及深呼吸时加重。透析相关性心包炎时可有发热,心前区闻及粗糙的心包摩擦音,或触之有摩擦感。可有不同程度的心包积液体征。重则发生心脏压塞,血压突然降低,或透析过程中出现低血压,具有诊断价值。

(4)心功能不全表现:心悸、气短、气促、端坐呼吸、颈静脉怒张、水肿和肝大,严重者,可出现急性左侧心力衰竭。

注意:以上各类心脏病并不是孤立存在的,在病理改变中,可相互影响或同时存在。

4.辅助检查

(1)超声心动图检查:超声心动图检查是一种准确安全检测心脏功能与组织结构的手段。通过超声心动图分析,可以鉴别心功能衰竭形成的主要原因,是心肌舒张功能障碍,还是收缩功能障碍,心肌形态及各瓣膜功能情况,对临床治疗具有重要意义。超声心动图还可应用于无症状透析患者,心血管疾病,心包病的普查诊断,可发现早期心脏病变。

（2）冠脉造影：对病情许可的患者可行血管造影。

5.鉴别诊断

在慢性肾功能不全及肾衰透析的患者中，当出现心功能衰竭或缺血性心脏病症状时，对于心肌病或冠心病的鉴别诊断是非常重要的。

慢性肾衰竭和透析患者并发心脏损害时的表现因人而异，心肌病所表现的向心性左心室肥厚、左心室扩张或心肌收缩功能障碍，在缺血性心脏病时也可能出现。此外，约有 25％的缺血性心脏病是由非动脉粥样硬化性病变造成。再则，心肌病也能够促进缺血性心脏病的进展。

6.治疗

（1）纠正可逆性危险因素。①控制高血压：将血压控制在 18.7/12.0 kPa（140/90 mmHg）以下。②保证充分透析，适当调整饮食，尽量提高血浆清蛋白的浓度，保持在正常范围。③减轻因水钠潴留和动静脉瘘导致的血流动力学超负荷。④改善贫血状态：应用促红细胞生成素改善贫血，血红蛋白控制在 100～110 g/L，避免过高。注意纠正贫血过高时导致高凝状态，而诱发缺血性心脏病。在有缺血性心脏病症状的患者，血红蛋白的目标值不宜超过 100～110 g/L，无缺血性心脏病者也不宜超过 110～120 g/L。⑤改善治疗脂质异常：将血浆胆固醇、低脂蛋白、甘油三酯降至正常值以下。⑥纠正继发性甲状旁腺功能亢进和钙、磷紊乱，使血清钙＞2.2 mmol/L、血磷＜2.0 mmol/L、PTH＜200 pg/mL 以下。⑦抗氧化治疗：口服维生素 E、维生素 C。⑧补充叶酸或维生素 B_{12}，降低血同型半胱氨酸水平。⑨调整饮食，保证精蛋白的补充和富含维生素、微量元素食物的摄入，戒烟酒。

（2）心功能衰竭的药物治疗。①ACEI 类药物：ACEI 类药物能缓解 CRF 患者心功能衰竭的症状，降低发病率和病死率。本类药品最大的优点是既可治疗心脏收缩功能障碍，也能改善舒张功能，对于射血分数降低至 35％以下而无症状，或者出现心肌梗死且射血分数低于 40％的患者，ACEI 对进一步发展为充血性心功能衰竭均具有防治作用。②地高辛：无论是否伴有心房纤颤，地高辛都可用于治疗透析患者的心功能衰竭和收缩功能障碍。然而，因地高辛可提高心肌的收缩力，会影响心脏的舒张功能，故心脏舒张功能障碍的患者应避免使用地高辛。此外，在低血钾时应用地高辛可诱发心律失常。③其他药物：硫酸盐类和肼屈嗪不宜用于心脏舒张功能障碍的患者，对于顽固性心功能衰竭的患者，慎用 β 受体阻滞剂。④心绞痛者药物治疗：长效硝酸盐类药物对 CRF 患者心绞痛同样具有良好效果，然而在血液透析中，出现心绞痛时，舌下含服硝酸盐类药物易引发低血压，故应尽量避免使用。此时，吸氧和减少超滤或液体交换量，通常能够缓解症状。β 受体阻滞剂和钙通道阻滞剂也可用于治疗心绞痛，但是短效钙通道阻滞剂可能导致血压骤然下降，使用时应密切观察。⑤冠状动脉重建：国外统计表明，透析患者行经皮冠状动脉内支架置入术，或经皮冠状动脉腔内成形术后，复发率和病死率均高于非透析患者。但是，术后短期存活率和症状缓解均优于药物治疗。

（闫永凤）

第十二章

肾 脏 肿 瘤

第一节　良性肾肿瘤

一、肾囊肿

肾脏是人体最容易发生囊肿的器官之一,可单侧或双侧发病,因此肾囊肿也是最为常见的肾占位性病变,在 50 岁以上的人群中约 50% 都有或大或小的良性单纯性肾囊肿。单纯性肾囊肿绝大多数并无任何临床症状,但随着近年来医学影像学的发展,超声检查广泛应用于健康体检,肾囊肿的发现率大为提高,怎样将其与其他肾肿瘤鉴别也显得越发重要。

肾脏囊性病变是一大类疾病,大致可以分为以下几类:①单纯性肾囊肿。②复杂性肾囊肿。③囊性肾细胞癌。④von Hippel-Lindau(VHL)病。⑤肾囊腺瘤。⑥常染色体显性遗传的多囊肾病。⑦常染色体隐性遗传的多囊肾病。⑧先天性肾病综合征等。本节主要讨论单纯性肾囊肿的诊断与治疗。

单纯性肾囊肿都是良性病变,其发生率随年龄的增长而升高,一般临床上并无明显的不适症状,因此一般都是体检时偶然发现的。单纯性肾囊肿可分为肾皮质囊肿和肾盂旁囊肿,可发生在单侧也可发生在双侧,可以是单发的也可以是多发的。

肾皮质囊肿的发病机制并不清楚,但有证据显示其可能来源于肾小管结构。肾皮质囊肿可位于肾脏皮质、皮髓质交界或髓质。肾盂旁囊肿则位于肾门部,但并不与肾脏集合系统相连,其病理学来源可能为淋巴管或胚胎残留组织,囊肿中往往含有稻草色的囊液。多发的肾盂旁囊肿可与肾积水相混淆。单纯性肾囊肿往往无任何临床症状,少数可能因为囊肿内出血或囊肿压迫尿路引起症状,其发生依赖于囊肿的大小和位置。单纯性肾囊肿也有可能引起发热和腰痛等感染症状,此时应与肾盂肾炎和肾脓肿相鉴别。

单纯性肾囊肿在 CT 上往往表现为界限清楚、均一的圆形囊性占位,囊壁很薄,无钙化、增厚或结节,静脉注射造影剂后无强化。肾囊肿的密度一般在 10~20 Hu,也就是水在 CT 成像中的密度。

由于肾囊肿发病率较高,必须严格掌握外科治疗的指征,避免肾囊肿的无效治疗或过度治疗。原则上出现下述情况可以考虑外科手术：①肾囊肿体积大，张力高，影像学上有囊肿张力大的改变，并且囊内压力大引起部位明确的胀痛，且影响正常生活。②肾囊肿特别是肾盂旁囊肿压迫集合系统，继发肾结石、肾盂感染、肾积水，产生明确临床症状，或影响肾功能等。临床常以囊肿直径＞4 cm 作为手术的标准，但有学者认为只有囊肿直径＞4 cm，并且伴有上述临床情况者才具有相对手术指征。无症状肾囊肿不会引起严重的后果，可以定期随访观察。

单纯性肾囊肿的临床处理主要是超声引导下经皮肾囊肿抽吸术和腹腔镜下肾囊肿去顶术。单纯经皮肾囊肿抽吸术的疗效不佳，常在吸净囊液后向肾囊肿腔内注入无水乙醇等硬化剂，烧灼囊壁减少术后复发。单纯性肾囊肿手术相对比较简单，但是临床医师在处理肾囊肿时要注意以下几个问题，否则会酿成严重并发症或延误治疗。

(一)肾盏源性囊肿

在处理单纯性肾囊肿时必须与肾盏源性囊肿鉴别。肾盏源性囊肿是肾小盏的漏斗部狭窄引起肾小盏扩张积水，但是该囊肿具有分泌尿液功能，而且囊肿与肾集合系统相通。在影像学上单以超声影像难以鉴别，增强 CT 排泄相单纯性肾囊肿内无增强，而肾盏源性囊肿内囊液有增强。临床上仅依据超声影像诊断处理肾囊肿有一定风险。如果是肾盏源性囊肿采取经皮肾囊肿抽吸术，吸净囊液后，囊腔注入无水乙醇等硬化剂烧灼囊壁，无水乙醇等硬化剂将顺肾小盏的漏斗部流入肾盂输尿管，破坏集合系统，造成术后集合系统狭窄或闭锁，使患肾功能受损。如果采取腹腔镜下肾囊肿去顶术，则术后囊壁继续分泌尿液导致较长时间漏尿或肾周积液，继发感染引起肾周积脓。

(二)重复肾

肾重复畸形为双肾盂畸形，是一种由于胚胎期输尿管芽发育异常导致的先天性泌尿系统畸形，发病率在 0.8%左右。肾重复畸形常伴有输尿管或肾脏的其他畸形，常见的有输尿管开口异位、输尿管开口囊肿、上半肾发育不良、膀胱输尿管反流和肾盂输尿管交界处狭窄等。肾重复畸形主要引起上半肾发育不良、肾积水、肾功能下降，容易与肾;囊肿混淆。临床上单以超声影像学诊断难以鉴别，CTU 或 MRU 可以显示双肾盂畸形。如果将重复肾作为单纯性肾囊肿处理，会出现与肾盏源性囊肿处理类似的并发症。

(三)囊性肾细胞癌

在处理肾囊肿时要有"该囊肿可能是囊性肾细胞癌"的概念。在超声引导下经皮肾囊肿抽吸术中，抽吸出的囊液若为血性液体，需停止治疗，行 CT 和 MRI 排除囊性肾细胞癌。在腹腔镜下肾囊肿去顶术中，吸净囊液后镜头要伸到囊腔内，观察囊壁是否光整，如果囊壁有结节，要做活检送病理，排除囊性肾细胞癌。对于临床上不能排除囊性肾细胞癌的患者不能只行囊肿去顶术，而应囊肿完整切除。

二、肾血管平滑肌脂肪瘤

肾血管平滑肌脂肪瘤也称肾错构瘤，是最为常见的来自肾间叶组织的良性肿瘤。顾名思义，肾血管平滑肌脂肪瘤由血管、平滑肌以及脂肪组织构成，最新研究将其归为血管周上皮样细胞肿瘤。其尸检的发病率为 0.3%，在人群中超声筛查的发病率为 0.13%。由于女性多发且青春期前极为罕见，因此推测其生长是激素依赖性的，有研究发现肾血管平滑肌脂肪瘤瘤体中高度表达雌激素受体 β，也印证了这一点。

在过去，肾血管平滑肌脂肪瘤往往都是在出现症状之后才被诊断出来，其常见的体征和症状主要包括腰痛、血尿、可触及的肿块和低血容量性休克,以及一些比较隐蔽的症状如贫血和高血压。其最为严重的并发症为腹膜后大出血,又称 Wunderlich 综合征,如果没有及时诊断和治疗,将会危及患者的生命。

肾血管平滑肌脂肪瘤与结节性硬化症有很密切的关系,30％～50％的肾血管平滑肌脂肪瘤患者都合并这种疾病。结节性硬化症是一种以智力迟钝、癫痫、皮脂腺腺瘤为特征的常染色体显性遗传病,反之,80％的结节性硬化症的患者会发生肾血管平滑肌脂肪瘤。是否合并结节性硬化症,肾血管平滑肌脂肪瘤的临床表现也有所不同。合并结节性硬化症的患者多为 30～40 岁的年轻女性,肾血管平滑肌脂肪瘤往往没有特殊不适主诉,多为影像学检查偶然发现。而不合并结节性硬化症的患者年龄往往偏大(多为 40～60 岁),同样也是多发于女性。这类患者常有腰痛、血尿、肿块等症状出现,有大约 25％的风险发生肿瘤的破裂出血。

肾血管平滑肌脂肪瘤的临床表现与瘤体各构成成分的比例以及瘤体的大小同样关系密切。部分肾血管平滑肌脂肪瘤病例中,其瘤体含有丰富的畸形血管成分,且这些血管的血管壁较脆,极易形成动脉瘤或引起出血。如果瘤体直径>4 cm,或者合并直径>5 mm 的动脉瘤形成,则肿瘤发生出血的风险也会大大增加。

虽然肾血管平滑肌脂肪瘤被公认为良性肿瘤,但仍有恶性生物学行为的病例报道,包括肾门淋巴结、腹膜后腔、肝等处出现病灶或直接扩散至静脉系统。许多肾血管平滑肌脂肪瘤病灶组织中表现为局限的细胞异性(称为上皮样肾血管平滑肌脂肪瘤),还需根据肿瘤中脂肪、血管和平滑肌组织的相对含量与一些肉瘤亚型相鉴别,如纤维肉瘤、平滑肌肉瘤和脂肪肉瘤等。黑色素瘤抗体(HMB-45)在肾血管平滑肌脂肪瘤中的梭形肌细胞上呈特征性的阳性表达,也可以用来与肉瘤相鉴别。

由于瘤体中脂肪成分的存在,肾血管平滑肌脂肪瘤的影像学表现十分具有特征性,肾血管平滑肌脂肪瘤也是唯一通过影像检查即可确诊的肾脏良性肿瘤。CT 扫描是目前诊断肾血管平滑肌脂肪瘤最有效和最可靠的手段,当 CT 在肾脏病变中发现即使极微量的脂肪组织(CT 值为－20 Hu 或更低)时,基本上可以排除肾细胞癌的诊断而考虑肾血管平滑肌脂肪瘤。而 MRI 则是通过脂肪抑制序列进行诊断,脂肪组织在 MRI 脂肪抑制序列中表现为被抑制的信号,从而发现肾脏病变中的脂肪组织而诊断肾血管平滑肌脂肪瘤。研究发现,如果肾脏肿块中包含 CT 值<－20 Hu的像素>20 个或者包含 CT 值<－30 Hu 的像素>5 个,其诊断为错构瘤的预测准确率可达 100％。即使有脂肪信号作为诊断标志物,但个别情况下仅依靠影像学不能完全确诊,主要包括以下几种情形:①大体积的肾血管平滑肌脂肪瘤与脂肪肉瘤相混淆。②与含脂肪组织的肾细胞癌相混淆。③乏脂肪肾血管平滑肌脂肪瘤误诊为肾细胞癌。其中①和②都是很罕见的情况,国际上也只有少数几例病例报道,最为常见的诊断问题是第三点。大约 4.5％的肾血管平滑肌脂肪瘤在其影像学检查中找不到明显的脂肪信号,即所谓的乏脂肪肾血管平滑肌脂肪瘤,这就使其与肾细胞癌等肾脏占位性病变很难鉴别。Lane 及其同事通过研究发现乏脂肪肾血管平滑肌脂肪瘤通常为单发,体积较小且多发生于老年女性患者。而另一项研究则显示在双回波化学移位 FLASH MRI 中,肾血管平滑肌脂肪瘤的增强与肾细胞癌相比显得更加均匀且强度更强。

一旦出现上述不能确诊的情况,大多数患者都将按照恶性肾肿瘤的处理方式进行治疗。然而这些模棱两可的影像学特征也会促使一些较为细心的泌尿外科医师考虑治疗前先行穿刺活检以确诊,因此经皮肾肿块穿刺活检在这类病例中的应用越来越多,因为从肿块中心取材进行病理学检查对于诊断肾血管平滑肌脂肪瘤而言比影像学更为准确。

(一)肾血管平滑肌脂肪瘤的处理

肾血管平滑肌脂肪瘤极少恶变,治疗需考虑到其自然病程以及疾病本身的特点,如肿瘤的大小、是否存在症状以及患者的状态,特别是出血的危险。一般来讲,有症状的肿瘤一般直径也较大,多数研究将直径 4 cm 作为临界值,随访中发现肿瘤直径>4 cm 的患者其出现症状的比例以及肿瘤生长发展的速度均比肿瘤直径<4 cm 的患者要高。肿瘤直径<4 cm 的患者只需观察随访,每半年到 1 年复查影像学检查(如 B 超和 CT 等)。对于较大的肿瘤或有临床症状的肿瘤,往往需要外科干预,特别是育龄期妇女或无条件进行随访观察和急诊处理的患者,需要更为积极地处理,以免肿瘤出血危及生命。在处理肾血管平滑肌脂肪瘤时还要考虑患肾和对侧肾的肾功能以及全身健康情况。

肾血管平滑肌脂肪瘤最大的危害是肿瘤出血,特别当肿瘤直径>8 cm。临床上无症状且<4 cm 的肾血管平滑肌脂肪瘤一般无须干预;直径 4~8 cm 的肾血管平滑肌脂肪瘤需要密切随访评估,如果肿瘤大小或症状有显著改变,应做好及时干预的准备;对于直径>8 cm 的肾血管平滑肌脂肪瘤,不论是否伴有临床症状,均应建议手术干预。

(二)药物靶向治疗

药物保守治疗适用于有结节性硬化症(TSC)合并肾血管平滑肌脂肪瘤的患者。对于无症状但肿瘤连续生长且直径>3 cm 的患者,新的诊疗指南推荐一线选择 mTOR 抑制剂治疗,选择性栓塞或肾部分切除术作为二线治疗。正常状态下肿瘤抑制基因 TSC1/TSC2 编码的蛋白复合物可从上游抑制细胞生长调节因子为哺乳动物西罗莫司靶蛋白靶蛋白(mTOR)的活性。结节性硬化症患者由于 TSC1/TSC2 突变使 mTOR 活性上调,促使细胞过度增殖,形成肿瘤样变。西罗莫司(Rapamycin)和依维莫司(Everolimus,西罗莫司的羟 Z 基衍生物)是 mTOR 抑制剂。除了免疫抑制作用外,它们能持续抑制 mTOR 靶点,达到抑制肿瘤生长与增殖、抑制肿瘤营养代谢和抑制肿瘤新生血管形成等抗肿瘤作用。mTOR 在国外已被批准用于治疗晚期肾细胞癌、乳腺癌、不能外科切除的进展性或转移性胰腺神经内分泌瘤以及伴有结节性硬化症(TSC)的室管膜下巨细胞星形细胞瘤(SEGA);在我国也已被批准用于晚期肾细胞癌。西罗莫司或依维莫司可直接抑制 mTOR 活性,使肾血管平滑肌脂肪瘤停止增长或体积缩小。有研究表明,应用西罗莫司后使肾血管平滑肌脂肪瘤体积缩小 38%~95%,也可作为保留肾单位切除术的新辅助治疗。2013 年 3 月,Bissler 等发表了 mTOR 抑制剂依维莫司治疗 TSC 相关肾血管平滑肌脂肪瘤的Ⅲ期临床研究(EXIST-2)结果,显示依维莫司治疗有临床获益。在这项多中心、随机、双盲、安慰剂对照研究中,入组 118 例合并 TSC 或肺淋巴管肌瘤病的肾血管平滑肌脂肪瘤患者,随机接受依维莫司($n=79$)或安慰剂($n=39$)治疗。6 个月时依维莫司治疗组有 42% 的患者肿瘤体积缩小≥50%,而安慰剂组为 0($P<0.01$)。接受依维莫司治疗的患者有 95% 出现肿瘤不同程度缩小。这一结果说明选择 mTOR 抑制剂(依维莫司)治疗 TSC 合并肾血管平滑肌脂肪瘤是有效并且安全的。从不良事件来看,不同临床试验报道的药物相关不良事件发生率及严重程度不同,主要有感染、胃炎、皮疹、腹泻、疲倦、口腔炎、贫血等症状,一般经对症治疗或经暂时性减量或停药后可缓解。

(三)选择性血管栓塞治疗

单纯选择性肾动脉栓塞治疗肾血管平滑肌脂肪瘤可以最大限度地保留正常肾实质,安全简单且痛苦较小。栓塞在临床上被越来越广泛地应用于肾血管平滑肌脂肪瘤的治疗,并取得了良好的疗效,对破裂出血的患者,其止血成功率为 83%~100%,且在长期随访中,肿瘤体积可缩小

57%～80%。选择性动脉栓塞对双侧多发性肾血管平滑肌脂肪瘤和孤立肾血管平滑肌脂肪瘤的治疗有着重要的意义。肾血管平滑肌脂肪瘤血管丰富且脆弱,一旦破裂出血后难以用结扎或缝扎方法控制,但导致出血的部分对栓塞较敏感,可预防出血或对发生自发性破裂出血的肾血管平滑肌脂肪瘤进行止血。体积巨大者(有报道最大 26 cm)可采取术前选择性血管栓塞来减少术中出血。选择性血管栓塞也可作为全身基础情况较差而不能耐受手术患者的姑息治疗。根据新版的 TSC 诊疗共识,当肾血管平滑肌脂肪瘤出现急性出血时,首选选择性肾动脉栓塞联合皮质激素治疗,尽量避免全肾切除。

栓塞的材料很多,宜选用直径较小的永久栓塞剂,如海藻酸钠或聚 Z 烯醇颗粒(PVA)等,以彻底栓塞肿瘤血管床,使瘤体缺血坏死。碘化油是液态栓塞材料,能进入肿瘤血管的细小分支将其栓塞,且作用较温和,即使少量反流入其他组织,一般不会造成严重损害。微弹簧圈是长效栓塞材料,能保证其长远疗效,且定位准确。采用微导管送入,能尽量避免对正常肾组织的损伤。多种栓塞材料相结合,能充分发挥各自优势,彻底栓塞肿瘤的供血动脉。对于肿瘤的破裂部分,可用弹簧圈将其栓塞;对于肿瘤未破裂的部分,首先注入适量碘化油,再以弹簧圈栓塞。也有学者使用平阳霉素＋碘油、无水乙醇栓塞治疗,亦取得满意疗效。

约 85%的患者会发生栓塞后综合征,表现为:腰腹剧痛、恶心、呕吐、发热(可高达 39.5 ℃)、白细胞增多,一般由炎性介质引起而非感染所致。经对症治疗后可恢复,反应严重、持续时间长者采用激素治疗有效。栓塞的并发症约为 10%,可有再次出血(2%)以及被栓塞的瘤体液化坏死继发感染和脓肿形成(5%)和胸腔积液(3%)等,可经皮穿刺引流处理。

(四)手术治疗

手术治疗多采取保留肾单位的方法,包括肿瘤剜除术和肾部分切除,但下列情况可考虑肾切除:当整个肾脏完全被肾血管平滑肌脂肪瘤所替代;孤立的肿瘤体积巨大或位于肾门行肾部分切除的风险太大;生长速度类似恶性肿瘤,且术中冷冻病理报告不能排除恶性的肿瘤;少部分肾血管平滑肌脂肪瘤患者并发自发性破裂出血,瘤体出血后,组织充血水肿,瘤体与肾组织界限模糊不清,只能行肾切除术,特别是行选择性动脉栓塞失败因而需要行肾切除来控制出血的患者。一般情况下,手术切除不适用于双侧、多发性或融合性肾血管平滑肌脂肪瘤病灶。而在手术切除或栓塞治疗后,肿瘤仍有可能继续生长或复发。

肾血管平滑肌脂肪瘤是肾脏的良性肿瘤,肾部分切除是肾血管平滑肌脂肪瘤治疗的主要手段。肾血管平滑肌脂肪瘤行肾部分切除有其特殊性,相关学者的临床经验如下:①无论肿瘤有多大,肿瘤与正常肾脏组织通常有蒂连接,靠肾脏为其提供血供。只要控制和切断连接的蒂,其余部分界限清晰,肿瘤能完全剥离切除。因而肾切除在绝大多数肾血管平滑肌脂肪瘤的治疗上是不必要的。②位于肾脏背侧和上极的肿瘤其生长常常受到限制,而位于腹侧和下极的肿瘤通常因空间上不受限制而形成较大的瘤体。肾血管平滑肌脂肪瘤的生长形式有外向性生长和内向性生长两种,后者表现为肿瘤与正常肾脏共肾脏包膜,在包膜下肿瘤与肾脏有蒂相连。切开肾包膜可以找到肿瘤与肾脏实质的清晰界限。③选择手术路径的原则是如何快速地控制肾动脉和方便游离肾脏,游离肿瘤只在前面两项操作后,切断肿瘤蒂,缝合肾脏创面后再游离切除。因此,多数患者经腰途径或许更加合理,因为经腰途径肾的暴露更加清晰,从而处理肿瘤蒂部变得更加容易。④肾细胞癌与正常肾组织间存在假包膜,而肾血管平滑肌脂肪瘤与肾实质之间通常没有明显的界面。肾血管平滑肌脂肪瘤是良性肿瘤,组织如"豆渣"状,在肿瘤与肾实质界面将肾血管平滑肌脂肪瘤剜除即可,不需要像肾细胞癌那样在肿瘤外 0.5～1 cm 切除肿瘤。有学者报道过

42 例肾血管平滑肌脂肪瘤术后 12 年临床观察结果,在所有的随访病例中,没有局部复发。⑤肿瘤内的出血及缺血性坏死可能会导致瘤体周围严重的炎性粘连,特别是有过出血史的肾血管平滑肌脂肪瘤,术中需要小心分离以免损伤周围脏器。⑥根据报道,肾血管平滑肌脂肪瘤伴结节硬化症患者伴发肾细胞癌的发生率为 1%～3%,因此 NSS 术中应注意排除肾细胞癌的可能。⑦巨大肾血管平滑肌脂肪瘤行肾部分切除术前要行 DSA 或 CTA,确定肾动脉有无变异以及肿瘤的血供,利于手术中减少出血量。

三、肾嗜酸细胞腺瘤

肾嗜酸细胞腺瘤是肾脏上皮来源的肿瘤,其肉眼观察呈亮褐色或黄褐色,均质,界限清楚,但没有真包膜,超过 33% 的肿瘤会出现中央星状瘢痕,但缺乏明显的坏死或血管过度生长。目前一般认为肾嗜酸细胞腺瘤的组织来源是集合管的闰细胞,显微镜下可见主要为均质圆形或多角形的嗜酸性粒细胞,大部分呈巢状或类细胞器样生长。

(一)临床表现

肾嗜酸细胞腺瘤大部分为体检时偶然发现,并无临床症状,也有少部分患者会出现腰痛、肉眼或镜下血尿以及体重减轻等情况。肾嗜酸细胞腺瘤在男性、老年人多发,男女发病比例为(2～3)：1,其发病高峰年龄为 70 岁。大多数肾嗜酸细胞腺瘤为单发肿瘤,但在一些遗传性综合征(如 BirtHogg Dube 综合征)中也可以呈现双侧、多发的肾嗜酸细胞腺瘤。

肾嗜酸细胞腺瘤的良性特征是比较明确的,虽然也有文献报道肾嗜酸细胞腺瘤呈恶性生长的表现,但有很大的可能是将其与肾嫌色细胞癌的嗜酸性类型混淆了,或者同时并发了其他肾脏恶性肿瘤。

(二)影像学表现

肾嗜酸细胞腺瘤的影像学表现与肾透明细胞癌十分相像,单纯通过影像学检查很难鉴别这两种肾肿瘤。其典型的影像学特征包括轮辐状的滋养动脉(发生率为 17%～80%)以及肿瘤中央的纤维性坏死(发生率为 6.7%～50%),然而这些影像学特征在肾透明细胞癌中也会存在。

(三)肾嗜酸细胞腺瘤的治疗

前文提到,肾嗜酸细胞腺瘤的影像学表现与肾透明细胞癌十分相像,单纯通过影像学检查难以进行鉴别。肾嗜酸细胞腺瘤与肾透明细胞癌的发病年龄和性别比例相似,虽然大部分无临床症状,但目前通过体检发现、无任何临床症状的肾细胞癌同样很多见,而且肾嗜酸细胞腺瘤平均直径为 4～6 cm,与肾透明细胞癌也相似,因此很难鉴别。另一方面,细针穿刺活检行组织病理学检查同样很难将肾嗜酸细胞腺瘤与传统肾透明细胞癌、嗜色肾透明细胞癌以及肾嫌色细胞癌区别开,因此很少使用。而且有文献报道肾嗜酸细胞腺瘤可能与肾透明细胞癌发生于同一病变部位,或同时发生于肾脏的不同部位,这也限制了穿刺活检的应用。

鉴于这些术前诊断手段的不确定性,治疗的选择应考虑肿瘤的临床特征。如果怀疑是嗜酸性细胞瘤,瘤体的大小和位置影响不大,应选择保留肾单位手术;如果采用消融治疗,尽管术前会常规活检,但由于不确定性,仍要求长期随访;对于有家族史的患者,优先选择保留肾单位手术。

四、肾皮质腺瘤

肾皮质腺瘤是指体积小且明显为良性的肾皮质实质性病变,大部分肾皮质腺瘤都发现于尸检(尸检发现率为 7%～23%)。肾皮质腺瘤的典型组织学表现是体积小且边界清晰,内部含有均质嗜碱或嗜酸性粒细胞,细胞核与细胞质特征相同,病变呈乳头管状或单纯乳头状方式生长。

肾皮质腺瘤的发病率随年龄的增长而增大,男女比例约为 3∶1,同时发现在 VHL 综合征、获得性肾囊性病晚期肾衰的患者以及吸烟人群中比较多见。绝大多数肾皮质腺瘤没有症状,且因直径<1 cm 而无法经影像学检查发现。

肾皮质腺瘤与分化较好的乳头状肾细胞癌具有相似的组织学特征,因此有研究认为这两者是同一肿瘤的不同发展阶段。过去一直以肿瘤大小来区分肾皮质腺瘤的良恶性,<3 cm 为腺瘤,>3 cm 为腺癌,现在则倾向于通过组织病理学表现来进行鉴别,凡是病理上发现透明细胞、核分裂象、多形性核等特征,即以乳头状肾细胞癌来对待。

五、后肾腺瘤

(一)临床表现

后肾腺瘤高发年龄为 50～60 岁,女性多发,发病率约为男性的 2 倍。后肾腺瘤一般为单发肿瘤,绝大部分患者并无特殊临床症状,为无意中发现,少数患者存在腹痛或血尿的症状。后肾腺瘤还有一个特征性的临床表现是红细胞增多症,大约出现在 10% 的患者中,但在手术切除肿瘤后,此症状也随之消失。

(二)影像学表现

后肾腺瘤在 CT 上一般表现为乏血供的、直径较大的肿瘤,出血和坏死灶比较常见,大约 20% 的病例会出现钙化灶。在 MRI 检查中一般呈现 T1WI 成像时低信号,T2WI 成像时稍高信号,而在 B 超检查中则表现为膨胀性生长的低回声团块或高回声团块。纯粹囊性的后肾腺瘤非常少见。

(三)后肾腺瘤的治疗

一般认为后肾腺瘤的生物学行为是良性的,预后较好,无恶性潜能,但也曾有后肾腺瘤发生转移的报道。诊断后肾腺瘤应结合患者的病史,但主要还是依靠病理。考虑到其潜在的恶性可能,多数患者仍应行手术治疗。

六、肾平滑肌瘤

肾平滑肌瘤是比较少见的肾脏良性肿瘤,成人多发,多为偶然发现,也可有腹痛、血尿等临床表现。大多数肾平滑肌瘤来源于肾被膜,少数来源于肾盂或肾皮质。

肾平滑肌瘤的影像学表现通常为界限清晰的、均一的、外生性的单发性肿瘤,肿瘤如果生长较大,则可能因为出血、囊性变或黏液性变而变得不均一。钙化在肾平滑肌瘤影像学表现中比较少见。

肾平滑肌瘤临床表现差异显著,影像学特征也多种多样,一些肾平滑肌瘤可被造影剂强化,很难与恶性肾肿瘤鉴别。肾平滑肌瘤多为梭形细胞肿瘤,显微镜下罕见有丝分裂和多形性核,有丝分裂增加或多形性显著时常提示可能为平滑肌肉瘤。对于体积较大的平滑肌瘤常采用根治性肾切除术,但对于位于肾脏外周瘤体较小或明确为肾被膜来源的肿瘤可以考虑采用保留肾单位手术。

七、其他肾脏良性肿瘤

其他类型的肾脏良性肿瘤都比较少见,主要来源于肾脏及肾周间叶组织,如肾混合性上皮和间质肿瘤、血管瘤、淋巴管瘤、髓样纤维瘤等。

肾球旁细胞瘤(又称肾素瘤)是另外一个比较罕见但却受人关注的肾脏良性肿瘤。肾球旁细胞瘤来源于肾小球入球小动脉旁细胞,发病高峰年龄为 20～30 岁,女性多发,发病率约为男性 2 倍。难以控制的高血压、高钾血症以及高血浆肾素活性是诊断肾球旁细胞瘤的主要依据,其影像学表现常为单发的、界限清晰的实质性肿块,直径一般＜3 cm,血供较少,这可能是因为肾素收缩血管的作用引起的。几乎所有肾球旁细胞瘤患者都可经手术治疗治愈,血压恢复正常,症状消失。

(张言斐)

第二节　肾细胞癌

一、肾细胞癌临床表现

(一)肾细胞癌的症状与体征

肾脏位于后腹膜,位置隐匿,肾肿瘤多为膨胀性生长,早期无症状,只能通过体检或影像学检查偶然发现。随着影像学技术的发展,越来越多的无症状肾细胞癌被诊断,但出现经典的肾细胞癌三大症状,即无痛性肉眼血尿、腰背部疼痛及上腹触及肿块的患者只占所有肾细胞癌就诊患者的 9％左右。肿瘤局部增大和局部浸润可以出现腰背部疼痛,上腹触及肿块,如果浸及集合系统会出现肉眼血尿。少数肾细胞癌患者肿瘤破裂自发性出血,剧烈腹痛就医。自发性肾破裂出血的原因较多,常见的原因是肾血管平滑肌脂肪瘤,影像学检查可见肾脏含有脂肪成分的肿块,临床诊断比较简单。但是对于原因不明的肾自发性出血要警惕肾细胞癌引起的出血。因为急性出血期,影像学上局部血肿会掩盖肾肿瘤的存在。临床必须在 3 个月后,即肾周血肿吸收后再做 CT 等影像学检查以进一步明确诊断。

肾细胞癌的临床症状也与其病理分级和一些侵袭性较强的特殊肿瘤类型相关。高分级肿瘤、集合管癌或肿瘤肉瘤样变等恶性程度高的肾细胞癌患者的临床体征除了腹部肿块以外,有的患者可触及颈部肿大的淋巴结。或因肾肿瘤压迫或肾静脉、下腔静脉的肿瘤瘤栓阻塞引起新发精索静脉曲张,曲张的精索静脉不随体位改变而缩小,以及因下腔静脉瘤栓阻塞引起双下肢水肿。

临床常见的肾细胞癌转移患者通常因转移器官的症状就诊。据统计,肾细胞癌的远处器官和组织转移中肺转移占 50％～60％,骨转移占 30％～40％,肝转移占 30％～40％,软组织转移占 35％,中枢神经系统转移占 8％,皮肤转移占 8％。有些患者是由于这些部位转移症状就诊,比如咳嗽咯血、胸腔积液、骨痛、病理性骨折、头疼、精神症状等。

(二)副癌综合征

由于肾细胞癌的组织本身分泌激素类物质,或正常组织针对恶性肿瘤反应性分泌激素类因子,也可能由于身体免疫系统调节反应等机制,晚期肾细胞癌患者可以表现一组副癌综合征。大约 20％患者就诊时伴有副癌综合征的症状,约 40％患者在疾病发展过程中会出现某些副癌综合征的症状。行肾脏切除后这些副癌综合征的症状会消失。有些症状随肿瘤复发或转移重新出现,这是预测肾细胞癌进展的指标。

1.内分泌副癌综合征

(1)高血钙:高血钙是最常见的副癌综合征,发生率为13%～20%,其中75%的患者病情严重并且一半的患者伴有骨转移。非转移性的高钙血症是由肾细胞癌细胞产生的液体因子引起的,它们包括PTHrP、IL-1、TNF和OAF。其临床表现是多样的,症状可以是一些非特异性的,比如乏力、头痛、食欲减退、恶心、呕吐、便秘、多尿和烦渴等(由肾性尿崩症导致),也可以是一些更严重的临床表现,比如急性意识障碍、深度嗜睡甚至昏迷。实验室研究显示高钙血症常伴随血浆PTH和1,25维生素D水平的降低及肾脏碱性磷酸酶的消耗。ECG显示PR和QT间期延长最终导致窦性心动过缓和心脏停搏。治疗主要是补充液体容量及必要时使用利尿剂。二磷酸盐(如氨羟二磷酸二钠或者唑来膦酸)在长期治疗中有效,然而最有效的治疗高钙血症的方法是做患肾切除。

(2)高血压:约40%的肾细胞癌患者出现高血压,其可能的机制是局部肾脏实质的压迫以及输尿管堵塞造成肾素的分泌,最终导致血压升高。在37%的肾细胞癌患者的血清中发现较高的肾素水平。其他少见的原因如红细胞增多症等也会导致高血压。治疗方法主要是肾切除,85%患者在肾切除后血压恢复正常。

(3)红细胞增多:见于1%～8%的肾细胞癌患者,主要与促红细胞生成素有关。这是一种由肿瘤细胞和肾小管周围间质细胞合成的糖蛋白,能促进骨髓造血。高水平的促红细胞生成素对预后没有影响。高血清促红细胞生成素并不都伴有红细胞增多,高促红细胞生成素的患者中仅有8%会导致红细胞增多。患者血清促红细胞生成素水平的升高更容易导致贫血而非红细胞增多。

(4)局限性肝功能异常(Stauffer综合征):这种所谓的"Stauffer综合征"发病率为3%～20%,患者通常有肝脾肿大、发热及体重下降。它以肝脏的综合功能异常为特点,2/3的患者可以通过肾脏切除来治疗Stauffer综合征。Stauffer综合征患者肾切除后转氨酶恢复正常患者的十年生存率为88%,而肝酶持续异常患者的一年生存率只有26%。

(5)全身症状:1/3的肾细胞癌患者出现发热、体重下降及乏力等的全身症状。20%～30%的患者会出现发热,仅2%的患者以发热为唯一表现。在1项Tsukamoto的研究中18/71的患者有IL-6的升高,其中78%的患者出现发热。临床的预后指标中除TNM分期、Fuhrman分级和ECOG评分外,低蛋白血症、体重下降、厌食或者萎靡不振也定为预后不良的指标。

(6)其他内分泌异常:肾细胞癌会造成异常的糖代谢,严重高血糖或低血糖的病例都有报道。与对照组相比,肾细胞癌细胞可升高细胞内的胰岛素、胰高血糖素和肠胰高血糖素。肾细胞癌也可以出现皮质醇增多症,占肿瘤引起皮质醇增多症的2%。这是肿瘤对促肾上腺皮质激素(ACTH)继发的黑色素细胞可的松原的酶转化反应。这种异位的ACTH刺激肾上腺分泌可的松。这些患者在肾切除术后有肾上腺皮质危象的风险,因此临床医师应注意患者的主诉,适时补充糖皮质激素。此外,有6%的肾细胞癌患者有血清β-HCG的升高。

2.非内分泌副癌综合征

淀粉样变性在3%～8%的肾细胞癌患者中出现。关于淀粉样蛋白AA沉积机制的假说认为被肿瘤组织或者肿瘤性坏死组织长期刺激的免疫系统引起了急性期反应物SAA的升高。患者最初的主诉为虚弱、体重减轻和晕厥。当然,症状还是最终由受累脏器来决定。肾细胞癌同样会引起神经肌肉病,造成感觉或运动障碍。严重程度可以是非特异性的肌痛或者复杂性的肌萎缩性侧索硬化症。

3.全身状况与重要脏器功能的评估

(1)全身状况评估。ECOG评分:0级:活动能力完全正常,与起病前活动能力无任何差异;1级:能自由走动及从事轻体力活动,包括一般家务或办公室工作,但不能从事较重的体力活动;2级:能自由走动及生活自理,但已丧失工作能力,日间一半以上的时间可以起床活动;3级:生活仅能部分自理,日间一半以上时间卧床或坐轮椅;4级:卧床不起,生活不能自理;5级:死亡。根据ECOG评分,0~1级可以耐受手术,3~4级不能耐受手术,2级患者手术要慎重。

(2)心肺功能检测:询问患者既往有无心脏病史、胸痛史、吸烟史或劳力性呼吸困难病史,可评价患者的心肺功能。所有患者在术前都必须做心电图、胸片、血常规检查。手术时脊柱侧向弯曲的侧卧位可减少肺通气量,并使血液回流受阻而引起低血压,因此肺储备功能减低的患者必须改用其他体位。可能存在呼吸功能受损的患者在术前必须行肺功能和血气分析检查。一旦确定呼吸功能受损,首选仰卧位经腹切口入路。无论采用哪种手术切口,均会由于术中切断上腹部或胁腹部肌肉,或切除肋骨,而导致术后肺功能严重受损。因此术前肺功能锻炼、缓解支气管痉挛、停止吸烟、评估心肺功能均有助于改善呼吸功能,预防术后心肺并发症的发生。

(3)肾功能的评估。

1)常用肾功能评估指标与方法:要了解肾部分切除术后肾功能的影响因素,首先要做到的是准确、快速地评估肾功能,肾功能的评估指标与方法纷繁复杂,菊糖清除率既往被作为肾小球滤过率(glomerular filtration rate,GFR)测定的金标准,但因为操作烦琐等原因无法在临床上常规应用,主要用于实验室研究。目前临床上较为常用的是血清肌酐(serum creatinine,Scr)以及通过血清肌酐计算出的肾小球滤过率估计值(estimated glomerularfiltration rate,eGFR)。同位素测定的GFR由于能够反映分侧肾功能,其在临床上的应用也越来越受到重视。

血清肌酐浓度可以较为方便地反映肾小球的滤过功能,但敏感性较低,不能反映早期肾功能减退,一般肾小球滤过功能减退至正常的50%左右时血清肌酐才开始升高。同时,血清肌酐浓度还受性别、年龄、肌肉量、蛋白质摄入量及某些药物的影响,因此血清肌酐并不能及时准确地反映患者肾功能的变化。

eGFR是通过血清肌酐浓度结合年龄、体重、性别、种族等估算肾小球滤过率的方法。相比单单观察血清肌酐的变化,其反映肾功能的准确性大大提高了。从1959年到现在已经有许多eGFR的计算公式被提出,其中肾脏病饮食改良(modifcation of diet in renal disease,MDRD)公式(公式12-1)和Cockcroft-Gault公式(公式12-2)是最为经典的两个计算公式。近年来研究发现这些公式在不同人种之间以及健康人和患有慢性病的患者之间应用时仍有一定的误差,于是又有一些新的更为个性化的公式出现,如简化MDRD-中国人公式,即在简化MDRD公式(公式12-3)的基础上加上中国人的种族系数1.233,以及同位素稀释质谱法(isotope dilution masss pectrometry,IDMS)-MDRD公式、慢性肾脏病流行病合作组(chronic kidney disease epidemiology collaboration,CKD-EPI)公式和EPI-亚洲人(EPI-Asian)公式等,这里不一一列举。如此纷繁的公式如何选择依赖于流行病学调查,如近来我国的一项研究发现在评估我国健康人口eGFR时,如果肌酐检测使用的是IDMS的酶法检测,则使用CKD-EPI公式较为准确,而如果用苦味酸速率法检测血清肌酐,则应选择MDRD-中国人公式更准确。

同位素测定GFR是准确性仅次于菊糖清除率的方法,因此目前临床上评估肾功能以同位素GFR为金标准。更为重要的是,同位素测定GFR可以为我们提供分肾功能,这就可以将患者健侧肾脏的代偿作用除去,直接反映出手术对于患侧肾脏肾功能,的影响,这是其他评估方法都无法做到的。所以即使它存在价格昂贵及有放射性等缺点,其在临床上的应用仍然越来越广泛。

MDRD 公式:

$GFR = 170 \times (Scr)^{-0.999} \times (年龄)^{-0.176}、\times (血清尿素氮)^{-0.170} \times (人血清蛋白)^{0.318} \times (0.762$ 女性$) \times (1.18$ 非洲裔美国人$)$（公式 12-1）

Cockcroft-Gault 公式:

$$GFR = CGCI \times 体表面积 / 1.73\ m^2$$

$$CGCl = [(140 - 年龄) \times 体重(kg)] \times (0.85\ 女性) / (Scr \times 72)（公式\ 12\text{-}2）$$

MDRD 简化公式:

$GFR = 186 \times (Ser)^{-1.154} \times (年龄)^{-0.203} \times (0.742$ 女性$) \times (1.21$ 非洲裔美国人$)$（公式 12-3）

注:其中 Ser、血清尿素氮、人血清蛋白单位为 mg/dL,GFR 单位为 m/(min・1.73 m²)

2)肾功能下降程度的评价:根据患者肾功能发生损伤的时相不同,可以诊断为急性肾损伤和慢性肾脏病(chronic kidney disease,CKD),并根据程度不同进行分期。

急性肾损伤是对既往急性肾衰竭概念的扩展和向疾病早期的延伸,是指由多种病因引起的短时间内(<48 小时)肾功能突然下降而出现的临床综合征。近几年来,急性透析治疗指导组(acute dialysis quality initiative,ADQI)和急性肾损伤网络(acute kidney injury network,AKIN)分别制订了急性肾损伤的分层诊断标准(表 12-1),但仍有一定局限性。而术后急性肾损伤的发生也已被证明是发展为慢性肾脏病的一个独立危险因素,其机制可能是因为急性肾损伤导致的肾脏微血管的不可逆损伤以及对炎症和纤维化通路的激活。

表 12-1　急性肾损伤的分期标准

分期	血清肌酐标准	尿量标准
1 期	绝对升高≥0.3 mg/dL 或相对升高≥50%	<0.5 mL/(kg・h),>6 小时
2 期	相对升高>200%	<0.5 mL/(kg・h),>12 小时
3 期	相对升高>300%	少尿[<0.3 mL/(kg・h)]×24 小时
	或在≥4.0 mg/dL 基础上再急性升高≥0.5 mg/dL	或无尿×12 小时

CKD 可以由多种原因造成,如成人发作型糖尿病(AODM)、高血压、血管疾病、肾病、特发性 CKD 等,而 CKD 目前认为是引发心血管疾病(CVD)、住院治疗、死亡的重要因素。CKD 的定义包括两层含义:①肾脏损伤(肾脏结构或功能异常)≥3 个月,伴或不伴有 GFR 的下降,临床上表现为肾脏病理学检查异常或肾脏损伤(血、尿成分或影像学检查异常)。②GFR <60 mL/(min・1.73 m²),≥3 个月,有或无肾脏损伤证据。CKD 的发病率近年来逐渐上升,仅在美国就有约 10% 的人罹患不同程度的 CKD。CKD 可以大大增加患者发生心血管意外的风险,同时与患者住院时间的延长以及死亡率的增加也有很大关系,是目前威胁人类健康的一大难题。只要满足 CKD 的定义其诊断即可明确,而根据 GFR 的不同水平,CKD 可分为 5 期(表 12-2)。

表 12-2　CKD 的分期标准

分期	描述	GFR[mL/(min・1.73 m²)]
1	有肾脏损伤但肾功能正常	≥90
2	肾功能轻度下降	60～89

续表

分期	描述	GFR[mL/(min·1.73 m²)]
3	肾功能中度下降	30~59
4	肾功能重度下降	15~29
5	肾衰竭	<15

目前国际上常用肾小球滤过率(GFR)作为肾功能的评判参数,GFR<60%为CKD。美国泌尿外科学会(American Urological Association,AUA)指南对2 000例直径≤4 cm的肾肿瘤做荟萃分析,其中血Cr在正常范围662例,双肾影像学正常,术前GFR<60%占26%。也就是说,662例常规检查肾功能正常的患者中172例为CKD,不行肾部分切除术将加重GFR下降。

3)评估肾功能的新标志物:前文提到,因为血清肌酐浓度受年龄、性别、肌肉量等其他因素影响,利用血清肌酐浓度反映肾功能并不准确,即使利用公式计算eGFR也有其局限性,如在血清肌酐浓度较低时,MDRD公式计算的eGFR往往偏低,而Cockcroft-Gault公式计算的eGFR往往偏高。因此,寻找新的能更准确反映肾功能的标志物也是科学家们努力的方向。

一个好的标志物往往具备以下特点:①无创,测试简便快捷,价格低廉。②具有高的特异性和敏感性。③能够起到早期发现疾病和反映治疗措施有效性的作用。④能够反映预后。⑤与疾病发生发展的机制密切相关。比如半胱氨酸蛋白酶抑制剂C(胱抑素C,cystatin C)就是目前研究前景较好的一种标志物,它相比肌酐来说受外界影响较小,也较为敏感,是反映肾脏滤过功能和急性肾损伤更为理想的指标。而此前应用不多的血清尿酸浓度也被发现与肾细胞癌术后肾功能的变化及CKD的发生相关联。由此可见,评估肾功能新标志物的研究是相当有前景的。

(4)实验室检查:肾细胞癌患者实验室检查的评估主要包括两个方面:①手术患者手术安全性评估。②肿瘤的严重程度与预后。与手术相关的检查包括肾功能、肝功能、出凝血机制、血糖等。血清肌酐、肾小球滤过率(GFR)检查肾功能见上文。此外,还有肝功能和转氨酶测定,严重肝功能异常的患者不宜手术。严重的糖尿病影响创面的愈合,易继发感染,需在有效控制血糖的条件下施行手术。通过术前血小板计数和检测凝血因子评估出血倾向,同时还应该询问患者有无影响凝血的因素存在,比如是否过量饮酒或口服阿司匹林等抗凝药物。特别注意长期服抗凝药物的患者,术前出凝血功能多数正常,但是与正常人比较他们的凝血因子的储备不足,术后创面容易渗血。与预后相关的因素包括前述的全身状况、碱性磷酸酶(AKP)、血乳酸脱氢酶(LDH)、校正血钙浓度、血红蛋白、中性粒细胞计数、血小板计数。

二、肾细胞癌的免疫治疗

(一)细胞因子治疗

细胞因子是由免疫细胞和其他细胞分泌的具有免疫调控作用的小分子量活性蛋白。由于细胞因子强大的免疫调控能力,细胞因子治疗在临床上常用来作为拮抗肿瘤患者免疫抑制状态的辅助治疗措施。目前应用于肾细胞癌治疗的细胞因子主要有白细胞介素-2(IL-2)、α干扰素(IFN-α)。

1.白细胞介素-2治疗转移性肾细胞癌

白细胞介素-2(interleukin 2,IL-2)是T淋巴细胞生长因子,具有较强的免疫增殖与免疫调节活性,体内能够激活非特异性细胞毒性T细胞以及自然杀伤细胞。经过体外及动物试验研究证实 IL-2 的抗肿瘤活性后,其抗肿瘤的主要机制包括 IL-2 促进 T 淋巴细胞的增殖,诱导细胞毒性 T 淋巴细胞(CTL)及自然杀伤细胞(NK)的活性,同时诱导大量细胞因子的释放,包括肿瘤坏死因子(TNF)、γ 干扰素(IFN-γ)等。

20 世纪 80 年代初开始将其应用于进展期恶性肿瘤的治疗,并在晚期肾细胞癌及晚期黑色素瘤的治疗中取得一定的疗效。2005 年前,IL-2 是唯一获得美国 FDA 批准用于转移性肾细胞癌治疗的药物。

Fyfe G 等开展了高剂量 IL-2(Proleukin)治疗转移性肾细胞癌的临床研究,共入组 255 例患者,其具体治疗方案为:IL-2 600~720 kU/kg 静脉注射,时间>15 分钟,每 8 小时 1 次,直至出现不良反应;或连续给药 14 次,共 5 天;休息 5~9 天后,重复上述给药,如病情稳定或有效,可每 6~12 周重复。结果显示:客观有效率达 14%(95%CI:10%~19%),其中 12 例(5%)患者获得完全缓解,24 例(9%)患者获得部分缓解。长期随访显示:患者的中位生存时间为 16.3 个月,且疗效持续的中位时间为 54 个月,获得病情完全缓解的患者,其疗效持续时间>80 个月,临床研究显示高剂量 IL-2 治疗延长了患者的无病生存期,从而整体生存获益。因此,美国 FDA 批准高剂量 IL-2 用于晚期肾细胞癌的治疗,IL-2 成为被批准用于肾细胞癌治疗的首个生物制剂。大量的临床研究发现高剂量 IL-2 取得完全缓解的部分患者能够得到长期无病生存,因此被认为是目前唯一能够治愈转移性肾细胞癌的疗法。

大部分接受 IL-2 治疗的患者都有流感样症状,包括发热、寒战、肌痛。心血管、肺及中枢神经系统毒性都与高剂量 IL-2 治疗相关。心血管毒性包括需要升压药物治疗的低血压、心律失常、心肌梗死及心绞痛。其次的肺毒性可能发展成渗漏综合征,并需要机械通气。表现为少尿的 3 级肾毒性,发生率超过 20%,血肌酐水平超过 707.2 mmol/L(8 mg/dL)的比例据报道约 2%。意识错乱及神经精神病变也较为常见,治疗相关的病死率高达 4%。因此仔细挑选合适的患者,可尽量降低高剂量 IL-2 治疗引起的相关并发症发生率与病死率。近来发布了高剂量 IL-2 毒性的治疗指南。

有关高剂量 IL-2 治疗转移性肾细胞癌的临床试验所报道的肿瘤客观有效率各有差异,完全缓解(complete remission,CR)率从 0%~13%,而部分缓解(partial remission,PR)率从 0%~30%。但由于高剂量 IL-2 治疗的不良反应,需要患者住院治疗,并进行严密监测,因此限制了其应用。目前已经发展了可替代的低剂量 IL-2 治疗方案,并用于转移性肾细胞癌的临床研究。Kammula 等总结美国国家癌症研究院(National Cancer Institute,NCI)应用高剂量 IL-2 治疗晚期肿瘤的结果,并对比了每周期平均用药 13 次(155 例)与用药 7 次(809 例)对疗效及毒副作用的影响,研究发现后者 IL-2 用量减少了近 50%,但有效率没有降低,不良反应明显减少,没有与 IL-2 相关的死亡病例。

目前国外大量临床研究证实:通过改变给药途径(如采用皮下注射)及降低给药剂量,疗效并未发现存在显著差异,尤其是无生存差异,但治疗的不良反应明显降低,明显提高了患者治疗的耐受性。因此 IL-2 用于转移性肾细胞癌的治疗,包括高、低剂量两种用法。

为明确高剂量与低剂量 IL-2 治疗转移性肾细胞癌的优缺点,开展了两项随机临床试验。美国 NCI 外科分会 Yang 等进行了一项比较不同剂量 IL-2 静脉给药治疗转移性肾细胞癌的随机临床试验,随机接受高剂量及低剂量静脉 IL-2,临床随机至 117 例患者入组后,增加了皮下给药治疗组,这样试验共有三组,分别入组了 156 例、150 例、94 例患者。结果显示:静脉给药不同剂量情况下高剂量组有效率(21%)显著高于低剂量组(13%)(P=0.048),并且疗效持续时间优于低剂量组（$P=0.04$），但两种剂量水平下总生存（OS）无显著差异；毒性方面，高剂量组显著高于低剂量组，特别是低血压发生率；而不同给药途径方面，高剂量静脉给药组有效率明显高于皮下给药组有效率（21％ VS 10％），但统计学差异性处于边界（$P=0.048$），同样，生存方面两组之间无显著差异，而皮下给药组与低剂量静脉给药组的有效率相当，无统计学差异性，另外皮下给药组的毒性也显著低于高剂量静脉给药组。

另外一项研究是由细胞因子工作组（CWG）开展的Ⅲ期随机临床试验，共入组 193 例患者，按照 1：1 的比例随机接受每 6 周的皮下注射 IL-2 联合 IFN-α 治疗或标准的高剂量静脉 IL-2 治疗，可评价患者为 192 例。结果显示：高剂量 IL-2 组客观有效率为 23.2％，IL-2 与 IFN-α 联合治疗组客观有效率为 9.9％，两组具有显著性差异（$P=0.018$），两组中位有效持续时间分别为 24 个月及 15 个月（$P=0.18$），中位生存时间分别为 17.5 个月及 13 个月（$P=0.12$）。其中无进展生存期超过 3 年的患者，高剂量 IL-2 组患者 10 例，而联合治疗组为 3 例。在这项研究中，骨转移或肝转移以及原发肿瘤保留的患者，接受高剂量 IL-2 具有生存优势（$P=0.001$，$P=0.040$）。而肾细胞癌根治术后或无骨、肝转移的患者，无生存优势。

上述两项高、低剂量 IL-2 的临床研究表明，高剂量静脉给药与低剂量比较，能够获得较高的有效率，这是其主要优势，尤其适合肿瘤转移至免疫隔离的器官，如肝脏骨或原发肿瘤保留的患者。虽然高剂量 IL-2 治疗转移性肾细胞癌仅能使小部分患者客观有效，但完全缓解的患者，其疗效持续时间长（超过 5 年），因此高剂量静脉给药仍然是 IL-2 治疗的标准用法。但上述研究同样也表明高剂量 IL-2 治疗与低剂量及皮下给药比较，无明确的总生存优势，加上高剂量 IL-2 的应用受限于其毒副作用，需要住院严密观察，仅一般情况良好的患者才能接受高剂量 IL-2 治疗，因此部分患者也同样可以考虑接受低剂量 IL-2 静脉或皮下给药，或者低剂量 IL-2 与干扰素联合给药。

2004 年 7 月—2006 年 6 月，国内进行了单药重组人源化 IL-2（Proleukin）皮下注射治疗转移性肾细胞癌的疗效及其安全性研究，该研究为开放、多中心、非对照临床研究。入组 41 例经病理确诊的转移性肾细胞癌患者。第一周接受 IL-2 9 MU 1 次，每 12 小时 1 次（第 1～5 天），后 3 周 9 MU 1 次，每 12 小时 1 次（第 1～2 天），9 MU 1 次，1 天 1 次（第 3～5），休息 1 周后重复。5 周为 1 个周期，共 2～4 个周期。5 例出组，36 例可评价客观疗效，CR 0 例，PR 7 例（19.4％），SD 16 例（44.4％），PD 13 例（36.1％），疾病控制率 63.9％，中位疾病进展时间（time to progression，TTP）为 6 个月，中位总生存期（overall survival，OS）未达到，1 年生存率为 66.7％。严重不良反应（≥3 级）少见，主要表现为多系统 1～2 级的轻中度不良反应，分别为疲乏感（100％）、发热（82.9％）、注射部位皮下硬结（68.3％）、皮疹/脱屑（43.9％）、腹泻（24.4％）、呕吐（17.1％）、转氨酶升高（39％）、血肌酐升高（39％）、尿素氮升高（22％）、贫血（12.2％）、呼吸困难（12.2％）等，大多数不良反应为可逆性。研究结果显示中低剂量 IL-2 治疗中国人转移性肾细胞癌的疗效与国外报道相同，且能延长患者生存期，不良反应以轻中度为主，患者能够耐受。因此《中国肾癌诊治指南（2015 版）》推荐 IL-2 的中低剂量方案可用于我国转移性肾细胞癌的一线治疗，主要适用于一般情况较好、心肺功能正常的转移性肾透明细胞癌患者，推荐剂量：18 MU/d 皮下注射（5 天/周×1 周），9 MU 1 次，每 12 小时 1 次（第 1～2 天），9 MU 1 次/天（第 3～5 天×3 周），休息 1 周后重复（推荐分类为 2A）。

近来细胞因子工作组（CWG）开展了有关高剂量 IL-2 进行选择性治疗的临床试验，其主要目的是前瞻性确定预后指标（基础免疫功能、免疫组化）是否能够用于选择合适的患者接受高剂量 IL-2 的治疗。虽然细胞因子的辅助治疗,无论是 IFN-α、高剂量 IL-2 还是生物化疗(低剂量 IL-2 与 IFN、5-FU 联合)还没能改善预后,但是选择合适的患者接受上述治疗也许能提高预后。高剂量 IL-2 与抗血管生成药物以及其他免疫治疗联合也处于探索中。

近年来,随着抗 VEGF 靶向药物的发展,有研究尝试高剂量 IL-2 治疗 TKI 治疗失败的转移性肾细胞癌,2008 年度 ASCO 大会报道了一项回顾性研究,共有 23 例既往接受抗 VEGFR 的 TKI 或者贝伐珠单抗失败的转移性肾细胞癌患者,全组无客观有效,SD 3 例,持续时间分别为 1 个月、8 个月、9 个月,总有效率低于 CWG 的 Ⅱ 期临床试验的结果,而接受 TKI 患者的严重心血管毒性达到 40%。因此对于接受抗 VEGF 治疗失败的患者,可能不适宜高剂量 IL-2 的治疗。

总体来说,IL-2 仍为转移性肾细胞癌的一个重要治疗方法,目前的研究终点也集中在如何提高反应率和增加持续 CR 的患者比例。McDermott 等报道的 SELECT 研究即通过选择特定患者人群(肾透明细胞癌,PS 评分:0 分),从而获得几乎既往研究的 2 倍反应率。其他预测 IL-2 反应率的研究也在进行。IL-2 治疗的下一个目标将是提高反应率并延长反应持续时间。Mayer Fishman 目前正在进行的一项研究,希望通过阿昔替尼(axitinib)提高反应率,之后序贯给予 IL-2 以延长反应持续时间。另一个方向,则基于 IL-2 免疫细胞活化模式的深入研究,试图分别诱导细胞毒性 T 细胞和成熟 DC 细胞,并减少对免疫系统抑制细胞的诱导。实验室数据已证实"通过 IL-2 间歇给药的方式以控制免疫反应中不同细胞活化"的可行性。一项单中心研究探讨了 IL-2 间歇给药的方式,即每周 5 次,共 4 周,这项研究发现 DC 细胞活性相似或高于既往研究报道。

2.干扰素、聚乙二醇干扰素以及其他细胞因子

干扰素(interferon,IFN)是最先发现的细胞因子,早在 1957 年,Issacs 等发现病毒感染的细胞产生一种因子,可抵抗病毒的感染,干扰病毒的复制,因而命名为干扰素。根据其来源和结构,可将 IFN 分为 IFN-α、IFN-β、IFN-γ,它们分别由白细胞、成纤维细胞和活化的 T 细胞产生。IFN 除有抗病毒作用外,还有抗肿瘤、免疫调节控制细胞增殖及引起发热等作用。1983 年两组研究者首次报道了干扰素针对肾细胞癌的抗肿瘤效应,其具体作用机制还不是很明确,其可能的作用机制包括抑制癌基因活性,提高免疫调节功能,包括效应细胞的细胞毒作用以及肿瘤细胞 MHC-Ⅱ 的表达。

IFN-α 治疗转移性肾细胞癌进行了广泛研究,而 INF-β 与 IFN-γ 研究相对较少,而且 IFN-γ 的随机对照临床试验证实其治疗并不优于安慰剂,因此临床实践中应用最广泛的干扰素为重组 IFN-α2a 以及重组 IFN-α2b。其剂量从每天 3~50 MU,有效率为 0%~30%,中位值为 14.5% (648 例患者中,CR 13 例,PR81 例,95% CI 12%~17%)。大部分有效的病例为肺转移及行为状况良好的患者。疗效持续的中位时间为 6~10 个月,但也有患者完全缓解的持续时间超过 2 年。

一般文献中将 IFN-α 的用量分为低剂量(≤3 MU/d)、中等剂量(5~20 MU/d)和高剂量 (≥20 MU/d),两项回顾性分析显示中等剂量 IFN-α 治疗可获得较高的有效率,其中一项分析显示 5~10 MU/d 剂量强度的疗效最高,但考虑到干扰素的不良反应是剂量依赖性的,因此最佳疗效剂量为 5~10 MU/m², 3 次/周。

转移性肾细胞癌患者给予 IFN-α 治疗是否能够生存获益,共进行了 4 项随机临床试验,其中 2 项临床试验是单药 IFN-α 与醋酸甲羟孕酮(medroxyprogesterone acetate,MPA)进行比较,而另外 2 项是 IFN-α 联合长春碱与单用长春碱或 MPA 进行比较。结果显示其中两项试验可观察到生存获益。

　　两项随机试验已经证实发生同步转移的肾细胞癌患者,先行减瘤手术后再接受IFN-α治疗具有统计学上的生存优势。第一项临床研究由西南肿瘤协作组开展,共入组246例患者,随机分配肾细胞癌切除术后接受IFN-α,与单独IFN-α治疗而不予手术治疗进行比较。两组分别为120例与126例,结果显示肾细胞癌切除术后接受IFN-α治疗组患者具有生存优势(11.1个月 VS 8.1个月,$P=0.05$)。另外一项临床试验,Mickisch等入组85例患者随机分配肾细胞癌切除术后再给予IFN-α治疗,或单独IFN-α治疗而不予手术,结果显示前者的TTP(5个月 VS 3个月,HR＝0.60;95％CI 0.36～0.97)以及中位OS均显著优于后者(17个月 VS 7个月,HR＝0.54;95％CI 0.36～0.97)。这些试验表明如果肾细胞癌同步发生转移,接受IFN-α治疗前应尽可能给予肾细胞癌切除术,而相关的回顾性分析显示这个结论同样适用于其他细胞因子,例如IL-2。因此IFN-α是欧洲泌尿外科协会推荐的转移性肾细胞癌的一线治疗之一。常用治疗剂量是9～18 MU/d,皮下或肌内注射,3次/周。大多数学者建议治疗持续时间至少3个月。国内应用较为广泛,《中国肾癌诊治指南》(2015版)推荐将中、高剂量IFN-α作为转移性肾细胞癌一线治疗,每次9 MU,皮下注射,3次/周,共12周。

　　干扰素单药有效率低,因此研究者开展了多项联合用药临床研究。而其中最重要的即为贝伐珠单抗联合干扰素治疗转移性肾细胞癌。其中,贝伐珠单抗为单克隆抗体,其通过阻断VEGF与其受体结合,从而发挥抗肿瘤作用。两项随机对照Ⅲ期临床研究对比了贝伐珠单抗联合干扰素组与干扰素单药治疗初治转移性肾细胞癌的疗效。两项研究均证实联合用药组显著延长PFS(Rini:8.5个月 VS 5.2个月,HR＝0.71;Escudier:10.2个月 VS 5.4个月,HR＝0.63),研究中反应持续却由于毒副反应需要停用干扰素时,贝伐珠单抗均可持续应用。与中危肾细胞癌的既往生存数据相比,两项研究中的所有用药组均显示出中位OS的延长(Rini:18个月 VS 17.4个月;Escudier:两组均为19.8个月),OS几乎为既往生存数据的两倍(这两项研究为近20个月,既往为10个月)。生存的延长主要得益于两组对照治疗后的后续维持治疗。

　　普通干扰素治疗具有自身不可克服的缺点,半衰期短,只有4小时,近年来研发了长效干扰素,也就是聚乙二醇干扰素,是聚乙二醇(PEG)与IFN-α结合形成的长效干扰素,改造后而经过聚乙二醇化的IFN-α的半衰期达40小时。因此聚乙二醇IFN-α可每周给药1次,较为便利,而其疗效与常规干扰素相当,也许具有更好的耐受性。每周1次的聚乙二醇IFN-α的药代动力学数据显示其达峰浓度较低且半衰期长。而其与常规IFN-α比较具有较长的半衰期可能转变为提高疗效,这点尚有争议。由于目前尚缺乏相关的随机试验,聚乙二醇IFN-α在肾细胞癌治疗中的地位尚不明确。其他细胞因子已经进行了初步的研究,目前尚处于进一步研究中。

　　3.细胞因子的联合治疗

　　细胞因子无论是IL-2还是IFN-α,有效率仅为10％～20％,整体疗效不高,因此通过细胞因子之间联合,或与化疗、靶向治疗联合,以期提高疗效。

　　(1)细胞因子间联合:国外学者进行了IFN-α联合IL-2的临床实验研究,法国开展了一项Ⅲ期随机临床试验,与单药IL-2或IFN-α比较,评价中等剂量IL-2联合IFN-α的疗效,试验共入组425名转移性肾细胞癌患者。结果显示,联合治疗组无论是客观有效率还是1年无病生存方面,显著优于单药IFN-α或IL-2治疗,但总生存无明显差异,这说明联合治疗可提高对转移性肾细胞癌的有效率,但生存率与单用IFN-α或IL-2相比无明显统计学意义。

　　2005年ASCO大会上报告了法国免疫治疗协会开展的一项针对中等预后患者的Ⅲ期临床试验,共入组425例患者,随机接受MPA、IFN-α、低剂量皮下IL-2以及IFN-α与IL-2联合治疗,4 组患者在 3 个月时的有效率分别为 2.5%、4.4%、4.1%、10.9%,但出乎意料的是,其总体疗效并无显著差异(中位总生存为 15 个月;$P > 0.05$)。因此,细胞因子联合治疗转移性肾细胞癌,与单药细胞因子或高剂量 IL-2 比较,疗效方面无绝对优势,虽然部分患者可能有疗效获益,但总体来说,联合治疗无生存优势。因此,考虑到联合治疗的不良反应,不建议进行细胞因子的联合治疗。

(2)细胞因子与化疗联合细胞因子:与化疗联合称为化学免疫治疗,临床前研究证实细胞因子与部分化疗药物联合具有协同效应,从而提高疗效。近十年来,国内外也进行了不同的尝试,转移性肾细胞癌的化疗中具有一定疗效的药物主要有 5-FU、吉西他滨、长春碱等,其单药化疗或联合化疗的有效率为 5%~10%。细胞因子主要是与上述这些化疗药物联合,随机试验显示化学免疫治疗与单药细胞因子比较,仅仅在有效率方面稍有提高,但生存方面无明显差异,并且由于与化疗联合,增加了毒副作用,接受化学免疫治疗患者的生活质量下降。因此随着靶向药物的发展,部分靶向药物的有效率也明显高于细胞因子治疗,因此细胞因子联合化疗不适合转移性肾细胞癌的一线治疗,但对于靶向治疗失败的治疗,仍可以考虑尝试。

(3)细胞因子与靶向治疗的联合:近年来肾细胞癌靶向治疗快速发展,自 2005 年以来,美国 FDA 批准了索拉非尼、舒尼替尼、阿昔替尼、培唑帕尼、依维莫司、替西罗莫司以及贝伐珠单抗等 7 种靶向药物用于转移性肾细胞癌的治疗,而细胞因子与上述靶向药物的联合,也进行了不少尝试,这些研究已经确立了细胞因子与部分靶向药物的联合方案成为转移性肾细胞癌的一线治疗,如 IFN-α 联合贝伐珠单抗,无论是 CALGB90206 研究及欧洲开展的 AVOREN 研究,均证实联合治疗较单药 IFN-α,既提高了有效率,也获得了生存改善。另外多项 II 期临床研究证实索拉非尼联合干扰素可以提高疗效,但联合方案中 IFN-α 的地位尚不明确,贝伐珠单抗的抗 VEGF 治疗也许能够逆转这些肾细胞癌患者免疫抑制效应,因而联合 IFN-α 提高了单药 IFN-α 的疗效,但也有联合细胞因子不能增效的情况,如替西罗莫司联合干扰素治疗的 III 期临床试验证实两者联合并未获益,舒尼替尼联合干扰素也未能获益。

(二)免疫治疗现状

1.特异性主动免疫治疗

特异性主动免疫治疗是指应用肿瘤细胞、肿瘤细胞裂解物、肿瘤细胞 DNA 和 RNA,以及肿瘤细胞来源的肿瘤抗原,如蛋白、多肽、DNA 和 RNA 等构建肿瘤疫苗,以此激发机体针对肿瘤的特异性免疫反应。目前,以树突状细胞和热休克蛋白为基础的疫苗免疫治疗措施显示出了比较好的应用前景,尤其是自体热休克蛋白-多肽复合物疫苗已经在个别国家上市用于临床。

肿瘤疫苗进入体内首先通过抗原递呈细胞(如树突状细胞),与细胞表面的主要组织相容性复合体-I(major histocompatibility complex,MHC-I)类分子结合,呈递给 CD8+ 细胞毒性 T 淋巴细胞,或由抗原提呈细胞摄取、加工成肽段后与表面 MHC-II 类分子结合并呈递给 CD4+ 辅助性 T 淋巴细胞,进而诱发机体的抗肿瘤细胞免疫应答,杀伤肿瘤细胞,这是肿瘤疫苗作用的全部过程。

无论是肿瘤细胞为基础的疫苗还是树突状细胞疫苗,临床前研究均具有一定的抗肿瘤活性,单中心小样本的临床研究也显示出一定的临床效果。但由于缺乏多中心的大样本临床试验,这些治疗手段尚需要进一步的研究,需要进一步改进和开展前瞻性随机对照临床试验。因此,无论 NCCN 指南还是中国肾细胞癌诊治指南均未见明确推荐,但可作为临床试验鼓励合适的患者参与。

(1)肿瘤细胞疫苗:肿瘤细胞疫苗是将整个肿瘤细胞作为抗原导入患者体内,诱导特异性的抗肿瘤免疫应答。由于肿瘤细胞带有肿瘤的全部抗原,无须考虑分离肿瘤特异性抗原(TSA),而且由于自体肿瘤细胞具有和正常组织相同的人类白细胞抗原,不会引发机体的免疫排斥反应,因此被认为是理想的肿瘤疫苗方案。但是自体肿瘤组织来源十分有限,并且考虑到 TSA 的表达具有一定的组织特异性,因此这种方法的应用受到了限制。后来应用同种异体肿瘤细胞系进行肿瘤疫苗的研究,不同肿瘤细胞的混合能够提供一系列的 TSA,有利于增加肿瘤疫苗的免疫原性,减小其发生抗原丢失的概率。但是,单独使用自体或异体的肿瘤细胞难以产生足够强度的免疫应答,给予 IL-2、GM-CSF、BCG 等免疫佐剂的使用极大地改善了这种情况。

肿瘤细胞疫苗应用于临床方面,疗效差异性很大,Kurth 等报道治疗的 33 例转移性肾细胞癌,其中 8 例获得客观有效,有效患者的中位生存为 32 个月。德国开展了一项观察自体肿瘤疫苗与空白对照比较,用于 pT2-3bN0-1M0 肾细胞癌术后辅助治疗的开放性、多中心Ⅲ期临床研究,共入组 558 例患者,其中由于不满足入组标准或不能制备疫苗,174 例退出试验。意向人群分析中仅 379 例患者可进行评价,5 年及 70 个月随访时,肿瘤进展的危险比分别为 1.58 与 1.59,疫苗组更为有利($P=0.020\ 4$)。5 年与 70 个月的无进展生存率疫苗组为 77.4% 与 72%,对照组为 67.8% 与 59.3%。该疫苗耐受性良好,仅 12 例患者发生不良事件。国内也有部分医疗单位开展过这类疫苗用于肾细胞癌术后的辅助治疗,虽然研究证实了安全性,但由于临床研究设计不规范,缺乏严格的随机对照临床试验,其疗效不明确,逐渐趋于淘汰。

(2)基因修饰的肿瘤细胞疫苗:为提高疫苗的免疫应答,将 GM-CSF、CD80、IL-2、IL-12 及 IFN-γ 等细胞因子或免疫刺激因子的基因整合至肿瘤细胞进行基因修饰。基因修饰分为两种,一种是直接转染至自体肿瘤细胞,但受限于肿瘤细胞数量及时间,操作性差;另一种就是基因转染至肾细胞癌细胞系的肿瘤细胞,这样可以规模化制备疫苗。Simons 等开展了一项利用逆转录病毒转染 GM-CSF 至自体肿瘤细胞治疗转移性肾细胞癌的 I 期临床研究,结果证实了其安全性,接受 GM-CSF 转染肿瘤细胞疫苗的注射部位巨噬细胞、中性粒细胞及 T 细胞浸润增加,而迟发型超敏反应估测全身免疫反应、疗效方面,与对照比较无显著差异性,这可能与其样本量小有关。另外,也进行了联合转染的尝试,进行 CD80 与 IL-2 联合转染肿瘤疫苗,这样促进疫苗所激活 T 淋巴细胞的增殖,治疗 9 例转移性肾细胞癌,其中 2 例获得 PR,2 例 SD。另一个值得关注的疫苗——AGS-003(Argos Therapeutic Inc,Durham),该疫苗通过从肿瘤组织提取 RNA 进一步研制,这意味着从少数切除的肿瘤中即可提取制作大量的疫苗,患者首先经淋巴细胞单采术,并获取 DC 细胞,同时提取肿瘤 RNA 用于转染自体 DC 细胞以产生成熟的肿瘤细胞疫苗,之后即可冻存用于瘤体内注射。目前正在进行的一项Ⅲ期临床研究(NCT01582672)值得关注,该研究将入组 600 例高危组转移性肾细胞癌,随机入组接受规范舒尼替尼单药治疗或舒尼替尼治疗 1 周期(6 周)后加用 AGS-003 联合治疗,该研究第一研究终点为 PFS。

(3)树突状细胞疫苗:树突状细胞(dendritic cell,DC)疫苗治疗肿瘤是最近免疫治疗的新进展,国内也有多家中心开展。树突状细胞是免疫系统最有潜能的抗原呈递细胞(antigen presenting cell,APC)。几项 DC 疫苗临床试验,对转移性肾细胞癌患者进行基于 DC 的疫苗治疗安全可行。但临床受益尚不满意,有待改善。最佳的疫苗制备、输注途径或疗程仍不明确。

(4)热休克蛋白-多肽复合物疫苗:热休克蛋白(heat shock protein,HSP)家族是一群进化上非常保守的管家基因,一般根据其分子量将 HSP 分为 HSP90、HSP70、HSP60、HSP40 和小分子量 HSP 等。HSP 的主要功能是作为分子伴侣调节蛋白的正确折叠、转运以及变性蛋白的复性等。另外,HSP 蛋白可以发挥细胞因子样作用,促进单核细胞和 DC 分泌细胞因子和趋化因子等免疫调控分子。目前,人们把 HSP 又称为"伴侣因子",即分子伴侣样的细胞因子。在肿瘤细胞中虽然发现了 HSP 表达水平的升高或下降,但是并无规律性的突变。HSP 蛋白最基本的特征是在受到热及其他应激刺激后表达水平迅速升高,并且保护细胞免于应激诱发的细胞凋亡。

来源于患者个体肿瘤的自体热休克蛋白-多肽复合物疫苗已经开展针对早期高危肾细胞癌(T2～T4 或淋巴结阳性患者)的 Ⅲ 期临床试验,其主要与不进行任何治疗作为对照。外科切除的肿瘤组织进行处理获得 HSP-多肽,然后提纯。试验的主要研究终点为无复发生存(recurrence free survival,RFS),而 OS 是次要研究终点。共入组 728 例患者,604 例可评价病例进行分析,两组的 RFS 无明显统计学差异,本品最常见的不良反应主要是注射部位的反应,如红肿、硬结、疼痛,其他为头痛、乏力和潮红。由于该试验最终结果在 RFS 上无明显差异,因而未能通过美国 FDA 的,上市批准。

但接受本品治疗的中危(Ⅰ/Ⅱ 高危阶段,Ⅲ T1/2 低危阶段)肾细胞癌术后患者($n = 362$),45％以上在临床上显著改善无复发存活率($P < 0.01$;RR＝0.55)。虽然改善者尚未达到一半,但其中 25％RFS 延长约 1.7 年。2008 年上半年俄罗斯基于该 Ⅲ 期临床试验的结果,批准其于该国上市,用于中危肾细胞癌术后的辅助治疗,这也成为全球唯一一个上市的肾细胞癌疫苗,并且也是唯一一个个性化用药。

(5)病毒载体为基础的疫苗:肾细胞癌具有 5T4 的高水平表达,这表明这些患者能从 5T4 靶向治疗中获益,例如 TroVax(牛津生物医学,英国)是减毒痘病毒负载了 5T4 基因,从而触发抗 5T4 的免疫应答。一项进行的试验正在评估该疫苗的安全性和有效性。

另一个值得关注的病毒载体疫苗——TG4010(Transgene,Strasbourg,France),该疫苗治疗肾细胞癌的一项随机 Ⅱ 期研究显示,入组该研究的患者随机接受细胞因子治疗或细胞因子联合 TG4010 治疗,虽然疫苗耐受性好,但两组患者 OS 未显示统计学差异,提示 TG4010 在肾细胞癌的进一步研究并非一路坦途。

2.特异性被动免疫治疗

被动免疫治疗主要是指用特异性抗肿瘤血清或抗体,通过与肿瘤细胞的相应抗原结合激活免疫系统,产生抗体依赖的细胞介导的细胞毒作用(antibody-dependent cellular cytotoxicity,ADCC),或补体依赖的细胞毒作用(complement-dependent cytotoxicity,CDC),诱导产生抗肿瘤免疫(独特型网络)。cG250 为近年来研究的热点。

目前肾细胞癌尚无明确相关的特异性抗原作为抗体治疗的靶点,近年来碳酸酐酶 Ⅸ (Carbonic Anhydrase Ⅸ,CAⅨ)成为该领域的研究热点。CAⅨ 是由酸性氨基酸组成的跨膜糖蛋白,能够催化 CO_2 水解生成 H^+ 和 HCO_3^-,HCO_3^- 与细胞内 Cl^- 交换,维持细胞内碱性环境,有利于细胞的生长;细胞内 H^+ 则通过离子泵、H^+-Na^+ 交换等方式运输到细胞外,使细胞外为酸性微环境,细胞外酸性环境可以激活细胞表面蛋白,在调控细胞增殖、转化方面有重要作用,并有利于肿瘤的生长和转移。CAⅨ 位于 VHL 肿瘤抑制基因的下游,由 HIF-1 途径激活,正常组织中表达极低,94％的肾细胞癌都有表达。临床研究证实 CAⅨ 低表达(<85％)与预后不良密切相关。

cG250 是针对 CAⅨ 的 IgG 单克隆抗体,其 Ⅱ 期临床研究共入组 36 例转移性肾细胞癌,结果显示其耐受性良好,2 例有效,11 例疾病稳定,基于这些研究开展的 Ⅲ 期临床试验,即为 ARISER 研 究(Adjuvant Rencarex Immunotherapy Phase Ⅲ Trial to Study Efficacy in

Nonmetastatic Renal Cell Carcinoma），该研究为国际多中心双盲随机对照试验，主要目的是观察 cG250 与安慰剂对照，能否延长术后高危的肾透明细胞癌患者的无病生存（disease free survival，DFS）及 OS。入组标准为病理明确为肾透明细胞癌的高危患者（肿瘤分期在 T3a 以上或淋巴结转移，肿瘤分期为 T1b-T2 且 Fuhrman 分级为 3 级），该研究共入组 864 例患者，治疗组每周治疗 1 次，共 24 周，其中第 1 周给予负荷量给药 50 mg，余下每周给药 20 mg。不幸的是，该研究未能达到研究终点。研究分析显示相比安慰剂组，研究组未见到中位 DFS（约 72 个月）的延长。然而进一步的亚组分析则表明，对肿瘤组织进行 CAIX 表达定量计数，分数越高者，治疗越有效；相比安慰剂组和 CAIX 表达低水平组，CAIX 表达高水平组接受 cG250 治疗后 DFS 得以延长。因此对于肾透明细胞癌的特定亚组人群，免疫治疗可能作为未来辅助治疗的一种选择。

基于 IL-2 可增强单抗的单克隆抗体（mAbs）的 ADCC 作用，部分研究着眼于评价 cG250 与 IL-2 联合治疗。1 项Ⅱ期研究中，35 例进展期肾细胞癌患者接受 cG250 每周 50 mg 静脉注射，同时每天皮下注射小剂量 IL-2，共持续 11 周。治疗耐受性好，仅存在部分 IL-2 相关毒性。8 例患者（23%）临床获益，其中 1 例较长时间持续 PR（>95 周），6 例较长时间持续 SD（>24 周），中位 OS 为 24 个月，其中 30 例可评价患者中有 45% 生存时间超过 2 年。反应组的中位 OS 达 41 个月，而无反应组中位 OS 为 13 个月。延长的生存时间达常规 IL-2 治疗生存时间的 6 倍之多，因此考虑延长的生存时间（与历史对照）与 cG250 相关而非与 IL-2 相关。

另一个多中心、开放、前瞻性、单组Ⅰ/Ⅱ临床研究，入组了 32 例Ⅳ期肾细胞患者接受 cG250 联合 IFN-α2a 治疗。患者接受 cG250 每周 20 mg，同时联合 IFN-α2a（3 MU tiw 皮下注射），共 2 个月。31 例中有 26 例患者可用于疗效评价，其中前 16 周有 2 例患者达到 PR，14 例患者达 SD。1 例患者持续 PR 超过 8 个月，9 例患者达长时间稳定（≥24 周）。42%（11/26）患者临床获益。31 例联合治疗的患者中位 OS 为 30 个月，其中 57% 患者生存时间超过 2 年。获益的患者中位 OS 达 45 个月，而无获益患者中位 OS 仅 10 个月。

3.过继免疫治疗

过继免疫治疗指通过输入体外制备的能够识别和杀伤肿瘤细胞的免疫细胞起到重建免疫系统和治疗肿瘤目的的免疫疗法。考虑到 MHC 限制性和抗肿瘤免疫反应的特异性，传统的输入异体混合免疫细胞的疗法已经被弃用，但是患者自体来源的外周血单个核细胞（LAK）、肿瘤浸润淋巴细胞（TIL）、细胞因子诱导的杀伤细胞（CIK）经过体外 IL-2 扩增和活化后回输治疗肿瘤仍然受到很多的关注。另外，近年来非亲髓异基因造血干细胞移植（NAST）是过继免疫治疗的新进展。

（1）淋巴因子激活的杀伤细胞：淋巴因子激活的杀伤细胞（lymphokine activated killer cell，LAK）是采用 IL-2 在体外刺激活化外周血单个核细胞而诱生出的具有非特异性细胞毒作用的效应细胞，由 NK 细胞及非 MHC 抗原限制性毒性 T 淋巴细胞组成，能杀伤 NK 细胞敏感的细胞，还能溶解多种自体及同种异体 NK 抵抗的肿瘤细胞。有研究比较 IL-2 联合 LAK 治疗与单用 IL-2 治疗的疗效差异，结果显示 IL-2 联合 LAK 组和 IL-2 组的有效率分别是 33% 和 24%，4 年生存率分别是 29% 和 25%，故认为 IL-2 联合 LAK 治疗组疗效并不优于 IL-2 治疗组。其他相关对照研究也得出了类似的结论。

同时，由于该疗法采用常规方法诱导难以获得足够数量的效应细胞，为达到更好的疗效而应用大剂量 IL-2 会带来严重的不良反应，经静脉途径回输到体内很少到达肿瘤部位，因此目前 IL-2 联合 LAK 细胞治疗肾细胞癌已经趋于淘汰。

（2）肿瘤浸润淋巴细胞：肿瘤病灶常发现有大量的淋巴细胞浸润（tumor infiltrating lympho-cyte，TIL），将切除的肿瘤组织制成悬浮液与 IL-2 行体外培养，经一段时间后，肾细胞癌细胞死亡，T 淋巴细胞则继续增长，最后 TIL 计数可达 $(2\sim3)\times10^{11}$/L。TIL 是被激活的细胞毒 T 细胞，表型主要是 $CD3^+CD8^+$，识别自身 MHC-Ⅰ类分子抗原复合物。TIL 细胞分泌细胞因子（GM-CSF，IFN-γ 及 TNF-α）发挥抗肿瘤作用，杀伤肿瘤细胞具有高度特异性。

体外动物实验结果表明，这些 TIL 细胞活化后对自体肿瘤细胞有特异性杀伤功能，其杀伤肿瘤细胞的活性比 LAK 细胞强 50～100 倍。但临床实验研究的结果显示，TIL 细胞并没有表现出优于 LAK 细胞的体内抗瘤作用。

（3）细胞因子诱导的杀伤细胞：细胞因子诱导的杀伤细胞（cytokine induced killer cell，CIK）是指采用 γ 干扰素、CD3 单抗及 IL-2 等细胞因子在体外刺激活化外周血单个核细胞而诱生出的具有非特异性细胞毒作用的效应细胞，主要由 $CD3^+$、$CD8^+$ 及 $CD56^+$ 这两种亚群组成，因此 CIK 同时具有 T 细胞和 NK 细胞这两种人体内主要具有抗肿瘤活性细胞的效应，其体外抗肿瘤活性较以往生物治疗中培养的 LAK、CTL、TIL 活性强 100～1 000 倍，且具有增殖快、杀瘤活性高、杀瘤谱广等优点。

CIK 细胞大体可通过 4 种途径杀伤肿瘤细胞：①CIK 细胞能以不同的机制识别肿瘤细胞，通过直接的细胞质颗粒穿透封闭的肿瘤细胞膜进行胞吐，实现对肿瘤细胞的裂解。②通过诱导肿瘤细胞凋亡杀伤肿瘤细胞。③CIK 细胞分泌 IL-2、IL-6、IFN-γ 等多种抗肿瘤的细胞因子。④CIK细胞回输后可以激活机体免疫系统，提高机体的免疫功能。

三、肾细胞癌的靶向治疗

（一）肾细胞癌抗肿瘤血管生成治疗的理论基础

肾透明细胞癌是肾细胞癌中最常见病理类型，占所有肾细胞癌的 80% 以上。遗传学研究证实，90% 以上肾透明细胞癌在染色体 3p25～26 区发生 VHL 基因缺失，而 50%～60% 存在残余 VHL 等位基因突变，VHL 等位基因的缺失是由于超甲基化以及其他遗传机制所致。VHL（－/－）RCC 细胞系中，VHL 基因功能恢复可以抑制裸鼠异种移植肿瘤的生长，VHL 基因失活可导致肿瘤进展，这说明 VHL 基因是肾细胞癌的抑癌基因。

正常情况下，VHL 基因产物与 elonginB、elonginC、cllin2 与 Rbx1 形成稳定的复合体，导致缺氧诱导因子-α（hypoxia inducible factor-alpha，HIF-α）蛋白降解。VHL 基因功能缺失时，HIF-α 积累形成转录因子复合物，导致缺氧诱导基因的上调，包括血管内皮生成因子（VEGF）、血小板源性生长因子（PDGF）以及转化生长因子（TGF）分泌增加。其中血管内皮生长因子（VEGF）是一个糖蛋白二聚体，同时也是血小板衍生生长因子超家族的成员，主要包括 VEGF-A、VEGF-B、VEGF-C、VEGF-D、VEGF-E 与胎盘生长因子（placenta growth factor，PIGF），其主要作用是促血管生成，在机体内不管是对正常血管生成还是对肿瘤相关的新生血管生成均具有至关重要的作用。VEGF 的促血管生成作用包括：促进内皮细胞的分裂和迁移；提高内皮细胞抗凋亡能力；逆转内皮细胞的衰老。绝大部分肾透明细胞癌患者肿瘤组织过表达 VEGF，这可能与抑癌基因 VHL 失活相关。VEGF 通过与细胞膜表面的血管内皮生长因子受体（VEGFR）结合来发挥其促血管生成的生物学效应。这些跨膜酪氨酸激酶受体包括 VEGFR-1（Flt-1）、VEGFR-2（KDR/Flk-1）、VEGFR-3（Flt-4），VEGFR-1/2 主要在血管内皮细胞表达；VEGFR-3 主要在淋巴、血管内皮细胞表达。

血小板源性生长因子(PDGF)是由 A、B 两条多肽链通过二硫键连接而成的同型或异型二聚体,包括 3 种形式:PDGF-AA、PDGF-BB 和 PDGF-AB。PDGF 生物学特征主要有三方面:①促分裂效应,PDGF 能刺激血管平滑肌细胞、成纤维细胞、胶质细胞的分裂增生。②趋化活性,对中性粒细胞、平滑肌细胞、成纤维细胞有趋化性。③具有缩血管活性。

肾细胞癌患者由于 VHL 基因灭活,导致低氧诱导因子 HIF-1α 的过表达;而后者的蓄积使多种血管生成物质如 VEGF、PDGF 等增高,这些生长因子与脉管内皮细胞表面的特异性酪氨酸激酶受体相结合,导致细胞迁移、增殖和生存,促进肿瘤血管生成,从而形成了肾细胞癌富血管的组织学特点。因此阻断 VEGF 和 PDGF 信号通路可能会逆转 VHL 基因功能缺失的病理进程,从而抑制肿瘤生长,这就是抗血管生成治疗转移性肾细胞癌的理论基础。

目前 7 个获得美国 FDA 批准上市的靶向药物,主要分为多靶点受体酪氨酸激酶抑制剂(protein receptor tyrosine kinase inhibitor,TKI)、抗 VEGF 单克隆抗体及 mTOR 抑制剂,分别作用于 VEGFR、PDGFR、EGFR 及 VEGF、mTOR 等位点,阻断抗肿瘤血管生成,最终抑制肾细胞癌的发生和发展。

(二)晚期肾细胞癌的靶向治疗

1.晚期肾透明细胞癌的靶向治疗

(1)肾透明细胞癌的一线治疗:肾透明细胞癌的一线治疗首选分子靶向治疗。研究发现大部分肾透明细胞癌存在 VHL 基因的缺失或失活,从而引起 HIF 基因上调,导致 PDGF、VEGF、CAIX 等基因过度表达,这些肿瘤发生、发展的生物学机制有可能是肾透明细胞癌分子靶向治疗的应用基础。

1)舒尼替尼:舒尼替尼是小分子的多靶点受体酪氨酸激酶抑制剂,主要的作用靶点为血管内皮生长因子受体(VEGFR-1 与 VEGFR-2)、血小板衍生生长因子受体(PDGFR-α 与 PDGFR-β)、干细胞生长因子受体(c-KIT)以及 FMS 样酪氨酸激酶 3(FLT-3),具有较强的抗血管生成作用,抑制肿瘤细胞增殖,达到抗肿瘤效应。舒尼替尼推荐用法为 50 mg 1 次/天,口服给药,常规为 4/2 方案给药,也就是服用 4 周休 2 周,6 周为一周期,这一特殊用法源于 I 期临床研究。其 I 期临床试验设计了药物剂量爬坡,舒尼替尼给药剂量 15~59 mg/m²,包括 25~150 mg/d,给药方案分别为用 2 周停 1 周(2/1 方案)、用 2 周停 2 周(2/2 方案)、用 4 周停 2 周(4/2 方案),结果显示舒尼替尼 75 mg/d 及其以上剂量时患者出现剂量限制性毒性,而 50 mg/d 的剂量可以达到抑制 PDGFR 与 VEGFR 起效的血药浓度(50 ng/mL),而经过 4 周治疗后血浆 VEGF 浓度达到最高,2 周休息后其主要不良反应(如乏)等可以得到明显缓解,血浆 VEGFR-2 水平呈剂量相关性降低,后者在治疗停止 2 周后回升至基线水平。因而,II 期和 III 期临床试验均采用了舒尼替尼每天 50 mg,用 4 周停 2 周方案。

舒尼替尼的 III 期临床试验结果奠定了其作为转移性肾细胞癌靶向治疗的一线地位,该试验为随机对照的国际多中心临床研究,比较了舒尼替尼与 IFN-α 分别作为一线治疗转移性肾细胞癌的疗效。此项研究共纳入了未经治疗的转移性肾透明细胞癌患者共 750 例,按照 1:1 随机接受舒尼替尼治疗(50 mg 1 次/天,4/2 方案给药),或 IFN-α 治疗(9 MU 皮下给药,每 2 周 1 次),主要研究终点是无进展生存(progress free survival,PFS),次要终点为客观疗效与不良事件。独立评价分析的结果显示:舒尼替尼治疗组客观有效率(objective response ratio,ORR)为 31%(95%CI:26%~36%),IFN-α 组为 6%(95%CI:4%~9%,$P<0.001$);而研究者评价两组有效率分别为 37% VS 9%($P<0.001$)。主要研究终点中位 PFS:舒尼替尼治疗组与 IFN-α 对照组

分别为 11 个月(95% CI;10~12 个)和 5 个月(95% CI:4~6 个月)(HR=0.42,95% CI:0.32~0.54;P=0.001)。而且舒尼替尼组患者生活质量评分也显著好于 IFN-α 组。OS 分析显示舒尼替尼组的中位 OS 26.4 个月,优于干扰素组 21.8 个月(P=0.051),尽管差异仅达边缘显著性,但考虑研究后期干扰素组进展的部分患者交叉接受了舒尼替尼治疗等因素,校正后上述两组中位 OS 分别为 26.4 个月和 20.0 个月(P=0.036 2),两组 OS 有显著差异。

入组患者根据 MSKCC 预后评分进行分层分析显示,低危患者中位 PFS 两组分别为 14 个月和 8 个月;中危患者中位 PFS 分别为 9 个月与 4 个月;高危患者分别为 4 个月与 1 个月。研究发现舒尼替尼治疗组患者在各种危险分层中均有获益。

基于上述临床数据,美国 FDA 于 2006 年批准舒尼替尼用于晚期肾细胞癌的治疗,并被 NCCN 肾细胞癌指南推荐。国内于 2008 年免临床试验批准上市用于晚期肾细胞癌的治疗,多项单中心数据报道其一线治疗晚期肾细胞癌的 ORR 为 24.5%~32.6%,中位 PFS 时间为 7.5~12 个月。2012 年公布了舒尼替尼一线治疗中国转移性肾细胞癌患者的开放性多中心 IV 期临床研究结果,入组了 105 例晚期转移性肾透明细胞癌患者,结果显示 ORR 为 31.1%,疾病控制率达到 76.7%,中位 PFS 为 14.2 个月,中位 OS 为 30.7 个月,总体来说后两者数据要优于国际 III 期临床研究结果。基于上述的临床试验结果,舒尼替尼一线治疗晚期肾细胞癌的 ORR、中位 PFS 以及中位 OS 都明显优于 IFN 治疗,《中国肾癌诊治指南》(2015 版)将舒尼替尼作为 1 类证据推荐用于肾透明细胞癌的一线治疗。

安全性方面,舒尼替尼治疗的主要不良反应为皮肤黄染、乏力、手足皮肤反应、高血压及骨髓抑制,大多为 1/2 级不良反应,3/4 级严重不良反应相对少见。III 期临床试验结果显示,3/4 级严重不良反应发生率为中性粒细胞减少(11%)、血小板减少(8%)、乏力(7%)、高血压(8%)、腹泻(5%)、手足皮肤反应(5%)等。但是国际 III 期临床试验入组患者多为欧美人群,来自 COMPAZ 研究中关于亚洲人群与欧美人群接受舒尼替尼治疗安全性差异的亚组分析显示亚洲人群的血液学毒性、高血压、手足皮肤反应、转氨酶升高、蛋白尿发生率高,而胃肠症状、头痛发生率低。国内舒尼替尼 IV 期临床研究的安全性结果同样验证了这项结论,其 3/4 级不良反应为手足皮肤反应(23.8%)、白细胞计数减少(8.6%)、疲乏(6.7%)、血小板计数减少(21.9%)、腹泻(6.7%)、中性粒细胞减少(14.3%)、高血压(7.6%)、血红蛋白减少(10.5%)等,发生率要高于欧美人群。

因此为了降低因药物不良反应导致的治疗中断,有研究尝试调整舒尼替尼的用药方案,包括 37.5 mg 1 天/次,持续给药方案和采用 50 mg 1 天/次 2/1 方案,提高治疗期间患者的耐受性,相应研究仍处在不断摸索中。EFFECT 试验为一项随机对照的 II 期临床研究,用于比较 37.5 mg 1 天/次,持续给药与标准剂量 4/2 方案给药的疗效与耐受性,共入组 292 例患者,1:1 随机入组,结果显示持续给药组与标准剂量给药组的 TTP 分别为 7.1 个月与 9.9 个月,OS 分别为 23.5 个月与 23.1 个月,但无论是 TTP,还是 OS 均无统计学显著性差异,而安全性方面,各项不良反应发生率亦无显著差异,但标准 4/2 方案给药治疗组患者症状恶化时间要优于 37.5 mg1 天/次,持续给药治疗组,因此 37.5 mg 1 天/次,持续给药并不优于标准剂量给药方案。另外,数项回顾性小样本研究发现给予舒尼替尼治疗后出现 3/4 级严重不良反应后,从标准剂量给药调整为 2/1 方案,能显著提高治疗的耐受性,治疗中断次数减少,值得进一步相关研究。

2)索拉非尼:索拉非尼是第一个获得美国 FDA 批准用于肾细胞癌抗血管生成治疗的多靶点受体酪氨酸激酶抑制剂,其具有双重的抗肿瘤作用。一方面通过抑制 RAF/MEK/ERK 信号传导通路,包括 CRAF、BRAF 和变异型 BRAF,直接抑制肿瘤生长;另一方面通过抑制血管内皮生长因子受体(VEGFR)、血小板衍生生长因子受体(PDGFR)以及 c-KIT、FLT-3,从而阻断肿瘤新生血管的形成,间接抑制肿瘤细胞的生长。

索拉非尼一线治疗转移性肾细胞癌的临床数据来自一项国际多中心随机对照Ⅱ期临床研究,共入组 189 例患者,随机接受索拉非尼或干扰素治疗。具体治疗分别为:索拉非尼 400 mg 2 次/天及 IFN 9 MU3 次/周。研究结果显示索拉非尼治疗组与 IFN 治疗组的 ORR 分别为 15% 及 9%,疾病控制率分别为 79% 及 64%,最终分析显示索拉非尼组的 PFS 为 5.7 个月,而 IFN 组的 PFS 为 5.6 个月,两者数据相当。索拉非尼治疗的主要不良反应为皮疹、腹泻、高血压以及手足皮肤反应,其中 3 级以上不良反应主要为腹泻(24.7%)、高血压(13.4%)及手足皮肤反应(6.2%)等。

关于索拉非尼用于晚期肾细胞癌一线治疗的临床数据,近年来数项新的靶向药物开展晚期肾细胞癌一线治疗的临床试验中,均将索拉非尼作为对照组进行比较疗效,从这些大宗的随机对照Ⅲ期临床试验结果数据可以再次观察到索拉非尼一线治疗的临床疗效。阿昔替尼与索拉非尼对照用于晚期肾细胞癌一线治疗的Ⅲ期临床结果显示:索拉非尼一线治疗的中位 PFS 时间达到 6.5 个月,ORR 达到 14.6%,虽然阿昔替尼组较索拉非尼组延长了中位 PFS 达 3.6 个月,但显著性低于设定的显著性标准。另外在 Tivozanib 与索拉非尼对照用于转移性肾细胞癌一线治疗的国际多中心Ⅲ期临床试验(TIVO-1 研究)中,索拉非尼治疗组 ORR 为 24%,中位 PFS 时间为 9.1 个月,中位 OS 为 29.3 个月,这是目前所有临床研究中关于索拉非尼一线治疗转移性肾细胞癌疗效报道最好的一项临床试验数据。

亚洲多项临床研究均证实了索拉非尼对亚裔人群的疗效较好,且优于欧美人群。日本与韩国的临床研究显示索拉非尼一线治疗转移性肾细胞癌的 ORR 为 19.4%~24%,中位 PFS 为 7.9~8.6 个月,中位 OS 为 25.3~25.7 个月。国内报道了多项索拉非尼相关的研究数据,其中一项来自研究者发起的多中心临床研究(ⅡT 研究),共纳入既往曾接受细胞因子治疗以及初治的患者 62 例,总体 ORR 为 19.4%,疾病控制率 77.4%,中位 PFS 为 9.6 个月,中位 OS 为 24 个月。另外数项分别来自北京、上海以及东北地区的研究,入组患者大多为一线治疗,获得 ORR 分别为 25%、24.5% 与 36.6%,中位 PFS 为 12 个月、14 个月与 9 个月。

总的来说,索拉非尼治疗获得的客观缓解率偏低,通常认为其客观有效率可达 10%~20%,大部分患者获得疾病稳定,从而获得肿瘤控制,无进展生存延长。与以往的化疗疗效不同的是,索拉非尼治疗后肿瘤往往发生了瘤体内中心坏死,这可以通过 CT 扫描图像显示的肿瘤不同部位 CT 值的不同来证实。肿瘤中心坏死非常常见,伴或不伴肿瘤缩小,表现为空洞较为常见,大部分 SD 的患者对索拉非尼的治疗都获得了这种方式的缓解而非传统 RECIST 标准的缓解。这也提示转移性肾细胞癌患者接受如索拉非尼等分子靶向药物治疗时,疗效评价应注意这种方式的缓解。

基于上述临床数据,NCCN 指南仍将索拉非尼作为晚期肾细胞癌的一线靶向治疗推荐,受限于临床数据水平,作为选择性人群推荐。而在国内,由于亚洲人群以及国内实践,《中国肾癌诊治指南》(2015 版)将索拉非尼推荐用于晚期肾透明细胞癌的一线治疗,用法为 400 mg 2 次/天(推荐分类为 2A 类)。

3)培唑帕尼:培唑帕尼同样是多靶点受体酪氨酸激酶抑制剂,其主要作用靶点为 VEGFR-1、VEGFR-2、VEGFR-3、PDGFR-α、PDGFR-β 和 c-KIT。

培唑帕尼治疗转移性肾细胞癌的临床数据来源于国外多中心Ⅲ期临床研究,VEG105192 研究为评价培唑帕尼治疗初治或细胞因子治疗失败的进展期或转移性肾细胞癌的随机对照Ⅲ期临床试验。治疗组为培唑帕尼 800 mg 1 次/天治疗,对照组为安慰剂治疗,共入组 435 例患者,其中既往细胞因子失败的患者 203 例,结果显示培唑帕尼治疗组与安慰剂组有效率分别为 30% 与 3%;中位 PFS 分别为 9.2 个月与 4.2 个月($P < 0.000\ 1$),证实了 Pazopanib 治疗转移性肾细胞癌能够显著提高疗效,延长疾病无进展生存。针对一线治疗的转移性患者进行亚组分析,结果显示培唑帕尼治疗组与对照组的 PFS 分别为 11.1 个月与 2.8 个月($P < 0.000\ 01$),这说明对于未接受治疗的转移性肾细胞癌,培唑帕尼能显著延长无疾病进展时间。而药物的主要不良反应为高血压(40%)、腹泻(52%)、毛发颜色改变(38%)、恶心(26%)等,常见的实验室异常为肝脏转氨酶(ALT)增高(53%)。基于该临床试验数据,NCCN 肾细胞癌指南将培唑帕尼作为 1 类证据推荐作为转移性肾细胞癌的一线治疗。2009 年 10 月美国 FDA 批准 Pazopanib 用于晚期肾细胞癌的靶向治疗,为晚期肾细胞癌的治疗提供了新的治疗选择。

但由于上述临床试验以安慰剂作为对照,且仅入组部分一线治疗患者,其证据水平受到质疑,2008 年开展了一项培唑帕尼与舒尼替尼对照一线治疗转移性肾细胞癌的国际多中心Ⅲ期临床研究(COMPARZ 研究),总共入组了 1 110 例患者,包括中国受试者在内总计 367 例亚洲患者入组了该研究,国内也有多家医院参与了该临床试验。该研究的主要研究终点为 PFS,次要终点为 ORR 及 OS,独立评估显示培唑帕尼与舒尼替尼的中位 PFS 为 8.4 个月与 9.5 个月,ORR 分别为 31% 与 25%,统计分析有差异($P = 0.03$);而研究者评估的数据,中位 PFS 时间分别为 10.5 个月与 10.2 个月,ORR 为 33% 与 29%,中位 OS 分别为 28.4 个月与 29.3 个月。安全性方面,舒尼替尼治疗组患者乏力(63% VS 55%)、手足皮肤反应(50% VS 29%)、血小板下降(78% VS 41%)等不良反应发生率高,而培唑帕尼治疗组患者谷丙转氨酶增高发生率高于舒尼替尼组(60% VS 43%),生活质量评分方面,培唑帕尼治疗组中总共 14 项中的 11 项评分要优于舒尼替尼治疗组,因此总体来说,两者疗效类似,而耐受性方面,培唑帕尼要优于舒尼替尼。另外欧洲开展的 PISCES 是一项随机双盲对照研究,用于评估转移性肾细胞癌患者对于培唑帕尼与舒尼替尼药物治疗优先选择性,结果显示基于生活质量及安全性优势,患者较为倾向选择培唑帕尼治疗。

该研究进行了亚洲人群与欧美人群的疗效与安全性差异的亚组分析,结果显示培唑帕尼与舒尼替尼治疗晚期肾细胞癌与种族无关,亚洲人群、欧洲人群及北美人群的 PFS 相似,培唑帕尼治疗患者的中位 PFS 分别为:亚洲 8.4 个月、欧洲 8.5 个月、北美 8.3 个月;舒尼替尼治疗患者:亚洲 11.1 个月、欧洲 9.0 个月、北美 10.5 个月。两个治疗组均观察到亚洲人群的血液毒性、高血压、手足皮肤反应、转氨酶升高、蛋白尿发生率高,而胃肠症状、头痛发生率低。而与欧美人群比较,亚洲人群接受培唑帕尼治疗不良反应发生率较高的是转氨酶升高,接受舒尼替尼治疗发生率较高的是血液毒性及手足皮肤反应。一项患者偏向性(PISCES 研究)研究显示,考虑到全身系统不良反应,与舒尼替尼相比患者更倾向于培唑帕尼(70% VS 22%,$P < 0.05$)。但这两项研究均存在不足,即将间歇治疗(舒尼替尼)与持续治疗(培唑帕尼)进行比较。基于上述临床试验结果,《中国肾癌诊治指南》(2015 版)仍将培唑帕尼作为 1 类证据推荐用于转移性肾细胞癌的一线治疗。

4)贝伐珠单抗联合干扰素:贝伐珠单抗是重组抗血管内皮生长因子的单克隆抗体,能够与 VEGF 的所有生物学活性亚型结合,阻断 VEGF 与 VEGFR 的结合,从而起到抗肿瘤血管生成和抑制肿瘤细胞增殖的作用。贝伐珠单抗问世后,已经在多项肿瘤治疗领域取得了成功,而肾细胞癌无论是原发灶还是转移灶均具有高度血管化特征,因而使之成为贝伐珠单抗临床试验开展

的理想瘤种之一。单药贝伐珠单抗治疗转移性肾细胞癌的临床研究显示

其治疗活性，相应的Ⅲ期临床研究确定了贝伐珠单抗联合干扰素一线治疗转移性肾细胞癌的价值。

美国与欧洲相继开展了贝伐珠单抗联合干扰素一线治疗转移性肾细胞癌的Ⅲ期随机对照国际多中心临床研究。这两项研究分别是美国开展的 CALGB 90206 研究及欧洲开展的 AVOREN 研究，均为Ⅲ期随机对照临床试验，两者研究设计类似，入组患者均为初治的进展期或转移性肾细胞癌患者。随机接受贝伐珠单抗联合 IFN-α2a 或安慰剂联合 IFN-α2a 治疗，贝伐珠单抗用药剂量为 10 mg/kg，每 2 周 1 次，IFN-α2a 用法为 9 MU，每周 3 次。

AVOREN 研究结果显示贝伐珠单抗与干扰素联合组显著延长了 PFS(10.2 个月 VS 5.4 个月)及提高了 ORR(30.6% VS 12.4%)，贝伐珠单抗联合干扰素治疗组有生存获益趋势，最终结果显示中位 OS 分别为 23.3 个月与 21.3 个月。亚组分析结果显示，MSKCC 评分预后低危与中危患者人群接受贝伐珠单抗联合干扰素治疗的生存获益最大，而高危患者仅能够提高中位 PFS 1.5 个月(3.8 个月 VS 2.3 个月)，分层分析还进一步显示，无论肌酐清除率是否正常、肿瘤有无混杂其他病理类型、血清 VEGF 水平是否高于中位值，这些亚组均能从贝伐珠单抗治疗中获益。

美国开展的 CALGB 90206 研究也获得了类似的结果，联合治疗组延长了中位 PFS(8.5 个月 VS 5.2 个月)与 ORR(25.5% VS 13.1%)，两组的中位 OS 分别为 18.3 个月与 17.4 个月。分层分析显示，两组 MSKCC 评分为低危的患者 OS 分别为 32.5 个月和 33.5 个月，中危患者为 17.7 个月和 16.1 个月，高危患者为 8.4 个月和 4.9 个月。贝伐珠单抗联合 IFN-α 显著改善了 PFS 及 ORR，且 OS 有延长趋势，但未达到统计学差异。

基于上述结果，NCCN 指南将贝伐珠单抗联合干扰素治疗推荐为转移性肾细胞癌的一线治疗方案选择之一。贝伐珠单抗已经于国内上市，其适应证为转移性结直肠癌的治疗，尚缺乏治疗转移性肾细胞癌的相关临床数据。但基于国外的临床数据，《中国肾癌诊治指南》(2015 版)仍将贝伐珠单抗联合干扰素治疗推荐为转移性肾细胞癌的一线治疗。

5)替西罗莫司：替西罗莫司(Temsirolimus,CCI-779)为首个批准上市用于晚期肾细胞癌治疗的 mTOR 抑制剂。哺乳动物西罗莫司靶蛋白靶蛋白(mammalian target of rapamycin, mTOR)是一种非典型的丝氨酸/苏氨酸蛋白激酶，其信号主要通过生长因子和营养细胞来调节细胞生长，主要有 3 种途径：①生长因子激活通路，经 PI3K/AKT 途径；②细胞外氨基酸通路；③经 LKB1/AMPK 途径，其核心作用与细胞生存、生长、蛋白合成、细胞新陈代谢、血管生成等密切相关。mTOR 通路在某些肿瘤活性增高，可作为这些肿瘤治疗的靶点。在大多数肾透明细胞癌中，mTOR/p70S6 激酶信号通路均处于激活状态。mTOR 抑制剂治疗肾细胞癌的主要作用机制除了通过抑制 mTOR 信号抗肿瘤作用外，还具有抑制血管生成作用，主要抑制缺氧诱导因子 HIIF-1 的转录，减少对血管相关生长因子如 VEGF、PDGF、TGF 等的刺激，从而达到抑制肿瘤血管生成的作用。

替西罗莫司是最早一个开发用于肾细胞癌靶向治疗的 mTOR 抑制剂，其Ⅲ期随机对照临床研究入组了那些 MSKCC 预后评分为高危的转移性肾细胞癌患者，共 626 例初治的转移性肾细胞癌患者，患者随机分组：干扰素单药治疗组：干扰素 18 MU 皮下注射，每周 3 次；替西罗莫司单药组：替西罗莫司 25 mg 静脉注射，每周 1 次；联合治疗组：替西罗莫司 15 mg 静脉注射，每周 1 次，同时联合干扰素 6 MU 皮下注射，每周 3 次。研究的主要研究终点为 OS，结果显示 3 个治疗组的中位 OS 分别为 7.3 个月、10.9 个月、8.4 个月，替西罗莫司单药治疗组较其他组生存获

益;次要研究终点为 ORR,分别为 4.8%、8.6%、8.1%;中位 PFS 三组分别为 3.1 个月、5.5 个月、4.7 个月。安全性方面,患者接受替西罗莫司治疗的毒副作用主要为高血糖、高胆固醇血症和呼吸困难。这个研究结果促使 FDA 于 2007 年 5 月底批准替西罗莫司用于进展期肾细胞癌的治疗,且被 NCCN 指南作为 1 类证据水平推荐为 MSKCC 预后评分高危的转移性肾细胞癌患者的一线治疗,而其他预后好或中等的某些患者为 2B 类证据。

替西罗莫司曾于中国、日本及韩国开展了一项非随机单臂开放性 Ⅱ 期临床研究,用于评价替西罗莫司用于东亚转移性肾细胞癌患者的疗效与安全性。该研究共入组了 82 例转移性肾细胞癌(中国患者占 39%),其中大部分(71%)患者既往接受过全身抗肿瘤治疗,2/3 患者 MSKCC 评分为中危,结果显示临床获益率为 48%,ORR 为 11%,中位 PFS 为 7.3 个月。安全性方面:最常见的 3/4 级不良反应为贫血、高血糖、低血磷及口腔炎,严重不良反应为肺炎(9%)及间质性肺病(7%)。INTORSECT 研究比较了舒尼替尼治疗失败后接受替西罗莫司或索拉非尼的疗效。结果显示虽然两组 PFS 无显著差异,但是索拉非尼组 OS 显著优于替西罗莫司组,因此替西罗莫司不推荐用于 TKI 失败后的治疗。虽然替西罗莫司尚未于国内上市,但基于该临床数据以及国际多中心 Ⅲ 期临床试验数据《中国肾癌诊治指南》(2015 版)仍推荐为转移性肾细胞癌高危患者的一线治疗。

6)其他靶向药物:晚期肾细胞癌虽然已经有 5 种靶向药物用于其一线治疗,其疗效也获得了提高,近年来还涌现了一些新的靶向药物,包括新一代的 VEGFR 多靶点酪氨酸激酶抑制剂阿昔替尼(Axitinib)以及 Tivozanib 尝试用于转移性肾细胞癌的一线治疗,其开展的 Ⅲ 期临床研究均较对照组索拉非尼治疗提高了 ORR 及 PFS,阿昔替尼已在国内上市。

(2)肾透明细胞癌的二线治疗。

1)靶向治疗失败后的二线治疗。

依维莫司:依维莫司(Everolimus,RAD001)是一种口服的丝苏氨酸衍生物,具有抑制哺乳动物西罗莫司靶分子的作用。临床前研究中发现口服依维莫司可导致 mTOR 下游分子 p-36 和 p-4E-BP1 的减少,同时伴有上游分子 p-Akt 的增加。依维莫司的临床数据来源于其 Ⅲ 期临床研究(RECORD-1),该研究为随机、对照、双盲,入组了先前接受过抗 VEGF 治疗或 TKI 治疗失败的患者,安慰剂作为对照比较依维莫司治疗的疗效与生存获益。试验共入组 410 例患者,按照 2:1 随机分为 Everolimus 联合最佳支持治疗(BSC)组(272 例)及安慰剂联合 BSC 治疗组(138 例),Everolimus 用法为 10 mg 口服,1 天/次,28 天为一周期重复。结果显示两组的疾病稳定率分别为 66.8% 与 32.4%,依维莫司治疗显著延长了中位 PFS,独立评估的中位 PFS 分别为 4.90 个月与 1.87 个月,中位 OS 分别为 14.78 个月与 14.39 个月,由于交叉入组导致 OS 数据未获得统计学显著性。安全性方面,患者服用依维莫司最常见的不良反应包括口腔溃疡(40%),疲劳感/虚弱(37%)及皮疹(25%)。该研究入组的患者中有 74% 仅接受过一项 TKI 治疗,这组人群接受二线治疗的中位 PFS 分别为:依维莫司组为 5.42 个月,安慰剂组为 1.87 个月,依维莫司作为二线治疗显著延长了中位 PFS。基于该项研究,依维莫司被证实为能够改善晚期肾细胞癌接受 TKI 治疗失败后的 PFS,成为晚期肾细胞癌患者接受 TKI 靶向治疗失败后首个二线靶向治疗药物,2009 年获得美国 FDA 批准上市,NCCN 将其作为 1 类证据推荐用于 VEGFR-TKI 治疗失败后的二线治疗。RECORD-3 研究是一个随机 Ⅱ 期临床研究,它比较了一线依维莫司(EVE)二线舒尼替尼(SU)序贯治疗与一线舒尼替尼二线依维莫司序贯治疗的疗效,它入组未接受过全身治疗的晚期肾细胞癌患者(包括透明细胞型和非透明细胞型),两组分别以 EVE-SU 和

SU-EVE 序贯治疗,主要终点是假设 EVE 一线治疗 PFS 非劣于 SU,次要终点是两种序贯治疗的一线和二线 PFS、OS。RECORD-3 结果显示 EVE 组与 SU 组中位 PFS 分别为 7.9 个月和 10.7 个月,而对于序贯治疗,EVE＋SU 与 SU＋EVE 的中位 PFS 分别为 21.1 个月和 25.8 个月,中位 OS 分别为 22.4 个月和 32.0 个月,均有统计学差异。结果提示一线依维莫司二线舒尼替尼序贯治疗能获得更长的中位 PFS 获益。RECORD-4 是一项开放的、国际多中心 Ⅱ 期试验,纳入入组之前仅接受过一线全身治疗的晚期肾透明细胞癌患者,评估 EVE 作为纯二线治疗的疗效。入组的患者包括多种 TKI(舒尼替尼、索拉非尼、培唑帕尼、贝伐珠单抗等)治疗失败和部分细胞因子失败的患者。RECORD-4 研究主要终点,总体人群的 PFS 达到了 7.8 个月,这是目前所有临床研究中二线靶向治疗获得的最长 PFS。如果我们按一线治疗分层,舒尼替尼组 PFS 达到 5.7 个月;其他 VEGF 治疗的 PFS 达到 7.8 个月,而其中培唑帕尼更是获得了 9.2 个月的 PFS;细胞因子组 PFS 为 12.9 个月,显示在目前常见的一线治疗失败后依维莫司都是二线治疗的很好选择。国内患者接受依维莫司治疗的数据来自一项多中心注册临床研究(L2101 研究),其同样证实了依维莫司作为 TKI 治疗失败后二线靶向治疗的疗效及安全性。该研究入组了 64 例先前接受过 TKI 治疗的晚期肾细胞癌患者,结果显示 ORR 为 5％,疾病稳定率为 61％,中位 PFS 为 6.9 个月,临床获益率为 66％,1 年生存率为 56％,1 年无进展生存率为 36％。基于国内外临床试验结果,《中国肾癌诊治指南》(2015 版)推荐依维莫司作为转移性肾细胞癌 TKI 治疗失败后的二线治疗药物(推荐分类为 Ⅰ 类),用法为依维莫司 10 mg 1 次/天。

阿昔替尼:阿昔替尼(Axitinib)为多靶点受体酪氨酸激酶抑制剂,主要靶点为 VEGFR-1、VEGFR-2、VEGFR-3、PDGFR-β 与 c-KIT,其用于一线靶向治疗失败后的疗效数据主要来源于国际多中心的随机 Ⅲ 期临床试验(AXIS 研究)。该试验将阿昔替尼与索拉非尼比较,用于治疗既往一线治疗失败的转移性肾细胞癌。既往一线治疗包括舒尼替尼(54％)、贝伐珠单抗(8％)、替西罗莫司(3％)或细胞因子(35％)。患者以 ECOG 评分和既往接受的治疗方案分层,按 1:1 比例随机接受阿昔替尼(5 mg,2 次/天,361 例)或索拉非尼(400 mg,2 次/天,362 例)治疗,主要研究终点为无进展生存。结果显示,阿昔替尼显著提高 ORR,改善 PFS,ORR 分别为 19.4％与 9.4％,中位 PFS 分别为 6.4 个月与 4.7 个月,两组的中位 OS 分别为 20.1 个月与 19.2 个月,未获得统计学显著差异,但阿昔替尼治疗显著改善了晚期肾细胞癌的二线治疗预后。分层分析显示一线接受舒尼替尼治疗的患者,阿昔替尼治疗组较索拉非尼对照组显著延长了中位 PFS,分别为 4.8 个月与 3.4 个月,为 TKI 治疗失败的二线治疗提供了新的选择。对患者基线特征和预后因素进行分析,无论是按 ECOG PS 评分(0 分或 1 分)、一线治疗方案选择(舒尼替尼、替西罗莫司或细胞因子)、性别(男或女)、种族(白人或非白人,亚洲、欧洲、北美或其他地区)、年龄(<65 岁或≥65 岁),还是按 MSKCC 预后评分分组(0 分或≥1 分),阿昔替尼组患者的疾病进展风险均低于索拉非尼组。阿昔替尼组常见不良反应有高血压、疲劳、发声困难和甲状腺功能减退,而手足综合征、皮疹、脱发和贫血则在索拉非尼组多见。国内多家中心参加了该临床研究,入组了多名中国患者接受阿昔替尼治疗,2012 年度美国 ASCO 大会公布了一项亚洲转移性肾细胞癌患者二线接受阿昔替尼治疗的研究结果,该研究共入组 204 例患者,按照 2:1 接受阿昔替尼与索拉非尼治疗,主要研究终点为无进展生存,既往一线治疗包括舒尼替尼(45％)与细胞因子(53％),结果显示两组中位 PFS 分别为 6.4 个月与 4.8 个月,ORR 为 23.7％与 10.1％,这与 AXIS 研究所获得的结果类似。将阿昔替尼作为一线治疗的研究主要有两项。其中一项主要研究阿昔替尼的不同剂量用于未接受其他治疗的转移性肾细胞癌患者的疗效和安全性。结果提示剂量增加可能

获得更高的 ORR。另一项Ⅲ期临床研究比较了阿昔替尼和索拉非尼用于一线转移性肾透明细胞癌患者的疗效,结果显示两组 PFS 无显著差异。根据以上研究,欧洲泌尿外科指南也未将阿昔替尼推荐为一线治疗药物。基于上述临床试验结果,NCCN 指南以及《中国肾癌诊治指南》(2015 版)均推荐阿昔替尼作为转移性肾细胞癌接受 TKI 治疗失败后的二线治疗(推荐分类为Ⅰ类),具体用法为阿昔替尼 5 mg 2 次/天。

索拉非尼增量治疗:索拉非尼用于一线治疗的国际随机对照Ⅱ期临床试验的第 2 部分进行了疾病进展后增量治疗的疗效与安全性研究,一线治疗病情进展后可将索拉非尼加量至 600 mg 2 次/天,结果显示耐受性较好,增量治疗获得的中位 PFS 为 3.6 个月,有效率达 41.9%,证实了标准剂量索拉非尼治疗失败后通过增:量可以再次获得一定时间的无疾病进展生存。其他医疗中心也进行了一系列索拉非尼增量治疗的临床研究,包括增量至 800 mg 2 次/天的治疗,其结果大体类似。国内资料来自一项索拉非尼增量治疗复治的转移性肾细胞癌的临床研究,共入组 16 例患者,索拉非尼剂量从 800 mg/d 增量至 1 200 mg/d 或 1 600 mg/d,直至不能耐受,中位随访6.3 个月,全组 ORR 为 43.8%,临床受益率 81.3%,不良反应基本能耐受。国内多家医疗中心也开展了相应工作,大部分患者能够从增量治疗中获益。因此基于上述临床试验结果,《中国肾癌诊治指南》(2015 版)推荐索拉非尼增量作为转移性肾细胞癌接受标准剂量索拉非尼失败后的二线治疗(推荐分类为 2A 类),具体用法为索拉非尼 600 mg 2 次/天,并根据不良反应耐受情况及疗效可逐渐增量至 800 mg 2 次/天。

索拉非尼联合贝伐珠单抗:索拉非尼联合贝伐珠单抗治疗转移性肾细胞癌的临床数据来自国外索拉非尼联合贝伐珠单抗一线治疗转移性肾细胞癌的数项Ⅰ期临床研究,ORR 达 46%,中位 TTP 达 11.2 个月,不良反应能耐受,而在有关靶向药物联合治疗的 BEST 研究中,索拉非尼联合贝伐珠单抗一线治疗转移性肾细胞癌获得 ORR 为 30%,中位 PFS 时间为 11.3 个月。基于国外临床研究数据,国内开展了索拉非尼联合贝伐珠单抗用于晚期肾细胞癌的二线靶向治疗,一项索拉非尼联合贝伐珠单抗用于晚期肾细胞癌二线靶向治疗的Ⅱ期临床研究,入组了 23 例既往一线接受过 TKI 治疗失败的患者,结果显示总体 ORR13.0%,疾病控制率 69.6%,中位 PFS 为 7.0 个月,主要的 3/4 级不良反应为手足皮肤反应及腹泻。基于上述临床试验结果,《中国肾癌诊治指南》(2015 版)推荐索拉非尼联合贝伐珠单抗作为转移性肾细胞癌接受 TKI 治疗失败后的二线治疗(推荐分类为 2B 类)。具体用法为索拉非尼 400 mg 2 次/天,贝伐珠单抗 5 mg/kg,每两周 1 次。

其他靶向药物的序贯治疗:转移性肾细胞癌接受一线 TKI 靶向治疗失败后,应用其他 TKI 靶向药物治疗的临床研究大多为回顾性研究,无论是舒尼替尼治疗失败后续索拉非尼治疗,还是索拉非尼后续舒尼替尼治疗,没有明确交叉耐药,可以获得 4.2～8.9 个月的无进展生存时间。

近年来一些前瞻性二线靶向治疗临床研究入组了一线舒尼替尼治疗后进展的晚期肾细胞癌接受索拉非尼作为二线靶向治疗,研究了舒尼替尼进展后索拉非尼的疗效。INTORSECT 研究为一项 替西罗莫司与索拉非尼比较用于转移性肾细胞癌二线靶向治疗的Ⅲ期临床试验,入组了一线接受舒尼替尼治疗后进展的转移性肾细胞癌患者 512 例,随机接受替西罗莫司及索拉非尼治疗,结果显示两组的中位 PFS 时间为 4.28 个月与 3.91 个月,无显著性差异,中位 OS 分别为 12.3 个月和 16.6 个月,统计分析显示索拉非尼治疗组要显著优于替西罗莫司治疗组。AXIS 研究的亚组分析显示一线接受舒尼替尼患者二线接受索拉非尼治疗的中位 PFS 时间为 3.4 个月。另外靶向药物序贯治疗的 SWITCH 研究显示舒尼替尼进展后序贯索拉非尼的中位 PFS 时间为

2.8 个月。因此三项前瞻性二线靶向治疗的Ⅲ期临床研究基本明确了二线治疗应用索拉非尼的疗效,显示一线接受舒尼替尼治疗后接受索拉非尼作为二线靶向治疗的中位 PFS 时间为 2.8～3.9 个月。很多研究以索拉非尼作为对照,探讨一线舒尼替尼治疗后进展的晚期肾细胞癌接受阿昔替尼、Dovitinib(多韦替尼)或替西罗莫司治疗,结果均没有明显优于索拉非尼。最新研究表明,乐伐替尼联合依维莫司的联合靶向治疗可取得较长的 PFS 时间——近 15 个月,这为靶向治疗提供了新的选择,靶向药物联合方案有可能成为晚期肾细胞癌二三线治疗选择。2016 年 5 月 13 日,FDA 也批准了 Lenvatinib(乐伐替尼)联合依维莫司治疗既往接受抗血管生成治疗的晚期肾细胞癌患者。

舒尼替尼作为二线靶向治疗方面,SWITCH 研究结果显示索拉非尼进展后序贯舒尼替尼的中位 PFS 时间为 5.4 个月。一项Ⅱ期临床研究入组了 61 例转移性肾细胞癌患者,一线接受贝伐珠单抗治疗进展后接受二线舒尼替尼靶向治疗,结果显示舒尼替尼 ORR 为 23%,中位 PFS 时间可达 30 周。

培唑帕尼作为二线靶向治疗的疗效方面,一项Ⅱ期临床研究入组了 55 例既往一线接受舒尼替尼或贝伐珠单抗治疗失败的转移性肾透明细胞癌患者,结果显示 ORR 为 27%,疾病稳定为 49%,亚组分析一线接受舒尼替尼与贝伐珠单抗的患者疗效类似,全组中位 PFS 时间为 7.5 个月,24 个月的生存率为 43%。另外一项回顾性研究分析了 31 例舒尼替尼治疗失败后接受培唑帕尼的疗效,结果显示 ORR 为 19%,疾病稳定为 58%,中位 PFS 时间为 7.4 个月,其中培唑帕尼作为二线治疗的患者中,ORR 达到 43%,中位 PFS 为 11 个月。基于上述临床试验结果,NCCN 指南及中国肾细胞癌诊治指南推荐舒尼替尼与索拉非尼作为转移性肾细胞癌一线靶向治疗失败后的二线治疗(推荐分类为 2A 类),而培唑帕尼同样可以作为一线靶向治疗失败后的二线治疗选择,替西罗莫司与贝伐珠单抗作为二线治疗的推荐级别为 2B 类。

2)细胞因子治疗失败后的二线治疗。

索拉非尼:索拉非尼(Sorafenib)是首个上市应用于转移性肾细胞癌治疗的 TKI 药物,其关键的 TARGET 试验奠定了索拉非尼作为转移性肾透明细胞癌患者细胞因子治疗失败后二线治疗的地位。该试验为先前细胞因子失败后晚期肾细胞癌的多中心随机对照Ⅲ期临床试验,共有 903 例患者入组,按照 1:1 随机接受索拉非尼或安慰剂治疗,结果显示索拉非尼组和安慰剂组的 ORR 分别为 10% 与 2%,疾病稳定分别为 74% 与 53%,临床受益率分别为 84% 和 55%,PFS 分别为 5.8 个月和 2.8 个月,索拉非尼组较安慰剂组 PFS 延长了一倍($P < 0.001$),并且索拉非尼较安慰剂治疗显著改善了患者的生活质量。进一步分析表明,不同亚组的患者都从索拉非尼的治疗中获得了益处,包括年龄大于或 <65 岁,Motzer 评分中或低度,既往用过或未用过 IL-2 有或无肝转移、无病生存期大于或 <1.5 年。鉴于索拉非尼治疗获益,安慰剂组交叉接受了索拉非尼治疗,交叉治疗后的 OS 数据分析显示:治疗组与安慰剂中位生存期 OS 分别为 17.8 个月与 15.2 个月,无统计学差异。但如果去除安慰剂组交叉接受索拉非尼治疗的干扰因素,OS 二级数据分析结果显示,索拉非尼与安慰剂治疗组的中位 OS 分别为 17.8 个月与 14.3 个月($P = 0.028\ 7$),说明索拉非尼确实延长了患者的总生存。TARGET 试验入组患者均为既往细胞因子治疗失败后的患者,即评价的是索拉非尼作为二线治疗的地位,此试验奠定了索拉非尼作为细胞因子治疗失败后二线治疗的地位,NCCN 肾细胞癌指南及中国肾细胞癌诊治指南推荐用于细胞因子治疗失败的证据为 1 类证据。

其他 TKI:舒尼替尼二线治疗细胞因子治疗失败的转移性肾细胞癌的Ⅱ期临床试验 014 与

1006 研究荟萃分析结果,共 168 例可评价的患者,ORR 为 45%,中位有效持续时间为 11.6 个月,2 年生存率为 48%,中位 PFS 为 8.4 个月,其中获得客观缓解(CR/PR)的患者 PFS 更长,达 14.8 个月,中位 OS 为 23.9 个月。

培唑帕尼治疗细胞因子治疗失败后的临床数据来源于其治疗转移性肾细胞癌的Ⅲ期随机对照试验,其中一线接受过细胞因子治疗共计 202 例患者,亚组分析显示:培唑帕尼治疗组较安慰剂组显著延长了中位 PFS 时间,分别为 7.4 个月与 4.2 个月。而阿昔替尼用于二线治疗的Ⅲ期临床试验中,一线接受细胞因子治疗的亚组分析显示:二线接受阿昔替尼治疗的患者较对照组索拉非尼显著延长了中位 PFS 时间,分别为 12.1 个月与 6.5 个月。

因此,基于上述临床数据,CSCO 肾细胞癌专家委员会推荐舒尼替尼、培唑帕尼与阿昔替尼均可作为转移性肾细胞癌细胞因子治疗失败的二线治疗药物(推荐分类为 1 类)。

(3)肾透明细胞癌的三线治疗:①依维莫司对于低危或中危的患者,依维莫司可作为一线、二线抗血管生成酪氨酸激酶抑制剂(VEGFr-TKI)治疗失败之后的三线治疗。其临床数据来源于依维莫司的Ⅲ期临床试验,即 RECORD-1 研究,其入组受试者中 24% 的患者既往接受了舒尼替尼及索拉非尼两者的治疗,对于这部分患者,依维莫司及安慰剂治疗作为三线治疗,结果显示三线依维莫司治疗获得的中位 PFS 为 3.78 个月,安慰剂治疗的中位 PFS 为 1.87 个月,统计分析表明依维莫司三线治疗能够显著改善无进展生存,这是目前能够作为三线靶向治疗的唯一 1 级循证医学证据推荐。因此《中国肾癌诊治指南》(2015 版)将其作为Ⅰ类证据推荐用于靶向药物的三线治疗。②TKI 部分回顾性研究报道,对于 VEGFr-TKI 及 mTOR 抑制剂进展的患者,三线治疗可考虑再次使用 VEGFr-TKI,将会带来临床获益。法国的一项研究,回顾性分析了 36 例参与 RECORD-1 研究,依维莫司治疗进展后的患者,分别接受索拉非尼、舒尼替尼以及多韦替尼(Dovitinib)等 TKI 的治疗情况,分别获得的中位 PFS 时间为 5.3 个月 8.0 个月及 12 个月,该组人群的总体中位 PFS 时间为 7.9 个月。另外德国一项回顾性研究分析了 103 例接受了 TKI 与 mTOR 抑制剂序贯治疗的晚期肾细胞癌患者,发现三线接受 TKI 的中位 PFS 时间为 3.7 个月,与三线接受 mTOR 抑制剂治疗的中位 PFS 相当。近年开展了一项多韦替尼(Dovitinib)与索拉非尼用于转移性肾细胞癌的Ⅲ期临床试验(GOLD 研究),多韦替尼为一项新的多靶点酪氨酸激酶抑制剂,研究入组了 570 例既往接受了一项 TKI 以及一项 mTOR 抑制剂的转移性肾透明细胞癌患者,按照 1∶1 随机接受三线多韦替尼或索拉非尼治疗。结果显示两组三线治疗的中位 PFS 时间分别为 3.7 个月与 3.6 个月,两者无统计学差异,中期分析示两组 OS 分别为 11.1 个月及 11 个月,两者相当。这是目前唯一一项评估多靶点受体酪氨酸激酶用于转移性肾细胞癌的三线靶向治疗的Ⅲ期临床试验,三线治疗获得的 PFS 也与既往一些回顾性研究类似。

2.肾非透明细胞癌的靶向治疗

肾细胞癌的主要病理类型为肾透明细胞癌,约占 85%,其他少见类型包括乳头状肾细胞癌、肾嫌色细胞癌、染色体易位性肾细胞癌、肾集合管癌、肾髓质癌等,统称为肾非透明细胞癌。目前上市靶向药物均针对肾透明细胞癌有效,相应临床研究入组的患者也均为肾透明细胞癌患者,因此对于晚期肾非透明细胞癌的靶向治疗数据相对较少。近年来虽然靶向药物增多,相应临床数据逐渐增大,但目前仍缺乏大样本随机对照临床研究来验证靶向药物对于肾非透明细胞癌的疗效。

(1)mTOR 抑制剂:对于高危肾非透明细胞癌,替西罗莫司的Ⅲ期临床研究(ARCC 研究)中包含了 72 例肾非透明细胞癌的治疗数据,这些患者接受替西罗莫司与干扰素治疗的 ORR 无明显差异,但接受替西罗莫司治疗的患者中有 68% 出现肿瘤缩小,明显高于干扰素治疗患者(14%),两组人群的中位 PFS 为 7.0 个月与 1.8 个月,中位 OS 分别为 11.6 个月与 4.3 个月,肾非透明细胞癌的患者接受替西罗莫司更能从 PFS 和 OS 上获益。这是靶向药物治疗晚期肾非透明细胞癌的唯一一项Ⅲ期临床研究,是样本量最大的肾非透明细胞癌的治疗数据,NCCN 指南因此将其作为Ⅰ类循证医学证据推荐用于肾非透明细胞癌高危患者的一线治疗药物,而其他危险分层的肾非透明细胞癌推荐级别为 2A。另外一项 mTOR 抑制剂依维莫司应用于肾非透明细胞癌的研究数据也有限。最大的一项数据来源于依维莫司二线治疗的扩大临床研究(REACT试验),共有 75 例晚期肾非透明细胞癌患者,ORR 为 1.3%,疾病稳定为 49.3%,中位治疗时间为 12.14 周,与肾透明细胞癌患者亚组疗效类似。另外韩国开展的一项入组既往接受舒尼替尼或索拉非尼的转移性肾非透明细胞癌患者一、二线接受依维莫司治疗的Ⅱ期临床研究,共入组 49 例,其中乳头状肾细胞癌为 29 例,肾嫌色细胞癌 8 例,结果显示 ORR 为 10.2%,疾病稳定为 51%,中位 PFS 时间为 5.2 个月。上述数据均为依维莫司二线治疗,关于依维莫司一线治疗晚期肾非透明细胞癌的一线数据,可以参考 RAPTOR 研究。该研究为依维莫司一线治疗晚期乳头状肾细胞癌的前瞻性Ⅱ期临床研究,共入组了 92 例晚期乳头状肾细胞癌,其结果显示中位 PFS 为 3.7 个月,中位 OS 为 21 个月。

(2)TKI:舒尼替尼、索拉非尼的扩大临床研究显示了 TKI 用于肾非透明细胞癌的疗效,但其疗效不如肾透明细胞癌,另外有一些Ⅱ期舒尼替尼治疗肾非透明细胞癌的临床研究,但这些研究样本量少,且为单臂研究,数据差异性较大。一项入组了 31 例晚期肾非透明细胞癌患者的Ⅱ期临床研究,其中 23 例为乳头状肾细胞癌患者,3 例为肾嫌色细胞癌,结果显示 ORR 为 36%,中位 PFS 时间为 6.4 个月,预计中位 OS 为 25.6 个月。另外一项入组 57 例晚期肾非透明细胞癌(乳头状肾细胞癌 27 例、肾嫌色细胞癌 5 例未分类癌 8 例、肾集合管癌或肾髓质癌 6 例、肉瘤样改变的为 7 例等)患者接受舒尼替尼治疗,结果显示 55 例可评价患者的中位 PFS 为 2.7 个月,ORR 为 5%,乳头状肾细胞癌患者中位 PFS 为 1.6 个月,肾嫌色细胞癌患者中位 PFS 为 12.7 个月,总体 OS 为 16.8 个月。

在 2013 年 ESMO 年会上报道的一项非随机Ⅱ期试验(RAPTOR 试验),该试验对依维莫司用于两种乳头状肾细胞癌亚型进行了分析,结果显示在意向性治疗人群中按照中央评估的中位 PFS 为 3.7 个月(95% CI:2.3~5.5 个月),中位 OS 为 21.0 个月(95% CI:15.4~28.0 个月)。另一项非随机Ⅱ期试验对 Foretinib(GSK1363089)(MET/VEGFR2 双重抑制剂)用于乳头状肾细胞癌治疗进行了分析。结果显示,其不良反应可以接受,且在 MET 种系突变的患者中具有较高的缓解率。这是将来一个有前景的研究方向。一项交叉对照研究设计的随机Ⅱ期临床试验(ESPN)研究了依维莫司和舒尼替尼治疗 73 例非透明细胞型转移性肾细胞癌患者,其中 27 位乳头状肾细胞癌。最终结果公布在美国 ASCO 年会上,结果并无统计学意义(6.1 个月 VS 4.1 个月)。而关于培唑帕尼、阿昔替尼及贝伐珠单抗用于晚期肾非透明细胞癌的治疗,相应的临床数据较少,仍处于进一步研究中。

(三)靶向药物的选择及其治疗策略

转移性肾细胞癌的治疗已经进入了靶向治疗时代,目前已经有 7 项靶向药物问世,虽然国内仅获批 5 项靶向药物,但相信很快即将上市更多靶向药物,并且这些靶向药物均在国内开展过相关临床研究。因此选择合适的靶向药物进行治疗,需要根据患者的组织学类型、预后评分及自身条件进行个体化治疗,使治疗最优化。

1.靶向药物选择

目前所有靶向药物主要针对的类型为肾透明细胞癌,疗效较好,而肾非透明细胞癌也可以选择靶向药物,但疗效要差于肾透明细胞癌。另外对于 MSKCC 评分为高危的患者,替西罗莫司是明智的选择。而其他情况的选择则需要综合考虑。

(1)一线治疗:目前除了对于高危肾细胞癌患者首选替西罗莫司治疗外,对于低中危的晚期肾细胞癌患者,仍有 4 项治疗选择,索拉非尼、舒尼替尼、培唑帕尼以及贝伐珠单抗联合干扰素,相关的临床研究证实低中危患者均能获益。除了索拉非尼 NCCN 指南推荐一线治疗仅限于特定患者人群外,其他三者疗效指标数值相当,目前仅有 COMPARZ 研究开展了舒尼替尼与培唑帕尼之间的头对头研究,证实了两者疗效相当,而耐受性培唑帕尼更优;另外有 PISCES 研究证实患者更偏向于选择培唑帕尼治疗,因此两者之间进行考虑抉择应首先考虑患者的耐受性,如一般情况差,同时既往骨髓储备功能不足,肯定要优先选择培唑帕尼。至于两者与贝伐珠单抗比较无明确优劣之分,治疗选择上可能更多要考虑患者的耐受性。

但国内仅有索拉非尼和舒尼替尼获批并推荐用于晚期肾细胞癌的一线治疗(培唑帕尼新近在国内上市),目前尚无两种靶向药物相关头对头临床研究来比较两药的优劣,因此要结合药物的疗效及其安全性进行综合判断。如患者一般情况良好,无既往心脏疾病或骨髓储备差等因素,应首先考虑选择舒尼替尼治疗,特别是对于肿瘤负荷较大的患者,选择客观有效率较高的药物治疗,有可能快速缓解肿瘤导致的相关症状。而对于高龄、一般情况稍差以及基础心脏疾病的患者,索拉非尼可能是不错的治疗选择。

(2)二线治疗:应首先考虑既往的一线治疗及其疗效,如一线接受了细胞因子治疗,目前的靶向药物索拉非尼、舒尼替尼、培唑帕尼、阿昔替尼均有最高的循证医学证据支持。AXIS 研究显示一线细胞因子治疗二线接受阿昔替尼治疗的效果要显著优于索拉非尼,2016 版最新 EAU 指南也将阿昔替尼作为细胞因子或一线 VEFGr-TKI 治疗失败后的首选二线治疗,推荐等级为 A 级。因此在国内已经上市阿昔替尼的情况下,应首先考虑选择阿昔替尼。而对于一线治疗接受过索拉非尼或舒尼替尼治疗的患者,虽然依维莫司具有较高的循证医学证据,但一项 IMDC 数据回顾性分析显示接受二线依维莫司治疗的患者仅占 23%,将近 58% 患者二线治疗选择了序贯 TKI 治疗,因此序贯 TKI 治疗仍是一项治疗选择。而最近一项类似 RECORD1 设计的研究提示,一线 TKI 治疗失败后的患者使用 Nivolumab 和 Cabozantinib 的效果要优于依维莫司。如何选择二线治疗,应结合一线治疗的疗效,如 PFS 较长(超过 1 年),说明针对受体酪氨酸激酶的抗血管生成治疗敏感,应考虑二线治疗继续 TKI 治疗或者 TKI 联合贝伐珠单抗治疗;而如果一线治疗的 PFS 时间较短,说明原先靶向抑制通路不敏感,则需要更换作用靶点,应优先考虑 mTOR 抑制剂,如依维莫司的治疗或者采用免疫治疗,如 Nivolumab。

(3)三线治疗:三线治疗对于患者的选择有限,尤其是国内的患者。如果既往 TKI 序贯治疗,三线治疗选择依维莫司;如果既往二线接受依维莫司治疗,三线应考虑 TKI 序贯治疗。因此对于晚期肾细胞癌靶向治疗的选择,应结合多方面因素进行,对于国内患者,《中国肾癌诊治指南》(2015 年)制定了相应的治疗路径,以供参考。

2.靶向药物的序贯治疗

有关肾细胞癌靶向治疗的临床数据越来越多,相关指南推荐的一线治疗选择有 5 项,相应的二线治疗被证实能改善生存,即使三线治疗仍能取得 11 个月的中位生存时间。因此随着靶向药物的增多,患者有机会进行序贯二线治疗,甚至三线和三线以上的治疗,有可能改善晚期肾细胞癌的总体生存。因此靶向药物如何进行序贯应用，互为一、二、三线治疗，以期望提高疗效，降低毒副作用，最终延缓患者的总生存，是临床治疗面临的新问题。

欧洲一项关于 AVOREN 研究后续治疗的回顾性研究，最早提示靶向治疗序贯可以改善生存。入组 AVOREN 研究的全部 649 例患者中，贝伐珠单抗联合干扰素治疗组与干扰素对照组分别有 180 例(55%)与 202 例(63%)治疗失败后接受了后续治疗，大部分(分别为 148 例与 171 例)接受了 1 项或 2 项后续 TKI 靶向治疗，如索拉非尼、舒尼替尼，结果显示贝伐珠单抗联合干扰素治疗组与干扰素对照组患者的中位 OS 分别达到了 38.6 个月与 33.6 个月。与舒尼替尼Ⅲ期临床试验最终结果报道的中位 OS 26.4 个月相比有了明显提高，虽然研究结果仅仅是回顾性质，但提示靶向药物的序贯治疗可以提高患者的总生存。

SWITCH 研究是目前唯一一项有关靶向序贯治疗的随机对照Ⅲ期临床研究，入组了 365 例未接受任何全身治疗的晚期肾透明细胞癌患者，按照 1∶1 随机分为索拉非尼治疗后舒尼替尼序贯组(So-Su 组)或舒尼替尼治疗后索拉非尼序贯组(Su-So 组)，这种治疗模式也是国内外依维莫司上市前晚期肾细胞癌治疗的主要方式。研究结果发现，两组的中位 PFS 时间为 12.5 个月和 14.9 个月，疾病控制率为 72% 与 67%，OS 分别为 31.5 个月和 30.2 个月，统计学分析显示无论是 PFS 还是 OS，两种序贯治疗组无明显差异，也就是说先用索拉非尼后序贯舒尼替尼，还是先使用舒尼替尼后使用索拉非尼，疗效无明显差异性，但值得关注的是，序贯应用后两组的总生存时间超越了 30 个月，在目前所有靶向药物Ⅲ期临床研究中是生存数据最长的。

上述两项研究为 VEGFr-TKI 序贯 VEGFr-TKI 模式，获得较好的生存数据，侧面验证了二线 TKI 治疗的疗效，另外一种模式即为 VEGFr-TKI 序贯 mTOR 模式。2012 年度 ASCO 大会报道了一项来自 IMDC 数据库的 2106 例晚期肾细胞癌患者序贯靶向治疗的回顾性分析，结果显示 VEGFr-TKI 序贯 VEGFr-TKI 模式患者的中位 OS 为 23.8 个月，而采用 VEGFr-TKI 序贯 mTOR 模式的患者中位 OS 为 33.7 个月。二线治疗后有条件患者仍可以序贯三线治疗，无论是 TKI-TKI-mTOR 模式，还是，TKI-mTOR-TKI 模式，还能获得 3.7~7.9 个月的中位 PFS 时间。

但有关靶向药物如何序贯，如何组合，仍需要进一步研究开展随机对照临床研究，才能确定最佳的序贯治疗模式，从而改善患者的生存。

3.靶向药物的联合治疗

多种靶向药物在转移性肾细胞癌的治疗上取得了成功。但总体来说，客观有效率最高也不过 40% 左右，PFS 及 OS 的延长仍不能令人满意。一些研究者开始尝试靶向药物与其他以往有效的治疗联合或多种靶向药物联合用于转移性肾细胞癌的治疗，以期能够进一步提高客观有效率并改善生存。但近期进行的几项联合 TKI 和 mTOR 抑制剂的靶向治疗结果均为阴性，未表现出联合治疗的明显优势。RECORD-2 试验和 INTORACT 试验均对联合疗法用于初治患者进行了研究。INTORACT 试验在一项Ⅲ期研究中对贝伐珠单抗＋替西罗莫司与贝伐珠单抗＋IFN-α 联用用药的观点进行了分析。RECORD-2 试验在 2012 年 ESMO 年会上进行了报道，应用随机Ⅱ期试验设计对贝伐珠单抗＋依维莫司与贝伐珠单抗＋IFN-α 进行了分析，两种联合方案在 PFS 和 OS 方面均不佳。因此，目前没有证据推荐联合治疗。

(1)靶向药物与细胞因子的联合：靶向药物与细胞因子联合治疗取得成功的是贝伐珠单抗联合干扰素，获得晚期肾细胞癌的一线治疗地位，而替西罗莫司联合干扰素与单药比较，经过Ⅲ期临床研究证实无显著性差异，且增加不良反应，因此没有得到应用。

由于索拉非尼一线治疗转移性肾细胞癌的 ORR 低，中位 PFS 时间为 5.7 个月，因此索拉非尼联合干扰素治疗转移性肾细胞癌的临床研究开展较多,多项Ⅱ期临床研究显示两者联合后治疗的 ORR 明显提高,但联合治疗的不良反应较单药治疗相应增加。RAPSODY 研究为一项索拉非尼与不同剂量 IFN-α2a 联合一线治疗转移性肾细胞癌的前瞻性随机Ⅱ期临床研究,根据干扰素的不同用法随机分为两组,9 MU 每周 3 次(A 组)与 3 MU 每周 5 次(B 组),两组均给予索拉非尼 400 mg 2 次/天治疗,共入组 100 例患者(A 组 51 例,B 组 49 例),全部患者的总有效率为 34.7%,不同剂量组的 ORR 分别为 17.6%与 34.7%,提示索拉非尼联合低剂量干扰素更有优势。

国内自 2007 年底启动索拉非尼联合低剂量干扰素一线治疗转移性肾细胞癌的开放性单组临床研究,患者接受索拉非尼 400 mg 2 次/天,联合 IFN-α2b(甘乐能)3 MU 每周 5 次,连续 3～4 个月,休息 2 个月。结果显示:全组 17 例患者均可评价疗效,ORR 为 29.4%,疾病控制率为88.2%,其中 3 度不良反应的发生率为腹泻、黏膜炎、乏力、皮疹等。因此,索拉非尼联合 IFN-α2b 治疗转移性肾细胞癌 ORR 提高,不良反应可耐受。

索拉非尼与干扰素联合由于缺乏大规模临床试验,相关临床数据仍需要进一步研究,并且联合治疗增加了不良反应,因此随着肾细胞癌可选择靶向药物增多,这种联合治疗的应用逐渐减少。

(2)靶向药物与化疗的联合:晚期肾细胞癌全身化疗有效率低,也不作为转移性肾细胞癌的常规推荐,但化疗与靶向药物联合,有可能提高患者的疗效。SOGUG-02-06 研究为一项索拉非尼联合吉西他滨与卡培他滨化疗一线治;疗转移性肾细胞癌的Ⅱ期临床试验,该研究纳入 40 例转移性肾细胞癌患者,接受索拉非尼联合卡培他滨及吉西他滨化疗,结果显示中位 PFS 为11.1 个月,ORR 为 50%。最常见的 3 级以上毒性反应是手足皮肤反应(27.8%),其次为疲乏无力(16.7%)和中性粒细胞减少(13.9%)。但靶向药物联合化疗可能增加不良反应,如同联合干扰素一样,随着靶向药物选择增多,仅仅对于肾非透明细胞癌或伴肉瘤样分化的晚期患者可考虑采取。

(3)靶向药物间的联合:肾细胞癌靶向治疗药物根据其作用机制分为 VEGF 受体酪氨酸激酶抑制剂、VEGF 单抗及 mTOR 抑制剂,这些药物作用于不同的靶点达到抗肿瘤血管生成的治疗效应,而基于这些不同靶点的垂直或水平联合,以期达到靶向药物抗肿瘤的协同效应。国外开展的靶向药物联合治疗转移性肾细胞癌的临床研究中,以垂直联合的模式为主,所谓的垂直联合是指针对同一信号通路的不同水平靶点的药物联合,而水平联合是指针对同一信号靶点不同产物或不同信号通路的靶向联合。较多的临床研究主要集中于贝伐珠单抗与 VEGF 受体酪氨酸激酶抑制剂(或与 mTOR 抑制剂)联合,应用于转移性肾细胞癌的靶向治疗。

一项索拉非尼联合贝伐珠单抗一线治疗转移性肾细胞癌的Ⅰ期临床研究,共纳入 48 例患者,其中肾透明细胞癌 41 例,肾非透明细胞癌 7 例。最大耐受剂量为索拉非尼 200 mg 2 次/天＋贝伐单抗 5 mg/kg 每两周 1 次,全组 ORR 为 52%,疾病稳定 38%,中位 PFS 为 14 个月,贝伐珠单抗治疗似乎增加了索拉非尼已知的毒性反应(如手足皮肤反应、食欲减退、高血压、疲乏等)。国内曾将贝伐珠单抗与索拉非尼联合用于转移性肾细胞癌的二线靶向治疗,取得不错的疗效,并且大部分不良反应可耐受。

而舒尼替尼与贝伐珠单抗靶向联合的Ⅰ期临床研究显示其客观疗效类似,但严重不良反应发生率高,3/4 级高血压发生率为 60%,蛋白尿发生率为 36%,血小板减少 24%,因此该方案耐受性差。另外也有应用贝伐珠单抗联合替西罗莫司或贝伐珠单抗联合依维莫司以及索拉非尼联合依维莫司治疗转移性肾细胞癌的Ⅰ期临床研究,均显示耐受性良好,部分患者获得客观缓解,但样本量均较少,无法进行评价。

因此,为评价贝伐珠单抗联合索拉非尼、替西罗莫司,以及索拉非尼与替西罗莫司联合治疗的疗效与安全性,开展了BEST研究。该研究设计为多中心随机对照的Ⅱ期临床研究,一线治疗晚期肾透明细胞癌,按照1∶1∶1∶1随机分配入单药贝伐珠单抗为对照组(A组),贝伐珠单抗联合替西罗莫司组(B组)、贝伐珠单抗联合索拉非尼组(C组)、索拉非尼联合替西罗莫司组(D组),主要研究终点为无进展生存,共入组361例患者。2013年公布了该研究的初步结果,其中20%患者由于不良反应终止治疗,结果显示4组的中位PFS分别为8.7个月、7.3个月、11.3个月、7.7个月,虽然靶向联合在主要研究终点无统计学差异性,但靶向联合显著提高了ORR(4组分别为12%、28%、30%、26%),耐受性方面从结果也显示靶向联合增加了不良反应的发生率。三种靶向联合中,虽然无论是PFS,还是ORR,都无显著性差异,但结果显示贝伐珠单抗与索拉非尼联合在各项指标中均明显优于其他各种靶向药物联合组,说明VEGFR-TKI抑制剂与VEGF单抗之间的垂直联合模式值得进一步去探索。

总体来说,不同靶向药物的联合应用或靶向药物与其他药物的联合应用,有可能提高疗效,尤其是针对难治性病例,联合治疗是未来转移性肾细胞癌治疗的发展方向之一,但联合治疗也会带来了新的问题,尤其是多种靶向药物应用后,其毒副作用有可能重叠,加重那些类似的毒副作用。

(张言斐)

第十三章

肾内科疾病的护理

第一节　急性肾小球肾炎

急性肾小球肾炎(acute glomerulonephritis,AGN)简称急性肾炎,是一组起病急,以血尿、蛋白尿、水肿和高血压为特征的肾脏疾病,可伴有一过性肾损害。本病多见于链球菌感染后。

一、临床表现

急性肾小球肾炎在链球菌感染后常有1～3周的潜伏期,起病急,临床表现的严重程度不一,伴有血尿、蛋白尿,可有管型尿(红细胞管型、颗粒管型等),常有高血压及水、钠潴留症状,有时有短暂的氮质血症,患者常有疲乏、厌食、恶心、呕吐、嗜睡、头晕、视物模糊及腰部钝痛等全身表现。轻者可仅有镜下血尿及血清补体 C_3 异常;重者不仅有急性肾炎综合征的表现,并常可并发急性肾衰竭、急性心力衰竭和高血压脑病等。急性肾小球肾炎大多预后良好,常可在数月内临床自愈(表 13-1)。

表 13-1　急性肾小球肾炎典型表现

临床表现	特点
尿异常	血尿、蛋白尿、尿量减少
水肿	晨起眼睑、颜面部水肿,呈特殊的肾炎面容
尿异常	血尿、蛋白尿、尿量减少
高血压	多为轻度或中度高血压,少数患者可出现严重高血压脑病
少尿	尿量少于 500 mL/d
肾功能损伤	常有一过性氮质血症,少数预后不佳
严重的并发症	心力衰竭、高血压脑病、急性肾衰竭

(一)尿异常

1.血尿

血尿常为起病的首发症状,患者几乎均有血尿,为肾小球源性,约 40% 呈肉眼血尿,数天至一两周转为镜下血尿。镜下血尿持续时间较长,常 3～6 个月或更久。

2.蛋白尿

几乎全部患者尿蛋白阳性,多为轻中度,少数患者尿蛋白可超过 3.5 g/d,达到肾病综合征水平。蛋白尿多在几周内消失,很少延至半年以上。

3.尿量减少

多数患者起病时尿量减少,常降至 400～700 mL/d,1～2 周后逐渐增多,发展至少尿、无尿者不多见。

(二)水肿

70%～90% 的患者发生水肿,常表现为晨起眼睑、颜面部的水肿,呈特殊的肾炎面容。水肿多为轻中度,少数患者可在数天内转为重度水肿。

(三)高血压

高血压见于 80% 左右的患者,多为轻度或中度高血压,常于利尿消肿后恢复正常。高血压的原因也主要与水、钠潴留,血容量扩张有关。少数患者可出现严重高血压,甚至高血压脑病,持续高血压亦可加重肾功能损害,应予以及早治疗。

(四)少尿

大部分患者起病时尿量少于 500 mL/d。可有少尿引起氮质血症,2 周后尿量渐增,肾功能恢复。

(五)肾功能损伤

肾功能损伤者常有一过性氮质血症,血肌酐及尿素氮轻度升高,常于 1～2 周后,随尿量增加而恢复到正常水平。少数老年患者虽经利尿后肾功能仍不能恢复,预后不佳。

(六)重症患者在急性期可发生较严重的并发症

1.心力衰竭

心力衰竭以老年患者多见。多在起病后 1～2 周内发生,主要与水、钠潴留引起的血容量增加有关。

2.高血压脑病

高血压脑病常发生于急性肾炎起病后 1～2 周内,表现为剧烈头痛、频繁呕吐、视物模糊、嗜睡,严重者出现惊厥及昏迷。

3.急性肾衰竭

急性肾衰竭主要与肾小球滤过率下降、尿量减少有关,表现为少尿或无尿,血尿素氮,肌酐升高及水、电解质、酸碱平衡的紊乱等。

二、辅助检查

(一)尿液检查

尿液检查可见血尿,为变形红细胞尿。95% 以上的患者伴有蛋白尿,多为轻中度蛋白尿,尿蛋白量少于 3 g/d,少数患者尿蛋白可超过 3.5 g/d。尿沉渣中可见红细胞管型、透明管型和颗粒管型,偶可见白细胞管型,还可见上皮细胞和白细胞。尿纤维蛋白降解产物常增高。

(二)血液检查

因血容量扩大,血液稀释,红细胞计数及血红蛋白可稍低,血清蛋白也可轻度下降,少尿者常有高钾血症。血沉常增快,为 30～60 mm/h(魏氏法)。在疾病最初的 2 周内,补体 C_3 水平降低,8 周内逐渐恢复正常,是急性肾小球肾炎的重要特征。70%～80%的患者血清抗链球菌溶血素"O"滴度增高。

(三)双肾 B 超检查

肾皮质回声增强,外形轮廓可无改变,肾体积稍有增大。

(四)肾穿活检

典型病例一般不需肾活检,但当有急进性肾炎的可能时,或起病后 2～3 个月仍有高血压、持续性低补体血症或伴有肾功能损害者,应进行活检,以便明确诊断和治疗。光镜下大多数呈急性增殖性、弥漫性病变,肾小球内皮细胞增生、肿胀,系膜细胞增生,致使毛细血管腔狭窄,甚至闭塞。肾小球系膜、毛细血管及囊腔均有明显的中性粒细胞及单核细胞浸润,严重时毛细血管内发生凝血现象。电镜下可见到肾小球基膜的上皮细胞有驼峰状沉积物,有时也见到微小的内皮下沉积物。免疫荧光镜检:沉积物内含免疫球蛋白,主要是 IgG 和 C_3。亦有少数呈肾小球系膜细胞及基质增生。

三、治疗

(一)治疗原则

急性肾小球肾炎为自限性疾病,基本上是对症治疗。密切观察病情,出现异常及时报告医师。治疗以对症治疗、卧床休息为主,积极控制感染和预防并发症,急性肾衰竭患者予短期透析。

治疗的重点包括:注意休息,预防和治疗水、钠潴留,控制循环血量,遵医嘱利尿、降血压,从而减轻症状(水肿、高血压)。预防肾衰竭等致死性并发症,如心力衰竭、高血压脑病、急性肾衰竭以及防治各种加重肾脏病变的因素,如抗感染治疗。少尿性急性肾衰竭及严重水、钠潴留引起左心衰竭者应透析治疗。

(二)药物治疗

1.利尿剂的应用

利尿剂可增加尿钠排出,减少体内水、钠潴留,减轻水肿。常用噻嗪类利尿和保钾利尿剂合用,氢氯噻嗪 25 mg,每天 3 次,氨苯蝶啶 50 mg,每天 3 次,两者合用可提高利尿效果,并减少低钾血症的发生;袢利尿剂常用呋塞米,20～120 mg/d,口服或静脉注射。

2.无肾毒性抗生素

青霉素、头孢菌素。

3.降压药

首选对肾脏保护作用的降压药,常用血管紧张素转化酶抑制剂(ACEI)(如卡托普利、贝那普利)和血管紧张素 II 受体阻滞剂(ARB)(如氯沙坦),两药降压同时,还可减轻肾小球高滤过、高灌注、高压力状态。

四、护理评估

(一)一般评估

1.生命体征(T、P、R、Bp)

感染未控制时可有发热;水、钠潴留致血容量增加可有血压升高、心率、呼吸加快。

2.患者主诉

发病前有无上呼吸道感染或皮肤感染;有无尿量减少、肉眼血尿;水肿发生的部位,有无腹胀等。

3.相关记录

身高、体重、饮食、睡眠及排便情况等。

(二)身体评估

1.视诊

皮肤是否完好,有无感染病灶;水肿的部位及程度等。

2.触诊

(1)测量腹围:观察有无腹水征象。

(2)观察颜面及全身水肿情况:根据每天水肿的部位记录情况与患者尿量情况作动态的综合分析,判断水肿是否减轻,治疗是否有效。

3.叩诊

腹部有无移动性浊音、有无胸腔积液,心界有无扩大。

4.听诊

两肺有无湿啰音和哮鸣音。

(三)心理-社会评估

了解患者对疾病的认识程度,有无因疾病而导致的焦虑、恐惧等不良情绪。评估患者家庭及社会的支持情况。

(四)辅助检查结果评估

1.ASO 测定

ASO 滴度高低与链球菌感染有关,滴度明显升高说明近期有链球菌感染,但早期用青霉素后,滴度可不高。

2.补体测定

血清补体的动态变化是急性链球菌感染后急性肾炎的重要特征,发病初期补体 C_3 明显下降,8 周内渐恢复正常。

(五)主要用药的评估

(1)利尿剂治疗时:尤其注意有无电解质紊乱,有无出现嗜睡、精神萎靡,呕吐、厌食、心音低钝、肌张力低或惊厥等症状。

(2)抗生素应用注意有无肾毒性。

(六)护理效果评估

(1)患者肉眼血尿消失,血压回复都正常,水肿减轻或消退。

(2)患者有效预防高血压脑病及严重循环充血,活动耐力增加。

(3)患者掌握预防本病的知识。

五、护理诊断

(1)体液过多:与肾小球滤过率下降导致水、钠潴留有关。

(2)有皮肤完整性受损的危险:与皮肤水肿有关。

六、护理措施

(一)休息与活动

(1)急性期患者应绝对卧床休息,症状比较明显者需卧床休息 4～6 周,待水肿消退、肉眼血尿消失、血压恢复正常后,方可逐步增加活动量。待病情稳定后可从事一些轻体力活动,但 1～2 年内应避免重体力活动和劳累。

(2)提供安静舒适的睡眠环境,有助于入睡。

(二)病情观察

观察水肿的部位、特点、程度及消长情况,定期测量胸围、腹围、体重的变化,有利于治疗效果评估及判断有无胸腔积液、腹水的出现等,或作为调整输入量和速度、饮水量及利尿剂用量的依据。记录 24 小时出入量,监测尿量变化,监测生命体征,尤其是血压。观察有无心力衰竭、高血压脑病的表现,密切监测实验室检查结果。

(三)饮食护理

急性期应严格限制钠的摄入,以减轻水肿和心脏负担;水肿重且尿少者,应控制入量。一般每天盐的摄入量应低于 3 g。病情好转,水肿消退,血压下降后,可由低盐饮食逐渐转为正常饮食。尿量明显减少者还应注意控制水和钾的摄入。另外,还应根据肾功能调节蛋白质的摄入量,维持 1 g/(kg·d),过多的蛋白摄入会加重肾脏负担,同时注意给予足够的热量和维生素。

(四)皮肤护理

水肿较重的患者要注意衣着柔软、宽松。长期卧床者,应嘱其经常变换体位,防止发生压疮;年老体弱者,可协助其翻身或用软垫支撑受压部位。水肿患者皮肤非常薄,易发生破损而感染,故需协助患者做好全身皮肤的清洁,清洗时避免过分用力而损伤皮肤。同时,密切观察皮肤有无红肿、破损和化脓等情况发生。

(五)预防感染

(1)注意保暖,不要着凉,尽量少去人多的地方,避免上呼吸道感染。

(2)做好会阴部护理,保持清洁,做好个人卫生,防止泌尿系统和皮肤感染。

(3)保持病房环境清洁,定时开门窗通风换气,定期进行空气、地面消毒,尽量减少病区的探访人次。

(六)用药护理

遵医嘱给予利尿剂,常用噻嗪类利尿剂,必要时可用髓袢利尿剂。应注意大剂量呋塞米可能引起听力及肾脏的严重损害,还要注意血钾的丢失。积极稳步地控制血压对于增加肾血流量,改善肾功能,预防心、脑合并症非常重要。常用噻嗪类利尿剂,必要时可用钙通道阻滞剂及其他降压药物联合应用。

(七)心理护理

限制儿童的活动可使其产生焦虑、烦躁、抑郁等心理反应,故对儿童及青少年患者,应使其充分理解急性期卧床休息及恢复期限制运动的重要性。在患者卧床休息期间,应尽量多关心、巡视患者,及时询问患者的需要并予以解决。多关心、鼓励患者,消除他们的心理负担。由于急性肾小球肾炎为自限性疾病,总的预后良好。及早诊治可防止严重并发症及持续高血压和(或)肾病综合征,避免造成肾功能的损害或进行性恶化。给予患者心理安慰、鼓励,帮助患者树立战胜疾病的信心。

（八）中医护理

（1）本病属中医水肿-阳水范畴，以外感风、寒、湿、热、疮毒等邪为主要病因。风邪内犯于肺，肺失通调，风遏水阻，泛溢肌肤而成肿；久居湿地，冒雨涉水，脾为湿困，失其运化，水湿不运，泛于肌肤而为水肿；湿热久郁，中焦脾胃不能升清降浊，三焦水道不通亦成水肿；疮疡痈毒由皮肤、肌肉内归于肺脾，水道不通，溢于肌肤成肿。中医学认为，本病的发生，是水肿病证出现水毒潴留的危重阶段。

（2）本病起病较急，多属实证。治疗予以疏风宣肺、健脾利水、解毒化湿，预后良好。

（3）配合中医食疗，利水消肿：鲤鱼 250 g，赤小豆 30 g，加水适量煮汤，或小白菜 500 g，薏米 60 g，煮粥，加入切好洗净的小白菜，煮 2～3 沸，待白菜熟透即成，不可久煮。以上汤粥少放盐或不放盐食用，每天 2 次。可连续服用至愈。

（4）用玉米须、冬瓜皮、鲜白茅根各 50 g，水煎代茶，每天 3～5 次。或鲜车前叶 30～60 g，葱白少许，粳米 50～100 g。将车前叶洗净，切碎，同葱白煮汁后去渣，然后加粳米煮粥。每天服 2～3 次，5～7 天为 1 个疗程。适用于阳水水肿尿少者。

七、健康教育

（一）预防上呼吸道感染

解释本病与感染的关系，加强个人卫生、注意保暖，预防呼吸道等各种感染。

（二）休息和活动

患病期间加强休息，病情稳定后可从事轻体力活动，痊愈后可参加体育活动，增强体质，1～2 年内应避免重体力活动和劳累。

（三）自我监测

指导患者自我监测血压，观察尿量、血尿、蛋白尿等，定时随访。

（四）预防感染

急性肾小球肾炎的发生常与呼吸道感染或皮肤感染有关，且感染还可增加疾病慢性化的发生率。注意休息和保暖，加强个人卫生，预防上呼吸道和皮肤感染。若患感冒、咽炎、扁桃体炎和皮肤感染等，应及时就医。

（五）急需就诊的指标

嘱患者如果出现下列任何一种情况，请速到医院就诊。

（1）尿量减少、血尿。

（2）面部、下肢水肿。

（3）感冒、发热。

（张　璐）

第二节　急进性肾小球肾炎

急进性肾小球肾炎（rapidly progressive glomerulonephritis，RPGN）是一组病情发展急骤，由血尿、蛋白尿迅速发展为少尿或无尿直至急性肾衰竭的急性肾炎综合征。急进性肾小球肾炎包括原发性急进性肾小球肾炎、继发于全身性疾病的急进性肾小球肾炎和在原发性肾小球基础上形成广泛新月体。

临床表现为急性肾炎综合征、肾功能急剧恶化、早期出现少尿或无尿的肾小球疾病,病理表现为新月体性肾小球肾炎。此病进展快速,若无有效治疗患者将于几周至几个月(一般不超过半年)进入终末期肾衰竭。急进性肾小球肾炎每年的发病率仅在7%以下,在我国绝大多数(91.7%)为Ⅱ型,Ⅱ型以儿童多见。Ⅰ型虽较少见,但有逐渐增多趋势,常发生于青年男性和老年女性。Ⅲ型多见于成年人,特别是老年人。

一、临床表现

急进性肾小球肾炎为一少见疾病,约占肾活检病例2%。好发年龄有青年及中老年两个高峰,如儿童发生RPGN,多为链球菌感染后肾炎。患者发病前常有上呼吸道感染症状,部分患者有有机溶剂接触史、心肌梗死或肿瘤病史。急进性肾小球肾炎好发于春、夏两季,多数病例发病隐袭,起病急骤,临床表现为急进型肾炎综合征,部分患者呈肾病综合征的表现,如水肿、少尿、血尿、无尿、蛋白尿、高血压等,并迅速进展为尿毒症;发展速度最快数小时,一般数周至数月。患者全身症状严重,如疲乏无力、精神萎靡、体重下降,可伴发热、腹痛、皮疹等。继发于其他全身疾病如系统性红斑狼疮等,可有其原发病的表现。

(1)尿改变:患者尿量显著减少,出现少尿或无尿,部分患者可出现肉眼血尿,常见红细胞管型及少量或中等量蛋白,尿中白细胞也常增多。

(2)严重贫血。

(3)水肿:半数以上病例有水肿,以颜面和双下肢为主,肾病综合征患者可出现重度水肿。

(4)高血压:部分患者可出现高血压,短期内可出现心、脑并发症。

(5)肾功能损害:以持续性、进行性肾功能损害为特点,血肌酐、尿素氮进行性增高,Ccr显著下降,肾小管功能也出现障碍,最终发展为尿毒症。

(6)全身症状:可有疲乏、无力、精神萎靡、体重下降、发热等表现,随着肾功能的恶化,患者可出现恶心、呕吐,甚至上消化道出血、心力衰竭、肺水肿和严重的酸碱失衡及电解质紊乱,感染也是常见的合并症。

二、辅助检查

(一)尿液检查

尿蛋白程度不一,可从少量到肾病综合征的大量蛋白尿。可有肉眼或镜下血尿,常见细胞管型。尿中白细胞也常增多。尿蛋白电泳呈非选择性,尿纤维蛋白原降解产物(FDP)呈阳性。

(二)血液检查

急进性肾小球肾炎患者常出现严重贫血,有时伴白细胞及血小板增高,如与C反应蛋白(CRP)同时存在,则提示急性炎症。血肌酐、尿素氮持续上升,Ccr呈进行性下降。Ⅰ型患者血清抗肾小球基底膜抗体阳性;Ⅱ型血循环复合物及冷球蛋白呈阳性,血补体C_3降低;Ⅲ型由肾微血管炎引起者,血清ANCA呈阳性。

(三)肾脏B超检查

急性期B超显示双肾增大或大小正常,但皮质与髓质交界不清。晚期双肾体积缩小,肾实质纤维化。

(四)肾穿活检

凡怀疑急进性肾小球肾炎者应尽早行肾活检。

三、治疗

急进性肾小球肾炎为肾内科急重症疾病,应分秒必争,尽早开始正规治疗。

(一)强化治疗

1.甲泼尼龙冲击治疗

每次 0.5～1 g 静脉滴注,每次滴注时间需超过 1 小时,每天或隔天 1 次,3 次为 1 个疗程,间歇 3～7 天后可行下 1 个疗程,共 1～3 个疗程。此治疗适用于 Ⅱ、Ⅲ 型急进性肾炎,对抗肾小球基底膜(GBM)抗体致病的 Ⅰ 型急进性肾炎效果差。

2.强化血浆置换治疗

用离心或膜分离技术分离并弃去患者血浆,用正常人血浆或血浆制品(如清蛋白)置换患者血浆,每天或隔天 1 次,直至患者血清致病抗体(抗 GBM 抗体及 ANCA)消失,患者病情好转,一般需置换 10 次以上。适用于各型急进性肾炎,但是主要用于 Ⅰ 型及 Ⅲ 型伴有咯血的患者。

3.双重血浆置换治疗

分离出的患者血浆不弃去,再用血浆成分分离器作进一步分离,将最终分离出的分子量较大的蛋白(包括抗体及免疫复合物)弃去,而将富含清蛋白的血浆与自体血细胞混合回输。

4.免疫吸附治疗

分离出的患者血浆不弃去,而用免疫层析吸附柱(如蛋白 A 吸附柱)将其中致病抗体及免疫复合物清除,再将血浆与自体血细胞混合回输。双重血浆置换与免疫吸附治疗均能达到血浆置换的相同目的(清除致病抗体及免疫复合物),却避免了利用他人大量血浆的弊端。这两个疗法同样适用于各型急进性肾炎,但也主要用于 Ⅰ 型及 Ⅲ 型伴有咯血的患者。在进行上述强化免疫抑制治疗时,尤应注意感染的防治,还应注意患者病房消毒及口腔清洁卫生(如用复方氯己定漱口液及 5%碳酸氢钠漱口液交替漱口,预防细菌及真菌感染)。

(二)基础治疗

用常规剂量糖皮质激素(常用泼尼松或泼尼松龙)配伍细胞毒性药物(常用环磷酰胺)作为急进性肾炎的基础治疗,任何强化治疗都应在此基础上进行。

(三)对症治疗

降血压、利尿治疗。但是利尿剂对重症病例疗效甚差,此时可用透析超滤来清除体内水分。

(四)透析治疗

利用透析治疗清除体内蓄积的尿毒症毒素,纠正机体水、电解质及酸碱紊乱,以维持生命,赢得治疗时间。

四、护理评估

护理评估同急性肾炎,但要注意了解起病的时间及病情发展的速度。在用药的评估方面,要注意了解糖皮质激素及细胞毒药物的用药方法是否正确,有无发生不良反应等。

(1)患者尿量增加,水肿减轻或消退,血压恢复正常。

(2)患者有效预防急性肾衰竭的发生,活动耐力增加。

(3)患者掌握预防本病的知识。

五、护理诊断

（1）潜在并发症：急性肾衰竭。

（2）体液过多：与肾小球滤过率下降、大剂量激素治疗导致水、钠潴留有关。

（3）有感染的危险：与激素、细胞毒药物的应用和血浆置换、大量蛋白尿致机体抵抗力下降有关。

（4）恐惧：与急进性肾小球肾炎进展快、预后差有关。

（5）知识缺乏：缺乏疾病相关知识。

六、护理措施

(一)休息

急性期要绝对卧床休息，时间较急性肾小球肾炎更长，避免劳累。

(二)病情观察

（1）监测患者的神志、生命体征，特别是心律、心率的变化。

（2）监测肾小球滤过率、Ccr、血尿素氮（BUN）、血肌酐（Scr）水平。若 Ccr 快速下降，BUN、Scr 进行性升高，提示有急性肾衰竭发生，应协助医师及时处理。

（3）监测血电解质及 pH 的变化，特别是血钾情况，避免高血钾可能导致的心律失常，甚至心脏骤停。

（4）记录 24 小时尿量，定期检测尿常规、肾功能，注意水肿的消长情况。

（5）密切观察是否出现各种感染的征象，如体温升高、咳嗽咳痰、白细胞计数增高等，应予及时处理。

（6）观察有无恶心、呕吐、呼吸困难（如端坐呼吸）等症状的发生，及时进行护理干预。

(三)治疗配合

（1）水肿较严重的患者应着宽松、柔软的棉质衣裤、鞋袜。协助患者做好全身皮肤、黏膜的清洁，指导患者注意保护好水肿的皮肤，如清洗时注意水温适当、勿过分用力；平时避免擦伤、撞伤、跌伤、烫伤。阴囊等部位严重的皮肤水肿可用中药芒硝粉袋或硫酸镁溶液敷于局部。水肿部位皮肤破溃应用无菌敷料覆盖，必要时可使用稀释成 1∶5 的碘伏溶液局部湿敷，以预防或治疗破溃处感染，促进创面愈合。

（2）注射时严格无菌操作，采用 5～6 号针头，保证药物准确及时的输注，注射完拔针后，应延长用无菌干棉球按压穿刺部位的时间，减少药液渗出。

(四)预防和控制感染

严格执行各项无菌技术操作；定时消毒病室环境；控制探视人员；注意个人卫生，避免受凉、感冒。

(五)用药护理

（1）按医嘱严格用药，动态观察药物使用过程中疗效与不良反应。

（2）使用激素者应注意激素需饭后口服，以减少对胃黏膜的刺激；长期用药者要补充维生素 D 和钙剂，预防骨质疏松；大量冲击治疗时，应对患者实行保护性隔离，防止感染；告知患者不能擅自减量或停药，以免引起反跳现象。

（3）细胞毒类药物环磷酰胺使用时，嘱患者多饮水，以促进药物从尿中排出，并观察其不良反应,有无恶心、呕吐及血尿。

(4)利尿剂治疗时尤其注意有无电解质紊乱,有无出现嗜睡、精神萎靡,呕吐、厌食、心音低钝、肌张力低或惊厥等症状。

(5)治疗后需认真评估有无甲泼尼龙冲击治疗常见的不良反应发生,如继发感染,水、钠潴留,精神异常、可逆性记忆障碍,面红、高血糖、消化道出血或穿孔、严重高血压、充血性心力衰竭等。

(6)实施保护性隔离,预防继发感染。

(六)心理护理

由于病情重,疾病进展快,患者可能出现恐惧、焦虑、烦躁、抑郁等心理。护士应充分理解患者的感受和心理压力,通过教育使患者及家属配合治疗。护士尽量多关心、巡视患者,及时满足患者的合理需要。护士应鼓励患者说出对患病的担忧,给其讲解疾病过程、合理饮食和治疗方案,以消除疑虑,提高治疗信心。及早预防和发现问题并给予心理疏导。

七、健康教育

(1)疾病预防指导:积极预防和控制感染,从病因与治疗方法上对患者进行健康教育,告知患者本病发病常与呼吸道感染有关,应加强个人卫生、注意保暖等预防各种感染,增强患者预防感染的意识。

(2)休息和活动:患病期间加强休息,卧床休息时间应较急性肾小球肾炎更长。病情稳定后可从事轻体力活动,痊愈后可参加体育活动,增强体质,1~2年内应避免重体力活动和劳累。

(3)用药指导:告知严格遵守诊疗计划的重要性,指导患者对激素和细胞毒药物不良反应的观察,不可擅自更改用药和停止治疗,避免使用肾毒性药物。

(4)自我监测:指导患者如何监测病情变化,告知病情好转后仍需较长时间的随访。

(张　璐)

第三节　慢性肾小球肾炎

慢性肾小球肾炎(CGN)简称慢性肾炎,是由多种病因引起、呈现多种病理类型的一组慢性进行性肾小球疾病。患者常呈现不同程度的水肿、高血压、蛋白尿及血尿,肾功能常逐渐恶化直至终末期肾衰竭。慢性肾小球肾炎可发生于任何年龄,但以青、中年为主,男性多见。

一、临床表现

慢性肾炎为起病缓慢、病程迁延、临床表现多样、多种病因引起的一组原发性肾小球疾病,不同病理改变有其相应的临床表现。早期患者可有乏力、疲倦、腰部酸痛、食欲差;有的可无明显症状。

(一)基本临床表现

1.蛋白尿

大多数慢性肾炎患者有持续性蛋白尿,尿蛋白量常在 1~3 g/24 h。有的也可表现为大量蛋白尿,出现肾病综合征的表现。

2.血尿

大多数慢性肾炎患者尿沉渣可见不同程度的肾小球源性血尿,常伴有管型。

3.高血压

大多数慢性肾炎患者多表现为中度以上的血压增高,呈持续性。

4.水肿

大多数慢性肾炎患者多发生在眼睑、面部或下肢踝部。

(二)慢性肾衰竭临床表现

随着病情的发展可逐渐出现夜尿增多、肾功能减退,最后发展为慢性肾衰竭而出现相应的临床表现。

1.早期表现

慢性肾炎早期常表现为无症状性蛋白尿和(或)血尿,有时伴管型,也可伴乏力、腰酸、食欲差和间断轻微水肿等。肾小球和(或)肾小管功能正常或轻度受损。

2.急性发作表现

慢性肾炎病程中可因呼吸道感染等原因诱发急性发作,表现为感染后 2～5 天内病情急剧恶化,出现大量蛋白尿和血尿,甚至肉眼血尿,管型增多,水肿、高血压和肾功能损害均加重。适当处理可使病情恢复至原有水平,但部分患者由此进入尿毒症阶段。

二、辅助检查

(一)尿液检查

多数尿蛋白(＋)～(＋＋＋),尿蛋白定量为 1～3 g/24 h。镜下可见多型红细胞,可有红细胞管型。

(二)血液检查

早期血常规检查多正常或轻度贫血,晚期红细胞计数和血红蛋白计数明显下降。晚期血肌酐和血尿素氮增高,Ccr 明显下降。

(三)肾 B 超检查

晚期双肾缩小,肾皮质变薄。

三、治疗

慢性肾炎的治疗重点应放在保护残存肾功能,延缓肾损害进展上。

(一)一般治疗

1.饮食

低盐(每天食盐＜3 g);出现肾功能不全时应限制蛋白质摄入量。

2.休息

肾功能正常的轻症患者可适当参加工作,重症及肾功能不全患者应休息。

(二)对症治疗

1.利尿

轻者合用噻嗪类利尿剂及保钾利尿剂,重者用袢利尿剂。

2.降血压

应将血压严格控制至 17.3/10.7 kPa（130/80 mmHg），能耐受者还能更低，这对尿蛋白＞1 g/d者尤为重要。但是，对于老年患者或合并慢性脑卒中的患者，应该个体化地制订降压目标，常只宜降至 18.7/12.0 kPa（140/90 mmHg）。慢性肾炎高血压于治疗之初就常用降压药物联合治疗，往往选用血管紧张素转化酶抑制剂或血管紧张素 AT_1 受体阻滞剂，与二氢吡啶、钙通道阻滞剂和（或）利尿药联合治疗，无效时再联合其他降压药物。血清肌酐＞265 μmol/L（3 mg/dL）不是禁用血管紧张素转化酶抑制剂或血管紧张素 AT_1 受体阻滞剂的指征，但是必须注意警惕高钾血症发生。

3.延缓肾损害进展的措施

严格控制高血压就是延缓肾损害进展的重要措施，除此而外，还可采用如下治疗。

（1）血管紧张素转化酶抑制剂（ACEI）或血管紧张素 AT_1 受体阻滞剂（ARB）：无高血压时亦可服用，能减少尿蛋白及延缓肾损害进展，宜长期服药。

（2）调血脂药物：以血浆胆固醇增高为主者，应服用羟甲基戊二酰辅酶 A 还原酶抑制剂（他汀类药）；以血清甘油三酯增高为主者，应服用纤维酸类衍生物（贝特类药）治疗。

（3）抗血小板药物：常口服双嘧达莫 300 mg/d，或服阿司匹林 100 mg/d。若无不良反应此两类药可长期服用，但是肾功能不全、血小板功能受损时要慎用。

（4）降低血尿酸药物：肾功能不全致肾小球滤过率＜30 mL/min 时，增加尿酸排泄的药物已不宜使用，只能应用抑制尿酸合成药物（如别嘌呤醇及非布司他），并需根据肾功能情况酌情调节用药剂量。除上述药物治疗外，避免一切可能加重肾损害的因素也极为重要，例如不用肾毒性药物（包括西药及中药）、预防感染（一旦发生，应及时选用无肾毒性的抗感染药物治疗）、避免劳累及妊娠等。

4.糖皮质激素及细胞毒性药物

一般不用糖皮质激素及细胞毒性药物，至于尿蛋白较多、肾脏病理显示活动病变（如肾小球细胞增生、小细胞新月体形成及肾间质炎症细胞浸润等）的患者，是否可以酌情考虑应用，需要个体化地慎重决定。慢性肾炎如已进展至慢性肾功能不全，则应按慢性肾功能不全非透析疗法处理；如已进入终末期肾衰竭，则应进行肾脏替代治疗（透析或肾移植）。

四、护理评估

（一）一般评估

1.生命体征（T、P、R、Bp）

大部分患者可有不同程度的高血压。

2.患者主诉

有无尿量减少、泡沫尿、血尿；水肿的发生时间、部位、特点、程度、消长情况；血压是否升高，有无头晕头痛；有无气促、胸闷、腹胀等腹腔、胸腔、心包积液的表现；有无发热、咳嗽、皮肤感染、尿路刺激征等。

3.相关记录

身高、体重、饮食、睡眠及排便情况等。

(二)身体评估

1.视诊

面部颜色(贫血);有无水肿(肾炎性水肿多从颜面部开始,肾病性水肿多从下肢开始);皮肤黏膜有无破损;腹部有无膨隆或蛙状腹。

2.触诊

(1)测量腹围:观察有无腹水征象。

(2)颜面、下肢水肿的情况:根据每天水肿的部位记录情况与患者尿量情况作动态的综合分析,判断水肿是否减轻,治疗是否有效。

3.叩诊

肾区有无叩击痛;腹部有无移动性杂音;肺下界移动范围有无变小;心界有无扩大。

4.听诊

两肺有无湿啰音和哮鸣音。

(三)心理-社会评估

了解患者的心理反应状况及社会支持情况,如医疗费用来源是否充足、家庭成员的关心程度等。

(四)辅助检查结果评估

1.尿液检查

有无血尿、蛋白尿,各种管型尿。

2.血液检查

注意有无红细胞和血红蛋白的异常;Scr 和 BUN 升高和 Ccr 下降的程度。

3.B 超检查

双侧肾脏是否为对称性缩小、皮质变薄。

4.肾活组织检查

可根据肾小球病变的病理类型,了解治疗效果及预后。

(五)主要用药的评估

1.利尿剂

尤其注意有无电解质紊乱,有无出现嗜睡、精神萎靡,呕吐、厌食、心音低钝、肌张力低或惊厥等症状。

2.降压药

理想的血压控制水平视蛋白尿程度而定,尿蛋白>1 g/d 者,血压最好控制在 16.7/10.0 kPa(125/75 mmHg)以下;尿蛋白<1 g/d 者,血压最好控制在 17.3/10.7 kPa(130/80 mmHg)以下。

3.血小板解聚药

注意有无皮肤黏膜出血情况、血尿等出血征象。

(六)护理效果评估

(1)患者血压控制在良好状态。

(2)患者水肿减轻或消退。

(3)患者皮肤无损伤或感染。

(4)患者认识到饮食治疗的重要性,遵守饮食计划。

五、护理诊断

(1)体液过多:与肾小球滤过功能下降致水、钠潴留有关。

(2)焦虑:与疾病反复发作、预后不良有关。

(3)营养失调,低于机体需要量:与限制蛋白饮食、患者食欲缺乏、低蛋白血症有关。

(4)潜在并发症:慢性肾衰竭。

(5)知识缺乏:缺乏慢性肾小球肾炎相关知识。

六、护理措施

(一)一般护理

1.休息与活动

嘱咐患者加强休息,以延缓肾功能减退。

2.饮食护理

予优质低蛋白、低磷、高热量饮食,每天蛋白质入量控制在 $0.6\sim0.8$ g/kg,其中 60% 以上为动物蛋白质;少尿者应限制水的摄入,每天入量约为前 1 天 24 小时的尿量加上 500 mL;明显水肿、高血压者予低盐饮食。

3.皮肤护理

水肿较重的患者要注意衣着柔软、宽松。长期卧床者,应嘱其经常变换体位,防止发生压疮;年老体弱者,可协助其翻身或用软垫支撑受压部位。水肿患者皮肤非常薄,易发生破损而感染,故需协助患者做好全身皮肤的清洁,清洗时避免过分用力而损伤皮肤。同时,密切观察皮肤有无红肿、破损化脓等情况发生。

4.预防感染

注意保暖,不要着凉,尽量少去人多的地方,避免上呼吸道感染。注意个人卫生,做好会阴部护理,保持清洁,防止泌尿系统和皮肤感染。保持病房环境清洁,定时开门窗通风换气,定期进行空气地面消毒,尽量减少病区的探访人次。

5.病情观察

监测患者营养状况,包括观察并记录进食情况,如每天摄取的食物总量、品种,评估膳食中营养成分结构是否合适,总热量是否足够,观察口唇、指甲和皮肤色泽有无苍白;定期监测体重和上臂肌围,有无体重减轻、上臂环围缩小;检测血红蛋白浓度和血清蛋白浓度是否降低,应注意体重指标不适合水肿患者的营养评估。慢性患者的水肿一般不重,但少数患者可出现肾病综合征的表现,注意观察患者的尿量,水肿程度有无加重,或有无胸腔、腹水。密切观察血压的变化,血压突然升高或持续高血压可加重肾功能的恶化。监测肾功能,如 Ccr、血肌酐。监测血尿素氮,定期检查尿常规,监测水、电解质、酸碱平衡有无异常。

6.治疗配合

(1)饮食治疗:慢性肾炎患者肾功能减退时应予以优质蛋白饮食,$0.6\sim0.8$ g/(kg·d),每天限制在 $30\sim40$ g,其中 50% 以上为优质蛋白,以减轻肾小球毛细血管高灌注、高压力和高滤过状态。低蛋白饮食时,应适当增加糖类的摄入,以满足机体生理代谢所需要的热量,避免因热量供给不足加重负氮平衡。控制磷的摄入,同时注意补充多种维生素及锌元素,因为锌有刺激食欲的作用。有明显水肿和高血压时需低盐饮食。

（2）积极控制高血压：近来通过研究结果证实，ACEI 作为一线降压药物与钙通道阻滞剂等药物联合应用治疗高血压，对延缓肾功能恶化也有肯定的疗效。ACEI 和 ARB 两类降压药物可以降低尿蛋白，β 受体阻滞剂对肾素依赖性高血压有较好疗效，对防治心血管并发症也有较好疗效。

（二）用药护理

1.利尿药

观察利尿效果，防止低钠、低钾血症及血容量减少等不良反应的发生。

2.降压药

使长期服用降压药者充分认识降压治疗对保护肾功能的作用，嘱其勿擅自改变药物剂量或停药，以确保满意的疗效。卡托普利对肾功能不全者易引起高钾血症，应定时查血压，降压不宜过快或过低，以免影响肾灌注。

3.激素或免疫抑制剂

慢性肾炎伴肾病综合征者常见，应观察药物可能出现的不良反应。

4.抗血小板聚集药

观察有无出血倾向，监测出血、凝血时间等。

（三）心理护理

由于多数患者病程较长，肾功能逐渐恶化，预后差，心理护理就显得尤为重要，特别是对于那些由于疾病而影响了正常工作、学习和生活的患者。

1.一般性的心理支持

心理支持主要通过支持、解释、疏导、鼓励等方法建立良好的社会支持体系，帮助患者树立生活和治疗的信心，保持乐观的心态。

2.放松疗法

放松疗法可结合音乐疗法放松精神、稳定情绪，还可辅助性地起到降血压、增加外周血流量、改善微循环的作用。

3.集体心理治疗

集体心理治疗可将患者集中到一起进行疾病的讲解，鼓励患者之间的探讨，自我病情的介绍和分析，通过交流起到互相鼓励、宣泄不良情绪的作用。

（四）中医护理

（1）本病主要属于中医水肿-阴水的范畴。其发生不外乎外感风、寒、湿、热、疮毒之邪，内伤于情志失调、饮食不当或劳欲体虚。内外因相合而致肺、脾、肾三脏功能失调，三焦气化不利，水液代谢失常而成肿。

（2）本病起病缓慢，病程较长，以虚证为多。治疗当温补脾肾，通阳利水或滋养肝肾，养阴利尿。体虚至极，当补益精髓。病急之时当急则治标。

（3）中药汤剂宜温服。恶心呕吐者，宜少量多次进服。服药前滴少量生姜汁于舌面上，对防止呕吐有效。

（4）中药灌肠者需注意药液的温度适中，注入的速度要慢，肛管插入的深度要适当，一般以 30 cm 为宜。这样才能保证药液的充分吸收，提高疗效。

（5）中医食疗：①生姜大枣黑芝麻粥——鲜生姜 12 g，大枣 6 枚，粳米 90 g。生姜洗净后切碎，用大枣、黑芝麻、粳米煮粥。每天 2 次早晚服，可常年服用。适用于体虚水肿者。②山药鲫鱼粥——干山药 60 g 或鲜山药 120 g，鲫鱼 2 条，粳米 60 g。山药洗净切成片，鲫鱼去除内脏洗净，与粳米共同煮成粥，每天 2 次，早晚餐服用，可常服用，宜温补脾肾，通阳利水。③柿叶糖——鲜柿叶 1 000 g。将鲜柿叶洗净切碎，加水浓煎，去渣取汁，小火浓缩至黏稠。加白糖吸干药汁，晒干压碎，装瓶配用。每天 3 次，每次冲服 15 g，适用于肝肾阴虚，腰酸腿软，入睡盗汗，水肿尿少者。

（6）长期慢性肾炎的患者可有贫血，补充维生素 C 能增加铁的吸收，所以应食用西红柿、绿叶蔬菜、新鲜大枣、西瓜、萝卜、黄瓜、柑橘、猕猴桃和天然果汁等食品。也可常选食动物肾脏、紫河车、蛋类、乳品类、核桃仁、赤小豆、鲤鱼、乌鱼等补肾利尿。

（7）配合艾灸脾俞、肾俞、三阴交、命门、阳陵泉、委中等穴，以温肾行水。

七、健康教育

(一)休息与饮食

制订个体化的活动计划，嘱患者加强休息，避免剧烈运动和过重的体力劳动，以延缓肾功能减退。适当活动，增强抵抗力，预防各种感染。

解释优质低蛋白、低磷、低盐、高热量饮食的重要性，指导患者根据病情选择合适的食物和量。

(二)避免加重肾损害的因素

注意休息和保暖，加强个人卫生，预防各种感染。若患感冒、咽炎、扁桃体炎和皮肤感染等，应及时就医。避免使用对肾功能有害的药物，如氨基糖苷类抗生素、抗真菌药等。

(三)定期门诊随访

慢性肾炎病程长，需定期随访疾病的进展。若病情出现变化，如出现水肿或水肿加重、血压增高、血尿等，应及时就医。

(四)用药指导

按医嘱用药，避免使用肾毒性药物。

(五)病情监测

指导患者或家属学会自我监测血压及观察水肿程度和尿液的变化，定时复诊。

(六)就诊的指标

告诉患者如果出现下列任何一种情况，请速到医院就诊。

（1）恶心、呕吐；头痛、头晕。

（2）面部、腹部、下肢肿胀。

（3）血尿、大量泡沫尿。

（张　璐）

第四节　隐匿性肾小球肾炎

隐匿性肾小球肾炎（LCN）又称无症状性血尿和（或）蛋白尿，一般指在体检或偶然情况下尿常规检查发现异常，患者无水肿、高血压及肾功能损害的一组肾小球疾病。临床表现为无症状性血尿或无症状性蛋白尿,或两者均有,但以其中一种表现更为突出。它是一组病因、发病机制及病理类型不尽相同、临床表现类似、预后各异的原发性肾小球疾病。

一、临床表现

(一)无症状性血尿

大部分无症状性血尿患者为青年人,无临床症状和体征,多于体检时发现肾小球源性血尿,呈持续性或反复发作性,部分患者于剧烈运动,感染,发热等情况时出现一过性肉眼血尿。此型以持续性镜下血尿和(或)反复发作性肉眼血尿为共同临床表现,此型患者无水肿、高血压、蛋白尿及肾功能损害。

(二)无症状性蛋白尿

无症状性蛋白尿多发生于青年人,蛋白尿呈持续性,偶有波动。尿蛋白定量通常在 1.0 g/24 h 以下,以清蛋白为主。尿沉渣检查正常,无水肿,高血压及肾功能损害。无症状性蛋白尿患者预后不一,部分预后良好。

(三)无症状性血尿和蛋白尿

无症状性血尿和蛋白尿多见于青年男性。临床上同时存在血尿和蛋白尿,尿蛋白定量通常在 1.0～2.0 g/24 h,无高血压、水肿和肾功能损害表现。由于无明显临床症状及体征,容易被患者和医师忽略致漏诊。

二、辅助检查

(一)尿液检查

尿常规化验或存在轻度蛋白尿,或镜下血尿,或两者兼有。相差显微镜尿红细胞形态学检查及尿红细胞容积分布曲线检查提示为肾小球源性血尿。

(二)血常规检查

血常规检查一般无异常发现。

(三)血生化检查

肝功能、肾功能检查正常;血抗链"O"、类风湿因子、抗核抗体、冷球蛋白阴性、补体正常。

(四)肾功能检查

肾功能检查包括肾小球滤过功能和肾小管功能评估在正常范围。肾小球滤过率、Ccr正常,酚红排泄试验、尿浓缩稀释功能及酸化功能均在正常范围。

(五)影像学检查

超声影像学检查早期可见双肾正常,肾皮质或肾内结构正常。核素显像、膀胱镜检查及静脉肾盂造影均可无异常发现。

(六)肾活检病理

肾活检病理对于隐匿性肾小球肾炎患者、肾活检可帮助进一步明确诊断。对于肾穿刺活检的指征,目前意见不一致,部分学者认为蛋白尿明显,特别是尿蛋白定量＞1.0 g/24 h 应考虑进行肾穿刺活检,明确病理类型;随访过程中如发现尿蛋白增加,和(或)出现血尿、蛋白尿,和(或)出现水肿、高血压、肾功能损害等肾病表现,也应及时行肾活检以帮助明确病理类型及病变程度,制订相应治疗措施。

三、治疗

(一)一般治疗

急性起病后应卧床休息,直至肉眼血尿消失,水肿消退,血压恢复正常,血肌酐恢复正常后,方可轻微活动,但要密切随诊,若病情变化,仍需继续卧床休息。饮食应注意给予适当蛋白,1 g/(kg·d),限制过于严格或增加摄入均不利于肾脏的恢复。有水肿及高血压者应注意给予低盐(2~3 g/d)甚至无盐饮食;对于水肿且尿少者,应严格限制水的摄入。部分患者还需低钾饮食。另外应摄入富含维生素的饮食。

(二)病因治疗

治疗感染灶对急性肾炎病情及预后的影响至今尚无定论。目前多主张存在明显的感染灶,细菌培养阳性时,积极使用抗生素,多选用青霉素类或其他敏感药物,疗程2周左右。对扁桃体病灶明显,病情迁延2个月以上,病情反复者,可考虑扁桃体摘除。但其对急性肾炎的病程影响亦无定论。

(三)对症治疗

1.利尿

经限制水、盐摄入后,仍水肿严重甚至因水、钠潴留导致心力衰竭者,应使用利尿剂。可选用噻嗪类利尿药,但对于肾小球滤过率＜25 mL/min时,应选用袢利尿剂,如呋塞米、丁脲胺。其中呋塞米的剂量可用至400~1 000 mg/d,一般不超过400 mg/d,大剂量使用时应注意其耳毒性和肾损害。还可使用小剂量的多巴胺以解除血管痉挛而利尿。避免使用汞利尿剂、渗透性利尿剂和保钾利尿剂。

2.降压

积极而适当的降压有利于增加肾血流量,改善肾功能,减少心脑血管病合并症的发生。利尿剂的使用可降低容量负荷,从而降低血压,还可选用钙通道阻滞剂,如氨氯地平,α受体阻滞剂如哌唑嗪,一般不需使用转换酶抑制剂,必要时可静脉滴注酚妥拉明或硝普钠,可快速降压,防治高血压脑病的发生。

3.降血钾

首先应控制高钾饮食的摄入,使用排钾利尿药如呋塞米,纠正酸中毒静脉滴注碳酸氢钠,给予葡萄糖加胰岛素,口服离子交换树脂,若上述措施均无效时,应紧急血液透析或腹膜透析。

4.控制心力衰竭

因急性肾炎发生主要是容量负荷增加,故利尿降压是首选措施。可静脉滴注硝普钠或酚妥拉明。必要时行血液滤过。

四、护理诊断

(1)有感染的危险:与疾病所致机体免疫力下降有关。

(2)知识缺乏:缺乏疾病保健的相关知识。

(3)潜在并发症:肾功能不全。

五、护理措施

（一）一般护理

1.休息与活动

轻度患者可适当参加体育锻炼；对水肿明显，血压较高患者或肾功能不全的患者，强调应卧床休息，按病情给予相应的护理级别。

2.病情观察

注意观察尿量、颜色、性状变化。有明显异常及时报告医师，每周至少化验尿常规和比重一次。注意观察患者的血压、水肿、尿量、尿检结果及肾功能变化，如有少尿、水肿、高血压，应及时报告主管医师给予相应的处理。

3.预防感染

慢性肾炎容易发生各种感染，尤其发生在用糖皮质激素或细胞毒性药物治疗期间，注意病室内空气新鲜，定期消毒，预防呼吸道感染，发现发热、腰痛的患者及时报告主管医师，及时预防肾功能恶化。

4.按不同时间送检尿液标本

采用不同的方式留取尿标本，如晨尿、清洁中段尿、1小时尿、3小时尿、12小时尿或24小时尿等，并应按送检要求进行相应的处理。应将留尿方法和注意事项告知患者，及时送检。

5.饮食护理

（1）提供优质高蛋白饮食，如牛奶、鸡蛋、鱼类，肾功能不全时要控制植物蛋白的摄入。在平时膳食时要保证食物中碳水化合物的摄入，以提供足够的热量，减少自体蛋白质的分解。

（2）限制钠的摄入，每天膳食中钠应低于3 g，少尿时应控制钾的摄入，保证全面营养。

（二）用药护理

预防控制感染，上呼吸道感染、泌尿道感染往往是引起肾小球疾病的重要诱因，反复的感染可致肾脏的损伤，引起肾功能改变，所以要积极预防，及时控制。积极治疗高血压，过高的血压可破坏肾脏调节血压的功能，加重肾小球内压力，造成肾脏损害，积极治疗原发病，控制系统性红斑狼疮，类风湿性关节炎，皮肌炎等风湿类疾病以及糖尿病等，中西医结合治疗原发病疗效可靠。保护肾功能，避免各种肾损伤的因素，特别避免使用肾毒性药物。

（三）心理护理

（1）护士应该向患者讲述疾病知识，组织病友交流养病体会，对顾虑较大的患者，多安慰鼓励，给予心理上的支持，增强患者战胜疾病的信心。

（2）对不太重视疾病的患者，应该耐心说明急进性肾小球肾炎的危害，使之主动配合治疗疾病，做好自我护理，并做好患者家属的思想工作。

（3）经常巡视病房，了解患者的需要，及时帮助患者解决实际问题，建立良好的医患关系，使患者有焦虑情绪时，愿意向护士倾诉。

（4）指导患者掌握放松技巧，如听轻音乐、练气功、缓慢深呼吸，以转移注意力，减轻焦虑。

（5）指导患者有规律的生活，保证睡眠质量，勿劳累；向患者提供有关肾病的保健书籍，让患者了解疾病治疗过程及转归。

（6）避免使用对肾有损害的药物，告诉患者不要随意服用偏方、秘方，因近几年发现有很多中成药和中草药对肾有一定的毒性，如服用中药务必到正规的肾病专科去治疗，以防止损害肾功能。

六、健康教育

(1)告知患者应注意保持乐观心态,减轻思想压力。

(2)嘱患者注意保护肾功能,避免肾损害因素;如感染、劳累、肾毒性药物等。对反复发作的慢性扁桃体炎,急性期过后及时摘除。

(3)嘱患者定期检测尿常规,3~6个月检测1次。

(张　璐)

第五节　急性间质性肾炎

急性间质性肾炎(AIN)又称急性肾小管间质性肾炎,是一组临床出现急性肾损害、病理以肾间质炎细胞浸润及水肿为主要表现的肾脏病。根据病因可分为药物相关性急性间质性肾炎、感染相关性急性间质性肾炎及自身免疫性急性间质性肾炎。

一、临床表现

(一)药物相关性急性间质性肾炎

药物相关性急性间质性肾炎主要表现为突发的肾小球滤过率下降,血清尿素氮、肌酐进行性增高,可伴有恶心、呕吐、消瘦、疲乏无力、发热、皮疹、关节痛等症状。伴或不伴有少尿,血压多正常。发热、皮疹、嗜酸性粒细胞增多称为三联征。

(二)感染相关性急性间质性肾炎

感染相关性急性间质性肾炎有原发病的临床表现,如发热、寒战、血白细胞增多等感染中毒症状或午后低热、盗汗、食欲差等结核中毒症状以及感染部位的症状。如果是肾脏局部感染,则有腰背痛和肾区叩痛。其他症状同上。

(三)自身免疫性急性间质性肾炎

自身免疫性急性间质性肾炎主要是原发病的表现,原发病的表现随着病种的不同而各异,肾脏病变也不同,因此临床表现差异大,但是多有间质性肾炎的临床表现。

二、辅助检查

(一)尿液检查

一般为少量蛋白尿、无菌性白细胞尿、嗜酸性粒细胞尿(>5%)、肾性糖尿、低渗尿。

(二)血液检查

肌酐和尿素氮增高,高钾、高氯等电解质紊乱,代谢性酸中毒等,菌血症时血培养阳性。

(三)B超检查

肾脏呈正常大小或体积增大,皮质回声增强,同于或高于肝脏回声。

(四)病理学检查

肾间质水肿伴灶性或弥漫性炎细胞浸润,肾小管可有不同程度的退行性变,肾小球和肾血管正常或病变较轻。

三、治疗

(一)药物相关性急性间质性肾炎

治疗原则为去除病因,支持治疗以防治并发症以及促进肾功能恢复。

1.一般治疗

应力争去除病因,首先停用相关药物或可疑药物,避免再次使用同类药物,支持治疗主要在于对急性肾衰竭及其并发症的非透析治疗措施或透析治疗,主要目标是改善症状并减少并发症。

2.特殊治疗

如果停用致病药物数周后患者的肾功能未能得到改善,肾衰竭程度过重且病理提示肾间质弥散性炎细胞浸润,或肾脏病理显示肉肿性肾间质肾炎者,有必要早期给予糖皮质激素治疗,常可获得利尿、加速肾功能改善的疗效。

(二)感染相关性急性间质性肾炎

针对可疑病原体给予积极抗感染及支持治疗最重要,对重症呈少尿或无尿型急性肾衰竭表现或伴有多系统器官功能衰竭,应按急性肾衰竭治疗原则给予替代治疗。

(三)自身免疫性急性间质性肾炎

特发性急性间质性肾炎的治疗主要是支持治疗和免疫抑制治疗。对病情较重者及伴有肉芽肿的特发急性间质性肾炎应早期应用中等剂量的激素治疗,必要时可以考虑给予甲泼尼龙冲击治疗。若无效或停药后复发,则可考虑应用其他免疫抑制剂(如环磷酰胺或环孢素等)治疗,仍可获得满意疗效,但需要特别注意监测这些药物的不良反应。

四、护理诊断

(1)体液过多:与肾小球滤过率下降,水、钠潴留有关。

(2)有电解质和酸碱失衡的危险:与肾小管功能异常有关。

(3)有感染的危险:与贫血、抵抗力下降有关。

(4)有皮肤完整受损的危险:与高度水肿有关。

(5)知识缺乏:缺乏疾病预防及用药相关知识。

(6)潜在并发症:急性肾衰竭等。

(7)体温过高:与身体受到感染有关。

五、护理措施

(一)一般护理

卧床休息,水肿明显者给予无盐饮食,水肿减轻后给予低盐饮食,饮食应易消化、富含维生素。出现急性肾功能不全者,限制蛋白入量,给予优质蛋白,维持营养状态。

(二)用药护理

停用致敏药物,慎用对肾功能有影响的药物,纠正酸碱和电解质平衡。针对病因治疗,如药物过敏所致的急性间质性肾炎应该找到致敏药物,并立即停用,可以应用糖皮质激素,同时加强支持治疗,必要时给予透析支持治疗。尽量减轻肾功能受损,加速肾功能的恢复。如感染引起的急性间质性肾炎应控制感染,预防出现医院内感染,提供安静舒适的环境。

（三）心理护理

鼓励患者表达自己的想法,适时给予心理支持,对焦虑紧张的患者给予心理疏导。

六、健康教育

应尽快明确病因,即刻停用致病药物,经适当治疗后,肾功能可以部分或完全恢复。但由于起病病因、治疗病程长短、肾功能受损程度、间质浸润和纤维化情况及治疗及时与否均可影响肾功能的恢复时间和程度,而且,肾功能的恢复还取决于多学科的协作和综合治疗的措施。因此,要帮助患者掌握急性肾小管间质性肾炎知识,对健康人群宜讲解用药常识,与社区医护人员相互支持、通力协作是非常重要的。

（张　璐）

第六节　慢性间质性肾炎

慢性间质性肾炎是由不同病因引起的一组以肾间质纤维化及肾小管萎缩伴慢性炎细胞浸润为主要病理表现的临床病理综合征,又称慢性肾小管间质性肾炎。在慢性间质性肾炎的晚期,肾脏缩小,外形不规则,见多发的瘢痕,经常存在两肾不等大。光镜下,间质呈典型的慢性炎症变化,主要见淋巴细胞、浆细胞和成纤维细胞,有大量的胶原和含黏多糖的基质沉积。肾小管细胞萎缩扁平,肾小管外形扭曲,常见管腔扩张,内含嗜酸性管型,肾小管基底膜特征性增厚。疾病后期肾小球受累,周围绕以纤维组织,最后肾小球发生纤维化和透明样变。

一、临床表现

（一）微生物感染引起的慢性间质性肾炎

慢性非梗阻反流性肾盂肾炎多见于儿童,排尿或膀胱充盈时有腰痛,排尿间歇短而尿量多,合并感染时有肾盂肾炎发作。另外,还有肾小管功能障碍的临床表现,如尿液酸化功能、浓缩功能障碍,早期一般无水肿。引起中毒性慢性间质性肾炎的原因有很多,包括止痛剂、某些化疗药物、重金属、放射线等因素。尿流动力学出现异常的情况下容易出现尿路的感染,慢性非梗阻反流性肾盂肾炎是导致慢性间质性肾炎的常见原因。

（二）中毒性慢性间质性肾炎

止痛剂中毒者以年轻女性多见,长期服用止痛剂后出现肾小管功能受损;化疗药物中毒者表现为化疗后出现蛋白尿和肾功能改变;重金属中毒后出现肾小管功能损害,锂中毒可以出现肾性尿崩症,铅中毒除了全身表现外,在肾脏表现为肾小管功能失常,肾性糖尿、氨基酸尿、蛋白尿、管型尿及尿铅排量增加等。

二、辅助检查

（一）尿液检查

蛋白尿、红细胞和白细胞尿,感染时有脓尿、糖尿、低渗透尿等。

(二)血液检查

代谢性酸中毒、低钠、低钾等。

(三)病理学检查

肾间质纤维化,肾小管和肾血管萎缩。

(四)影像学检查

微生物感染引起的慢性间质性肾炎可见病侧肾盂肾盏腔增大,输尿管扩张,肾皮质区变薄;止痛剂性肾病的 X 线检查表现为戒指征或环形影,铅中毒者骨 X 线检查表现有骨硬化现象。

三、治疗

(一)尿路感染

对于细菌感染引起的慢性间质性肾炎应用抗生素,抗感染用药时注意细菌敏感性的变化、用量和疗程,并根据肾功能状态调整药物用量,尽量选择对肾脏毒性小的药物。

(二)镇痛剂性肾病

早期诊断至关重要,作出诊断后即应停止服用有关药物,减少非那西汀投放量,有助于预防慢性肾小管间质性肾炎的发生。

(三)梗阻性肾病

根据梗阻的病因解除梗阻,同时控制感染并保存肾功能。

(四)中毒性肾病

药物引起的中毒性肾病应停用该药,重金属引起的中毒性肾病应减少接触并用解毒药。

四、护理诊断

(1)有生命体征改变的可能:与疾病严重程度有关。

(2)饮食习惯与摄入量改变:与肌酐的升高引起的消化功能紊乱有关。

(3)恐惧:与慢性疾病引起的全身不适有关。

(4)健康维护能力降低:与滥用药物或重金属慢性中毒引起的机体功能改变有关。

(5)知识缺乏:缺乏疾病治疗和护理知识。

五、护理措施

(一)一般护理

卧床休息,提供安静舒适环境。给予优质蛋白、高营养、低盐饮食。

(二)用药护理

对有尿路感染的患者选用敏感的抗生素。对有尿路梗阻的患者,在控制感染后应手术解除尿路梗阻。寻找引起肾功能恶化的原因,通过治疗减缓肾功能的下降。

(三)心理护理

护士应了解患者及家属对该病的认知程度,及时提供各种治疗信息帮助患者树立对治疗的信心,积极参与检查和治疗,保证治疗和护理的连续性,做好心理关怀,创造舒适的休息环境,减轻和控制症状,增加患者的生活乐趣。

六、健康教育

指导患者应用正确的饮食方法,改进一些不良的生活习惯,避免肾损害因素,定期检查,了解肾功能的情况告知患者避免长期应用止痛药;对进行化疗的患者,在化疗期间密切观察肾脏功能改变;对于接触重金属者,应定期检查肾脏功能,以了解是否存在重金属引起的肾脏病变。如果出现肾脏病变,应该立即停止应用止痛药或化疗药,脱离重金属环境。

（张　璐）

第七节　急性肾盂肾炎

急性肾盂肾炎是由细菌（极少数可由真菌、病毒、原虫）引起的肾盂黏膜及肾实质的急性感染性疾病,一般伴有下尿路感染,临床上不易严格区分。本病起病急,可发生于各年龄阶段,其中以育龄女性最多见。可根据有无基础疾病分为复杂性和非复杂性肾盂肾炎。根据临床病程及疾病,肾盂肾炎可分为急性及慢性两期,慢性肾盂肾炎是导致慢性肾功能不全的重要原因。

一、临床表现

（一）急性肾盂肾炎
常见于育龄妇女。

1.全身感染症状

起病急,可有寒战、发热、头痛、恶心、呕吐、食欲下降等,常伴有血白细胞计数升高和血沉增快。一般无高血压和氮质血症。

2.泌尿系统症状

泌尿系统症状包括尿频、尿急、尿痛等膀胱刺激征,腰痛或者下腹部疼痛、肋脊角及输尿管点压痛,肾区压痛和叩击痛。必须指出,有些肾盂肾炎患者的临床表现与膀胱炎相似,且两者的临床症状多有重叠,故仅凭临床表现很难鉴别,需要做进一步定位检查方能确诊。

（二）慢性肾盂肾炎
肾盂肾炎病程超过半年,同时有下列情况之一的,可诊断为慢性肾盂肾炎:在静脉肾盂造影片上可见肾盂肾盏变形、狭窄;肾外形可凹凸不平,且两肾大小不等;肾小管功能有弥漫性损害。

1.尿路感染表现

常见间歇性出现无症状细菌尿、尿频、排尿不适等下尿路症状,轻微的肋部或腹部不适,间歇性低热等表现。

2.慢性间质性肾炎的症状

慢性间质性肾炎表现为多尿、夜尿等肾小管浓缩功能减退症状。晚期,在小管间质损害的基础上,出现局灶性节段性的肾小球硬化,表现为大量蛋白尿或肾病综合征,患者的预后差,可逐渐进展至终末期肾病。慢性肾盂肾炎临床表现复杂,容易反复发作,目前被认为是较难根治而逐渐进展的疾病。

二、辅助检查

急性期时可有急性炎症的发现,如血白细胞计数升高,中性粒细胞可有百分比增高,下列检查对诊断更有重要意义。

（一）尿常规检查

尿常规检查是最简便而可靠的检测泌尿道感染的方法,宜留清晨第 1 次尿液待测,尿中白细胞计数显著增加,出现白细胞管型提示肾盂肾炎,红细胞计数也增加,少数可有肉眼血尿,尿蛋白常为阴性或微量。

（二）尿细菌学检查

新鲜清洁中段尿细菌定量培养菌落计数 $\geqslant 10^5/mL$ 有临床意义,$< 10^7/mL$ 为污染所致。如临床上无尿感症状,则要求 2 次清洁中段尿定量培养均 $\geqslant 10/mL$,且为同一菌种。

（三）尿抗体包裹细菌分析

用免疫荧光分析证实来自肾脏的细菌包裹着抗体,可和荧光标记的抗体 IgG 结合呈阳性反应来自膀胱的细菌不被特异性的抗体所包裹,故近年来尿液抗体包裹性细菌（ACB）分析较广泛地用于上下尿路感染的定位诊断,其准确性高。

（四）X 线检查

由于急性泌尿道感染本身容易产生膀胱输尿管反流,故静脉或逆行肾盂造影宜在感染消除后 4～8 周后进行,急性肾盂肾炎以及无并发症的复发性泌尿道感染并不主张常规做肾盂造影,对慢性或久治不愈者,视需要分别可做尿路平片,静脉肾盂造影,逆行肾盂造影,排尿时膀胱输尿管造影,以检查有无梗阻、结石、输尿管狭窄或受压、肾下垂、泌尿系统先天性畸形以及膀胱输尿管反流现象等。此外,还可了解肾盂、肾盏形成及功能,以便与肾结核、肾肿瘤等鉴别,慢性肾盂肾炎的肾盂呈轻度扩张或杵状,并可有瘢痕性畸形,肾功能不全时需用 2 倍或 3 倍碘造影剂做静脉快速滴入,并多次摄片才能使造影得到满意效果。肾血管造影可显示慢性肾盂肾炎的血小管有不同程度的扭曲,必要时可做肾 CT 扫描或核磁共振扫描,以排除其他肾脏疾病。

（五）超声检查

超声检查是目前应用最广泛,最简便的方法,它能筛选泌尿道发育不全、先天性畸形、多囊肾、肾动脉狭窄所致的肾脏大小不匀、结石、肾盂积水、肿瘤及前列腺疾病等。

三、治疗

急性肾盂肾炎的治疗关键是使用血浓度高及对致病微生物敏感的抗生素。临床上应根据患者症状和体征严重程度选择治疗方案和药物。

（一）治疗目的

(1)控制和预防败血症。

(2)清除进入泌尿道的致病菌。

(3)防止复发。

一般来说,肾盂肾炎的治疗主要分为两个阶段:静脉给药迅速控制败血症。继而口服给药清除病原体,维持治疗效果和防止复发。

（二）用药原则

(1)药物敏感,血药浓度足够高。

(2)症状较轻,无恶心呕吐的患者可口服甲氧苄啶＋磺胺甲恶唑和氟喹诺酮。

(3)患者退烧 24 小时(通常在治疗 72 小时)后,可口服甲氧苄啶＋磺胺甲恶唑和氟喹诺酮,一般 14 天的疗程,可有效清除感染的病原体和胃肠道中的残余病原体。

（三）治疗要点

1.应用抗生素

轻型肾盂肾炎宜口服有效抗菌药物14天,可选用磺胺类(复方磺胺甲恶唑6片,顿服)和氟喹酮类(如氧氟沙星0.4 g,顿服),一般72小时可见效,若无效,则应根据药物敏感试验更改药物。严重肾盂肾炎有明显毒血症状者需肌内注射或静脉用药,可选用氨基糖苷类、青霉素类(如氨苄西林2 g,每天3次)、头孢类等药物,获得尿培养结果后应根据药敏选药,必要时联合用药,另外,严重肾盂肾炎应在病情允许时,做影像学检查,以确定有无尿路梗阻,尤其是结石等。

2.碱化尿液

口服碳酸氢钠片(10 g,每天3次),可以增强上述抗菌药物的疗效,减轻尿路刺激症状。

四、护理诊断

(1)疼痛:与肾区有压痛、叩击痛,腹部输尿管移行区或耻骨上区有压痛有关。

(2)焦虑:与病情变化所带来的不适,并发症增多有关。

(3)潜在并发症:败血症,甚至诱发急性肾衰竭等。

五、护理措施

（一）休息

急性发作期应注意卧床休息,宜取屈曲位,保持心情愉快,可进行放松的活动,如听音乐、欣赏小说等分散注意力,减轻焦虑,缓解尿路刺激征。

（二）饮食护理

患者发病时,会伴有高热或低热、乏力等症状,容易导致患者食欲变差,护理人员给予患者饮食护理时,注意饮食色、香、味的搭配,以易消化的食物为主,注意高热量、高蛋白的摄入,保证患者营养。同时,在无禁忌证的情况下,鼓励患者多饮水,饮水量应在2 000～2 500 mL/d。勤排尿,以达到冲洗尿路的目的,减少细菌在尿路停留。

（三）缓解疼痛

指导患者进行肾区的热敷或按摩,以缓解局部肌肉痉挛,减轻疼痛。

（四）保持会阴部的清洁

减少肠道细菌的侵入,尤其是女性患者的月经期。

（五）病情观察

监测体温、尿液性状的变化,观察有无腰痛加剧。高热者可采取冰敷、乙醇擦浴等措施进行物理降温;如高热持续不退或者体温升高,且出现腰痛加剧等,应考虑可能出现肾周脓肿、肾乳头坏死等并发症,需及时处理。

（六）用药护理

患者忌随意减少药量或者停药,持续用药才能实现临床治愈。用药后,护理人员还要观察患者用药后的疗效与各种不良反应,为患者讲解药物作用与用药方法。由于急慢性肾盂肾炎患者用药时间长,护理人员一定要为患者做好用药相关讲解,使患者可以准确合理用药,更好地配合治疗与护理工作。遵医嘱用药,在早期应用抗感染药物,观察患者用药后的疗效与毒副作用,如有异常及时上报医师处理。患者服用喹诺酮类药物,能造成胃肠道轻度的不良反应,所以,此药物多在饭后服用,此类药物也会导致皮肤瘙痒。患者服用氨基糖苷类药物,会出现耳鸣、眩晕、肾毒性等症状,老年患者多禁用此类药物。患者服用氨苄西林或头孢类抗生素时,一定要询问患者过敏史,提前做好过敏测试,观察患者用药后的疗效与不良反应。护理人员指导患者要遵医嘱用药,当所有临床症状彻底消失后才能停止用药。遵医嘱使用抗菌药物和口服碳酸氢钠,注意药物用法、剂量、疗程和注意事项,如口服复方磺胺甲噁唑期间要注意多饮水,并同时服用碳酸氢钠,以增强疗效,减少磺胺结晶的形成。

六、健康教育

给予患者以心理指导:指导患者保持乐观豁达的态度,向患者及家属介绍肾盂肾炎的病因、症状、治疗及预后,积极消除患者的疑虑、恐惧心理,树立信心,配合治疗。

（张　璐）

第八节　IgA 肾病

IgA 肾病是最为常见的一种原发性肾小球疾病,是指肾小球系膜区以 IgA 或 IgA 沉积为主,伴或不伴有其他免疫球蛋白肾小球系膜区沉积的原发性肾小球疾病。以肾小球系膜为基本组织学改变为主,分为原发性和继发性两大类。

IgA 肾病的发病有一定的年龄、性别、种族和地区差异,青壮年多见。原发性 IgA 肾病临床表现多种多样,主要表现为血尿,可伴有不同程度蛋白尿、高血压和肾功能受损。IgA 肾病是一种进展性疾病,只有 5%～30% 的 IgA 肾病患者尿检查异常能完全缓解,大多数患者呈慢性进行性发展。起病后每 10 年约有 20% 发展到终末期肾病。IgA 肾病进展的危险因素主要有肾小球硬化、肾间质纤维化、高血压、大量蛋白尿和肾功能减退。

一、临床表现

(一)发作性肉眼血尿

40%～50% 的患者表现为一过性或反复发作性肉眼血尿、无症状性血尿和蛋白尿,也可合并水肿、高血压、肾功能减退,表现为肾炎综合征或肾病综合征。反复发作性肉眼血尿,多在黏膜或皮肤感染后数小时或数天出现,感染控制后肉眼血尿减轻或消失。肉眼血尿期间,多数没有明显的自觉症状,偶有腰酸胀痛感。肉眼血尿间歇期间很少出现大量蛋白尿和高血压,病程常有自限性,多数患者预后较好,肾功能多能长时间保持稳定。

(二)无症状镜下血尿伴或不伴蛋白尿

30%～40% 的患者表现为无症状尿检异常,多为体检时发现。包括单纯无症状性镜下血尿和持续性镜下血尿伴轻中度蛋白尿(尿蛋白 < 3.5 g/24 h)。多数患者起病隐匿,起病时多无高血压及肾功能不全等临床表现。部分患者病情可进展,出现肾功能减退。

(三)蛋白尿

多数患者表现为轻度蛋白尿,10%～24% 的患者也可表现为持续性大量蛋白尿(尿蛋白 ≥ 3.5 g/24 h),甚至肾病综合征。如果大量蛋白尿的 IgA 肾病合并明显血尿、高血压、肾功能减退,提示病情易进展。如果肾功能快速进行性恶化,同时合并明显血尿和大量蛋白尿,则要考虑细胞性新月体形成和毛细血管袢坏死,争取尽快行肾活检明确诊断。

(四)高血压

高血压是 IgA 肾病的常见表现之一。在 IgA 肾病肾活检明确诊断时,约有 40％的患者有高血压。随着病程延长和病情加重,高血压发生率增加。合并高血压患者可伴有不同程度的血尿、蛋白尿和肾功能不全以及高尿酸血症。少数患者表现为恶性高血压,肾功能快速进行性恶化。

(五)急性肾衰竭

5％～10％的患者会有急性肾衰竭的表现,见于 3 种情况。

(1)急进性肾炎综合征,患者多有持续性血尿或肉眼血尿,大量蛋白尿,肾功能进行性恶化,可有水肿和高血压及少尿或无尿,肾活检病理示广泛新月体形成,免疫荧光以 IgA 为主的免疫复合物沉积,新月体内可见纤维蛋白原沉积,为Ⅱ型新月体型肾炎。

(2)急性肾炎综合征,表现为血尿,蛋白尿,可有水肿和高血压,出现一过性肾衰竭,但血肌酐很少≥400 μmol/L,肾脏病理以毛细血管内皮细胞增生为主要病变。

(3)大量肉眼血尿,可因血红蛋白对肾小管的毒性和红细胞管型引起急性肾小管坏死,多为一过性。

(六)慢性肾衰竭

大多数患者在确诊 10～20 年后逐渐进入慢性肾衰竭期,部分患者就诊时已达到终末期肾病阶段,除表现蛋白尿、镜下血尿及高血压外,还合并慢性肾功能不全的其他表现、如贫血、夜尿增多等,血肌酐多在 442 μmol/L 以上,B 超检查显示肾脏缩小、双肾实质变薄、皮髓质分界不清。很多患者已失去肾活检的机会。

(七)实验室检查

尿红细胞多为畸形的红细胞,尤其是出现芽孢状或棘形红细胞,对诊断有较大的价值。但肉眼血尿明显时,尿中正常形态红细胞的比例可增加。尿蛋白定量以中小量多见,为非选择性蛋白尿。部分患者血清 IgA 增高。肾功能不全的患者,血清肌酐、尿素氮和血尿酸增高。

二、辅助检查

(一)尿液检查

IgA 肾病患者典型的尿检异常为持续性镜下血尿和(或)蛋白尿。尿红细胞位相示异形红细胞增多＞50％,提示为肾小球源性血尿,有时可见红细胞管型。

尿检查项目:尿常规,尿红细胞位相,尿肾功能,24 小时尿蛋白、尿酸、尿素氮。

1.尿常规

了解尿液颜色,透明度,比重,酸碱度,尿糖定性、尿蛋白、细胞和管型等。

留取方法:将晨起第 1 次尿液排出一部分迅速留取约 10 mL 装入清洁的标本瓶内。

2.尿红细胞位相

正常人尿中有红细胞者约 4％,其中红细胞数(0.5～5.0)×10^{12}/mL(即 500～5 000/mL),多为正常红细胞。如尿中发现畸形红细胞(其大小,形态呈多形性,血红蛋白含量异常)占 75％以上,且红细胞数≥8 000 mL 者,可诊断为肾小球性血尿。当存在较为广泛的肾小管间质损害时,红细胞形态即可成为均一性的。主要了解尿畸形红细胞数量、红细胞管型情况,评估肾脏受损的部位。

收集方法:将晨起第 1 次尿液排出一部分迅速留取约 10 mL 装入清洁的标本瓶内。

3.尿肾功能

了解尿漏出蛋白的种类,评估肾脏损害的部位。收集方法:将晨起第1次尿液排出一部分迅速留取约 10 mL 装入清洁的标本瓶内。

(1)目的:作尿的各种检查,如尿蛋白定量、尿糖定量、17 羟类固醇、17 酮类固醇、钠、钾、氯、肌酐、肌酸、香草扁桃酸(VMA)或尿浓缩查结核分枝杆菌等。

(2)用物:清洁带盖的尿罐(容量 3 000～5 000 mL)1 个、检验条码、量杯 1 只。

(3)操作步骤:在尿罐上贴上检验条码,注明病区、床号、姓名、住院号或门诊号。将所用物品准备好送至患者床前,向患者说明留尿目的和方法。嘱患者于晨 7:00 于厕所排空膀胱将尿液弃去后开始留尿。以后 24 小时内每次小便均放入标本容器中,于次日 7:00 留取最后一次尿。

(4)注意事项:根据尿检项目要求加入对应防腐剂,加防腐剂的方法一般为留第 1 次尿放入标本容器后将防腐剂倒入尿罐中,摇匀尿液;标本留取期间,可保持正常饮食,不宜多饮水或控水;女性月经期不宜采集标本;留取尿液期间,不能混入纸巾、大便、痰液等其他物质。

(二)肾功能检查

IgA 肾病患者可有不同程度的肾功能减退,主要表现肌酐清除率降低,血清肌酐、尿素氮和血尿酸增高,同时可伴有不同程度的肾小管功能的减退。

(三)肾活检

肾穿刺也常称肾穿刺活检术或肾活检,是在 B 超引导下使用穿刺针刺入活体的肾组织,取少量肾组织进行病理检验的检查。创伤小安全性高,恢复快,是一项成熟的操作技术,对于肾脏疾病的诊疗具有重要的意义。经皮肤穿刺肾活检法,为国内外普遍采用的方法。

1.肾活检适应证

肾病综合征:当肾病综合征的病因不明,考虑是否继发于全身性疾病者。肾小球肾炎肾功能减退较快者,需要肾活检以确定其肾损害的病理类型。急进性肾炎综合征,肾活检可发现炎症及免疫沉积物的形态及其程度,这对急进性肾炎的早期诊断和治疗非常重要。临床表现不典型的原发性急性肾炎或急性肾炎数月后不愈或肾功能下降。

原发性肾病综合征见于成人者最好能在用激素前做肾活检以确定其组织类型,以免盲目使用激素引起不良反应,特别是治疗无效者更要进行肾活检血尿患者经过各种检查排除了非肾小球性血尿后,未能确立诊断者可考虑做肾活检,对于持续性血尿无临床表现以及血尿伴有蛋白尿,24 小时尿蛋白定量＞1 g 者应做肾活检。单纯蛋白尿持续时间较长而无任何症状者,采用肾活检可明确其病理类型,以利于用药及判断预后。狼疮性肾炎、肾性高血压、急性肾衰竭、慢性肾衰竭不明原因者可进行肾活检以帮助诊断。

2.肾活检禁忌证

(1)绝对禁忌证:明显出血倾向,重度高血压,精神病或不配合操作者,孤立肾小肾。

(2)相对禁忌证:活动性肾盂肾炎,肾结核,肾盂积水或积脓,肾脓肿或肾周围脓肿,肾肿瘤或肾动脉瘤,多囊肾或肾脏大囊肿,肾脏位置过高(深吸气肾下极也不达 12 肋下)或游走肾,慢性肾衰竭,过度肥胖,重度腹水,心功能衰竭、严重贫血、低血容量、妊娠或年迈者。

3.肾活检术前护理

向患者及家属说明肾活检的必要性和安全性及可能出现的并发症,并征得患者本人及家属同意。向患者解释肾穿刺操作,解除患者的恐惧心理,以取得患者的配合。让其练习俯卧位及憋气(肾穿刺时需短暂憋气)及卧床排尿(肾穿刺后需卧床 24 小时),以便密切配合。术前化验血常规和凝血功能,以了解有无出血倾向。术前查肾功能,做 B 超了解肾脏大小、位置及活动度、皮质厚度。术前测血压,排空膀胱,静脉注射止血药。

4.术后护理

肾活检术后,予无菌纱块加压包扎,平车送返病房,每 2 小时测血压 1 次,6 小时后血压平稳可根据病情测量。术后绝对卧床休息 24 小时,前 6 小时避免翻身。术后多饮水,以尽快排出少量凝血块。应密切观察生命体征的变化,询问有无不适主诉,发现异常及时处理。绝对卧床休息 24 小时后,若病情平稳,无肉眼血尿,可下床活动。若出现肉眼血尿,应延长卧床时间至肉眼血尿消失或明显减轻。必要时遵医嘱静脉输入止血药或输血。在术后 3 天内,注意卧床休息,多饮水,吃易消化的食物,3 个月内避免腰部负重。

三、治疗

(一)根据不同的临床表现及病理改变决定治疗原则

(1)防治感染。

(2)控制血压。

(3)减少蛋白尿。

(4)保护肾功能。

(5)避免劳累、脱水和肾毒性药物的使用。

(6)定期复查。

(二)常用的治疗方法

(1)血管紧张素转化酶抑制剂(ACEI)。

(2)血管紧张素Ⅱ受体阻滞剂(ARB)。

(3)糖皮质激素和其他免疫抑制剂。

(4)抗血小板聚集、抗凝及促纤溶药。

(5)扁桃体摘除。

(三)根据不同的临床表现及病理改变具体的治疗方法

1.反复发作性肉眼血尿的治疗

对于扁桃体感染或其他感染后,反复出现肉眼血尿或尿检异常加重的患者,应积极控制感染,建议行扁桃体摘除。扁桃体摘除可以降低部分患者的蛋白尿、血尿和终末期肾衰竭的发生率。

2.无症状性尿检异常的治疗

对于血压正常、肾功能正常、单纯性镜下血尿、病理改变轻微的 IgA 肾病患者,不需要特殊治疗,但需要定期复查。对于有扁桃体肿大或扁桃体感染后尿检异常加重的患者,可行扁桃体摘除。也可以根据患者血尿的程度和心理情况,选用一些抗血小板聚集和活血化瘀的药物。对于血尿伴有尿蛋白 $0.5 \sim 1.0$ g/d的患者,扁桃体摘除、ACEI/ARB 以及抗血小板聚集、抗凝、促纤溶治疗,有利于患者完全缓解。对于尿蛋白>1 g/d 的患者,不管血压是否增高,首选 ACEI 和(或)ARB。要避免血压降得过低、影响脏器供血。如果使用最大耐受剂量的 ACEI 和 ARB,尿蛋白仍>1 g/d,宜加用糖皮质激素治疗,可给予泼尼松 $0.6 \sim 1.0$ mg/(kg·d),$4 \sim 8$ 周后酌情减量,总疗程 $6 \sim 12$ 个月。如激素反应不佳或有禁忌证,可应用免疫抑制剂治疗。另外,激素和其他免疫抑制剂的应用,除了考虑尿蛋白量以外,还要考虑肾活检病理改变。明显的炎细胞浸润、系膜细胞增殖、细胞性新月体形成,是应用激素和其他免疫抑制剂的适应证。

3.大量蛋白尿的治疗

对于临床表现为大量蛋白尿,病理表现为肾小球系膜细胞增殖、球囊粘连、间质炎细胞浸润明显的 IgA 肾病患者,需要肾上腺皮质激素和其他免疫抑制剂、ACEI/ARB 以及抗血小板聚集、抗凝、促纤溶的综合治疗。由于激素和其他免疫抑制剂具有一定的不良反应,因此要严格掌握使用的适应证。

对于临床表现为肾病综合征、病理表现为轻微病变或微小病变的 IgA 肾病患者,按微小病变肾病综合征治疗。

4.高血压的治疗

对于 IgA 肾病合并高血压的患者,排除肾动脉狭窄和严重肾衰竭后,首选 ACEI 和(或)ARB。如果降压效果不好,可以加用长效的钙通道阻滞剂、利尿剂和 β、α 受体阻滞剂。

5.肾功能急剧恶化的治疗

对于 IgA 肾病合并肾功能急剧恶化的患者,宜首先明确肾功能不全的原因,针对原因进行治疗。合并脱水、感染、肾毒性药物所致的,补液、抗感染、停用可疑药物。合并药物所致急性间质性肾炎的,除停用可疑药物外,可用激素治疗。合并恶性高血压的,积极控制血压。对于临床表现明显血尿、蛋白尿、肾功能急剧恶化,病理表现为明显的肾小球系膜细胞增殖、毛细血管袢坏死、细胞或纤维细胞新月体形成、弥漫性间质炎细胞浸润的 IgA 肾病患者,在没有严重感染、活动性消化道溃疡出血等禁忌证的前提下,可给予甲泼尼龙冲击治疗,即静脉滴入甲泼尼龙 0.5～10 g/d,连续 3 天。随后给予常规剂量的肾上腺皮质激素和其他免疫抑制剂治疗。同时根据血压和肾功能的改变,给予降压治疗和抗血小板聚集、抗凝、促纤溶治疗。

6.终末期 IgA 肾病的治疗

对于肾脏已缩小、绝大多数肾小球已球性硬化、血肌酐＞442 μmol/L 的 IgA 肾病患者,给予慢性肾衰竭一体化治疗,目的是延缓肾功能的恶化、防治并发症、提高患者生活质量、做好肾脏替代治疗前的准备。重点是低蛋白饮食减轻肾脏的负担,同时给予足够的热量和适当的必需氨基酸;适当饮水以保持足够的尿量;尽可能将血压控制在 17.3/10.7 kPa(130/80 mmHg)以内;补充铁剂、叶酸、维生素 B_{12} 和促红细胞生成素纠正贫血;适当补充碳酸氢钠治疗代谢性酸中毒;适当补充碳酸钙和活化的维生素 D_3 纠正钙磷代谢紊乱,防治继发性甲状旁腺功能亢进。

四、护理评估

IgA 肾病观察要点如下。

(1)体温、脉搏、血压、呼吸变化,注意精神状态,有无高血压脑病的征象。

(2)观察水肿变化情况,有无胸闷,腹胀情况,有无胸腔、腹水。定期测量体重、腹围。

(3)观察尿质、尿色变化,记录尿量。

(4)有无腹痛、食欲减退、恶心、呕吐等。使用利尿剂时,注意电解质是否紊乱

(5)使用糖皮质激素、细胞毒性药物、免疫抑制剂时,应注意观察有无继发感染、上消化道出血、水和钠潴留、血压升高、肝功能损害、骨质疏松等。

(6)注意有无感染、慢性肾衰竭、高血压危象、心力衰竭等并发症。

(7)注意有无皮肤损伤、跌倒发生。

五、护理诊断

(一)IgA 肾病的临床诊断线索

如果出现以下表现,应怀疑 IgA 肾病。

(1)上呼吸道感染或扁桃体炎发作同时或短期内出现肉眼血尿,感染控制后肉眼血尿消失或减轻。

(2)典型的畸形红细胞尿,伴或不伴蛋白尿。

(3)血清 IgA 值增高。

(二)IgA 肾病的病理诊断

1.光镜所见

肾小球系膜病变是 IgA 肾病基本的组织学改变,表现为系膜增生和系膜基质增多。典型的 IgA 肾病 PAS 染色时可见系膜区、旁系膜区圆拱状的深染物质。

2.免疫病理改变

主要表现为以 IgA 为主的免疫球蛋白在肾小球系膜区呈团块状或颗粒状弥漫沉积,可伴有 IgG 和 IgM 的沉积。绝大多数病例合并 C_3 的沉积,并与 IgA 的分布一致。

3.电镜所见

肾小球系膜区、旁系膜区见电子致密物沉积,有的呈圆拱状,少数病例肾小球内皮下亦见节段性电子致密物,基底膜上皮侧一般无电子致密物沉积。确诊 IgA 肾病必须有肾活检免疫病理检查,并结合临床。

六、护理措施

(一)心理护理

IgA 肾病病程较长,病程呈慢性过程及最终可出现慢性肾衰竭,患者容易出现焦虑,恐惧等心理,护士应关心体贴患者,加强与患者沟通,进行心理疏导,以良好的心态面对现实,安心休息,积极配合治疗及护理。

(二)饮食护理

给予高维生素、低脂、低盐(每天 3~5 g 食盐)、优质蛋白[1 g/(kg·d)]饮食。60%以上为优质蛋白,如牛奶、鸡蛋、瘦肉等,限制含钠高的食物,禁食咸肉、咸菜海产品等。少吃富含饱和脂肪酸的饮食,如动物油脂,而多吃富含多聚不饱和脂肪酸的饮食如芝麻油、鱼油、植物油。激素治疗过程中,应调整饭量,勿暴饮暴食。

(三)休息护理

肉眼血尿者,应卧床休息;镜下血尿者可适当活动。保证充分休息和睡眠,并应有适度的活动,应尽量避免感染、感冒,避免过度劳累引起病情反复;病情完全缓解后,应避免剧烈的体育活动。对有明显水肿、大量蛋白尿、血尿、高血压或合并感染、心力衰竭、肾衰竭、急性发作期患者,应限制活动,卧床休息,以利于增加肾血流量和尿量,减少尿蛋白,改善肾功能。病情减轻后可适当增加活动量,但应避免劳累。

(四)用药护理

(1)不良反应:糖皮质激素(如泼尼松)不良反应多,特别是突然停药后,由于体内皮质激素不足,可使原疾病复发或恶化,称"反跳现象"。应注意观察有无继发感染、上消化道出血、水和钠潴留、血压升高、肝功能损害、骨质疏松等。

（2）用药时间：激素在人体内 6:00－8:00 分泌达到最高峰，这一时间口服可提高疗效，减轻不良反应。让患者明确这时间点是口服激素的最佳时间。激素的用药主要注意起始用量要足，减撤药要慢，维持用药时间要久。激素使用时要注意观察尿量、水肿、血压等情况。应按时、按量服药，不可随意停药或减量，以免引起复发。应选择在饭后服药以免刺激、损害胃黏膜。

（3）使用血管紧张素转化酶抑制剂（ACEI）及血管紧张素受体Ⅱ拮抗（ARB）时要注意血压变化，避免血压降得过低、影响脏器供血。应用血管紧张素转化酶抑制剂，观察有无高血钾，应防止高血钾；观察有无持续性干咳如有应及时提醒医师换药。

（4）使用利尿剂应注意有无电解质紊乱（低血钾、低氯性碱中毒等）、高凝血症、高脂血症、耳毒性等不良反应。注意防跌倒，指导起床防跌倒三步曲，即慢慢坐起 30 秒，慢慢移腿床边坐30 秒，扶床慢慢站起 30 秒，不晕才开步走。

（5）服用降压药时应严格按规定剂量，并防止直立性低血压及跌倒，尤以 α 受体阻滞剂（哌拉唑嗪）为著，应以小剂量逐步增加治疗量。用血小板解聚药时，注意观察有无出血倾向，监测凝血时间等。

（五）中医护理

1.内服中药

服补益类中药，应注意观察有无外感、伤食、气滞、湿困等征象，以防补益药滋腻助邪。应用活血消癥类中药，注意观察皮肤、黏膜、口腔等部位有无出血情况；肾穿刺前后应遵医嘱停用。祛风除湿中药如雷公藤多苷片，遵医嘱观察患者服药后有无胃肠道不良反应，并观察女性患者月经周期的改变，若出现月经紊乱、闭经等异常表现，及时向医师反映。

2.中药注射

根据病情，辨证选用黄芪注射液、丹参注射液、川芎嗪注射液等。

3.特色技术

（1）中药外敷：适用于肾络瘀痹证或风湿内扰证水肿患者，每次敷药 8～12 小时，每天 1 次。

（2）中药药浴：适用于肾风病皮肤瘙痒患者。水温 40～42 ℃；患者除头颈部外，全部浸没于药液中，每次 30～45 分钟，其间不断揉搓全身。

（3）中药熏蒸：适用于肾风病水肿患者。每次熏蒸 20 分钟，最高药液温度不高于 42 ℃，每天1 次。

（4）中药全结肠灌洗：适用于肾风病（慢性肾脏病 3～4 期）患者，药液温度 37～39 ℃，置管深度为 50 cm。

（六）出院指导

（1）预防感染：注意个人卫生，避免常到公共场所，防止交叉感染。同时注意防着凉感冒。

（2）按医嘱坚持正确的服药治疗。

（3）定期复查尿常规、肾功能等检查。

（4）注意尿液、血压的变化。

（5）如行肾活检者，避免劳累，3 个月内避免腰部负重。避免应用肾毒性药物，如氨基糖苷类抗生素、含有马兜铃酸的中药、非甾体抗炎药、造影剂等均可能损伤肾，应避免使用或者慎用。

七、健康教育

勿使用对肾功能有害的药物,如氨基糖苷类抗生素卡那霉素、庆大霉素、链霉素、磺胺药等及抗真菌药物。饮食上注意摄入优质蛋白,如牛奶、鸡蛋、鱼类等。勿食过咸的食物。保证热量充足和富含多种维生素。教会患者与疾病有关的家庭护理知识,如如何控制饮水量、自我检测血压等。避免受凉、潮湿,注意休息。避免剧烈运动和过重的体力劳动,防治呼吸道感染。注意个人卫生,勤换内衣,剪指、趾甲。预防泌尿道感染,如出现尿路刺激征时及时就诊。需肾活检者,做好解释和术前准备工作。定期门诊随访,讲明定期复查的必要性。让患者了解病情变化的特点,如出现水肿或水肿加重、血压增高、血尿等时及时就诊。

(张　璐)

第九节　糖尿病肾病

糖尿病肾病(diabetic nephropathy,DN)是糖尿病患者最主要的微血管病变之一。据美国、日本及许多西欧国家统计资料表明,糖尿病肾病已经上升为终末期肾脏病首位病因。目前,我国糖尿病肾病发病率亦呈上升趋势。由于糖尿病肾病患者机体存在极其复杂的代谢紊乱,一旦发展到终末阶段,往往比其他肾脏疾病治疗更加棘手,因此进一步探索其发病机制,以便制订更加有效的防治措施,已成为当前糖尿病学界及肾脏病学界十分急迫的课题。

一、临床表现

糖尿病损害肾脏可累及肾脏所有结构,发生不同的病理改变,具有不同的临床意义。这些损害包括与代谢异常有关的肾小球硬化症、小动脉性肾硬化,和感染有关的肾盂肾炎及和缺血有关的肾乳头坏死等。但只有肾小球硬化症与糖尿病有直接关系,被称为"糖尿病肾病",是糖尿病全身微血管并发症之一,其余均非糖尿病所特有,只是发病率比非糖尿病患者要高且病情严重。心血管病变在糖尿病肾病中特别常见,有时在微量清蛋白尿出现之前就有,有不少分析显示:微量清蛋白尿应作为预测心血管病变严重程度的指标。

(一)糖尿病肾病的临床表现

1.蛋白尿

蛋白尿是糖尿病肾病的第一个临床表现,初为间断性,后转为持续性。用放射免疫法测定尿中清蛋白或微清蛋白,可较早诊断蛋白尿,对控制病情有益。

2.水肿

糖尿病肾病发生水肿时多由于大量蛋白尿所致,此阶段表明已发展至糖尿病肾病后期。多伴有肾小球滤过率下降等肾功能减退的临床表现,提示预后不良。

3.高血压

高血压出现较晚。到糖尿病肾病阶段时血压多升高,可能与糖尿病肾脏阻力血管的结构和功能的改变有密切关系,此外,水、钠潴留也是高血压的因素之一。高血压能加重肾脏病变的发展和肾功能的恶化,因此控制高血压至关重要。

4.贫血

有明显氮质血症的糖尿病肾病患者,可有轻至中度的贫血。贫血为红细胞生成障碍,用铁剂治疗无效。

5.肾功能异常

从蛋白尿的出现到肾功能异常,间隔时间变化很大若糖尿病得到很好控制,可多年蛋白尿而不出现肾功能异常。若控制不好就会出现氮质血症、肾功能异常。另外,糖尿病肾病往往伴有糖尿病视网膜病变。

（二）糖尿病肾病分期

1.1 期（功能改变期）

1 期又称肾小球功能亢进期或滤过率增高期,为糖尿病早期,肾小球滤过率有增加,这阶段可持续数年。肾血流量逐渐增高,肾小球滤过率增加,血清肌酐和尿素氮较正常人低。此期,肾脏体积约增大 20%,肾血浆流量增加,Ccr 增加约 40%,肾脏无组织学改变。肾小球滤过率增加与肾脏体积、重量增加、肾小球和肾小管体积增大有关。观察证实糖尿病早期肾小球滤过率增高和肾血浆流量相关。糖尿病的高滤过和入球小动脉扩张及出球小动脉收缩有关。

2.2 期（早期肾小球病变期）

2 期又称静息期,或正常蛋白尿期。常出现在胰岛素依赖性糖尿病病程 18～24 个月。本期特点是出现肾小球结构损害,首先是基底膜轻度增厚,2～3 年后肾小球系膜基质开始扩张,3.5～5 年基膜明显增厚。此期超滤依然存在。运动后尿微量清蛋白排泄率（UAER）升高,是本期唯一的临床症状。

3.3 期（隐性肾病期）

3 期或早期糖尿病肾病,常出现在胰岛素依赖性糖尿病 5～15 年后。本期主要损害肾小球基底膜电荷屏障。使构成肾小球基底膜成分的硫酸肝素和唾液酸减少,则负电荷相应减少,电荷屏障破坏,清蛋白排出增加。尿蛋白呈间歇性,蛋白尿有所加重,肾功能开始减退。这与糖尿病控制不佳,组织缺氧,肾微循环滤过压增高有关,常由高血压、高血糖、运动、尿路感染和蛋白负荷促进或诱发。此期肾小球滤过率仍高于正常,随病情发展,尿微量清蛋白排泄率升高并逐渐固定在 20～200 $\mu g/min$,本期后阶段可出现血压升高。

4.4 期（糖尿病肾病期）

4 期又称持续性蛋白尿期或临床糖尿病肾病。患病高峰在病程 15～20 年时,有 20%～40% 胰岛素依赖性糖尿病进入该期,24 小时尿蛋白定量＞0.5 g,如不采取措施,肾小球滤过率迅速下降。此期可有大量蛋白尿,伴有低蛋白血症,水肿和高血压。低蛋白血症除尿蛋白丢失外,和糖尿病本身蛋白质代谢失调和蛋白质摄入不足有关。临床还可见到人血清蛋白水平还高于其他原因肾病时就出现水肿,这是由于糖尿病患者的清蛋白转变为糖基化清蛋白,而后者穿过毛细血管膜比正常清蛋白容易。糖尿病引起的肾病综合征预后较为险恶,可较快地进入氮质血症。一旦进入氮质血症,肾小球滤过率降低,尿蛋白常迅速减少。

5.5 期（尿毒症期）

5 期即终末期肾病。胰岛素依赖性糖尿病中 30%～40% 在患病后 20～30 年发展为终末期肾病,此时出现尿毒症表现和相应组织学改变。肌酐清除率稍高于非糖尿病患者。据统计胰岛素依赖性糖尿病从诊断到进入临床糖尿病肾病平均 19 年,持续蛋白尿到死亡平均 6 年,总病程25 年左右。在欧美国家糖尿病肾病已成为终末期肾衰竭需透析或肾移植的单个最主要原因。

二、辅助检查

糖尿病肾病是糖尿病患者常见的并发症之一,死亡率非常高,因此早诊断早治疗是糖尿病肾病患者最应该重视起来的。糖尿病引起的肾脏损害主要为糖尿病性肾小球硬化。

(一)测定微量清蛋白尿(UAE)

6 个月内 2 次 UAE 20～200 $\mu g/min$,排除其他因素和心力衰竭、梗阻等即可诊断为糖尿病肾病。因此,这就是糖尿病肾病的诊断项目之一。

(二)B 超、X 线检查

肾脏是否较年龄相同的正常人增大。患者定期进行各项检查,可早期发现肾病。这种糖尿病肾病的诊断比较常见。

(三)激发试验

在一定运动负荷下,正常人不出现蛋白尿,而早期糖尿病患者却可出现蛋白尿。尿-N-乙酸-B-氨基葡萄糖式转移酶(NAG),T-H 糖蛋白、尿 β_2-微球蛋白检测均为早期诊断糖尿病肾病的指标。以 ^{99}Tin-DPTA 测定肾小球滤过率。

三、治疗

糖尿病肾病的治疗依不同病期、不同对象而异。因胰岛素抵抗(insulin resistence,IR)不仅是 2 型糖尿病(T2DM)的发病关键机制,同时也是代谢综合征病理中的环节,因此 2 型糖尿病患者常伴有代谢综合征的其他表现,如高血压、高脂血症、中心型肥胖。而这些疾病的存在会加速糖尿病肾病的进展。因此,临床上针对糖尿病的治疗应该是综合性的治疗。主要治疗原则有以下几方面。

(一)控制血糖

一般认为糖尿病肾病病例 HbA_{1c} 应尽量控制在 7.0% 以下。持续的高血糖在糖尿病肾病早期发病中具有举足轻重的作用,因此对于糖尿病肾病的早期预防主要集中在血糖控制上。有观察证实严格控制血糖至少对以下几个方面已证实有帮助。

(1)部分改善异常的肾血流动力学。

(2)至少在 1 型糖尿病(T1DM)中证实可以延缓微量清蛋白尿的出现。

(3)可减少已有微量清蛋白尿者转变为明显蛋白尿。

(4)在胰岛移植的少部分病例观察到当血糖完全正常以后,肾脏病变可以逆转,但需相当长时间。

HbA_{1c} 在 1 型糖尿病患者应控制在低于正常参考值的 2 个标准差,2 型糖尿病患者则最好控制在正常范围。美国糖尿病控制与并发症临床研究(DCCT)的调研结果肯定了强化胰岛素治疗在防治 1 型糖尿病患者糖尿病肾病发生和发展中的作用,提出血糖控制指标是:空腹血糖 3.9～6.7 mmol/L,餐后血糖<10 mmoL,凌晨 3 点血糖>36 mmoL。2 型糖尿病患者起病年龄较大,合并肥胖、高血压、高脂血症和大血管疾病较多,且由于存在大量胰岛素抵抗,使胰岛素强化治疗在这一人群中的危险性增加,而预防微血管病变的作用尚有待考证,必须慎重选择。目前国外有几个相关的大样本前瞻性临床研究正在进行,而日本已报道了一组胰岛素强化治疗 2 型糖尿病患者随访 6 年的结果,发现强化治疗组与传统治疗组比较有显著降低的糖尿病肾病发生率和糖尿病肾病病程进展延缓。糖尿病肾病发展到肾功能明显减退时,常易有低血糖发生,因此在控制血糖时应予以注意。

（二）控制血压

糖尿病肾病中高血压不仅常见，同时是导致糖尿病肾病发生和发展的重要因素，糖尿病肾病早期的高血压表现为夜间血压过度降低，随后昼夜血压改变消失，之后日间虽血压正常，但运动后可以明显上升，进而出现明显高血压。随着全身血管病变的发展，主动脉顺应性减退，可表现为单纯严重收缩压过高。

血压升高或原有的高血压均会通过升高肾小球内压而加重尿清蛋白排出，加速肾脏病变进展和促进肾功能恶化。当患者发展至临床显性蛋白尿阶段时，循证医学上唯一获得认同的减慢肾脏病变进展的措施是降低血压和肾小球内压力。抗高血压药物中的血管紧张素转化酶抑制剂（ACEL）或 Ang 受体阻滞剂（ARB）因其降低肾小球滤过率、改善肾内血流动力学，抑制有害细胞因子产生，抑制系膜细胞、成纤维细胞和巨噬细胞活性，改善滤过膜通透性、减少尿蛋白排出等药理作用而成为糖尿病肾病患者首选，即使全身血压正常的情况下也可产生肾脏保护功能，且不依赖于降压后血流动力学的改善。

（三）降脂治疗

糖尿病患者常有脂代谢紊乱，表现为血胆固醇、甘油三酯、低密度脂蛋白和载脂蛋白 B 升高，高密度脂蛋白降低或正常，糖尿病肾病时上述异常更明显。肾小球脂质沉积可呈泡沫细胞形成、变构的脂肪酸引起肾内缩血管活性物质增多，改变血黏度和红细胞脆性，形成氧化 LDL 等机制损害肾脏。给予羟甲基戊二醛辅酶 A 还原酶抑制剂或低脂饮食可防止或延缓糖尿病肾病进展。

（四）饮食治疗

临床观察中证实在肾功能一定损害病例中限制蛋白摄入 $0.6\sim0.8$ g/(kg·d)可以使糖尿病肾病进展延缓，大量蛋白尿患者还可以减少蛋白尿，但应注意充足热量的给予。合并有肝病、妊娠或生长发育期不宜过度限制蛋白。严重脂质代谢异常对糖尿病肾病特别是合并心血管并发症可有不利影响，宜尽量纠正。

（五）其他药物治疗

如醛糖还原酶、抑制剂索比尼等阻断激活的多元醇通路，氨基胍类抑制糖基化终末产物生成改善血管病变。

（六）终末期肾病的替代治疗

糖尿病肾病患者糖尿并发症多见，尿毒症症状出现较早，应适当将透析指征放宽，一般 Ccr 降至15 mL/min或伴有明显胃肠道症状、高血压和心力衰竭不易控制者即可进入维持性透析。

（七）肾或胰肾联合移植

对终末期糖尿病肾病患者，肾移植是目前最有效的治疗方法。肾移植虽是最有效的治疗手段，但移植存活率仍较非糖尿病肾病患者低，且单纯肾移植不能防止糖尿病肾病再发生，也不能使其他糖尿病并发症得到改善。

四、护理诊断

（1）营养失调，低于机体需要量：与糖代谢紊乱、蛋白丢失、低蛋白血症有关。

（2）活动无耐力：与贫血、水肿、血压高等因素有关。

（3）有感染的危险：与皮肤水肿、蛋白丢失致机体营养不良、透析等因素有关。

五、护理措施

(一)血糖的自我监测

医务人员应教会患者如何正确使用血糖仪进行血糖自我监测。及时控制血糖,患者空腹血糖控制在 7.6～8.8 mmol/L,餐后 2 小时血糖控制在 8.0～9.0 mmol/L。作为糖尿病肾病患者,其空腹血糖≤6.1 mmol/L,餐后血糖≤10.0 mmol/L 最理想,而空腹血糖≤7.1 mmol/L,餐后血糖≤11.1 mmol/L 则较为理想。在监测血糖值时,做好记录,然后将血糖值进行分析,根据血糖监测结果指导患者正确使用降糖药及调整饮食计划,以防止血糖过低等不良反应。严格控制血糖在临床前期具有延缓肾病病变进展的作用,长期维持血糖正常可维持肾功能稳定。血糖浓度与尿蛋白量有正相关,需仔细观察治疗后的反应,如血糖变化、糖化血红蛋白的指数、尿糖以及尿酮体。糖尿病肾病由于肾小球样硬化使糖滤出减少,有时血糖升高,而尿糖阴性,不能以尿糖为监测依据,血糖应控制在 6.5 mmol/L 以下。

(二)饮食治疗原则

(1)饮食要清淡,少吃高脂肪、高胆固醇食物。

(2)尽量不吃甜食。

(3)饮食规律(定时),每天至少进食三餐。

(4)定量(总热量和结构要合理)。

(5)营养成分要均衡,足够的维生素及膳食纤维。

(6)尽量不吃比较黏糊、烂的食物,如:粥、肠粉、糯米。

(三)胰岛素的应用指导

胰岛素是治疗老年糖尿病肾病的重要药物,长期皮下注射胰岛素,严格控制血糖是预防和减慢老年糖尿病肾病发展的关键。胰岛素属于生长因子,有促合成作用,反复在同一部位注射会导致该部位皮下脂肪增生而产生硬结,在该部位注射胰岛素将导致药物吸收率下降,吸收时间延长,进而导致血糖波动。因此,在平时的注射中要注意注射部位的轮换。注射部位规范检查三要素。

1.根据使用的胰岛素种类选择相应的注射部位

使用短效胰岛素或与中效混合的胰岛素时,优先考虑的注射部位是腹部。对于中长效胰岛素,例如睡前注射的中效胰岛素,最合适的注射部位是臀部或大腿。

2.定期检查注射部位

每次注射前检查注射部位,判断并避开出现疼痛、皮肤凹陷、皮肤硬结、出血、瘀斑、感染的部位。如果发现皮肤硬结,请确认出现硬结的部位及硬结大小,避开硬结进行注射。

3.定期轮换注射部位

每天同一时间注射同一部位(例如:医师推荐每天早晨注射的部位是腹部,就应该一直选择在早晨进行腹部注射不要随意更换到其他部位)。每周左右轮换注射部位(例如:大腿注射可以 1 周打左边,1 周打右边)。每次注射点应与上次注射点至少相距 1 cm。避免在 1 个月内重复使用同一注射点。

(四)口服降糖药治疗原则

(1)改善胰岛素抵抗。

(2)纠正胰岛功能不足:促进胰岛素分泌、补充胰岛素。

（3）肥胖者：改善胰岛素抵抗为主。

（4）消瘦者：纠正胰岛功能不足为主。

（五）各种口服降糖药服用时间

（1）磺胺类药物，餐前服：一般于餐前 30 分钟服。

（2）列奈类药物，餐前服：餐前 10 分钟服。

（3）双胍类，餐后服。

（4）α-糖苷酶抑制剂，餐中服：一般与第一口饭同服。

（5）噻唑烷二酮类，早餐时服用。

（六）低血糖反应的防治指导

低血糖易发生于体力活动过度，或因饮食过少，或胰岛素剂量过大，患者感饥饿、头昏、软弱、出汗、心悸等时。老年糖尿病肾病患者，特别是伴有肾功能不同程度受损或其他诱因存在时，容易发生低血糖反应，可表现为饥饿、心慌、出汗、乏力、手抖、脸色苍白等症状，一旦出现低血糖反应，立即进食糖水或进食含糖高的食物可缓解，必要时测血糖并采取应对措施。神志不清者静脉注射 50% 葡萄糖 40～60 mL。

（七）控制高血压

高血压不是糖尿病肾病的发病因素，但高血压能加速糖尿病肾病的进展和恶化，故积极控制血压十分重要。老年糖尿病肾病患者用降压药过程中要密切观察，经常监测血压，以防不良反应发生。严格的血压控制目标是＜17.3/11.3 kPa(130/85 mmHg)，当 24 小时蛋白尿＞1 g 时，血压控制目标是＜16.7/10.0 kPa(125/75 mmHg)。早期应用 ACEI、ARB 或其他降压治疗能减少清蛋白尿，维持肾小球滤过率，延缓终末期肾衰竭的发生，延长生存期。

（八）控制血脂异常

血糖和血脂密切相关，控制血脂异常必须首先控制好血糖，血糖降低后，血脂尤其是甘油三酯水平会显著下降。高纤维低脂饮食、适量加强运动对血脂异常症和肥胖的控制也很有益。如果采取了上面所说的措施后，血脂仍不正常，则必须同时服用降血脂药物。他汀类药物是目前广泛用于临床的降低血脂药，它不但可降低血浆胆固醇水平，还具有防止或稳定动脉粥样斑块，改善肾脏结构和功能等多方面的作用。近几年来的研究认为他汀类药物的降血脂作用仅是其在肾脏发挥作用的一小部分，更重要的是还具有许多非依赖降脂的肾脏保护作用。临床试验发现他汀类药物可减少糖尿病肾病和非糖尿病肾病患者的蛋白尿，但对血肌酐水平无明显影响。

（九）中医护理

1.水肿

（1）遵医嘱给予耳穴贴压，取脾、肾、内分泌等穴。

（2）遵医嘱给予艾灸，取足三里、肾俞、脾俞、气海、三阴交等穴。

2.恶心、呕吐

（1）遵医嘱给予艾灸，取膈俞、胃俞、神阙等穴。

（2）遵医嘱给予穴位按摩，取足三里、内关、合谷等穴。

3.头胀肢乏

（1）遵医嘱顺时针按摩腹部。

（2）遵医嘱给予穴位按摩，取三阴交、足三里、风池、百会、太阳等穴。

（3）遵医嘱给予耳穴贴压，取心、脑干、神门等穴。

六、健康教育

（1）对患者主要心理障碍有针对性地进行分析，保持治疗的自觉性，使患者保持稳定的情绪、明白治疗的长期性和必要性、积极配合治疗树立战胜疾病的信心。

（2）鼓励患者正视长期与疾病做斗争的现实，关心体贴患者，多与患者沟通交流，倾听其倾诉，取得患者的信任，有针对性地做好有关方面的解释宣教工作，解释血液透析对维持生命的重要性，说明按时透析及配合药物治疗，可以延长生命，让患者参与治疗，激发其战胜疾病的勇气和信心。

（3）劝导家属及其任职单位同事以良好的心态对待患者，多探望、安慰和鼓励，给患者情感支持和归属感，使患者能保持稳定的情绪，积极地配合治疗。

（4）鼓励患者保持良好的卫生习惯，坚持勤洗澡、勤换衣服，穿着质地柔软的宽松内衣，保持室内清洁，温湿度适宜，每天病房常规消毒，定时开窗通风；积极预防上呼吸道感染，避免与肺炎、感冒、肺结核等患者接触。

（5）预防指导。老年糖尿病肾病易发生感染，感染可致疾病恶化，故应保持全身及局部的清洁，特别是下肢、口腔、会阴部的卫生，有呼吸道感染、疥、痈、结核及外伤时要及早治疗。避免劳累，适当活动，避免使用损害肾脏的药物。嘱患者坚持定期到医院复查，若有病情变化，及时就诊。

（6）健康教育。糖尿病肾病是一种长期性疾病，向患者宣教饮食治疗的重要性及治疗原则，使他们了解运动的强度和时机，知道正确使用药物的方法。使用胰岛素时，防止发生低血糖，定期随访，监测肾功能，尿蛋白定量延缓病程的进展。

（张　璐）

第十节　高尿酸血症肾病

高尿酸血症肾病又称尿酸肾病，是由嘌呤代谢紊乱、尿酸及其盐类沉积于肾脏导致的疾病。临床上可见急性尿酸肾病、慢性尿酸肾病和尿酸结石，可伴或不伴痛风关节炎（趾、跖、膝、腕、手指等关节红肿热痛）的肾外表现。尿酸对肾脏有直接的致病作用，是导致痛风及痛风性肾脏损害的重要原因。我国 20 世纪 80 年代初期，中国男性高尿酸血症（HUA）的患病率为 1.4%，女性为 1.3%。90 年代中期以后调查显示男性高尿酸血症患病率为 8.2%～19.8%，女性为 5.1%～7.6%。10 年间我国高尿酸血症患病率平均增加了 10 倍。肾损害是痛风除关节炎外的重要临床表现。文献报道痛风有显著肾功能损害的患者占 41%，25% 死于肾衰竭。痛风患者尸解几乎都发现有肾脏功能损害的存在，25% 死于肾衰竭。欧洲透析移植协会的资料显示，终末期肾衰竭由痛风性肾病所致者为 0.6%～1.0%。

一、临床表现

一般轻中度的高尿酸血症无明显的临床表现。慢性高尿酸血症患者出现临床症状者以痛风为最多见。

（一）慢性高尿酸血症肾病（即痛风肾病）

起病隐匿。早期表现为轻度腰痛及轻微蛋白尿，以小分子蛋白尿为主。40%病例伴轻度水肿，60%病例血压中度升高。尿浓缩稀释功能障碍为肾受累之最早指征。结石阻塞肾小管及以下尿路可引起肾绞痛或血尿。结石阻塞尿路可引起继发感染，呈肾盂肾炎表现，有尿频、尿急、尿痛、发热及腰痛症状，尿中白细胞增多，细菌培养阳性结果。晚期呈肾衰竭表现，可因尿毒症而致死。

（二）尿酸结石

90%痛风患者发生结石，易反复发作。

（三）肾外表现

关节病变是痛风肾病的主要肾外表现，多侵犯第一跖趾关节，其后是足跟部、踝部、手指、肘及膝关节受累。急性关节炎所患关节局部红、肿、热、痛、运动受限，常伴有高热、血沉增快，周围血白细胞增高。可反复发作，多在酗酒、暴食、过劳或受冷后出现。慢性关节炎可发展为关节肿胀、变形、畸形、僵直、活动受限。此种结节称为痛风结节肿。如痛风结晶沉积于皮下组织，呈白色硬性结节，称为痛风石。60%以上病例关节病变在肾病变之前出现。

（四）其他表现

嘌呤代谢异常常伴有脂肪代谢障碍，可引起高脂血症及心血管疾病，包括高血压、冠心病、心肌梗死、心肌病及心力衰竭。

二、辅助检查

化验尿酸水平、排泄量及酸碱度很容易诊断高尿酸血症。X线、静脉肾盂造影、B超检查有助于诊断尿酸结石。

三、治疗

当高尿酸血症合并肾损害时，则需尽可能控制血尿酸水平至正常范围，同时应多饮水及碱化尿液。

（一）饮食治疗

1.避免摄入高嘌呤食物

高嘌呤食物如动物内脏、动物肉及肉汤、海鲜、芦笋、香菇、豆类及花生，以减少尿酸的来源；另外，进食肉类食物多，尿液呈酸性，尿酸易于沉积，对疾病不利。

2.戒酒

乙醇可使血乳酸量增高，对肾小管排泄尿酸有竞争性抑制作用；另外，啤酒因嘌呤含量高更不宜饮用。

3.多饮水

每天饮水 2 000～4 000 mL，并且睡前也饮水，维持每天尿量 200 mL 以上，以利于尿酸排出，防止尿酸结晶形成及沉积。

（二）碱化尿液

尿 pH 升高可以增加尿酸的溶解度，利于防止尿酸在肾脏沉积，并能使已形成的尿酸结晶溶解。常用药物为碳酸氢钠或枸橼酸合剂，以维持尿 pH 在 6.2～6.8 为宜，过分碱化尿液则有形成磷酸盐及碳酸盐结石的危险。

（三）降低血尿酸

1.促进尿酸排泄

通过抑制肾小管对尿酸再吸收促进尿酸从尿中排泄，此类药包括苯溴马隆、丙磺舒及磺吡酮，另外氯沙坦也具有一定的排尿酸作用。

2.抑制尿酸合成

抑制尿酸合成类药物包括别嘌呤醇和非布司他（又称非布索坦），通过抑制黄嘌呤氧化酶减少尿酸的生成。

3.氧化尿酸

人类无尿酸（盐）氧化酶，故不能氧化尿酸生成水溶性的尿囊素。给予基因重组的尿酸氧化酶如拉布立酶，即可将尿酸氧化成尿囊素，随尿排出体外，从而降低血尿酸浓度。

4.透析治疗

急性高尿酸肾病急性肾衰竭时，可应用透析治疗维持生命，以赢得治疗时间。慢性高尿酸肾病进展至终末期肾衰竭时，亦需进行维持性透析治疗。

四、护理诊断

（1）舒适的改变：与痛风发作、关节疼痛有关。

（2）焦虑：与疾病反复发作有关。

五、护理措施

（一）病情观察

监测生命体征及疼痛发生的部位和时间。观察有无血尿及水肿发生。

（二）防治关节炎

急性期应迅速控制急性发作，避免过早停药及过劳、暴食、酗酒等。忌用影响尿酸排泄、分泌及增加尿酸合成的药物，如噻嗪类、汞剂、氨苯蝶啶、乙胺丁醇及小剂量阿司匹林等。遵医嘱使用控制关节炎急性发作的药物，如有胃肠反应如恶心、腹部不适、稀便、粒细胞减少时立即停药。可服用别嘌呤醇或促进尿酸排泄的药物。

（三）饮食护理

饮食指导非常重要。告知患者控制嘌呤食物的摄入，控制蛋白质量，不超过 1.0 g/(kg·d)，一般认为，动物内脏、肉汤、啤酒等嘌呤含量最高，其次包括大部分鱼类、贝类、肉食及禽类。蔬菜中以芦笋、花菜、四季豆、菠菜、蘑菇及花生等含量较高，而奶、蛋、米及面制品和其他大部分蔬菜嘌呤含量较低。蔬菜、水果多属碱性食物，可以增加体内碱储量，使体液 pH 升高。尿液 pH 升高，可防止尿酸结晶形成和促使其溶解，增加尿酸的排出量，防止形成结石或使已形成的结石溶解。不少蔬菜、水果中含有少量的钾元素，钾离子可以促进肾脏排泄尿酸，减少尿盐沉积。另外，要多注意饮水，每天尿量达到 2 000～3 000 mL。有利于尿酸排泄。血尿酸与体质指数呈正相关，因此要节制每天进食总热量，低脂肪、低糖饮食可减轻体重，严禁暴饮暴食。

六、健康教育

（1）加强健康指导，强调改善生活方式是治疗 HUA 的核心。说明饮食对预防痛风复发、对肾脏保护的重要性和必要性，在病情允许的情况下，多饮水，以助尿酸从尿中排出。

（2）戒烟。

（3）鼓励患者坚持适度运动，指导患者掌握关节保护的技巧。

（4）指导患者消除不良情绪，保持情绪开朗、乐观，保持规律生活，肥胖者应积极减轻体重，使体重控制在正常范围（BMI＜24）。

（5）积极治疗与血尿酸升高相关的代谢性危险因素，如高脂血症、高血压、高血糖、肥胖和吸烟。

（6）指导患者定期到门诊复诊，检查血尿酸、肾功能等指标。

（张　璐）

第十一节　高脂血症肾病

高脂血症是指血中胆固醇或甘油三酯水平升高或两者都升高的疾病。因为血液中的脂质是以脂蛋白的形式存在而运转全身，所以高脂血症亦称"高脂蛋白血症"。另外，血浆中高密度脂蛋白水平降低也是一种血脂代谢紊乱。多数肾脏疾病患者由于体内部分调节因素的失控，常伴随明显的脂质代谢紊乱。有研究表明，多种肾脏疾病伴有脂质代谢紊乱肾病综合征、慢性肾功能不全、肾脏移植术后、持续性血液透析和腹膜透析患者的血浆脂蛋白代谢可能出现严重的紊乱，表现为各种类型的高脂血症。糖尿病性肾病和高血压肾病患者也普遍存在高脂血症。有资料表明，狼疮性肾炎患者的血脂水平也多异常。

一、临床表现

高脂血症的临床表现主要包括两大方面。

（1）脂质在真皮内沉积所引起的黄色瘤。

（2）脂质在血管内皮沉积所引起的动脉粥样硬化，易产生冠心病和周围血管病。

由于高脂血症时黄色瘤的发生率并不很高，动脉粥样硬化的发生和发展则需要相当长的时间，所以多数高脂血症患者并无任何症状和异常体征发现，而患者的高脂血症则常常是在血液生化检验时被发现的。还有角膜弓和高脂血症眼底改变这两个体征也有助于高脂血症的诊断。

二、辅助检查

高脂血症的诊断主要依靠实验室检查，常检查的项目包括总胆固醇（TC）、高密度脂蛋白胆固醇（HDL-C）、低密度脂蛋白胆固醇（LDL-C）、甘油三酯（TG）以及载脂蛋白 A 与 B 的各项数值。

（1）TC 的理想值＜5.2 mmol/L，边缘升高值为 5.23～5.69 mmol/L，升高值＞5.72 mmol/L。

（2）LDL-C 的理想值＜3.12 mmol/L，边缘升高值为 3.15～3.61 mmol/L，升高值＞3.64 mmol/L。

（3）TG 的理想值＜1.70 mmol/L，升高值＞1.70 mmol/L。

中国正常成年人血液中含胆固醇 2.86～5.20 mmol/L，TG0.22～1.21 mmol/L，其中一项或两项增高就可以诊断为高脂血症。

三、治疗

(一)饮食治疗

(1)合理的饮食应以维持身体健康和保持理想体重恒定为原则。合理的饮食量供应通常可按下列公式计算基础代谢(BMR)所必需的能量(指清醒、静卧、空腹和无情绪紧张状态下所需的能量)。BMR 所需能量计算公式为:BMR＝体重(kg)×101 J/d。

(2)食物的特殊动力作用能量消耗(指食物消化、吸收、代谢过程中的能量消耗)约占食物提供总热量的 10％。

(3)补充活动时额外消耗,在原基础代谢基础上增加 30％,中度和重度体力活动分别增加40％和 50％,相应的能量需要又与体重成正比例。

(二)药物治疗

一般来说,大多数降脂药物都可以用于肾病患者。对于晚期肾衰竭患者,可能需要调整药物剂量,而且必须记住,他汀类药物和贝特类药物还会引起肌炎(如心肌炎),并使肝酶升高,特别是对肾衰竭患者。

1.高胆固醇血症

高胆固醇血症首选羟甲基戊二酸单酰辅酶 A(HMG-CoA)还原酶抑制剂如他汀类降脂药,其降低 TC 的能力为 20％～30％,降低 LDL-C 的能力为 30％～35％,还轻度增高 HDL-C 和轻度降低 TG。胆酸搁置剂、贝特类、烟酸类也可应用。

2.高甘油三酯血症

非药物治疗包括合理饮食、减轻体重、减少饮酒等,如不能明显降低 TG,可应用贝特类药物。

3.混合型高脂血症

混合型高脂血症如以 TC 和 LDL-C 增高为主,可用他汀类药物;如以 TG 增高为主,则用贝特类药物;如 TC、LDL-C 和 TG 均显著升高,可联合药物治疗。

四、护理诊断

(1)焦虑:与血脂控制差、并发症增多有关。

(2)知识缺乏:与患者不了解疾病的过程、治疗及自我保健知识有关。

(3)潜在并发症:冠状动脉粥样硬化、心肌梗死、肾小球硬化等。

五、护理措施

(一)一般护理

1.改善膳食

少吃动物脂肪和内脏、甜食和淀粉类,多吃植物蛋白质、蔬菜、水果和鱼类,有利于降低血中的脂质。

2.减轻体重

对体重超过正常标准的人,应在医师指导下逐步减轻体重,以每月减重 1～2 g 为宜。降体重时的则是低脂肪、低糖、足够的蛋白质。

3.加强体育锻炼

体力活动不仅能增加热量消耗，而且可以增强机体代谢，提高体内某些酶尤其是脂蛋白的活性，有利于 TG 的运输和分解，从而降低血中的脂质。

4.戒烟，少喝酒

酗酒或长期饮酒可以刺激肝脏合成更多的内源性 TG，使血液中 LDL 的浓度增高，引起高脂血症。

（二）用药护理

不要服大量安眠药及强降血压药，这些药会使血液黏稠度相对增加，导致脑卒中发生。

（三）心理护理

避免过度紧张。情绪紧张、过度兴奋可以引起血中胆固醇和 TG 含量增高。

六、健康宣教

（一）晚饭不要过饱

进食后血液流向胃肠部，而流向头部、心脏的血液减少，会增加脑梗死、冠心病的危险。

（二）枕头不要过高

血脂过高的人血液流动速度比正常人慢，如果再把头颈垫高，那么血液流向头部的速度将减慢，易发生缺血性脑卒中。

（三）盖被不要过重

将厚重棉被压盖人体会使全身血液运行受阻，易导致脑血流障碍，使脑静脉压和颅内压增高。

（张　　璐）

第十二节　肥胖相关性肾病

肥胖相关性肾病是肥胖导致的以肾小球肥大和不同程度蛋白尿为主要表现的慢性肾脏病。据病理表现此病又能分为肥胖相关性肾小球肥大症（OBGM）及肥胖相关性局灶节段性肾小球硬化（OB-FSCS）两型。不良生活方式及饮食习惯是引起国人肥胖的主要原因。目前估计全球人口中超重和肥胖者约有 13 亿。2003 年美国疾病控制中心颁布，近年来肥胖病患者增加了 2 倍，约占总人口的 3/5。在欧洲占 20％以上。1993 年我国北京有关部门的一次检查显示，成人超重逾 40％（其中男性肥胖者占32.7％，女性占 67.3％），中小学生肥胖者也超过了 20％。据国际生命科学学会中国肥胖问题工作组估算，我国超重人数为 2 亿～3 亿，占总人口的 22.4％。

一、临床表现

临床上，肥胖相关性肾病常隐匿，OBCN 临床上主要表现为微量清蛋白尿至大量蛋白尿。肥胖相关性局灶节段性肾小球硬化症（OB-FSCS）则常表现为中等量蛋白尿，如出现大量蛋白尿，但很少发生低蛋白血症及肾病综合征为其特点。OBGN 患者肾小球滤过率常增高或正常，血肌酐正常，OB-FSGS 患者肾小球滤过率常随肾脏病理改变加重而下降，而后血肌酐增高，但是该病肾功能损害进展缓慢。

二、辅助检查

(1)患者肥胖,体质指数常超过28,而且常为腹型肥胖,男性腰围＞90 cm,女性腰围＞85 cm。

(2)肥胖相关性肾小球病以蛋白尿为主要表现。OBGM 早期呈现微量清蛋白尿,而后出现蛋白尿,并逐渐进展成大量蛋白尿。OB-FSCS常呈现中、大量蛋白尿。

(3)OBGM 患者病理检查可见肾小球普遍肥大,而 OB-FSGS 患者在肾小球普遍肥大基础上,出现了肾小球局灶节段性硬化病变。

三、治疗

肥胖相关性肾小球病必须以减轻体重为重点,进行综合治疗。

(一)减轻体重治疗

1.改变不良生活习惯

减少饮食热量摄入,并增加体力活动,最好能在相关专业医师指导下进行。

2.药物减肥

上述治疗无效时才考虑应用药物减肥,并且需与控制饮食及增加体力活动配合。目前可用的药物如下。

(1)奥利司他:能抑制肠道脂肪酶,减少脂肪吸收,但是它具有胃肠不适、脂肪泻及脂溶性维生素缺乏等不良反应,偶尔还能引起严重肝损害或变态反应,需要注意。

(2)利莫那班:能选择性地拮抗大麻素 CB1 受体,降低食欲而减少体重,此药不良反应较轻,但可能引起腹泻、抑郁及焦虑。

3.外科手术

极度肥胖且上述各种减肥方法治疗无效的患者,才考虑行胃肠改道手术减肥。

(二)胰岛素增敏剂治疗

胰岛素抵抗在肥胖相关肾病发病中占有重要地位,故应考虑应用胰岛素增敏剂治疗。常用二甲双胍,它除能使胰岛素增敏外,还能降低食欲帮助减肥。此药不良反应较轻,仅呈现轻度胃肠反应,但是肾功能不全患者应禁用,以免药物在体内蓄积引起严重乳酸酸中毒。

(三)血管紧张素 Ⅱ 受体阻滞剂治疗

可用血管紧张素转化酶抑制剂或血管紧张素 AT_1 受体阻滞剂进行治疗,伴随或不伴高血压的患者均可应用,以期减少尿蛋白排泄及延缓肾损害进展。

(四)并发症治疗

肥胖相关性肾小球病患者常并发代谢综合征,则应对并发症如高血压、糖代谢紊乱、脂代谢失调及高尿酸血症等都同时进行治疗,并力争治疗达标。

四、护理诊断

(1)营养失调,高于机体需要量:与不良饮食习惯有关。

(2)舒适的改变:与肥胖导致高血压等有关。

五、护理措施

(一)饮食护理

1.限制膳食胆固醇的摄入

忌食胆固醇含量高的食物,如动物脑、肝、肾,蟹黄、蛋黄、松花蛋等。胆固醇摄入量每天应控制在300 mg以下,血胆固醇中度以上升高者每天膳食胆固醇应控制在 200 mg 以下。高脂蛋白血症患者血中的脂类物质含量均较高,因此,应适当控制这类食物的摄入。

2.限制动物性脂肪摄入

适当增加植物油,食用豆油、花生油、菜油、麻油等,大多数植物油除椰子油外都符合这个条件,特别是向日葵籽油、玉米油中多聚不饱和脂肪酸含量最丰富。

3.膳食纤维摄入

膳食纤维可促进胆固醇排泄,减少胆固醇合成,能降低血胆固醇含量,所以食物勿过细过精,每天膳食不能缺少蔬菜、水果、粗粮等含纤维高的食物。水果中维生素 C 丰富且无须烹调,维生素免遭破坏,并含有酮,对血栓形成有预防作用。

4.降血脂、降胆固醇食物摄入

适当增加一些具有降血脂、降胆固醇作用的食物,如豆类食品、大蒜、洋葱、山楂、灵芝等。

5.饮食宜清淡

特别是老年人,体内调节能力逐渐减弱,饮食清淡更有利于控制血胆固醇升高。

6.禁食辣椒,多吃去脂性食物

高脂蛋白血症患者一般都饮食不节,而辣椒为调味品,能开胃、促进消化、增加食欲,故应禁食。而去脂性食物(对脂肪沉积有溶解作用),如海鱼、海带、燕麦、粗面粉、苦荞麦、粳米、玉米等,应适量多吃一些,以降脂减肥。

7.限制糖类的摄取

糖可在肝脏中转化为内源性甘油三酯,使血浆中甘油三酯的浓度增高,所以应限制甜食的摄入。因此,高脂蛋白血症患者应少吃或不吃糖类。

8.戒烟酒

饮酒可增加热量,而且乙醇可以影响肝脏分解脂肪的能,使脂肪大量积存于体内,不适当饮酒能使心功能减退,对胃肠道、肝脏、神经系统、内分泌系统均有损害。香烟中的尼古丁能使周围血管收缩和心肌应激性增加,使血压升高,心绞痛发作,应绝对戒烟。

(二)运动护理

1.运动要量力而行

对于没有严重并发症的高脂血症患者来说,除了走路以外,慢跑、太极拳、气功、游泳、爬山、骑自行车也是很好的运动方式。合并有轻度高血压、糖尿病和无症状性冠心病及肥胖的患者,可在医师指导下,进行适量其他类型的运动。

2.运动需循序渐进

高脂血症患者运动时要采取循序渐进的方式,不能"一口吃一个胖子",如超出自己的适应能力,最终加重心脏和血管的负担,会出现心脑血管事件。一旦出现心悸、呼吸困难或心绞痛等症状,一定要立刻停止运动并及时做相应检查。

六、健康教育

（1）加强健康指导，说明减轻体重对肾脏保护的重要性和必要性，加强心理支持，使患者树立减肥的信心和恒心，鼓励患者家属也积极参与和指导患者的减肥计划。

（2）对患者及家属进行营养、饮食、生活方式等知识宣教，避免不良饮食习惯。

（3）指导患者持之以恒坚持运动及低脂饮食，避免间断运动、体重反弹等情况影响减肥目标的实现。但同时也要避免过度体育运动、过度饮食限制致机体发生低血糖、头晕、眩晕、胸闷、恶心、丧失肌肉控制能力、分泌失调等不良反应。合理的饮食计划既要达到减轻体重、减少蛋白的目的，也要保证机体每天营养需要。

（4）指导患者加强对自我病情的观察，除加强对体重的观察外，还应定期进行血压、尿常规、血脂、肾功能等生化指标的监测。

（张　璐）

第十三节　痛风性肾病

痛风是一种代谢疾病，是嘌呤代谢紊乱导致血中尿酸浓度过高。长期的血尿酸增高，会在关节及其周围组织沉积，引起痛风性关节炎。痛风性肾病是由尿酸沉积在肾，对肾组织造成炎性反应和破坏所致。占痛风患者的 20%～40%。

临床表现有以下两种类型：①以肾小球病变为主，在急性痛风发作后 15～25 年多见。早期出现间歇性微量蛋白尿，夜尿增多是肾功能损害的早期表现。1/3 患者伴有高血压，最后导致氮质血症、肾衰竭。②间质性肾病变，可有反复泌尿系统感染、白细胞尿，病情进展缓慢，10～20 年达慢性肾衰竭，可能与尿酸盐阻塞肾小管有关。

一、临床表现

（一）急性尿酸肾病

急性尿酸肾病常见的临床症状有恶心、呕吐、嗜睡、抽搐等。患者最初表现为少尿，继之出现水肿和心力衰竭等。典型患者可表现为溶瘤综合征：高钾血症、高尿酸血症、氮质血症、高磷血症、乳酸酸中毒和低钙血症。有肿瘤治疗史，同时发生溶瘤综合征的急性肾损伤均表现为急性尿酸肾病，血尿酸水平可高达 900～3 000 $\mu mol/L$。尿液中可见单尿酸钠的结晶，尿中尿酸的含量可达 900～12 000 $\mu mol/L$。

（二）慢性尿酸肾病

慢性尿酸肾病通常表现为慢性肾衰竭，合并痛风和尿酸结石，高血压常见。体检可发现痛风石和痛风的关节损害。

（三）尿酸性肾结石

尿酸性肾结石患者通常可能有痛风性关节炎，血中和尿中尿酸水平均升高。尿酸盐结晶可形成结石阻塞肾以下尿路，原发性痛风患者 20%～25% 并发尿酸性尿路结石，部分患者肾结石的症状早于关节炎的发作。细小泥沙样结石可随尿液排出而无症状，较大者常引起肾绞痛、血尿及尿路感染症状。纯尿酸结石能被 X 线透过而不显影。痛风患者如出现腰痛或血尿时应高度警惕尿酸结石。

(四)肾外表现

关节病变是痛风性肾病的主要肾外表现,多侵犯第一跖趾关节,其后是足跟部、踝部、手指、肘及膝关节受累。急性关节炎所患关节局部红、肿、热、痛,运动受限,常伴有高热、血沉增快,末梢血白细胞增高。可反复发作,多在酗酒、暴食、过劳或受冷后出现。慢性关节炎可发展为关节肿胀、变形、畸形、僵直、活动受限。此种结节称为痛风结节肿。如痛风结晶沉积于皮下组织,呈白色硬性结节,称为痛风石。60%以上病例关节病变在肾病变之前出现。

二、辅助检查

(一)血常规

白细胞计数正常或轻度增高,中性粒细胞比例增多。红细胞和血小板数量正常。

(二)尿液检查

尿液检查通常会出现尿 pH 低,一般为 5～6,可有血尿、少量蛋白尿、尿中可有白细胞,长期慢性患者尿比重降低,急性高尿酸血症尿中可见粉红色鱼子样结晶体。

(三)尿尿酸排出量

尿尿酸排出量＞4.17 μmol/L 或＞700 mg/d。

(四)生化检查

重点观察血清尿酸水平,正常值,男性:149～416 μmol/L;女性 89～387 μmol/L。

(五)类风湿因子检查

类风湿因子阴性,可排除类风湿关节炎。

(六)肾功能检查

高尿酸血症长期不规范治疗可引起肾功能损害,严重病例可有血尿素氮、血肌酐增高和肌酐清除率降低。

(七)血脂检查

患者常同时合并血清甘油三酯或胆固醇增高,低密度脂蛋白增高。

(八)辅助检查

B 超检查可了解有无泌尿系统结石、结石的大小、形态、部位和有无感染,肾盂积水等;必要时行静脉肾盂造影,单纯尿酸结石在 X 线下不显影,可发现 X 线阴性的多发性结石。

(九)病变关节 X 线检查

X 线显示软组织和骨质破坏,骨皮质下囊性变而不伴骨浸润。骨与关节 X 线表现晚于临床症状,骨质破坏大约在痛风病变 10 年以后才现,当 X 线检查发现有骨质破坏也可证明病情已经较重,也往往表示病变已为不可逆性。

(十)肾穿刺活检

痛风性肾病一般不需肾活检诊断。仅于急性高尿酸血症合并急性肾衰竭病因不明确或考虑是伴随有其他肾疾病时,可考虑肾活检确定诊断。痛风性肾病病理表现为肾间质-肾小管病变,于肾间质及肾小管内找到双折光的针状尿酸盐结晶则可诊断。

(十一)基因异常及遗传病的检测

在排除饮食、用药、脱水及其他相关疾病后,仍不明确高尿酸血症病因时,应进行基因背景检测。

三、治疗

(一)急性尿酸肾病

降低肿瘤负荷可明显减少急性尿酸肾病的发生,同时使用别嘌醇等药物预防或降低血尿酸水平;机体充分水化,心肾功能正常的患者每天需要补液 4 000～5 000 mL,如尿量增加不明显,应使用利尿剂促进尿液排出,如果尿量仍不能明显增加,则需要适当减少入量,避免心力衰竭的发生;碱化尿液,以防止尿酸结晶形成;另外必要时还可进行血液透析治疗。

(二)慢性尿酸肾病

如果患者痛风反复发作,应使用抑制尿酸合成的药物,如别醇,对于无症状的高尿酸血症,是否需要治疗,血尿酸应控制在什么范围,尚无统一的意见。

(三)尿酸结石

减少尿酸生成,同时提高尿中尿酸的溶解度,预防新结石形成,促进已形成结石排出。防治尿酸结石的重要措施为碱化尿液,碱化尿液可使尿酸结石溶解。将尿 pH 维持在 6.5～6.8 范围最为适宜。如尿液过分碱化,尿 pH＞7.0 时,钙盐易沉淀,则有磷酸钙及碳酸钙结石形成的危险。

四、护理诊断

(1)舒适的改变:与痛风发作、关节疼痛有关。

(2)焦虑:与疾病反复发作有关。

五、护理措施

(一)一般护理

1.休息与活动

痛风发作急性期应绝对卧床休息,抬高受累关节处肢体,减少患处受压及活动,以减轻疼痛。

2.饮食护理

高尿酸血症患者的饮食护理至关重要,饮食原则主张给予低嘌呤低热量平衡膳食。

(1)进食低嘌呤饮食,避免进食动物内脏、螃蟹、香菇等高嘌呤食物。同时禁食辛辣刺激食物。

(2)多饮水,保证每天尿量 2 000～3 000 mL。

(3)进食适量蛋白质,指导患者适当进食碱性食物如牛奶、鸡蛋、蔬菜等。同时限制脂肪摄入,由于高尿酸血症通常合并高血压、糖尿病和肥胖等代谢综合征表现,因此蛋白质和热量摄入不宜过高。

(4)食物的主要来源由碳水化合物提供,避免饥饿疗法。

(5)戒烟,禁啤酒和白酒,红酒每天适量有助于降低血尿酸。

3.疼痛护理

由于尿酸盐结晶沉积于关节腔,常引起受累关节红肿、针刺样疼痛。除了严格控制饮食外,镇痛可采用外敷药和内服药相结合的治疗方法。选择性的非甾体抗炎药为首选,可外敷和内服。可对受累关节予以冰六合丹或 33％硫酸镁溶液联合双氯芬酸(扶他林)外敷,还可配合远红外线局部照射;对腕部、肘部关节受累可用夹板固定减少活动,以减轻疼痛。同时要注意患处皮肤的护理,避免感染发生。

(二)用药护理

指导患者遵医嘱按疗程服用药物,注意观察药物疗效,及时处理不良反应。

(1)秋水仙碱不良反应较大,常见不良反应有恶心、呕吐、腹泻等消化道症状和肝细胞损害、骨髓抑制、呼吸抑制等,如出现不良反应应及时停药。若静脉输入药物,应避免外漏,以免造成皮下组织坏死。

(2)使用丙磺舒,磺吡酮,苯溴马隆者可出现胃肠道刺激症状、皮疹、发热、急性痛风发作等不良反应,使用时要嘱咐患者多饮水,并服用碱性药物碱化尿液。

(3)使用别嘌醇者除有胃肠道刺激症状、皮疹、发热反应外,还有肝损害、骨髓抑制等,肾功能异常患者,宜减量使用。

(三)心理护理

患者常常由于疼痛影响进食及睡眠,又由于痛风反复发作常导致关节畸形、运动障碍、肾功能不全、经济负担加重等情况,患者常有悲观、焦虑、抑郁等不良情绪,护士应适时给予心理支持,向患者及家属讲解疾病相关知识,讲解科学饮食的重要性以及自我保健、自我照顾的措施,鼓励患者积极乐观应对疾病,取得家属积极支持,达到积极治疗、防范复发的目的。

六、健康教育

(1)加强健康指导,强调改善生活方式是治疗高尿酸血症的核心。说明痛风饮食对预防复发、对肾保护的重要性和必要性,在病情允许的情况下,多饮水,以助尿酸从尿中排出。

(2)劝患者戒烟。

(3)鼓励患者坚持适度运动,指导患者掌握关节保护的技巧。

(4)指导患者消除不良情绪,保持情绪开朗、乐观,保持规律生活,肥胖者应积极减轻体重,使体质指数控制在正常范围(BMI<24)。

(5)积极治疗与血尿酸升高相关的代谢性危险因素,如高脂血症、高血压、高血糖、肥胖和吸烟。

(6)指导患者定期到门诊复诊,检查血尿酸、肾功能等指标。

(张　璐)

第十四节　肾小管性酸中毒

肾小管性酸中毒(RTA)是近端肾小管对碳酸氢盐离子的重吸收障碍或者远端肾小管管腔与管周液间 pH 梯度建立障碍所引起的代谢性酸中毒。临床上将 RTA 分为Ⅰ型(远端型)RTA、Ⅱ型(近端型)RTA、Ⅲ型(混合型)RTA 和Ⅳ型(高血钾型)RTA。由于原发性或继发性原因导致远端肾小管排泄氢离子和小管腔液-管周围氢离子梯度功能障碍,导致尿液 pH>6,净酸排泄减少。正常情况下远曲小管对碳酸氢根离子的重吸收很少,排泄的氢离子主要与管中磷酸氢钠交换钠离子,形成铵根离子不能弥散至细胞内,因此产生较陡峭的氢离子梯度。Ⅰ型

RTA 患者不能形成或维持这个梯度,故使氢离子储积,进而影响到体内碳酸氢根离子的储备,血液中氯离子代偿性增高,发生高氯性酸中毒。

一、临床表现

急性肾小管间质性肾炎的临床表现轻重不一,不同病因的急性间质性肾炎的表现有很大差别。典型表现为突然发生的肾功能下降,常在原有疾病过程中或接受一种新疗法的无症状患者中发生。由于药物引起的急性间质性肾炎占很大比重,故临床上以急性过敏性间质性肾炎最为常见。

(一)Ⅰ型 RTA(远端型)

Ⅰ型 RTA 多发病于 20～40 岁女性,主要表现为高氯性代谢性酸中毒及电解质紊乱而引起的系列表现。

1.慢性高氯性代谢性酸中毒

临床上通常在晚期才有典型的酸中毒表现,如食欲差、呕吐、深大呼吸及神志改变等。

2.电解质紊乱

由于远端肾单位氢泵与皮质集合管氢、钾泵功能减退而导致酸中毒与低血钾。

3.肾性骨病

RTA 可抑制对钙的再吸收和维生素 D 的活化而引起高尿钙和低血钙,后者又可继发甲状旁腺功能亢进。因此,患者又可有低血磷及肾性骨病,患者常有骨痛、肾性骨折,小儿则可有骨畸形、侏儒、牙齿易松动、脱落。

4.高钙尿、肾结石与肾钙化

由于大量排 Ca^{2+},极易发生钙沉着而形成肾结石和肾钙化、继发感染与梗阻性肾病。

5.肾功能

早期即有尿浓缩功能障碍,再加上溶质利尿,因此,有的患者可以多尿、烦渴和多饮为最早症状,晚期肾小球功能亦受损而导致尿毒症。

(二)Ⅱ型 RTA(近端型)

Ⅱ型 RTA 常见于幼儿期,少数患者随年龄增长可自行缓解,较多见于男性。

(1)高氯性代谢性酸中毒。

(2)一般患者低钾表现比较明显,而低血钙与骨病较轻。

(3)可同时有其他近曲小管功能障碍,如糖尿、氨基酸尿。

(三)Ⅲ型 RTA(混合型)

Ⅲ型 RTA 指Ⅰ和Ⅱ两型混合存在,该型 RTA 在临床并无特殊重要性。

(四)Ⅳ型 RTA(高血钾型)

Ⅳ型 RTA 以高氯性酸中毒及持续型高血钾为特点。本型多见于老年人。临床常伴轻度肾功能不全、氮质血症,但阴离子正常,血氯升高,且酸中毒、高血钾程度与肾功能减退程度不相称。尿 NH_4^+ 降低,酸中毒时尿可呈酸性,尿碳酸氢根离子排出不多。

二、辅助检查

(一)血液检查

查看电解质及血气分析的变化,如Ⅰ型 RTA 常引起低钾血症和高氯血症,Ⅱ型 RTA 可引起低磷血症,而 IV 型 RTA 常伴有高钾血症。

(二)尿液检查

观察尿量及尿的酸碱度变化。

(三)肾脏 B 超检查

肾脏呈弥漫性损害。

三、治疗

(一)去除病因

立即停用引起变态反应和对肾脏有毒性的药物,避免再次使用同类药物。部分患者停用可疑药物后,肾功能在数天内可以恢复。

(二)纠正代谢性酸中毒

纠正代谢性酸中毒可用枸橼酸钾和枸橼酸钠混合液如复方枸橼酸合剂、Albright 合剂、枸橼酸合剂。用量依血碳酸氢根水平及呼吸代偿能力、血 pH 综合判断,用药量应足以使血 pH 和二氧化碳结合力(CO_2CP)维持在正常范围。

(三)纠正骨质疏松

对儿童患者或骨质软化的成人患者需给予钙剂和维生素 D。每天维生素 D 5 000 U,促进钙的吸收和加速骨质恢复。需定期监测血钙水平,以防发生高钙血症。还可肌内注射苯丙酸诺龙,以利骨质成长。

(四)消除结石

远端 RTA 往往发生多发肾结石,对于较大结石、估计不能自行排出或引起梗阻的结石,可做体外冲击波碎石治疗。

(五)中医中药

RTA 可按肾阴虚或肾阳虚辨证施治应用六味地黄丸、金匮肾气丸、桂附地黄丸等。

四、护理诊断

(1)体液不足:与疾病所致多尿有关。

(2)活动无耐力:与 RTA 造成的肾性骨病、骨折或手足抽搐有关。

(3)潜在并发症:严重电解质紊乱造成的急性或慢性肾功能不全、骨病、肾结石等。

(4)知识缺乏:缺乏与疾病相关的知识。

五、护理措施

(一)一般护理

(1)RTA 严重者需卧床休息,必要时予以吸氧、镇静等护理。如发生低血钙引起手足抽搐,在遵医嘱用药的同时应严格卧床以免摔伤。

(2)做好低钾、低钙等电解质紊乱及代谢性酸中毒的病情观察。

(3)准确记录出入量:出入量是反映机体内水、电解质、酸碱平衡的重要指标,可直接反映患者病情变化。

(4)做好各项化验检查:各项化验检查为病情诊断提供良好的依据,所以应正确收集血、尿等各种标本,及时送检。

(5)饮食护理：保持电解质、酸碱度的平衡，维持营养物质的摄入，对于恶心、呕吐的患者要及时服用止吐药物，同时可给予清淡易消化饮食。

(6)病情观察：①观察低血钾表现，如有无恶心、呕吐、肌无力和软瘫、腹胀等表现，应给予相应的护理。②观察低钙的表现，如骨痛、抽搐、骨发育不良等表现。③观察尿量及尿酸碱度的变化。④观察患者神志、体温、脉搏、呼吸、血压、大小便及用药后的反应，这些情况既可提示疾病进展，又利于发现病情异常变化。

(二)用药护理

RTA 可出现于任何年龄阶段，老年人服药量增加，尤易发生。男性较女性发病率高，(2~3)∶1。所以应用以下药物一定要注意监测肾功能，老年人以及有肾脏疾病的患者最好慎用。

(1)抗生素包括青霉素、头孢菌素类、利福平、氯霉素、红霉素、乙胺丁醇、异烟肼、对氨基水杨酸、喹诺酮类、多黏菌素 B、四环素、米诺环素、万古霉素、阿昔洛韦等。

(2)磺胺类和甲氧苄啶。

(3)非皮质激素类抗炎药。

(4)其他包括苯妥英钠、噻嗪类利尿剂、呋塞米、西咪替丁、雷尼替丁、苯巴比妥、呋喃妥因、硫唑嘌呤、别嘌醇、铋制剂、卡托普利、卡马西平(酰胺咪嗪)、氯贝丁酯、金制剂、甲基多巴、苯茚二酮、去甲基麻黄素、丙磺舒、磺吡酮、氨苯蝶啶、干扰素等。

(三)心理护理

由于 RTA 的并发症较多，应主动与患者进行沟通，详细讲解疾病的发病机制及预后情况，消除患者恐惧等不良情绪，以便能积极配合诊断、治疗和护理。还要及时与患者家属沟通，有利于患者得到更多关心和支持。

六、健康教育

RTA 患者的酸碱失衡，尿素可从唾液腺、汗腺排出，在皮肤上沉着，引起口臭、口腔溃疡，所以在加强口腔及皮肤护理的同时，应做好卫生宣教，注意个人卫生。RTA 易反复发作，要做好卫生宣教及出院指导。让患者合理安排饮食起居，避免上呼吸道感染及其他部位的感染，并加强锻炼，增强机体抵抗力。

（张　璐）

第十四章

血液透析室护理

第一节　血液透析技术与护理

一、对患者评估

(一)透析前评估

血液透析前对患者进行必要的评估,是防止透析中并发症的最重要的要素。透析前评估包括体重、血压和脉搏,对于静脉置管的患者还包括体温。

1.水负荷状况

查看患者前次透析记录,讨论以前透析中出现的问题,评估目前的水负荷状况并作出恰当的判断。需要记录患者的水肿、气短、高血压、体重、中心静脉压、病史、尿量、液体入量等情况。

2.血管通路

应认真评估、检查通路是否有感染和肿胀。

3.感染征象

检查穿刺部位有无感染,局部敷料清洁度等。如有感染征象,应做拭子培养;如有发生,应进行静脉血培养。更换敷料时必须执行无菌操作。

(二)透析后评估

(1)根据透析后体重、透析前体重和干体重来确定预定的超滤量是否实现,并调整干体重。

(2)通过观察患者全身情况和血压记录评估患者对超滤量的耐受情况。

(3)如实际超滤量与预定量不符,最可能原因有体重下降值计算错误、超滤控制错误、患者在透析过程中额外丢失液体、透析过程中静脉补液或进食水、透析前后称体重时的着装不一致及体重秤故障等。

二、血液透析技术规范

(一)超滤

1.确定超滤

患者确定超滤必须考虑超滤率和患者的生理状况及心血管并发症。如果透析过程中始终保持过高超滤率、耐受性差、透析期间容量增加较多的患者和血管再充盈差的患者,需个体化的超滤曲线。透析时体液的清除率可以是阶梯式或恒定式。

2.钠曲线

钠曲线即为调钠血液透析,指透析液钠浓度从血液透析开始至结束呈从高到低或从低到高或高低反复调整变化,而透析后血钠浓度恢复正常的透析方法。可以帮助达到超滤目标,但应注意钠超负荷的风险。

3.容量监测

通过超声或光电方式通过计算机反映患者血细胞比容和血红蛋白浓度,计算出相对血容量,防止超滤过多、过快引起的有效血容量减少,引起不良反应。协助医务人员为患者设定理想的干体重。

(二)透析液离子浓度的选择

应根据不同患者的个体差异或同一患者的病情变化选择合适的透析液成分。

(三)透析器的选择

(1)对慢性肾衰竭患者,透析器的选择应参考溶质分子清除、超滤率、透析时间、生物相容性、是否血液滤过和患者体重决定。

(2)对急性肾衰竭患者,透析器应根据患者的生化指标和体液平衡情况进行选择。

(四)血液透析机及管路的准备

(1)在治疗前彻底预冲透析器(按照不同透析器厂家说明进行预冲处理),并必须将所有的空气排出透析器,以避免治疗开始后回路中形成泡沫。

(2)预冲完毕,透析机即进入重复循环模式。

(3)在透析机上设定好目标脱水量、治疗时间、肝素剂量及任何需修改的治疗内容。

(五)开始透析

有两种方式可供选择。

(1)连接动脉管路和静脉管路,开启血泵至 100 mL/min。

(2)只连接动脉管,开启血泵至 100 mL/min,当血流到静脉端时接通管路。

(3)逐渐增加泵速到预定速度。

(4)患者进入透析治疗阶段后应确保患者:①动脉和静脉管路安全。②患者舒适。③机器处于透析状态。④抗凝已经启动。⑤悬挂 500 mL 生理盐水与血管通路连接以备急需。⑥已经按照程序设定脱水量。⑦完成护理记录。⑧用过的敷料已经丢掉。⑨如果看不到护士,确定患者伸手即可触及呼叫器。

(5)在整个透析过程中,应巡视、观察、记录患者的一般情况、血压、脉搏、静脉压、动脉压、超滤量、超滤率、肝素剂量等,对首次透析和急诊透析的患者应予以监护。

(6)透析时工作人员应时刻注意个人卫生和无菌操作,每次进行操作都应确保洗手、手套和工作服清洁、戴防血液或化学物质的面罩或对高危者采取针对性预防措施等。

(六)结束透析

(1)透析结束时,透析机将发出听觉或视觉信号,提醒程序设定的治疗时间已经达到。为避免延迟下机,之前就应准备好下机所需物品,确定至少有 500 mL 的生理盐水可用于回输血液。

(2)血泵速度为 100～120 mL/min 时,要用 100～300 mL 的生理盐水才能使体外循环的血液回到患者循环中。

(3)测量患者血压,如血压无异常,当静脉管中的颜色呈现亮粉色时,即可以停止回输血液。因为有空气栓塞的风险,不推荐用空气回血。

(4)动静脉内瘘患者的下机处理:①在患者内瘘上肢下垫一块治疗巾作为无菌区,先将血流量调至 100 mL/min,将动脉管上红夹子夹闭,开泵回输血液 20～30 秒。②停泵,将动脉管上红夹子打开,利用重力将动脉端血液回输至体内后,将动脉管上红夹子和内瘘针上夹子夹闭。③开泵,将血液完全回输至患者体内后,关闭血泵,将静脉管上兰夹子和内瘘针夹子夹闭。④分别拔除两个穿刺针,纱布块加压压迫穿刺点止血。⑤当出血停止,移除纱布块,针眼处纱布或敷料覆盖过夜。

(5)静脉置管患者下机处理:①在患者的置管上肢下垫一块治疗巾作为无菌区,戴无菌手套,采用非接触技术断开血管通路。②提前消毒导管接头,断开后用至少 10 mL 生理盐水冲洗导管,肝素封管(1 000～5 000 IU/mL,用量恰好充满而不溢出管腔),立即接上无菌帽。

(七)抗凝方法

(1)应个体化并且经常回顾性分析。其方法和剂量应参考活化凝血时间值、通路情况及透析后透析器和管路的清洁程度等。

(2)肝素是最常使用的抗凝剂,可以采取初始注射剂量、初始注射剂量加维持量、仅给维持量、间断给药等方式给药。还可以选择低分子肝素、局部用枸橼酸盐、前列环素或无肝素透析。

(3)急性肾衰竭患者肝素的用法应该参照患者整体状况和每次透析情况而定。

(4)尿毒症的患者可能有血小板功能异常和活动性出血,合并有创操作的患者应使用小剂量肝素或无肝素透析。

(5)在无肝素透析时,应保持较高血流速,每隔 15～30 分钟用盐水冲洗管路和透析器以防止血栓形成。冲洗盐水的量应在超滤量中去除。但目前很少使用无肝素透析,因为血栓形成将会引起整个管路血液损失。

(八)血标本采集方法

1.透析前

进针后立即从瘘管针采血样本,针不要预冲,如瘘管针预冲或通过留置导管透析先抽出 10 mL 血,再收集样本,以免污染。

2.透析后

考虑到电解质的反跳,样本再循环或回血生理盐水污染等,应在透析结束时,超滤量设置为零,减慢血流速至 50～100 mL/min。约 10 秒后,从动脉瘘管处采血留取标本。通常电解质反跳发生在透析结束后2～30 分钟。

三、透析机报警原因及处理

(一)血路部分

1.动脉压(血泵前)

通常动脉压(血泵前)为 −26.6～−10.6 kPa(−200～−80 mmHg),超过 −33.3 kPa (−250 mmHg)将发生溶血。如果血管通路无法提供足够的血流,动脉负压增大,产生报警,关闭血泵。血泵关闭后,动脉负压缓解,报警消除,血泵恢复运转直到再次产生负压报警,如此反复循环。

(1)负压过大的原因:①动脉针位置不当(针不在血管内或紧贴血管壁)。②患者血压降低

（累及通路血流）。③通路血管痉挛（仅见于动静脉内瘘）。④吻合口狭窄（动静脉内瘘吻合口或移植血管动脉吻合口）。⑤动脉针或通路凝血。⑥动脉管道打结。⑦抬高手臂后通路塌陷（如怀疑，可让患者坐起，使通路低于心脏水平）。⑧穿刺针口径太小，血流量太大。⑨深静脉导管尖端位置不当、活瓣栓子形成或纤维阻塞。

（2）处理：①减少血流量，动脉负压减低，使报警消除。②确认动脉针或通路无凝血，动脉管道无打结。③测定患者血压，如降低，给予补液、减少超滤率。④如压力不降低则松开动脉针胶布，稍做前后移动或转动。⑤提高血流量到原先水平，如动脉压仍低，重复前一步骤。⑥若仍未改善，在低血流量下继续透析，延长透析时间，或另外打开动脉针透析（原针保留，肝素盐水冲洗，透析结束时才拔除）。如血流量需要＞350 mL/min，一般需用 15G 针。⑦如换针后动脉低负压仍持续存在，则血管通路可能有狭窄。用两手指短暂加压阻断动脉针和静脉针之间的血流，如泵前负压明显加大，说明动脉血流部分来自下游，而上游通道的血流量不足。⑧检查深静脉导管是否扭结；改变颈或臂位置，或稍微移动导管；转换导管口。如无效，注射尿激酶或组织血浆酶原激活剂；放射学检查导管位置。

2.静脉压监测

通常压力为 6.6～33.3 kPa（50～250 mmHg），随针的大小、血流量和血细胞比容变化。

（1）静脉压增高的原因：①移植血管的静脉压可高达 26.6 kPa（200 mmHg），因移植血管的高动脉压会传到静脉血管。②小静脉针（16G），高血流量。③静脉血路上的滤器凝血，这是肝素化不充分的最早表现，也是透析器早期凝血的表现。④血管通路静脉端狭窄（或痉挛）。⑤静脉针位置不当或静脉血路扭结。⑥静脉针或血管通路静脉端凝血。

（2）静脉压增高的处理：①用生理盐水冲洗透析器和静脉滤器。如果静脉滤器凝血，而透析器无凝血（冲洗时透析器纤维干净），立即更换凝血的静脉管道，调整肝素剂量后重新开始透析。②对于静脉针或血管通路静脉端是否阻塞可以采用关闭血泵，迅速夹闭静脉血路，与静脉针断开，用生理盐水注入静脉针，观察阻力大小的方法判定。③用两手指轻轻加压阻断动脉针和静脉针之间的血流，如为下流狭窄引起静脉流出道梗阻，静脉压会因上流受阻而进一步增高。

3.空气探测

最容易发生空气进入血液循环的部位在动脉针和血泵之间，因为这部分为负压。常见于动脉针周围（特别是负压很大时）、管道连接处、泵段血管破裂及输液管。透析结束时用空气回血操作不当也会引起空气进入体内。许多空气栓塞是在因假报警而关闭空气探测器后发生的，应注意避免。因空气栓塞可能致命。处理方法见本节血液透析治疗常见急性并发症及处理之（五）空气栓塞。

4.血管路扭结和溶血

血泵和透析器之间的血管路扭结会造成严重溶血，这一段的高压通常测不出，因为动脉压监测器通常设在泵前，即使泵后有动脉压力监测器，如果扭结发生在探测器之前，此处的高压也无法被测出。

（二）透析液路

1.电导度

电导度增高最常见的原因是净化水进入透析机的管道扭结或低水压造成供水不足；电导度降低最常见的原因是浓缩液桶空；比例泵故障也可导致电导度增高或降低。当电导度异常时，将透析液旁路阀打开，使异常透析液不经过透析器而直接排出。

2.温度

温度异常通常是由加热器故障引起,但旁路阀可以对患者进行保护。

3.漏血

气泡、黄疸患者的胆红素或污物进入透析液均会引起假漏血报警。当透析液可能不出现肉眼可见的颜色改变时,需用测定血红蛋白尿的试纸检测流出透析器的透析液来判断漏血报警的真伪。如果确定漏血,透析液室压力应设置在-6.6 kPa(-50 mmHg)以下,以免细菌或细菌产物从透析液侧进入血液。空心纤维型透析器轻微漏血有时会自行封闭,可继续透析,但一般情况下应回血,更换透析器或停止透析。预防:①预冲时进行透析器漏血检测。②透析中避免跨膜压过高,如有凝血、静脉回路管弯曲打折等发生立即处理。③透析中跨膜压不能超过透析器的承受力。

四、血液透析治疗常见急性并发症及处理

(一)低血压

低血压为最常见,发生率可达$50\%\sim70\%$。

1.原因

有效血容量减少、血管收缩力降低、心源性及透析膜生物相容性差、严重贫血及感染等。

2.临床表现

典型症状为出冷汗、恶心、呕吐,重者表现为面色苍白、呼吸困难、心率加快、一过性意识丧失,甚至昏迷。

3.处理

取头低足高位,停止超滤,给予吸氧,必要时快速补充生理盐水$100\sim200$ mL或葡萄糖溶液20 mL,输血浆和清蛋白,并结合病因,及时处理。

4.预防

预防措施:①用容量控制的透析机,使用血容量监测器。②教育指导患者限制盐的摄入,控制饮水量。③避免过度超滤。④透析前停用降压药,对症治疗纠正贫血。⑤改变透析方法如采用碳酸氢盐透析、血液透析滤过、钠曲线和超滤曲线、低温透析等。⑥有低血压倾向的患者避免透析期间进食。

(二)失衡综合征

失衡综合征发生率为$3.4\%\sim20.0\%$。

1.原因

血液透析时血液中的毒素迅速下降,血浆渗透压下降,而由于血-脑屏障使脑脊液中的尿素等溶质下降较慢,以致脑脊液的渗透压大于血液渗透压,水分由血液进入脑脊液形成脑水肿。这也与透析后脑脊液与血液之间的pH梯度增大,即脑脊液中的pH相对较低有关。

2.临床表现

轻者头痛、恶心、呕吐、困倦、烦躁不安、肌肉痉挛、视力模糊、血压升高;重者表现为癫痫发作、惊厥、木僵甚至昏迷。

3.处理

轻者不必处理;重者可减慢透析血流量,以降低溶质清除率和pH改变,但透析有时需终止。可给予50%葡萄糖溶液或3%氯化钠10 mL静脉推注,或静脉滴注清蛋白,必要时给予镇静药及其他对症治疗。

4.预防

预防措施:①开始血液透析时采用诱导透析方法,透析强度不能过大,避免使用大面积高效透析器,逐步增加透析时间,避免过快清除溶质。②长期透析患者则适当提高透析液钠浓度。

(三)肌肉痉挛

发生率为 10％～15％,主要部位为腓肠肌和足部。

1.原因

常与低血压同时发生,可能与透析时超滤过多、过快,低钠透析等有关。

2.临床表现

多发生在透析的中后期,老年人多见。以肌肉痉挛性疼痛为主,一般持续约 10 分钟。

3.处理

减慢超滤速度,静脉输注生理盐水 100～200 mL、高渗糖水或高渗盐水。

4.预防

预防措施:①避免过度超滤。②改变透析方法,如采用钠曲线和超滤曲线等。③维生素 E 或奎宁睡前口服。④左旋卡尼汀透析后静脉注射。

(四)发热

常发生在透析中或透析后。

1.原因

感染、致热源反应及输血反应等。

2.临床表现

若为致热源反应通常发生在透析后 1 小时,主要症状有寒战、高热、肌痛、恶心、呕吐、痉挛和低血压。

3.处理

静脉注射地塞米松 5 mg,通常症状在几小时内自然消失,24 小时内完全恢复;若有感染存在应及时与医师沟通,应用抗生素。

4.预防

预防措施:①严格执行无菌操作。②严格消毒水处理设备和管道。

(五)空气栓塞

1.原因

血液透析过程中,各管路连接不紧密、血液管路破裂、透析器膜破损及透析液内空气弥散入血,回血时不慎等。

2.临床表现

少量无反应,如血液内进入空气 5 mL 以上可出现呼吸困难、咳嗽、发绀、胸部紧迫感、烦躁、痉挛、意识丧失甚至死亡。

3.处理

一旦发生空气栓塞应立即夹闭静脉通路,并关闭血泵。患者取头低左侧位,通过面罩或气管吸入 100％氧气,必要时做右心房穿刺抽气,同时注射地塞米松,严重者要立即送高压氧舱治疗。

4.预防

(1)透析前严格检查管道有无破损,连接是否紧密。

(2)回血时注意力集中,气体近静脉端时要及时停止血泵转动。

（3）避免在血液回路上输液,尤其泵前负压部分。

（4）定期检修透析机,确保空气探测器工作正常。

（六）溶血

1.原因

透析液低渗、温度过高;透析用水中的氧化剂和还原剂(氯胺、酮、硝酸盐)含量过高;消毒剂残留;血泵和管道内红细胞的机械损伤及血液透析中异型输血等。

2.临床表现

急性溶血时,患者有胸部紧迫感、心悸、心绞痛、腹背痛、气急、烦躁,可伴畏寒、血压下降、血红蛋白尿甚至昏迷;大量溶血时患者可出现高钾血症,静脉回路血液呈酱紫色。

3.处理

立即关闭血泵,停止透析,丢弃体外循环血液;给予高流量吸氧,明确溶血原因后应尽快开始透析;贫血严重者应输入新鲜全血。

4.预防

预防措施:①透析中防止凝血。②保证透析液质量。③定期检修透析机和水处理设备。④患者输血时,认真执行查对制度,严格遵守操作规程。

五、透析器首次使用综合征

在透析时因使用新的透析器发生的临床症状,称为首次使用综合征,分为 A 型首次使用综合征和 B 型首次使用综合征。

（一）A 型首次使用综合征

此型又称超敏反应型。多发生于血液透析开始后 5～30 分钟内。主要表现为呼吸困难、全身发热感、皮肤瘙痒、麻疹、咳嗽、流泪、流涕、打喷嚏、腹部绞痛、腹部痉挛,严重者可心跳骤停甚至死亡。

1.原因

主要是患者对环氧乙烷、甲醛等消毒液过敏或透析器膜的生物相容性差或对透析器的黏合剂过敏等,使补体系统激活和白细胞介素释放。

2.处理原则

（1）立即停止透析,勿将透析器内血液回输体内。

（2）按抗变态反应常规处理,如应用肾上腺素、抗组胺药和激素等。

3.预防措施

（1）透析前将透析器充分冲洗(不同的透析器有不同的冲洗要求),使用新透析器前要仔细阅读操作说明书。

（2）认真查看透析器环氧乙烷消毒日期。

（3）部分透析器反应与合并应用血管紧张素转化酶抑制剂有关,应停用。

（4）对使用环氧乙烷消毒透析器过敏者,可改用 γ 射线或蒸气消毒的透析器。

（二）B 型首次使用综合征

此型又称非特异型。多发生于透析开始后数分钟至 1 小时,主要表现为胸痛,伴有或不伴有背部疼痛。

1.原因

目前尚不清楚。

2.处理原则

(1)加强观察,症状不明显者可继续透析。

(2)症状明显者可予以吸氧和对症治疗。

3.预防措施

(1)试用不同的透析器。

(2)充分冲洗透析器。

六、血液透析突发事件应急预案

(一)透析中失血

1.原因

管路开裂、破损,接管松脱和静脉针脱落等。

2.症状

出血、血压下降,甚至发生休克。

3.应急预案

(1)停血泵,查找原因,尽快恢复透析通路。

(2)必要时回血,给予输液或输血。

(3)心电监护,对症处理。

4.预防

(1)透析前将透析器管路、管路针等各个接头连接好,预冲时要检查是否有渗漏。

(2)固定管路时,应给患者留有活动的余地。

(二)电源中断

1.应急预案

应急预案:①通知工程师检查稳压器和线路,电话通知医院供电部门。②配备后备电源的透析机,停电后还可运行 20～30 分钟。③若没有后备电源的透析机,停电后应立即将动静脉夹打开,手摇血泵,速度每分钟100 mL左右。④若 15～30 分钟内恢复供电可不回血。若暂时仍不能恢复供电可回血结束透析,并尽可能记录机器上的各项参数。

2.预防

预防措施:①保证透析中心为双向供电。②停电后15分钟内可用发电机供电。③给透析机配备后备电源,停电后可运行 20～30 分钟。

(三)水源中断

1.应急预案

应急预案:①机器报警并自动改为旁路。②通知工程师检查水处理设备和管路。电话通知医院供水部门。③1～2 小时不能解除,终止透析,记录机器上的各项参数。

2.预防

预防措施:①保证透析中心为专路供水。②在水处理设备前设有水箱,并定期检修水处理设备。

(甘月红)

第二节　血浆置换技术与护理

一、概述

(一)血浆置换(plasma exchange,PE)

血浆置换是一种用来清除血液中大分子物质的体外血液净化疗法,指将患者的血液引出体外,经离心法或膜分离法分离血浆和细胞成分,迅速地选择性地从循环血液中去除病理血浆或血浆中的病理成分(如自身抗体、免疫复合物、副蛋白、高黏度物质和蛋白质结合的毒物等),而将细胞成分及补充的等量的平衡液、血浆、清蛋白溶液回输入体内,达到清除致病物质的目的,从而治疗一般疗法无效的多种疾病。

(二)每次血浆交换量

尚未标准化,每次交换2～4 L。一般来说,若该物质仅分布于血管内,则置换第1个血浆容量可清除总量的55%,如继续置换第2个血浆容量,却只能使其浓度再下降15%。因此每次血浆置换通常仅需要置换1个血浆容量,最多不超过2个。

(三)置换频度

要根据基础疾病和临床反应来决定。每次血浆交换后,未置换的蛋白浓度重新升高,通过从血管外返回血管内和再合成这2个途径。血浆置换后血管内外蛋白浓度达到平衡需1～2天。因此,绝大多数血浆置换疗法的频度是间隔1～2天,连续3～5次。

(四)置换液

为了保持机体内环境的稳定,应维持有效血容量和胶体渗透压。

1.置换液种类

(1)晶体液,如生理盐水、葡萄糖生理盐水、林格液,用于补充血浆中各种电解质的丢失。

(2)胶体液,如血浆代用品,主要有中分子右旋糖酐、右旋糖酐-40、羟乙基淀粉,三者均为多糖,能短时有效地扩充和维持血容量;血浆制品,最常用的有5%清蛋白、新鲜冰冻血浆,后者是唯一含枸橼酸盐的置换液。

2.置换液的补充原则

(1)等量置换。

(2)保持血浆胶体渗透压正常。

(3)维持水、电解质平衡。

(4)适当补充凝血因子和免疫球蛋白。

(5)减少病毒污染机会。

(6)无毒性,没有组织蓄积。

二、血浆置换的并发症及应对

(一)变态反应

1.原因

在血浆置换治疗过程中,由于弃去了含有致病因子的血浆,为了保持血浆渗透压稳定和防止发生威胁生命的体液平衡紊乱,在分离血浆后要补充等容量液体。新鲜冰冻血浆含有凝血因子、补体和清蛋白,其成分复杂,常可诱发变态反应。据文献报道,变态反应的发生率小于12%。

2.预防

在应用血浆前静脉给予地塞米松5～10 mg或10%葡萄糖酸钙20 mL;应用血浆时减慢置换速度,逐渐增加置换量。同时应选择合适的置换液。

3.护理措施

治疗过程中要严密观察,如出现皮肤瘙痒、皮疹、寒战、高热时,不可让患者随意搔抓皮肤,应及时给予激素、抗组胺药或钙剂,可为患者摩擦皮肤缓解瘙痒。另外,治疗前认真执行三查七对,核对血型,血浆输注速度不宜过快。

(二)低血压

1.原因

置换与滤出速度不一,滤出过快、置换液补充过缓;体外循环血量多,有效血容量减少;疾病原因引起,如应用血制品引起变态反应;补充晶体液时,血渗透压下降。

2.预防

血浆置换术中血浆交换应等量,即血浆出量应与置换液入量保持平衡,当患者血压下降时可先置入胶体,血压稳定时再置入晶体,避免血容量的波动。其次,要维持水、电解质的平衡,保持血浆胶体渗透压稳定。

3.护理措施

密切观察患者生命体征,每30分钟监测生命体征1次。出现头晕、出汗、恶心、脉速、血压下降时,立即补充清蛋白,加快输液速度,减慢血浆出量,延长血浆置换时间。一般血流量应控制在50～80 mL/min,血浆流速为25～40 mL/min,平均置换血浆1 000～1 500 mL/h,血浆出量与输入血浆和液体量平衡。

(三)低钙血症

1.原因

新鲜血浆含有枸橼酸钠,输入新鲜血过多、过快容易导致低钙血症,患者出现口麻、腿麻及小腿肌肉抽搐等低钙血症表现,严重时发生心律失常。

2.预防

治疗中常规静脉注射10%葡萄糖酸钙10 mL。

3.护理措施

严密观察患者有无低钙血症表现及血液生化改变,如出现低钙血症表现可给予热敷、按摩或补充钙剂等对症处理。

(四)出血

1.原因

血浆置换过程中血小板破坏、抗凝剂输入过多及疾病本身导致。

2.预防

治疗前常规检测患者的凝血功能,根据情况确定抗凝剂剂量及用法。

3.护理措施

治疗中严密观察皮肤及黏膜有无出血点;进行医疗护理操作时,动作轻柔、娴熟,熟练掌握静脉穿刺技巧,尽量避免反复穿刺;一旦发生出血,立即通知医师采取措施,治疗结束时用鱼精蛋白中和肝素,用无菌纱布加压包扎穿刺点,术后 6 小时注意观察穿刺部位有无渗血。

(五)感染

1.原因

置换液含有致热源;血管通路感染;疾病原因引起的感染。

2.预防

严格无菌操作。

3.护理措施

血浆置换是一种特殊的血液净化疗法,必须严格无菌操作;患者必须置于单间进行治疗,治疗室要求清洁,操作前紫外线照射30分钟,家属及无关人员不得进入治疗场所;操作人员必须认真洗手、戴口罩和帽子,配置置换液时需认真核对、检查、消毒,同时做到现配现用。

(六)破膜

血浆分离的滤器因为制作工艺而受到血流量及跨膜压的限制,如置换时血流量过大或置换量增大,往往会导致破膜,故血流量应为 100～150 mL/min,每小时分离血浆 1 000 mL 左右,跨膜压控制为 50.0 kPa(375 mmHg)。预冲分离器时注意不要用血管钳敲打排气,防止破膜的发生。

(甘月红)

第三节　血液灌流技术与护理

一、概述

(一)血液灌流

血液灌流是指将患者的血液引出体外并经过具有光谱解毒效应的血液灌流器,通过吸附的方法来清除体内有害的代谢产物或外源性毒物,最后将净化后的血液回输患者体内的一种血液净化疗法。在临床上被广泛地用于药物和化学毒物的解毒,尿毒症、肝性脑病及某些自身免疫性疾病等的治疗。

(二)吸附剂

经典的吸附剂包括活性炭和树脂。

1.活性炭

活性炭是一种非常疏松多孔的物质,其来源相当多样,包括植物、果壳、动物骨骼、木材、石油等,经蒸馏、炭化、酸洗及高温、高压等处理后变得疏松多孔。活性炭吸附力强的主要原因就在于多孔性,无数的微孔形成了巨大的比表面积。活性炭的特点是大面积(1 000 m/g 以上)、高孔隙和孔径分布宽,它能吸附多种化合物,特别是极难溶于水的化合物,对肌酐、尿酸和巴比妥类药物具有良好的吸附性能。

2.树脂

树脂是一类具有网状立体结构的高分子聚合物,根据合成的单体及交联剂的不同分为不同的种类。血液净化吸附剂采用吸附树脂,吸附树脂又分为极性吸附树脂和非极性吸附树脂。

XAD-4、XAD-7 等对有机毒物、脂溶性毒物的吸附作用大;XAD-2 树脂,对疏水集团毒素(如有机磷农药、地西泮等)的吸附力大;XAD 系列树脂的解毒作用优于活性炭,其吸附的毒物分子量为500～20 000 D。一般认为血液灌流的吸附解毒作用优于血液透析。如对苯巴比妥钠等镇静安眠药、解热镇静剂、三环类抗忧郁药、洋地黄、地高辛、茶碱、卡马地平、有机氯、百草枯等的解毒作用优于血液透析。对脂溶性高、分布容积大、易与蛋白结合的毒物解毒作用也优于血液透析。

(三)理想的血液灌流吸附必须符合以下标准

(1)与血液接触无毒无变态反应。

(2)在血液灌流过程中不发生任何化学反应和物理反应。

(3)具有良好的机械强度,耐磨损,不发生微粒脱落,不发生变形。

(4)具有较高的血液相容性。

(5)易消毒清洗。

二、血液灌流的方法、观察及护理

(一)方法

进行血液灌流时,应将吸附罐的动脉端向下,垂直立位,位置高度相当于患者右心房水平,用5％葡萄糖溶液 500 mL 冲洗后,再用肝素盐水(2 500 U/L 盐水)2 000 mL 冲洗,将血泵速度升至 200～300 mL/min 冲洗灌流器,清除脱落的微粒,并使碳颗粒吸水膨胀,同时排尽气泡。冲洗过程中,可在静脉端用止血钳反复钳夹血路以增加血流阻力,使冲洗液在灌流器内分布更均匀。灌流时初始肝素量为 4 000 U 左右,由动脉端注入,维持量高,总肝素量为每次 6 000～8 000 U,较常规血液透析量大,因活性炭可吸附肝素,要求部分凝血活酶时间、凝血酶时间及活化凝血时间达正常的 1.5～2.0 倍。

(二)血管通路

应用临时血管通路。当前禁止直接动脉穿刺。

(三)观察

每次血液灌流 2 小时,足以有效地清除毒物。如果长于 2 小时,吸附剂已被毒物饱和而失效。如果1 次灌流后又出现反跳时(组织内毒物又释放入血液),可再进行第 2 次灌流,但 1 次灌流时间不能超过2小时。血液灌流如与血液透析联合治疗,则灌流器应装于透析器之前;结束时把灌流器倒过来,动脉端在上,静脉端在下,禁止使用空气回血,需使用生理盐水回血。

(四)不良反应

1.血小板减少

临床上较多见。另外活性炭也可吸附纤维蛋白原,这是造成出血倾向的原因之一。

2.对氨基酸等生理性物质的影响

血液灌流能吸附氨基酸,尤其对色氨酸、蛋氨酸等芳香族氨基酸吸附量最大,但一般机体有代偿功能,若长期使用,应引起警惕。

3.对药物的影响

因能清除许多药物,如抗生素、升压药等,药物治疗时应注意调整剂量。

4.低体温

常发生于冬天使用简易无加温装置血液灌流时。

(五)护理措施及注意事项

(1)密切观察患者的生命体征、神志变化、瞳孔反应等,保持呼吸道通畅。呼吸道分泌物过多的昏迷患者,应将头侧向一边,并及时减慢血流速度,去枕平卧。使用升压药,扩充血容量,如补液及输血、清蛋白、血浆等。但药物应在血路管的静脉端注入,或经另外的补液途径注入,否则药物被灌流器吸附,达不到有效浓度。若患者在灌流之前血压已很低,则可将充满预冲液的管路直接与患者的动静脉端相连接。

(2)血液灌流前大多数患者由于药物影响处于昏迷状态,随着血液灌流的作用,药物被灌流器逐渐吸附,1～1.5小时后患者逐渐出现躁动、不安,需用床挡加以保护,以防坠床;四肢和胸部可用约束带进行约束,但不能强按患者的肢体,防止发生肌肉撕裂、骨折或关节脱位;背部应垫上软垫防止背部擦伤和椎骨骨折;必要时用包有纱布的压舌板垫在患者的上下齿之间,防止咬伤舌头,并注意防止舌后坠。

(3)保持体外循环通畅。导管应加以固定,对躁动不安的患者适当给予约束,必要时给予镇静剂。防止因剧烈活动而使留置导管受挤压变形、折断、脱出,管道的各个接头须紧密连接,防止滑脱出血或空气进入导管引起空气栓塞。

(4)严密观察肝素抗凝情况,若发现灌流器内血色变暗、动脉和静脉壶内有血凝块,则应调整肝素剂量,必要时更换灌流器及管路。

(5)如用简易的血泵做血液灌流,没有监护装置,则必须严密观察是否有凝血、血流量不足和空气栓塞等情况。如出现动脉除泡器凹陷,则提示血流量不足,应考虑动脉穿刺针是否位置不当、动脉管道是否扭曲折叠、血压是否下降;若动脉除泡器变硬、膨胀,血液溢入除泡器的侧管,提示动脉压过高,灌流器凝血;若同时伴有静脉除泡器液面下降,则应适当增加肝素的用量;在无空气监测的情况下,一旦空气进入体内将会发生严重的空气栓塞,因此要密切注意各管道的连接,严防松脱,注意动静脉除泡器和灌流器的安全固定。

(6)维持性血液透析患者合并急性药物或毒物中毒需要联合应用血液透析和血液灌流时,灌流器应置于透析器之前,有利于血液的加温,以免经透析器脱水后血液浓缩,使血液阻力增大,导致灌流器凝血。

(7)患者有出血倾向时,应注意肝素的用法,如有需要,可遵医嘱输新鲜血或浓缩血小板。

(8)若患者在灌流1小时左右出现寒战、发热、胸闷、呼吸困难等反应,可能是灌流器生物相容性差所致,可静脉注射地塞米松,给予吸氧,但不要盲目终止灌流,以免延误抢救。

(9)观察反跳现象:血液灌流只是清除了血中的毒物,而脂肪、肌肉等组织已吸收的毒物的不断释放、肠道中残留毒物的再吸收等,都会使血中毒物浓度再次升高而再度引起昏迷,会出现昏迷-灌流-清醒-再昏迷-再灌流-再清醒的情况。因此,对脂溶性药物如有需要,应继续多次灌流,直至病情稳定为止。如有条件,应在灌流前后采血做毒物、药物浓度测定。

(10)血液灌流只能清除毒物本身,不能纠正毒物已经引起的病理生理的改变,故中毒时一定要使用特异性的解毒药。如有机磷农药中毒时,血液灌流不能恢复胆碱酯酶的活性,必须使用解磷定、阿托品治疗。

(11)应根据病情采取相应的治疗措施,如洗胃、导泻、吸氧、呼吸兴奋剂、强心、升压、纠正酸中毒、抗感染等。

(12)做好心理护理。多数药物中毒患者都是因对生活失去信心或与家庭成员、同事发生矛盾而服药,故当患者神志逐渐清楚时,护士要耐心劝解、开导、化解矛盾,使患者情绪稳定,从而积极配合治疗。

(甘月红)

参 考 文 献

[1] 张蕊,李纳琦,方伟.肾脏内科诊疗技术与临床实践[M].北京:中国纺织出版社,2023.

[2] 卓华钦.肾内科与风湿免疫科临床诊疗精要[M].济南:山东大学出版社,2022.

[3] 赵海芳.现代肾脏病学基础与血液净化[M].天津:天津科学技术出版社,2020.

[4] 王利秀.临床肾内科疾病诊疗新进展[M].沈阳:辽宁科学技术出版社,2022.

[5] 夏术阶,王翔,徐东亮.肾肿瘤与肾囊肿[M].北京:中国医药科技出版社,2020.

[6] 王利秀.临床肾内科疾病诊疗新进展[M].沈阳:辽宁科学技术出版社,2021.

[7] 杨敏.肾脏疾病防治手册[M].苏州:苏州大学出版社,2023.

[8] 高爱芹.现代肾内科疾病治疗与血液净化[M].南昌:江西科学技术出版社,2022.

[9] 邱红渝.代谢性疾病相关肾脏病的诊治新策略[M].成都:四川科学技术出版社,2023.

[10] 曹伟波.临床肾内科疾病诊治与血液净化[M].哈尔滨:黑龙江科学技术出版社,2022.

[11] 冯晓明.临床肾内科疾病诊疗精要[M].南昌:江西科学技术出版社,2020.

[12] 邢利.现代肾内科疾病诊治学[M].沈阳:沈阳出版社,2020.

[13] 陈丽,马瑞,董玉娟,等.临床肾内科疾病诊断与治疗[M].青岛:中国海洋大学出版社,2023.

[14] 王晨琛.现代肾内科学新进展[M].长春:吉林科学技术出版社,2020.

[15] 王毅.现代内科临床研究[M].长春:吉林科学技术出版社,2020.

[16] 刘华锋.慢性肾脏病防治实用手册[M].北京:人民卫生出版社,2020.

[17] 王珍.现代肾脏病学基础与临床实践[M].天津:天津科学技术出版社,2022.

[18] 孙兆峰.临床肾脏病诊疗与血液净化技术[M].长春:吉林科学技术出版社,2020.

[19] 刘天君.临床肾脏内科疾病理论与实践[M].上海:上海交通大学出版社,2023.

[20] 吴展华.现代临床内科疾病学[M].天津:天津科学技术出版社,2020.

[21] 张晓立,刘慧慧,宫霖.临床内科诊疗学[M].天津:天津科学技术出版社,2020.

[22] 曹微.现代肾内科疾病与治疗技术[M].南昌:江西科学技术出版社,2021.

[23] 孙彬.临床内科疾病诊断治疗[M].长春:吉林大学出版社,2020.

[24] 杨挺.肾脏内科临床诊治与综合治疗[M].天津:天津科学技术出版社,2020.

[25] 于梅,张雪枫.肾脏疾病诊疗与康复[M].北京:科学出版社,2022.

[26] 吴兴波.肾脏内科疾病诊疗与血液净化[M].天津:天津科学技术出版社,2020.

[27] 李洋.肾内科疾病诊疗与血液净化应用[M].北京:科学技术文献出版社,2021.

[28] 陈飞.肾脏病诊断与治疗[M].昆明:云南科技出版社,2020.

[29] 陈楠.肾脏病诊治精要[M].上海:上海科学技术出版社,2022.

[30] 苑秀莉.肾内科疾病临床诊断与治疗实践[M].天津:天津科学技术出版社,2020.

[31] 张崭崭.肾脏疾病临床诊疗进展与实践[M].昆明:云南科技出版社,2020.

[32] 周伟伟,张丽,张莉莉,等.现代肾内科综合诊治与血液净化[M].哈尔滨:黑龙江科学技术出版社,2022.

[33] 徐元钊.肾脏疾病诊断与治疗[M].上海:上海科学技术文献出版社,2020.

[34] 曹伟波.临床肾内科疾病诊治与血液净化[M].哈尔滨:黑龙江科学技术出版社,2021.

[35] 翟海宁.肾内科疾病临床诊断与治疗方案[M].天津:天津科学技术出版社,2022.

[36] 邓兆燕,李秋林,甘剑光.原发性 IgA 肾病治疗研究进展[J].医药前沿,2022,22(32):38-42.

[37] 刘丹,殷强.吗替麦考酚酯联合泼尼松治疗狼疮性肾炎患者的临床疗效及安全性[J].当代医学,2022,28(24):75-77.

[38] 赵钰.不同肾小球滤过率水平对血液透析治疗慢性肾衰竭疗效的影响[J].吉林医学,2023,44(7):1841-1843.

[39] 杨黎宏,杨晋辉.肝肾综合征门体循环失衡的机制与治疗[J].临床肝胆病杂志,2022,37(22):2770-2773.

[40] 高华,黄群英.连续性肾脏替代治疗对重症急性肾损伤患者肾血流动力学的影响[J].贵州医科大学学报,2023,48(2):217-221,227.